Praktijkboek antisociaal gedrag en persoonlijkheidsproblematiek

Dr. M.J.N. (Madeleine) Rijckmans
Dr. A. (Arno) van Dam
Dr. L.M.C. (Wies) van den Bosch

Praktijkboek antisociaal gedrag en persoonlijkheidsproblematiek

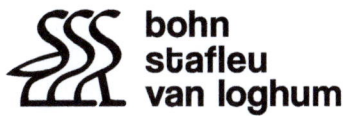

Houten 2020

ISBN 978-90-368-2294-7   ISBN 978-90-368-2295-4 (eBook)
https://doi.org/10.1007/978-90-368-2295-4

© Bohn Stafleu van Loghum is een imprint van Springer Media B.V., onderdeel van Springer Nature 2020
Alle rechten voorbehouden. Niets uit deze uitgave mag worden verveelvoudigd, opgeslagen in een geautomatiseerd gegevensbestand, of openbaar gemaakt, in enige vorm of op enige wijze, hetzij elektronisch, mechanisch, door fotokopieën of opnamen, hetzij op enige andere manier, zonder voorafgaande schriftelijke toestemming van de uitgever.

Voor zover het maken van kopieën uit deze uitgave is toegestaan op grond van artikel 16b Auteurswet j° het Besluit van 20 juni 1974, Stb. 351, zoals gewijzigd bij het Besluit van 23 augustus 1985, Stb. 471 en artikel 17 Auteurswet, dient men de daarvoor wettelijk verschuldigde vergoedingen te voldoen aan de Stichting Reprorecht (Postbus 3060, 2130 KB Hoofddorp). Voor het overnemen van (een) gedeelte(n) uit deze uitgave in bloemlezingen, readers en andere compilatiewerken (artikel 16 Auteurswet) dient men zich tot de uitgever te wenden.

Samensteller(s) en uitgever zijn zich volledig bewust van hun taak een betrouwbare uitgave te verzorgen. Niettemin kunnen zij geen aansprakelijkheid aanvaarden voor drukfouten en andere onjuistheden die eventueel in deze uitgave voorkomen. De uitgever blijft onpartijdig met betrekking tot juridische aanspraken op geografische aanwijzingen en gebiedsbeschrijvingen in de gepubliceerde landkaarten en institutionele adressen.

NUR 777
Basisontwerp omslag: Studio Bassa, Culemborg
Automatische opmaak: Scientific Publishing Services (P) Ltd., Chennai, India

Bohn Stafleu van Loghum
Walmolen 1
Postbus 246
3990 GA Houten

www.bsl.nl

Voorwoord

Mensen met antisociale persoonlijkheidstrekken en dito gedrag zijn in de reguliere GGZ, maar soms ook in de verslavingszorg, vaak niet welkom. De meeste behandelaren zijn net mensen, en de meeste mensen lopen het liefst met een grote boog om hen heen. Zo maakt onbekend vaak onbemind. Dit Praktijkboek antisociaal gedrag en persoonlijkheidsproblematiek is het initiatief van drie bevlogen psychologen, die wel met deze doelgroep werken. Door kennis te delen hopen zij de angst voor en de misvattingen over mensen met antisociale persoonlijkheidstrekken te verminderen bij hun collega's. Met concrete praktijkvoorbeelden maken zij duidelijk dat het werk met deze doelgroep uitdagend is, maar zeker ook voldoening geeft. Achter de stoere antisociale façade blijkt maar al te vaak een mishandeld of verwaarloosd kind schuil te gaan.

In het inleidende hoofdstuk van het boek beargumenteren de redacteuren dat er eigenlijk geen goede redenen zijn om cliënten met een antisociale persoonlijkheid of trekken daarvan, uit te sluiten van behandeling, zoals nu nog vaak gebeurt. Er zijn juist goede redenen om hen wél te behandelen. Het belangrijkste argument daarvoor is dat er in de afgelopen jaren met een aantal therapievormen positieve resultaten bij deze doelgroep zijn behaald. Het betreft cognitieve gedragstherapie, dialectische gedragstherapie en schemagerichte therapie. Veel behandelaren hebben, niet geheel onterecht natuurlijk, angst voor of weerstand tegen cliënten met antisociale trekken. Maar angst is altijd een slechte raadgever. Kennis en vaardigheden om met deze doelgroep te werken kunnen bijdragen aan het overwinnen van angsten en weerstanden. Omdat de schade die personen met een antisociale persoonlijkheid aan de maatschappij en aan zichzelf of hun directe omgeving kunnen toebrengen groot is, is elke positieve behandelrespons bij deze groep de moeite waard. Dit boek biedt een veelheid aan handvatten om in de klinische praktijk met deze zogenaamde 'moeilijke mensen' aan de slag te gaan, in diagnostiek, behandeling en begeleiding.

De ▶H. 2 en 3 gaan dieper in op de differentiaal diagnostiek en de taxatie van het risico van toekomstig gewelddadig gedrag bij mensen met een (mogelijke) antisociale persoonlijkheidsstoornis. Na een overzicht van de meest gebruikelijke vormen van comorbiditeit, zoals ADHD en verslaving, geven de auteurs aan de hand van casuïstiek inzicht in het differentiaal diagnostisch redeneren. Goede diagnostiek is hypothesetoetsende diagnostiek, en dat wordt op briljante wijze geïllustreerd. Zo blijkt een drugsverslaafde man, die tijdens een periode waarin hij hevig verslaafd was het label antisociale persoonlijkheidsstoornis (ASPS) opgeplakt had gekregen, na langdurig 'clean' te zijn bij diagnostisch onderzoek geen antisociale trekken, zoals gebrek aan empathie en manipulerend gedrag, te vertonen. Dat een verslaving de persoonlijkheid van de verslaafde letterlijk in nevelen kan 'hullen', wordt door clinici nog te weinig erkend.

De therapeutische relatie, ook wel werkalliantie genoemd, is een belangrijke en primaire voorwaarde voor het succes van elke psychologische behandeling. Dit geldt voor alle cliënten, maar in het bijzonder voor cliënten met ASPS. Door hun vaak met psychotrauma's, zoals affectieve verwaarlozing, verlating en verlies getekende verleden, is hun vertrouwen in hun medemens vaak zwaar beschadigd geraakt. Dat wantrouwen strekt zich ook uit tot hun behandelaar. In elke therapeutische relatie is het de therapeut die moet schipperen tussen afstand en nabijheid. De Nederlandse hoogleraar psychiatrie Rümke formuleerde het in 1954 reeds in de vorm van een adagium: een goede relatie betekent maximale toenadering met behoud van distantie. In ▶H. 4 geven de auteurs prachtige praktijkvoorbeelden van dilemma's rondom het thema afstand-nabijheid. Moet je al dan niet een verjaardagskaart sturen aan een cliënt die je daarom verzoekt als hij zich eenzaam voelt in de gevangenis, omdat vrijwel iedereen het contact met hem verbroken heeft? Terwijl diezelfde cliënt gedurende de eerdere behandeling met jou zoveel moeite had om het kwetsbare kind achter de stoere muur van onverschilligheid aan je te laten zien. Juist bij cliënten met ASPS is op het juiste moment oprechte belangstelling tonen vaak cruciaal om het gedurende jaren opgebouwde wantrouwen te doorbreken. Andersom hebben deze cliënten ook structuur en grenzen nodig. Die balans vinden vraagt lef en zelfreflectie van de behandelaar en een ondersteunende intervisiegroep.

Het motiveren voor behandeling, een cruciaal onderdeel van de behandeling van cliënten met ASPS, staat in ▶H. 5 centraal. Nadat drie verschillende motivatietheorieën zijn uitgelegd, geeft de auteur aansprekende voorbeelden van motiverende gespreksvoering uit het begin van de behandeling van een man die gewelddadig is in intieme relaties. Aansluitend bij waar de cliënt qua motivatie is, en tegelijkertijd ruimte zoekend om die motivatie te vergroten, daagt de behandelaar de cliënt uit tot gedragsverandering over te gaan. De gespreksfragmenten uit de therapie en de bijbehorende reflecties van de behandelaar bieden juweeltjes van inzicht.

▶H. 6 gaat in op de cognitieve gedragstherapie van agressieproblemen. Met voorbeelden uit de behandeling van een man met antisociale persoonlijkheidstrekken en forse geweldsproblemen, worden de verschillende elementen uit het behandelprogramma 'Niet meer door het Lint' geïllustreerd. Technieken als het signaleren van triggersituaties en intern oplopende spanning, het uitdagen van irrationele gedachten en het maken van een terugvalpreventieplan, worden aan de hand van gespreksfragmenten uit individuele en groepsbehandelingen uitgelegd. Ook in ▶H. 7, over de behandeling van verslavingsproblemen als risicofactor voor antisociaal gedrag, worden de belangrijkste elementen uit de cognitieve gedragstherapie voor problematisch middelengebruik aan de hand van gesprekken tussen behandelaar en cliënt verhelderd. Steeds wordt benadrukt dat de behandelaar weg moet blijven van morele oordelen over het middelengebruik of het antisociale gedrag van de cliënt. Door open vragen te stellen in een Socratische dialoog met de cliënt, komt deze laatste zelf tot inzichten over uitlokkende situaties, mogelijke alternatieve manieren van coping, en de voor- en nadelen van middelengebruik, op de korte zowel als de lange termijn. Hiermee wordt de cliënt als het ware 'verleid' tot het zelf formuleren van een behandeldoel over het verminderen van zijn middelengebruik, met de daarbij behorende zelfcontrolemaatregelen.

Op het behandelen van suïciderisico bij cliënten met ASPS, een vaak onderschat probleem, wordt ingegaan in ▶H. 8. Veel cliënten met ASPS zijn impulsief en hebben een negatief zelfbeeld, waardoor ze kwetsbaar kunnen zijn als het tegenzit in hun leven. Hun zwakke woedebeheersing kan zich ook uiten in geweld tegen zichzelf. Dit hoofdstuk biedt praktische tips voor de omgang met suïcidale ASPS-cliënten, hoe je hun commitment verkrijgt om in leven te blijven, maar ook hoe je hen kunt helpen de kwetsbaarheid achter hun stoere uiterlijk aan jou als behandelaar te laten zien.

▶H. 9 gaat in op behandeling van psychotrauma bij cliënten met ASPS. Tot niet eens zo heel lang geleden was het eigenlijk ondenkbaar dat deze doelgroep traumabehandeling kreeg. Het waren immers 'slechte' mensen, die anderen kwaad hadden gedaan, en ze moesten vooral niet in 'hun slachtofferrol' gevoed worden door de behandelaar. Door theorievorming (bijvoorbeeld de gehechtheidstheorie en Young's schematheorie) en uit empirisch onderzoek weten we inmiddels dat eigen ervaringen als slachtoffer van verwaarlozing en mishandeling, zeker als deze ervaringen structureel waren en in het gezin van herkomst zijn opgedaan, een voedingsbodem zijn voor problemen met regulatie van emoties, interpersoonlijk wantrouwen, en in een aantal gevallen tot ASPS leiden. De auteur schetst aan de hand van de traumabehandeling van een jonge vrouw met ASPS en PTSS hoe je diverse behandeltechnieken effectief kunt inzetten in verschillende behandelfasen. Psycho-educatie over de effecten van psychotrauma's, het maken van een signaleringsplan, EMDR-oefeningen en *rescripting*, zijn slechts enkele voorbeelden hiervan. De auteur benadrukt ook terecht dat traumabehandeling bij ASPS ook voor de behandelaar een emotioneel belastende ervaring kan zijn, vanwege de ernst van de trauma's uit de jeugd. Tegelijkertijd biedt de uitgebreide casusbeschrijving inzicht in de concrete veranderingen die met intensieve traumabehandeling bij ASPS bereikt kunnen worden: vergroting van zelf- en interpersoonlijk vertrouwen, vermindering van agressie en onverschilligheid, en een keuze voor een prosociale levensstijl.

Marsha Linehan's dialectische gedragstherapie (DGT) heeft in het verleden gezorgd voor een doorbraak in de behandeling van cliënten met borderline persoonlijkheidsstoornis (BPS). Lange tijd werden de impulsieve, zelfbeschadigende symptomen van BPS gezien als onbehandelbaar. Met haar dialectische gespreksaanpak (waarbij onder andere tegenstellingen worden uitvergroot) en een focus op het aanleren van alternatieve vormen van emotieregulatie (zoals met meditatie of het inschakelen van sociale hulpbronnen) doorbreekt DGT vastgeroeste patronen van de cliënt. Wies van den Bosch was een van de eersten die DGT-technieken toepaste in de behandeling van ASPS. In het hoofdstuk wordt eerst uitgelegd waarom DGT kan werken bij de symptomen van ASPS, die immers voor een deel overlappen met die van BPS (bijvoorbeeld impulsiviteit, gebrekkige probleemoplossende vaardigheden). ▶H. 10 biedt de lezer inzicht in het dialectische behandelproces en de gesprekstechnieken die daarbij horen.

Sommige daarvan lijken op het eerste gezicht onorthodox (de behandelaar geeft de cliënt bijvoorbeeld haar mobiele telefoonnummer, om tussen de sessies door contact te kunnen houden als een terugval in middelengebruik of agressie dreigt), maar passen bij de dialectische aard van het behandelproces, dat in vele korte gespreksfragmenten wordt geïllustreerd. Vooral de reflecties van de behandelaar na elk gespreksfragment bieden de lezer inzicht in het hoe en waarom van de diverse interventies.

Een andere therapievorm die veel wordt toegepast bij persoonlijkheidsstoornissen is Young's schemagerichte therapie (SFT). Een aantal jaar geleden ontwikkelden David Bernstein en collega's een schematherapiemodel voor de behandeling van ASPS, dat in de Nederlandse forensische praktijk is geïmplementeerd en onderzocht, vooral in tbs-klinieken. Madeleine Rijckmans beschrijft in ▶H. 11 de grote diversiteit aan schematherapeutische behandeltechnieken aan de hand van diverse gespreksfragmenten van verschillende cases. Net als Van den Bosch in het vorige hoofdstuk, laat Rijckmans zien dat cliënten met ASPS de behandelaar uitdagen met hun provocerende gedrag. Hoe je daarop anticipeert én reageert vanuit het gekozen behandelmodel wordt helder uitgelegd. Een van de kernelementen van SFT is zogenaamde *limited reparenting*, waardoor de behandelaar continue gericht blijft op de onderliggende en vaak aan het begin van de behandeling nog goeddeels verborgen kwetsbare kanten van de cliënt. Dit geeft de cliënt, maar ook de behandelaar, houvast. De focus in SFT ligt op het verkrijgen van toegang tot de kwetsbare kanten van de cliënt, en de verwerking van oude pijn, waardoor volwassen manieren van coping met de stress van het dagelijks leven mogelijk wordt. Als dat lukt, hebben de cliënt maar ook zijn directe omgeving en de maatschappij, aan vrijheid én veiligheid gewonnen.

Farmacotherapie bij ASPS. Dat is wellicht niet het eerste type behandeling waar mensen aan denken bij deze persoonlijkheidsstoornis, want traditioneel wordt medicatie vooral gebruikt in de behandeling van ernstig psychiatrische symptoomstoornissen, zoals psychotische, stemmings- en angststoornissen. Toch kan medicamenteuze behandeling bij ASPS zinvol zijn, zo laat de auteur van ▶H. 12 zien. Een aantal van de symptomen behorend bij ASPS, zoals impulsiviteit en reactieve agressie, kan verminderen met behulp van psychofarmaca, deels *off-label* gebruikt. Ook de comorbide stoornissen die kunnen optreden bij ASPS, zoals ADHD en depressie, zijn behandelbaar met respectievelijk stimulantia en antidepressiva. Toch liggen bij farmacotherapie bij ASPS-cliënten ook gevaren op de loer. Veel ASPS-cliënten hebben een voorgeschiedenis van middelenmisbruik, en psychofarmaca zijn ook te misbruiken natuurlijk. Er kunnen problemen zijn met therapietrouw en het verdragen van bijwerkingen. Met behulp van gespreksfragmenten en vignetten wordt duidelijk hoe belangrijk het is dat de psychiater goed afstemt met de overige bij de cliënt betrokken behandelaren én met het sociale netwerk. Dat kan mogelijk voorkomen dat de cliënt doet alsof alles goed gaat, terwijl hij ondertussen bijvoorbeeld een handeltje in zijn pillen is begonnen.

Voorwoord

▶H. 13 gaat over de systemische behandeling van geweld in intieme partnerrelaties en de belangrijke rol die kennis van dader- en slachtoffertypologieën daarbij speelt. Vooral de meer verborgen vormen van relationeel geweld, zich uitend in dwingende controle, intimidatie en isolatie van de partner, worden door veel behandelaren nog te vaak niet herkend. Dit kan fatale gevolgen hebben, omdat onderzoek heeft aangetoond dat slachtoffers van deze zogenaamde 'intieme terreur' juist als zij de relatie beëindigen een verhoogd risico lopen op dodelijk geweld. Arno van Dam geeft handvatten en voorbeelden om met de diverse typen daders en slachtoffers van relationeel geweld om te gaan. Dit is hooggespecialiseerd werk dat veel vraagt van de behandelaar, en omdat juist in intieme relaties de emoties hoog op kunnen lopen. Specialistische forensische expertise is hier van groot belang.

Het laatste hoofdstuk van dit boeiende praktijkboek betreft de outreachende behandeling van cliënten met ASPS en antisociaal gedrag. De afgelopen decennia zijn in de GGZ diverse behandelmodellen ontwikkeld voor cliënten die moeilijk zelf de weg naar de hulpverlening zoeken. Dit is een diverse groep, denk aan mensen met ernstige psychiatrische aandoeningen (EPA), al dan niet in combinatie met verslaving en dakloosheid. Ook mensen met ernstige persoonlijkheidsstoornissen kunnen tot deze groep 'zorgmijders' behoren, waaronder ook ASPS-cliënten. Outreachende behandeling, bijvoorbeeld in de vorm van FACT-teams, is proactief en steunend, juist voor een doelgroep die zelfregulerend vermogen mist. In ▶H. 14 worden enkele prachtige voorbeelden van de outreachende werkwijze uitgewerkt, waarbij betrouwbaar en beschikbaar zijn, en aansluiten bij de leefwereld van de cliënt, cruciale behandelelementen blijken te zijn. Zo groeit vertrouwen tussen behandelaar en cliënt, en wordt later een meer op gedragsverandering gerichte behandeling (in de vorm van EMDR, DGT of SFT) soms toch mogelijk.

Ik vind dit een hoopvol boek. Het laat zien dat er mogelijkheden zijn voor het effectief verminderen van symptomen die behoren bij een persoonlijkheidsstoornis, die door veel mensen als onbehandelbaar wordt gezien. Het therapeutische pad met een ASPS-cliënt verloopt lang niet altijd in een rechte lijn en het vraagt creativiteit, flexibiliteit en doorzettingsvermogen van de behandelaar om het einddoel aan de horizon in zicht te houden. Lang niet alle kennis over wat werkt bij deze doelgroep is beschikbaar, zeker in vergelijking met wat we weten over wat werkt in de behandeling van 'common mental disorders', zoals angst- en stemmingsstoornissen. Tegelijkertijd maakt dit het behandelen van mensen met ASPS zo boeiend. Dit boek biedt inspiratie om de kennis en vaardigheden die gebruikt kunnen worden in de behandeling van ASPS en antisociaal gedrag steeds verder te ontwikkelen.

Prof. dr. Corine de Ruiter

Inhoud

Deel I Algemeen

1. **Antisociaal gedrag en persoonlijkheidsproblematiek; van exclusie naar inclusie** 3
   Dr. A. (Arno) van Dam en Dr. M.J.N. (Madeleine) Rijckmans

2. **Antisociaal gedrag bij psychische stoornissen; diagnostiek, betekenis en risico** 13
   Dr. A. (Arno) van Dam en Dr. M.J.N. (Madeleine) Rijckmans

3. **Taxeren van veiligheidsrisico's en zorgbehoeften als richtlijn voor cliënten met antisociaal of verward gedrag** 35
   Dr. J.E. (Joan) van Horn, M.J. (Mara) Eisenberg MSc, J.C. (Juliette) Hutten MSc, Dr. Y.H.A. (Yvonne) Bouman, Dr. F.C.A. (Frida) van der Veeken en Prof. dr. S. (Stefan) Bogaerts

4. **De therapeutische relatie bij cliënten met antisociale persoonlijkheidsproblematiek; cliënt en behandelaar aan het woord** 67
   Dr. M.J.N. (Madeleine) Rijckmans, Dr. A. (Arno) van Dam en Drs. J.E.M. (Janneke) Aerts

5. **Motiveren van cliënten met een antisociale persoonlijkheidsstoornis voor psychotherapeutische behandeling** 97
   Dr. A. (Arno) van Dam

Deel II Specifieke problemen

6. **Agressiebehandeling bij cliënten met antisociaal gedrag** 123
   Drs. C.A. (Carola) van Tilburg

7. **Antisociale persoonlijkheidsstoornis en middelengebruik** 157
   Dr. F.L. (Fleur) Kraanen

8. **Omgaan met suïcidaliteit bij de antisociale persoonlijkheidsstoornis** 181
   Dr. L.M.C. (Wies) van den Bosch

9. **Behandeling van trauma bij de antisociale persoonlijkheidsstoornis** 205
   Drs. C.A. (Carola) van Tilburg

Deel III Specifieke behandelmethoden

10 **Behandeling van cliënten met een antisociale persoonlijkheidsstoornis met dialectische gedragstherapie**..239
Dr. L.M.C. (Wies) van den Bosch

11 **Schemagerichte therapie bij cliënten met antisociaal gedrag en persoonlijkheidsproblematiek; werken met modi**.............................267
Dr. M.J.N. (Madeleine) Rijckmans

12 **Behandeling met psychofarmaca bij cliënten met antisociaal gedrag of een antisociale persoonlijkheidsstoornis** 295
Drs. P.J.S. (Philip) Michielsen

13 **Systemische behandeling van geweld in intieme partnerrelaties bij cliënten met antisociaal gedrag en persoonlijkheidsproblematiek** 321
Dr. A. (Arno) van Dam

14 **Outreachende en extern structurerende behandeling bij cliënten met antisociaal gedrag** 343
Dr. A. (Arno) van Dam en E.R.C. (Esther) Martens

Bijlage 365
Register..366

Inleiding

Iedereen in Nederland heeft het recht op de hoogst mogelijke standaard van gezondheid en daarmee op gezondheidszorg (▶https://tinyurl.com/zorgprofessional).

> Serieus genomen worden, dat is echt heel erg belangrijk. Want ja, je weet hoe ik eruitzie, een stereotype, je weet hoe ik leef, je wordt al heel snel met de nek aangekeken en 'eigen schuld dikke bult' wordt vaak gedacht. Mij doet het goed als je dan toch ergens het gevoel krijgt wel serieus genomen te worden. Ik heb in ieder geval hier het gevoel dat ik echt bezig ben met me-eigen, dat ik bezig ben er bovenop te komen en dat ik serieus geholpen word. Ik snap ook wel dat ik niet helemaal zuivere koffie ben, maar het is heel fijn als je dan toch door iemand wél serieus genomen wordt en er wordt door een psycholoog naar je geluisterd. Dat heeft mij heel veel goed gedaan. En ik denk dat dat voor heel veel mensen zoals mij zo werkt. Dus, serieus luisteren, oprecht geïnteresseerd zijn. (Wander)

Artikel 22 van de Grondwet draagt de overheid op om maatregelen te treffen ter bevordering van de volksgezondheid. Ook de artikelen 1 (gelijke behandeling), 10 (eerbiediging van de persoonlijke levenssfeer) en 11 (onaantastbaarheid van het menselijk lichaam) zijn in dit kader aan de orde. De overheid heeft haar mensenrechtelijke verplichtingen op dit vlak vormgegeven door nadere regelgeving zoals de Wet op de geneeskundige behandelingsovereenkomst en de Wet kwaliteit, klachten en geschillen in de zorg. Tevens wordt aan nieuwe wetgeving gewerkt, zoals aan de Wet forensische zorg en de Wet verplichte geestelijke gezondheidszorg. (▶https://tinyurl.com/zorgprofessional). Middels deze laatste twee op komst zijnde wetten is het waarschijnlijk dat er een toename ontstaat van mensen met antisociale problematiek in de algemene geestelijke gezondheidszorg (GGZ). In het conceptvoorstel voor de Wet verplichte geestelijke gezondheidszorg staat dat verplichte zorg meer op maat gegeven moet kunnen worden. Bijvoorbeeld door iemand buiten een instelling verplichte begeleiding te geven, aan huis of in een polikliniek (bron: ▶https://www.dwangindezorg.nl/wvggz). Met de Wet forensische zorg moet voorkomen worden dat personen met een psychische stoornis of verstandelijke beperking in een justitiële inrichting terechtkomen terwijl ze daar eigenlijk niet thuishoren. Middels dit voorstel krijgen de officier van justitie en de rechter de mogelijkheden om iemand binnen het strafrecht sneller psychische zorg te bieden. De belangrijkste doelen van dit voorstel zijn: de juiste cliënt op de juiste plek, creëren van voldoende forensische zorgcapaciteit, kwalitatief goede zorg gericht op de veiligheid van de samenleving en een goede aansluiting tussen de forensische en de curatieve zorg. Door goede zorg te bieden als onderdeel van de straf wil het kabinet herhaling van strafbare feiten terugdringen (bron: ▶https://tinyurl.com/forensische-zorg). Kortom, beide wetten zullen een aanzienlijke invloed hebben op de populatie die in aanmerking komt voor de GGZ.

Hoewel binnen de geestelijke gezondheidszorg het aanbod van evidence based behandelingen gestaag toeneemt, lijkt het aanbod voor mensen met een antisociale persoonlijkheidsstoornis (ASPS) onveranderd. Sterker nog, het betreft een doelgroep die binnen de reguliere GGZ vaak buiten de boot valt als het gaat om behandelaanbod. ASPS wordt namelijk vaak gezien als contra-indicatie voor behandeling. Bovendien blijkt in de praktijk het aantal behandelaren dat bereid is om met deze doelgroep te werken, beperkt. Er is veel verloop en vacatures blijven vaak lang open.

De redactieleden van dit boek zijn alle drie zowel werkzaam als behandelaar in de klinische (forensische) praktijk als actief betrokken bij wetenschappelijk onderzoek. Zij zijn lid van een internationaal Podium Antisociaal Gedrag (▶https://tinyurl.com/Antisociaal-gedrag) van waaruit zij voortdurend proberen middels onderzoek en ontwikkelingsprojecten de behandelpraktijk voor deze doelgroep te verbeteren. Met dit boek willen de redactieleden een bijdrage leveren aan het wegnemen van de vooroordelen en negatieve emoties die de doelgroep mogelijk kan oproepen. Tevens willen zij de competentie bij behandelaren in de GGZ om met mensen met antisociaal gedrag te werken vergroten. De redactie verwacht dat door deze competenties én de kennis over de doelgroep te vergroten ook de bereidheid om met deze cliënten te werken toe zal nemen. In combinatie met de effecten die hun inspanningen vervolgens opleveren tijdens de behandeling draagt dit ertoe bij dat behandelaren meer voldoening uit deze behandelingen zullen halen.

In de psychiatrie worden vele verschillende termen gehanteerd om mensen aan te duiden die cliënten begeleiden en behandelen. Termen als behandelaar, professional, therapeut en hulpverlener worden vaak door elkaar gebruikt als verzamelterm voor mensen met verschillende achtergronden, die in de praktijk vaak verschillende taken uitvoeren. Er bestaat weinig consensus tussen de disciplines over wanneer welke term gebruikt dient te worden. De doelgroep van dit boek zijn zowel de mensen die in de begeleiding en ondersteuning werken als mensen die zich richten op de diagnostiek en behandeling. De redactie heeft ervoor gekozen om de term 'behandelaar' te hanteren. Hiervoor is gekozen omdat het hele palet van maatschappelijk werkenden, (sociaal-psychiatrisch) verpleegkundigen, psychologen en psychiaters hiervoor in aanmerking komt, wat volgens de redactie de keuze hiervoor rechtvaardigt.

Dit boek gaat in op de begeleiding en behandeling van mannen en vrouwen met antisociaal gedrag en persoonlijkheidsproblematiek. Ten behoeve van de leesbaarheid is gekozen voor één aanspreekvorm voor de cliënt en de behandelaar. Met betrekking tot de cliënt is gekozen voor de mannelijke aanspreekvorm en wordt de cliënt in dit boek als 'hij' bestempeld. Deze keuze is gemaakt vanwege de internationale prevalentiecijfers van ASPS, waarbij deze aanzienlijk hoger (gemiddeld drie keer zo hoog) zijn voor mannelijke dan voor vrouwelijke cliënten. Recente Nederlandse cijfers laten percentages zien van 4,3 % bij mannen versus 1,7 % bij vrouwen (▶https://tinyurl.com/persoonlijkheidsstoornis). Met betrekking tot de behandelaar is vanwege het aanzienlijk grotere aantal vrouwelijke behandelaren in de reguliere GGZ gekozen voor de vrouwelijke aanspreekvorm.

De scope van dit boek is breder dan de ASPS. Bij meerdere cluster-B-persoonlijkheidsstoornissen komen antisociaal gedrag en antisociale trekken voor. De comorbiditeit tussen verschillende cluster-B-persoonlijkheidsstoornissen is groot. De redactieleden verwachten dat de gepresenteerde theorieën en adviezen in dit boek breed toepasbaar zijn bij cliënten met cluster-B-persoonlijkheidsproblematiek met antisociale trekken. Omdat de auteurs soms naar onderzoek verwijzen dat is uitgevoerd bij mensen met uitsluitend een ASPS, of met een bepaalde mate van psychopathie of met een agressie-regulatieprobleem, zal steeds worden aangegeven waarop ieder onderzoek gebaseerd is. De reden waarom de auteurs onderzoek naar deze (enigszins) verschillende doelgroepen presenteren, is dat zij van mening zijn dat deze bevindingen van belang zijn voor de bredere doelgroep van dit boek. De auteurs hebben geprobeerd om theoretische kaders en recente wetenschappelijk inzichten uit de literatuur weer te geven. Het belangrijkste onderdeel in ieder hoofdstuk zijn echter de praktische adviezen voor de klinische praktijk. Aan de hand van de weergave van gesprekken en reflecties daarop wordt getoond hoe de behandelaar de theoretische kaders en wetenschappelijke inzichten toe zou kunnen passen in de praktijk. Omdat de praktijk niet altijd ideaal is en er vaak meerdere strategieën mogelijk zijn, zijn er reflecties vanuit de behandelaar opgenomen waarin dilemma's en afwegingen besproken worden.

In dit boek komt een uitgebreid aantal facetten van de behandeling aan de orde zoals diagnostiek, risicotaxatie, de therapeutische relatie, motiveringstechnieken en specifieke psychotherapeutische interventies. Corine de Ruiter schreef het voorwoord bij het boek, waarna een inleiding volgt door de redactie, Madeleine Rijckmans, Arno van Dam en Wies van den Bosch. Na een hoofdstuk waarin Arno van Dam en Madeleine Rijckmans ingaan op argumenten voor en tegen het behandelen van mensen met ASPS gaan respectievelijk Arno van Dam met Madeleine Rijckmans en Joan van Horn, Stefan Bogaerts, Frida van der Veeken, Mara Eisenberg, Yvonne Bouman en Juliette Hutten in twee opeenvolgende hoofdstukken in op de (on)mogelijkheden van diagnostiek en risicotaxatie binnen de reguliere GGZ, waarbij met name aandacht is voor de complicaties hiervan door onder andere de beperkte beschikking over eventuele strafdossiers, rapportages en eerder onderzoek. Vervolgens staan Madeleine Rijckmans, Arno van Dam en Janneke Aerts stil bij de therapeutische relatie, waarbij de input van cliënten alsook de dilemma's voor behandelaren uit de praktijk centraal staan. Na het hoofdstuk over de therapeutische relatie beschrijft Arno van Dam vervolgens theorieën over motivatie en daaruit voortkomende technieken om deze doelgroep, die niet altijd zelf een lijdenslast ervaart, maar vaak verplicht (door justitie) of gedwongen door naasten in behandeling komt, te motiveren voor behandeling.

Het tweede deel behandelt meer specifieke problemen die bij deze doelgroep kunnen voorkomen: Carola van Tilburg beschrijft het voorkomen en behandelen van agressie. Hierna gaat Fleur Kraanen in op veelvoorkomende comorbide verslavingsproblematiek. Wies van den Bosch behandelt vervolgens het thema suïcidaliteit bij ASPS en tenslotte gaat Carola van Tilburg in op het thema psychotrauma.

Inleiding

In het derde deel van het boek gaat het over meer specifieke behandelmethoden. Wies van den Bosch beschrijft een forensische variant van de dialectische gedragstherapie (DGT), Madeleine Rijckmans doet dit voor de forensische variant van de schema focused therapy (SFT), Philip Michielsen gaat in op farmacotherapie bij mensen met antisociaal gedrag of ASPS en Arno van Dam legt uit hoe het netwerk van de cliënt te betrekken in een systemische benadering. Tenslotte laten Arno van Dam en Esther Martens in het hoofdstuk over outreachende behandeling zien hoe mensen met antisociaal gedrag die zich niet zo goed kunnen aanpassen aan reguliere therapeutische behandeling, passender benaderd kunnen worden.

De redactie bedankt de gastauteurs voor hun waardevolle bijdragen, de organisaties waar de redactieleden werkzaam zijn voor het beschikbaar stellen van de tijd voor het schrijven van dit boek en de uitgever voor de bereidheid het boek uit te brengen en te ondersteunen in de weg daarnaartoe. Tevens bedankt de redactie de (oud-)cliënten voor het gebruik van de casuïstiek. In het bijzonder willen wij de (oud-)cliënten Mark de Craen, Roy, Wander Staps, Rini de Garde, Roland van Rooij, Andy, Silvano en Pieter Kusters bedanken voor de medewerking die zij hebben verleend aan de interviews welke centraal staan in het hoofdstuk over de therapeutische relatie en voor hun zeer gewaardeerde en waardevolle input.

Wij hopen dat dit boek ertoe bijdraagt dat er meer aandacht en begrip komt voor cliënten met antisociaal gedrag en persoonlijkheidsproblematiek, waardoor zij een betere toegang krijgen tot de reguliere GGZ, er meer aandacht is voor onderzoek en de ontwikkeling van nieuwe behandelmethodieken en een grotere groep behandelaren capabel is om met deze doelgroep te werken. Maar vooral ook willen we behandelaren enthousiasmeren om mee te gaan in de omslag van exclusie naar inclusie zodat ook deze groep cliënten de best passende behandeling krijgt.

Dr. M. J. N. (Madeleine) Rijckmans
Dr. A. (Arno) van Dam
Dr. L. M. C. (Wies) van den Bosch

Over de redactie en auteurs

De redactie

Dr. Wies van den Bosch

is klinisch psycholoog/psychotherapeut en werkzaam als senior onderzoeker bij Scelta, expertisecentrum voor persoonlijkheidsstoornissen in Apeldoorn. Zij is gecertificeerd DGT therapeut ^{TM}, en is supervisor/opleider bij de VGCt, VPeP en de NVP. Zij heeft Dialexis Advies opgericht, het trainingsinstituut voor dialectische gedragstherapie (DGT) in Nederland. Zij heeft DGT in Nederland geïntroduceerd en geïmplementeerd. Ook onderzocht zij de effectiviteit van DGT in de GGZ, de intramurale zorg en de forensische psychiatrie. Zij heeft verschillende artikelen en boeken gepubliceerd over DGT, forensische psychiatrie, verslaving en persoonlijkheidsstoornissen. Zij is verbonden aan verschillende postmaster nascholingsinstituten voor psychologen, en geeft training en workshops in Nederland, Groot-Brittannië, Rusland en Oekraïne. Zij is samen met Madeleine Rijckmans voorzitter van het landelijk expertpodium Antisociaal gedrag van het Kenniscentrum Persoonlijkheidsstoornissen.

Dr. Arno van Dam

is klinisch psycholoog en bij GGZ WNB werkzaam als regiebehandelaar, hoofd onderzoek en innovatie, hoofd van de onderzoekslijn antisociaal gedrag en agressie en milieutherapeut bij de forensisch psychiatrische afdeling de Mare. Hij heeft meerdere artikelen en boeken gepubliceerd over de behandeling van agressieproblematiek en het motiveren van moeilijke mensen. Bij Tilburg University (Tranzo) verricht hij als science practitioner onderzoek naar onder andere de attitude van behandelaren ten aanzien van cliënten met een antisociale persoonlijkheidsstoornis en de inzet van ervaringsdeskundigheid bij agressieproblematiek. Hij is lid van het landelijk expertpodium Antisociaal gedrag van het Kenniscentrum Persoonlijkheidsstoornissen en consulent op het gebied van antisociaal gedrag bij het centrum voor consultatie en expertise (CCE) en het Landelijk Steunpunt Extremisme (LSE). Tevens is hij plaatsvervangend hoofdopleider klinische psychologie en psychotherapie bij Rino Zuid en supervisor voor de VGCt.

Dr. Madeleine Rijckmans

is werkzaam als senior wetenschappelijk onderzoeker bij de afdeling Innovatie en Kwaliteit van GGZ Breburg en is verantwoordelijk voor de onderzoekslijn Antisociale persoonlijkheid en Forensische psychologie waarbinnen zij meerdere artikelen gepubliceerd heeft. Zij verricht als science practitioner onderzoek, onder andere naar de attitude van behandelaren ten aanzien van cliënten met een ASPS, de therapeutische alliantie bij ASPS en naar vroegsignalering van psychotische klachten bij mensen met ASPS en de relatie daarvan met agressie. Ook verzorgt zij gastcolleges voor verschillende cursussen van de master Forensische Psychologie en de internationale minor en major Forensic Psychology aan Tilburg University. Zij is samen met Wies van den Bosch voorzitter van het landelijk expertpodium Antisociaal Gedrag van het Kenniscentrum Persoonlijkheidsstoornissen. Tevens is zij GZ-psycholoog i.o. Psychotherapeut, heeft zij het ISST advanced level certification (senior schematherapeut), is zij EMDR-therapeut en werkzaam als regiebehandelaar bij Ambulant Centrum Fivoor, een forensisch psychiatrische polikliniek.

De auteurs

Drs. Janneke Aerts

werkt als klinisch psycholoog bij GGZ Westelijk Noord-Brabant en is programmahoofd van de RVE Veranderingsgericht: een afdeling voor trauma, persoonlijkheidsstoornissen, agressie, stemming en angst. Hier behandelt zij voornamelijk cliënten met persoonlijkheidsstoornissen, trauma en agressieproblematiek. Daarnaast is zij bezig met een promotieonderzoek naar de therapeutische alliantie bij cliënten met een antisociale persoonlijkheidsstoornis.

Prof. dr. Stefan Bogaerts

is psycholoog (MSc), rechtspsycholoog (MSc) en criminoloog (MSc, PhD) en als hoogleraar Forensische Psychologie verbonden aan het departement Ontwikkelingspsychologie van Tilburg University. Tevens is hij directeur-hoogleraar bij Fivoor Wetenschap en Behandelinnovatie en als erkend psychotherapeut werkzaam als behandelaar en supervisor bij Fivoor. Hij is gespecialiseerd in assessment, psychopathologie, emotie- en agressieregulatie en onderzoek naar behandeluitkomsten.

Dr. Yvonne H. A. Bouman

werkt als senior onderzoeker voor Transfore, instelling voor forensische GGZ in Oost-Nederland. Zij richt zich op risicotaxatie en risicomanagement, en in het bijzonder op beschermende factoren en kwaliteit van leven. Op de relatie tussen kwaliteit van leven en criminele recidive in de ambulante forensische psychiatrie is zij in 2009 aan Universiteit Maastricht gepromoveerd.

Mara Eisenberg MSc

is werkzaam als onderzoeker bij De Forensisch Zorgspecialisten en doet promotieonderzoek naar voorspellers van recidive bij cliënten in ambulante forensische zorg, de ontwikkeling en validatie van de FARE. Verder coördineert zij het onderzoek naar de doelmatigheid van de interventie ARopMaat Volwassenen.

Dr. Joan van Horn

is hoofd van de onderzoeksafdeling van de Waag, centrum voor ambulante forensische zorg. Zij initieert, coördineert en begeleidt (gesubsidieerd) onderzoek ter bevordering van de kennis over de (behandeling van) cliënten in ambulante forensische zorg. Met het ontwikkelen en valideren van (ROM-)instrumenten, zoals de FARE, probeert zij een bijdrage te leveren aan discussies over onderwerpen van belang voor het forensische veld.

Juliette Hutten MSc

is werkzaam bij de Waag op de afdeling onderzoek en is als projectcoördinator betrokken bij het valideren van de FARE. Daarnaast levert zij een bijdrage aan diverse lopende projecten.

Dr. Fleur Kraanen

is werkzaam als GZ-psycholoog i.o. Specialist bij Altrecht en praktijkhouder bij KZ Psychologen en geeft tevens gastcolleges bij de master track Klinische Forensische Psychologie aan de Universiteit van Amsterdam.

Esther Martens

is sociaal psychiatrisch verpleegkundige bij GGZ WNB. Zij is werkzaam als behandelaar in het Agressieteam RVE Veranderingsgericht, casemanager bij het IHT-team en voorwacht bij de Crisisdienst.

Drs. Philip Michielsen

is werkzaam bij GGZ Westelijk Noord-Brabant als psychiater, programmahoofd Spoedketen en A-Opleider. Tevens is hij promovendus in het Erasmus MC en verbonden aan de i-Berry studie.

Prof. dr. Corine de Ruiter

is als hoogleraar Forensische Psychologie verbonden aan de Universiteit Maastricht en daarnaast werkzaam in eigen praktijk (▶www.corinederuiter.eu).

Drs. Carola van Tilburg

werkt als GZ-psycholoog/psychotherapeut bij GGZ WNB. Ze behandelt cliënten met agressieproblemen, PTSS, persoonlijkheids- en impulscontroleproblematiek. Daarnaast is zij bezig met een promotieonderzoek aan de Universiteit Maastricht, waarbij ze de samenhang onderzoekt tussen agressie en PTSS en het effect hiervan op de resultaten van agressiebehandeling. Zij is supervisor en leertherapeut voor de VGCt en lid van de VEN.

Dr. Frida van der Veeken

werkt als onderzoekscoördinator en basispsycholoog Jeugd bij Fivoor. Zij heeft promotieonderzoek verricht naar het gebruik van het Instrument voor Forensische Behandel Evaluatie in FPC de Kijvelanden en FPC 2landen.

Deel I Algemeen

Hoofdstuk 1 Antisociaal gedrag en persoonlijkheidsproblematiek; van exclusie naar inclusie – 3
Dr. A. (Arno) van Dam en Dr. M.J.N. (Madeleine) Rijckmans

Hoofdstuk 2 Antisociaal gedrag bij psychische stoornissen; diagnostiek, betekenis en risico – 13
Dr. A. (Arno) van Dam en Dr. M.J.N. (Madeleine) Rijckmans

Hoofdstuk 3 Taxeren van veiligheidsrisico's en zorgbehoeften als richtlijn voor cliënten met antisociaal of verward gedrag – 35
Dr. J.E. (Joan) van Horn, M.J. (Mara) Eisenberg MSc, J.C. (Juliette) Hutten MSc, Dr. Y.H.A. (Yvonne) Bouman, Dr. F.C.A. (Frida) van der Veeken en Prof. dr. S. (Stefan) Bogaerts

Hoofdstuk 4 De therapeutische relatie bij cliënten met antisociale persoonlijkheidsproblematiek; cliënt en behandelaar aan het woord – 67
Dr. M.J.N. (Madeleine) Rijckmans, Dr. A. (Arno) van Dam en Drs. J.E.M. (Janneke) Aerts

Hoofdstuk 5 Motiveren van cliënten met een antisociale persoonlijkheidsstoornis voor psychotherapeutische behandeling – 97
Dr. A. (Arno) van Dam

Antisociaal gedrag en persoonlijkheidsproblematiek; van exclusie naar inclusie

Dr. A. (Arno) van Dam en Dr. M.J.N. (Madeleine) Rijckmans

1.1 Samenvatting – 4

1.2 Dilemma – 4

1.3 Exclusie van ASPS – 4

1.4 Inclusie: Waarom en hoe – 7

1.5 Conclusie – 10

Literatuur – 11

© Bohn Stafleu van Loghum is een imprint van Springer Media B.V., onderdeel van Springer Nature 2020
M. J. N. (Madeleine) Rijckmans, A. (Arno) van Dam en L. M. C. (Wies) van den Bosch (Red.), *Praktijkboek antisociaal gedrag en persoonlijkheidsproblematiek*, https://doi.org/10.1007/978-90-368-2295-4_1

1.1 Samenvatting

Cliënten die kampen met antisociale persoonlijkheidsproblematiek of antisociaal gedrag worden in de reguliere GGZ vaak geëxcludeerd voor behandelprogramma's. Argumenten hiervoor zijn afwezigheid van evidence based behandelaanbod, het 'slechter' kunnen worden door behandeling en negatieve opvattingen over de doelgroep, zoals gebrek aan motivatie en aanwezigheid van agressie of ander problematisch gedrag. De auteurs bespreken deze argumenten kritisch en geven argumenten die juist de keuze *voor* het in behandeling nemen van cliënten uit deze doelgroep ondersteunen. Concluderend stellen zij dat we toe moeten naar inclusie van cliënten met antisociale problematiek. Voorwaarde hiervoor is dat behandelaren over voldoende kennis en competenties beschikken. Dit is een reden om dit praktijkgerichte handboek uit te brengen.

1.2 Dilemma

Hans meldt zich aan bij de GGZ omdat hij zich wanhopig voelt omdat zijn relatie is verbroken. Dit is gebeurd nadat hij voor de zoveelste keer zijn vriendin heeft geslagen. Als je doorvraagt naar de redenen van het geweld is dat volgens hem vooral eigenlijk haar eigen schuld, omdat ze dingen deed waaraan hij een hekel heeft. Ook kan hij zich moeilijk in haar gevoelens inleven. Hij vindt dat ze gewoon terug moet komen, maar hoe krijgt hij dit voor elkaar? Ga je deze man een behandeling aanbieden? Voor veel behandelaren is het een dilemma of ze cliënten die hun problemen externaliseren en weinig zelfinzicht hebben wel in behandeling moeten nemen. Is behandeling mogelijk als iemand de oorzaken van zijn problemen volledig bij de ander legt?

1.3 Exclusie van ASPS

Het aanbod aan evidence based behandelingen binnen de geestelijke gezondheidszorg neemt gestaag toe. Steeds meer nadruk wordt gelegd op het wetenschappelijk aantonen van de effectiviteit van het behandelaanbod. Hoewel het totaal aan effectief bewezen behandelingen stijgt, lijkt het aanbod voor mensen met een antisociale persoonlijkheidsstoornis (ASPS) zo goed als onveranderd. Djadoenath en Decoene (2015) vermoeden dat tegenoverdracht bij behandelaren, gevoed door een soms incorrect beeld van wat een antisociale persoonlijkheidsstoornis precies inhoudt, een belangrijke factor is om niet in deze doelgroep te investeren. ASPS presenteert zich immers als de antithese van de 'ideale' cliënt (Djadoenath en Decoene 2015). De DSM-5 definieert de antisociale persoonlijkheid als 'een patroon van gebrek aan respect voor en van schending van de rechten van anderen'. Bedrog en manipulatie zijn hoofdkenmerken van deze stoornis. Deze cliënten hebben vaak weinig empathische vermogens, zijn roekeloos, hebben weinig verantwoordelijkheidsgevoel, houden geen rekening met sociale of maatschappelijke normen en zijn over het algemeen onverschillig tegenover de gevoelens, rechten of het leed van anderen (APA 2014). Deze kenmerken roepen over het algemeen weinig sympathie op

1.3 · Exclusie van ASPS

en spelen mogelijk een rol in het excluderen van deze groep cliënten voor behandelingen. Daarnaast wordt de aanwezigheid van een ASPS ook in handboeken voor behandeling vaak genoemd als exclusiecriterium (Yeomans et al. 2004; Wiersma et al. 2015) en zelfs bij specialistische centra voor de behandeling van persoonlijkheidsproblematiek is er geen passend behandelaanbod voor mensen met een antisociale persoonlijkheidsstoornis (►www.deviersprong.nl 3-11-2018; ►www.npispecialist.nl 3-11-2018). In 2014 is door het Trimbos instituut een omvangrijk project gestart waarbij een zorgstandaard wordt ontwikkeld voor de behandeling van persoonlijkheidsstoornissen. Ook in deze standaard is gekozen voor uitsluiten van de ASPS (bron: ►https://tinyurl.com/persoonlijkheidsstoornissen). Behandeling is echter wel wenselijk, enerzijds omdat veel cliënten met ASPS of de mensen in hun omgeving een hoge lijdenslast ervaren ten gevolge van de antisociale problematiek, en anderzijds omdat deze groep cliënten als ze onbehandeld blijven een last voor de samenleving kunnen zijn (Quinsey et al. 1998).

Er kan een aantal redenen worden opgesomd waarom deze groep vaak geëxcludeerd wordt voor behandeling. De eerste reden die vaak genoemd wordt is dat er geen evidence based behandelaanbod voor deze stoornis voorhanden is. Inderdaad is er tot op heden nog geen aantoonbare effectieve behandeling voor gevonden (Van den Bosch et al. 2018a, b). Wel zijn er aanbevelingen met betrekking tot de behandeling. De Engelse NICE richtlijn (2013) adviseert groepsgerichte cognitieve en gedragsmatige interventies. In de literatuur vinden we ook dat er geëxperimenteerd wordt met varianten van schemagerichte therapie (SFT) (Bernstein et al. 2007) en dialectische gedragstherapie (DGT) (Blondelle et al. 2007; Van den Bosch 2009). De wetenschappelijke onderbouwing voor deze behandelprogramma's bij deze doelgroep is echter beperkt.

Het klopt dus inderdaad dat er geen evidence based behandeling voor ASPS beschikbaar is. Maar die is er ook niet voor tal van andere stoornissen zoals dysthymie, de aanpassingsstoornis, de dissociatieve identiteitsstoornis en cluster-A-persoonlijkheidsstoornissen (Keijsers et al. 2017). Deze cliënten worden ondanks dat er geen evidence based behandeling beschikbaar is over het algemeen wel behandeld in de GGZ. De behandeling die deze cliënten krijgen is dan weliswaar niet evidence based maar wel gebaseerd op psychologische theorieën of deeltechnieken die bewezen effectief zijn (zoals exposure en cognitieve technieken). Dit soort behandelingen zou je het best *goed onderbouwd* kunnen noemen. Ze zijn niet evidence based omdat er nog geen goed gecontroleerd onderzoek naar is gedaan en de effectiviteit van de specifieke behandeltechnieken nog niet bewezen is. Ondanks het ontbreken van evidence based behandeling kan het zo zijn dat (een deel) van de mensen met deze stoornissen toch zouden kunnen profiteren van een goed onderbouwde behandeling. Bovendien zou het niet ethisch zijn om deze mensen behandeling te onthouden, aangezien de mensen die zich aanmelden bij de GGZ over het algemeen veel lijdensdruk ervaren. Uiteraard dienen dergelijke behandelingen goed gemonitord te worden wat betreft uitkomsten. Tenslotte zouden deze ervaringen met de behandeling van deze groepen cliënten, mits goed geëvalueerd, kunnen leiden tot inzichten in werkzame elementen in de behandeling die vervolgens weer onderzocht kunnen worden en zodoende leiden tot een evidence based behandelmethode. Het feit dat er nog geen evidence based behandelmethode is voor ASPS is dus geen goede reden om deze groep cliënten niet te behandelen.

Een tweede reden die wordt genoemd is dat deze groep cliënten slechter van behandeling zou worden, in die zin dat zij door therapie nog beter in staat zouden zijn om anderen te manipuleren. Bij nader onderzoek blijkt deze argumentatie vooral te worden gebruikt voor de vraag of groepsbehandeling geschikt is voor mannen met een hoge mate van psychopathie. Bij psychopathie gaat het naast de antisociale gedragsstijl vooral om het ontbreken van empathie voor anderen. Er zijn vooralsnog geen behandelingen bekend die het empathisch vermogen bij psychopathische mannen kunnen vergroten (Gezondheidsraad 2006). Behandeling gericht op inzicht in menselijke emoties en behandeling in een groep is volgens sommige auteurs gecontra-indiceerd bij deze populatie. Reden hiervoor is dat de kans groot is dat zij van elkaars ervaringen leren en de kennis die zij daar opdoen over emoties gebruiken om hun manipulatieve en misleidende vaardigheden aan te scherpen en te misbruiken bij toekomstige slachtoffers (Hornsveld et al. 2004; De Ruiter en Veen 2005; Gezondheidsraad 2006). Uit een meta-analyse van D' Silva et al. (2004) blijkt hier echter geen overtuigend bewijs voor, vanwege de methodologische gebreken van de studies. Op grond van de theorie lijkt het een aannemelijke hypothese dat psychopaten slechter kunnen worden van bepaalde vormen van behandeling (met name inzichtgevende groepsbehandelingen) maar dit (of het tegendeel) is nog niet overtuigend aangetoond. Er zijn wel aanwijzingen dat met farmacotherapie en cognitieve gedragstherapie wel de agressie, impulsiviteit en eventuele verslaving van psychopathische cliënten verminderd kunnen worden (Gezondheidsraad 2006; Chakhssi et al. 2010). Gezien de bovenstaande bevindingen is het raadzaam om de behandeling van psychopathische cliënten vooral te richten op gedragsverandering en niet op inzicht in emoties en menselijke relaties. Concluderend kunnen we zeggen dat er geen aanwijzingen zijn dat mensen met ASPS eventueel ook in combinatie met psychopathie slechter worden van behandeling. Het is uiteraard wel belangrijk om de behandeling goed af te stemmen op de kenmerken van de betreffende cliënt.

Een derde reden die genoemd wordt in de literatuur is dat de reden om ASPS niet te behandelen ligt bij de aversie en angst die deze cliënten op kunnen roepen bij behandelaren. Zoals eerder genoemd vermoeden Djadoenath en Decoene (2015) dat tegenoverdracht bij behandelaren een belangrijke factor is om niet in deze doelgroep te investeren. ASPS presenteert zich immers als de antithese van de 'ideale' cliënt. Verschillende auteurs benoemen dat deze groep cliënten bij behandelaren negatieve emoties en frustraties tijdens de behandeling op kan roepen (Carbojosa et al. 2013; Sprey 2017). Onderzoek onder Nederlandse GGZ-behandelaren laat zien dat deze doelgroep gemengde gevoelens oproept (Van Dam en Rijckmans ▶ in preparation). Enerzijds roept deze groep interesse op bij een deel van de behandelaren, anderzijds is men ook wantrouwend en voorzichtig. De bereidheid om deze groep in behandeling te nemen lijkt vooral samen te hangen met of men ook positieve gevoelens kan ervaren aan het behandelen van deze doelgroep zoals enthousiasme en interesse. Deze positieve gevoelens hebben op hun beurt te maken met het gevoel bij behandelaren dat zij genoeg kennis en vaardigheden hebben om deze doelgroep te behandelen. De negatieve houding van GGZ-behandelaren om met deze doelgroep te werken, lijkt dus mede bepaald te worden door het idee niet over voldoende vaardigheden te beschikken. Dit is een op te lossen probleem door meer aandacht aan deze doelgroep te besteden in opleidingen voor GGZ-behandelaren.

Concluderend kunnen we zeggen dat er inhoudelijk geen steekhoudende argumenten zijn om deze mensen helemaal niet te behandelen. Wel moet worden onderkend dat dit blijkbaar een doelgroep is die bij behandelaren voorzichtigheid en wantrouwen oproept en dat dit een doelgroep is waarvoor zij denken de professionele competenties te missen.

1.4 Inclusie: Waarom en hoe

Zijn er in plaats van redenen om deze mensen te weren uit de reguliere GGZ ook redenen om ons meer open te stellen voor deze doelgroep? Die zijn er wel degelijk. Ten eerste zullen meer mensen uit deze doelgroep naar de GGZ verwezen worden. Met de op komst zijnde Wet verplichte geestelijke gezondheidszorg en de Wet forensische zorg zal een toename ontstaan van mensen met antisociale problematiek in de algemene geestelijke gezondheidszorg. Onder de huidige wet (Bopz) is gedwongen zorg alleen mogelijk in een psychiatrisch ziekenhuis met Bopz-aanmerking. Daardoor kan een gedwongen opname noodzakelijk zijn om iemand te behandelen. In het conceptvoorstel voor de Wet verplichte geestelijke gezondheidszorg staat dat verplichte zorg meer op maat gegeven moet kunnen worden. Bijvoorbeeld door iemand buiten een instelling verplichte begeleiding te geven, aan huis of in een polikliniek (bron: ▶ https://tinyurl.com/wetgeestelijke-gezondheidszorg). De Wet forensische zorg moet voorkomen dat personen met een psychische stoornis of verstandelijke beperking in een justitiële inrichting terechtkomen terwijl ze daar eigenlijk niet thuishoren. Middels dit voorstel krijgen de officier van justitie en de rechter de mogelijkheden om iemand binnen het strafrecht sneller psychische hulp te bieden. De belangrijkste doelen van dit voorstel zijn: de juiste cliënt op de juiste plek, creëren van voldoende forensische zorgcapaciteit, kwalitatief goede zorg gericht op de veiligheid van de samenleving en een goede aansluiting tussen de forensische en de curatieve zorg. Door goede zorg te bieden als onderdeel van de straf wil het kabinet herhaling van strafbare feiten terugdringen (bron: ▶ https://tinyurl.com/wet-forensische-zorg). Kortom, beide wetten zullen een aanzienlijke invloed hebben op de populatie die in aanmerking komt voor de GGZ (zie ook: Thematische wetsevaluatie gedwongen zorg. Den Haag: ZonMWw 2014). Deze toename zal merkbaar zijn in de forensische behandelcentra, maar ook in de reguliere GGZ via directe verwijzingen of verwijzingen vanuit de forensische behandelcentra.

Een tweede reden om deze doelgroep wel te behandelen is dat er de afgelopen jaren toch wat voorzichtig optimisme is ontstaan over behandelmogelijkheden. Naast dat er aanwijzingen zijn dat met farmacotherapie en cognitieve gedragstherapie onderdelen van de problematiek zoals agressie, impulsiviteit en eventuele verslaving verminderd kunnen worden (Gezondheidsraad 2006), laten ook schematherapie (Bernstein et al. 2007) en dialectische gedragstherapie (Blondelle et al. 2007; Van den Bosch 2009) bemoedigende eerste resultaten zien. In een Delphi studie onder deskundigen (Van den Bosch et al. 2018a, b) werd een practice based framework ontwikkeld met handvatten voor zowel de inhoudelijke typen van behandeling als randvoorwaarden voor het organiseren van behandeling en begeleiding van mensen met ASPS. Daarmee is er nog geen evidence based behandeling, maar kan wel goed onderbouwd een poging gedaan worden het lijden van de cliënt maar ook dat van de omgeving te verminderen.

Interessant in dit kader is het opmerkelijke verhaal van de Amerikaanse neurowetenschapper Fallon (2014) die onderzoek doet naar de werking van het brein van psychopaten. Bij het vergelijken van de hersenscans van gewelddadige psychopaten met die van gezonde mensen gebruikte hij de hersenscans van zichzelf en zijn familie als controlegroep. Zo kwam hij er bij toeval achter dat zijn eigen brein grote overeenkomsten vertoonde met de hersenen van gewelddadige psychopaten. Hij zag op de scan van zijn brein dat de gebieden die verantwoordelijk zijn voor empathie slecht ontwikkeld waren en ook was er een verhoogde behoefte aan hedonistische prikkels en een verminderde gevoeligheid voor consequenties van zijn gedrag. Zelfonderzoek en gesprekken met vrienden en familie bevestigden dat hij vaak aangenaam gezelschap is omdat hij charismatisch is en je met hem altijd wat kunt beleven, maar ook iemand is die vooral uit is op zijn eigen pleziertjes en daarbij weinig rekening houdt met de belangen en gevoelens van anderen. Ook omschreven ze hem als roekeloos, als iemand die bewust anderen in gevaar kan brengen en onbetrouwbaar is wat betreft nakomen van afspraken en verplichtingen. Daarentegen is hij ook een man die sociaal succesvol is, een redelijk stabiel huwelijk heeft, drie kinderen waar het goed mee gaat en die zijn hele leven geen ernstige delicten heeft begaan. Het is de vraag hoe dit kan. Hoe kan het dat iemand een brein heeft dat grote overeenkomsten vertoont met dat van psychopathische moordenaars en een redelijk succesvol, sociaal en geweldloos leven heeft? Deze vraag is jarenlang onderwerp van onderzoek geweest voor Fallon. De redenen waarvan hij vermoedt dat die hem behoed hebben voor een criminele loopbaan zijn het warme veilige gezin waaruit hij komt. Zijn ouders waren warm en liefdevol, maar stuurden hem ook met zachte hand bij als hij dreigde te ontsporen. Deze conclusie is in lijn met onderzoek van Caspi et al. (2002) dat laat zien dat opvoeding en met name mishandeling in de jeugdjaren van grote invloed zijn op of een erfelijke aanleg tot gewelddadig gedrag ook tot uiting zal komen. Zowel mishandeling in de jeugd als een bepaalde genetische aanleg geven een verhoogde kans op gewelddadig en antisociaal gedrag in de volwassenheid, maar vooral de combinatie van die twee leidt tot een grote kans. Dit kunnen we verklaren door de grote invloed van omgevingsinvloeden op de ontwikkeling van het zenuwstelsel tot in de volwassenheid. Een van de risicofactoren voor de ontwikkeling is stress, die ontstaat door een psychisch en fysiek onveilige omgeving. Deze kan een negatieve invloed hebben op de ontwikkeling van de hersenen, wat kan leiden tot een breed spectrum aan stoornissen. De invloed van vroege beschadiging door stress wordt vaak pas duidelijk op latere leeftijd, wanneer bepaalde ontwikkelingsstadia niet of onvoldoende zijn doorlopen. Dit fenomeen noemt men 'growing into deficit' (Swaab 2008). Cliënten met ASPS groeien niet zelden op in fysiek onveilige of psychisch ongezonde situaties. Denk aan middelenmisbruik door de ouders, verwaarlozing en fysiek geweld of misbruik en persoonlijkheidsproblematiek bij opvoeders. De stress die dat met zich meebrengt is van invloed op de ontwikkeling van genetisch in aanleg aanwezige stoornissen, zoals ontwikkelingsproblematiek of gedragsstoornissen. Kortom, kinderen die opgroeien in stressvolle situaties, en mogelijk van ouders ook verhoogde genetische aanleg op bepaalde stoornissen meekrijgen, lopen naast verhoogde aanleg een verhoogd risico om daadwerkelijk een breed palet aan stoornissen te ontwikkelen. Op het uitblijven van antisociaal gedrag bij Fallon is mogelijk ook van invloed geweest dat hij bovengemiddeld intelligent is en daardoor beter in staat is dan de gemiddelde psychopaat om de gevolgen van zijn gedrag in te schatten. Een andere factor kan de sociale omgeving in bredere zin zijn waarin hij is opgegroeid. Blijkbaar zaten er in zijn peergroup geen zogenaamde 'foute vrienden' die hem negatief beïnvloedden.

Zijn verhaal leert ons een aantal belangrijke dingen over antisociaal gedrag, persoonlijkheid, en de mate waarin bepaalde kenmerken verankerd zijn in onze biologie en eventueel te beïnvloeden zijn door omgevingsfactoren, waaronder opvoeding, levensomstandigheden en behandeling. Ten eerste dat biologische factoren, beïnvloed door genetica en de ontwikkeling van het brein met name in de jeugdjaren, van invloed zijn op het ontstaan van antisociaal gedrag. Ten tweede dat het veel moeite kost om weerstand te bieden tegen deze biologische aanleg. In de woorden van Fallon: 'Elk gedrag kan worden veranderd in weerwil van onze biologische aanleg, maar om gedrag dat indruist tegen onze biologisch aangeboren neigingen blijvend te veranderen, moeten we veel opgeven. Onze genen en hun door stressvolle ervaringen in de kindertijd beïnvloede effect bepalen niet eens en voor altijd wie we zijn en hoe ons karakter ten diepste is. Ze oefenen echter wel voortdurend druk op ons uit om op een bepaalde manier te zijn of te handelen.' Een vraag die Fallon ook stelt, is hoe het komt dat mensen met deze genetische aanleg geboren worden. Zijn conclusie sluit aan bij die van Raine (2013) die in zijn boek 'The Anatomy of Violence; the biological roots of crime' de evolutionaire voordelen van agressie beschrijft. Agressie wordt ingezet om middelen van anderen te bemachtigen om de kans op overleving en voortplanting te vergroten. Enkele voorbeelden van deze evolutionaire agressie die Raine noemt, zijn het vermoorden van stiefkinderen, moord op pasgeboren baby's door alleenstaande moeders en verkrachting van vreemde vrouwen en de eigen partner. Kortom, in evolutionaire termen is de menselijke capaciteit voor antisociaal en agressief gedrag geen willekeurige gebeurtenis. De meeste criminele activiteiten kunnen, direct of indirect, worden gezien als een manier om middelen bij anderen weg te halen. Hoe meer middelen iemand heeft, hoe groter de kans dat hij jonge, vruchtbare vrouwen aantrekt. De vrouwen zijn op hun beurt op zoek naar een man die hen kan beschermen en hen de middelen kan bieden om de toekomstige kinderen op te voeden. Vele agressieve misdaden lijken misschien zinloos maar zijn ingegeven door een primitieve evolutionaire logica. Van verkrachting tot overvallen en diefstal, de evolutie heeft geweld en antisociaal gedrag tot een lucratieve manier van leven gemaakt voor een minderheid van de populatie. De ultieme capaciteit voor onze antisociale misdaden kan worden begrepen vanuit de evolutionaire biologie. En het is vanuit de fundamentele evolutionaire mechanismen dat onderlinge genetische verschillen zijn ontstaan en de anatomie van geweld hebben gevormd (Raine 2013). Maar zoals Fallon heeft laten zien is het mogelijk om je tegen deze genetische aanleg te verzetten en met de nodige moeite ander gedrag te vertonen. Hij doet dit zelf door actief meer rekening te houden met de behoeftes van anderen, beter zijn sociale verplichtingen na te komen en impulsief gedrag te onderdrukken. Hij merkt dat zijn omgeving hier positief op reageert en dat vindt hij zelf ook prettig. Desondanks kost het hem veel moeite omdat hij veel normale sociale activiteiten saai vindt en daar moeilijk zijn aandacht bij kan houden. Het lijkt dus mogelijk te zijn voor mensen met een antisociale gedragsstijl om, als zij dit zelf ook echt willen, hun gedrag in sociale situaties te veranderen. Dit kost echter veel moeite en er blijft daarom altijd risico op terugval. Langdurende behandeling en de mogelijkheid van boostersessies zouden dit probleem mogelijk kunnen ondervangen.

Een andere reden om deze doelgroep wel in behandeling te nemen is omdat cliënten uit deze doelgroep een hoge lijdensdruk hebben. Veel mensen uit deze doelgroep hebben trauma's in de voorgeschiedenis. Daarnaast krijgt een aanzienlijk deel van de mensen met ASPS op latere leeftijd depressieve klachten. Het aantal geslaagde suïcides onder deze groep ligt ook relatief hoog (Scholing en Wolters 2011). Voor de behandeling van mensen met antisociaal gedrag betekent dit dat het belangrijk is om in de behandeling aandacht te hebben voor de effecten van jeugdtrauma's.

Ten slotte laat onderzoek zien dat het behandelen van mensen met ASPS voor behandelaren ook leuk en interessant kan zijn mits zij voldoende vaardigheden bezitten (Van Dam en Rijckmans ▶in preparation). Hiermee komen we op een ander terrein waarop de aandacht voor ASPS beperkt is. In de (post doctorale) opleidingen voor professionals in de GGZ is er van oudsher relatief veel aandacht voor de meer neurotische cliënten met angst, depressies en trauma's. Het gaat dan vooral om internaliserende problematiek waarbij de cliënten aangemoedigd moeten worden over hun gevoelens te praten. De gespreksvaardigheden die daarbij horen richten zich dan ook vooral op empathische luistervaardigheden, reflectie op gevoelens en het samen werken aan een behandelprotocol. Uiteraard is dit zinvol, omdat dit van toepassing is op een groot deel van de GGZ-populatie. In de specialistische GGZ is er echter ook een toenemend aantal cliënten die zich kenmerken door externaliserende problematiek. Zij vertonen vooral in crisissituaties nogal eens agressief, zelfdestructief, impulsief en grensoverschrijdend gedrag. Dit vraagt van behandelaren dat zij naast empathisch zijn ook kunnen begrenzen en directief en praktisch kunnen zijn. Vooral crisissituaties vragen van behandelaren dat zij ook kunnen improviseren. Ondanks dat er de laatste jaren veel aandacht is voor borderline-problematiek en er in een opleiding ook wel eens een blok forensisch kan worden gekozen, is de aandacht voor dit type therapeutische vaardigheden nog steeds relatief onderbelicht. Aangezien ons onderzoek liet zien dat er een samenhang is tussen de mate waarin iemand zich capabel voelt om deze doelgroep te behandelen en de bereidheid om deze mensen in behandeling te nemen, is het van groot belang dat er in de (post-doctorale) opleidingen voor professionals in de GGZ meer aandacht komt voor dit type therapeutische vaardigheden.

1.5 Conclusie

Concluderend kunnen we stellen dat de argumenten om deze doelgroep te behandelen het winnen van de argumenten tegen. Van belang is echter wel dat de behandelaren die met deze doelgroep werken hiertoe goed zijn uitgerust; kennis is onontbeerlijk. Het is voor hen van belang dat zij de theorieën die ASPS verklaren en de daarop gebaseerde behandelmodellen goed kennen (Van den Bosch et al. 2018a, b). Er moet kennis aanwezig zijn over diagnostiek en risicotaxatie, alsook het omgaan met specifieke problematiek zoals suïcidaliteit, middelengebruik en agressie. Behandelaren moeten een onbevooroordeelde attitude hebben en daardoor zicht hebben op de functie van het gedrag van de cliënt. Dit is van belang, omdat het gedrag onderdeel is van de stoornis en informatie geeft over wat in de behandeling aandacht moet krijgen (bijvoorbeeld therapie-verstorend gedrag). Van essentieel belang is niet zozeer de methode als wel het raamwerk waarin behandeling aangeboden wordt, en de motivatie en (continue op peil gehouden) competenties van medewerkers. Om dit te bewerkstelligen gaat dit boek in op handvatten voor behandelaren op het gebied van achterliggende theorieën, diagnostiek, de therapeutische relatie tussen cliënt en behandelaar, specifieke problematiek en behandelmodellen.

Literatuur

American Psychiatric Association (2014). *Handboek voor de classificatie van psychische stoornissen (DSM-5)*. Amsterdam: Boom.
Bernstein, D. P., Arntz, A., & Keulen-de Vos, M. (2007). Schemagerichte therapie in de forensische setting. *Tijdschrift voor Psychotherapie, 33*(2), 76–86.
Blondelle, G. C. J., Williams, G. L., Van den Bosch, L. M. C. (2007). 'OPERANT MILIEU' in een TBS-kliniek. *MGv, 7/8*(62), 634–639.
Carbajosa, P., Boira, S., & Tomás-Aragonés, L. (2013). Difficulties, skills and therapy strategies in interventions with court-ordered batterers in Spain. *Aggression and Violent Behavior, 18*(1), 118–124.
Caspi, A., McClay, J., Moffitt, T. E., Mill, J., Martin, J., Craig, I. W., et al. (2002). Role of genotype in the cycle of violence in maltreated children. *Science, 297*(5582), 851–854.
Chakhssi, F., De Ruiter, C., & Bernstein, D. (2010). Change during forensic treatment in psychopathic versus nonpsychopathic offenders. *Journal of Forensic Psychiatry & Psychology, 21*(5), 660–682.
De Ruiter, C., & Veen, V. C. (2005). *Terugdringen van recidive bij drie typen geweldsdelinquenten: Werkzame interventies bij relationeel geweld, seksueel geweld en algemeen geweld*. Utrecht: Trimbos-instituut.
Djadoenath, A., & Decoene, S. (2015). Antisociale persoonlijkheidsstoornis en psychopathie in de reguliere ambulante geestelijke gezondheidszorg. In D. Van Beek, W. Canton, L. Claes, I. Jeandarme, & E. Klein Haneveld (Red.), *Handboek antisociale persoonlijkheidsstoornis en psychopathie*. De Tijdstroom: Utrecht.
D'Silva, K., Duggan, C., & McCarthy, L. (2004). Does treatment really make psychopaths worse? A review of evidence. *Journal of Personality Disorder, 18*(2), 163–177.
Fallon, J. (2014). *De psychopaat in mij. De persoonlijke reis van een neurowetenschapper door de donkere kant van het brein*. Amsterdam: Uitgeverij Nieuwezijds.
Gezondheidsraad (2006). *Preventie en behandeling van de antisociale persoonlijkheidsstoornis*. Den Haag: Gezondheidsraad. Publicatie nr 2006/07.
Hornsveld, R. (Red.). (2004). *Held zonder geweld. Behandeling van agressief gedrag*. Amsterdam: Boom.
Keijsers, G., Van Minnen, A., Verbraak, M., Hoogduin, K., & Emmelkamp, P. (2017). *Protocollaire behandelingen voor volwassenen met psychische klachten*. Amsterdam: Boom uitgevers.
NICE (2013). The British Psychological Society & The Royal College of Psychiatrists. *Antisocial personality disorder: National clinical practice guideline number 77*. London: NICE.
Quinsey, V. L., Harris, G. T., Rice, M. E., & Cormier, C. A. (1998). *Violent offenders: Appraising and managing risk*. Washington DC: American Psychological Association.
Raine, A. (2013). *The anatomy of violence; the biological roots of crime*. London: Pearson.
Scholing, A., & Wolters, P. (2011). *Leven met een antisociale persoonlijkheid/druk 1* (Vol. 24). Houten: Bohn Stafleu van Loghum.
Sprey, A. (2017). De antisociale persoonlijkheidsstoornis. *Praktijkboek persoonlijkheidsstoornissen* (pp. 253–282). Houten: Bohn Stafleu van Loghum.
Swaab, H. (2008). Klinische ontwikkelingsneuropsychologie. In P. Prins & C. Braet (Red.), *Handboek klinische ontwikkelingspsychologie; over aanleg, omgeving en verandering*. Houten: Bohn Stafleu van Loghum.

Van Dam, A., & Rijckmans, M. J. N. (in preparation). De bereidheid van GGZ behandelaren om mensen met een antisociale persoonlijkheidsstoornis in behandeling te nemen.

Van den Bosch, L. M. C. (2009). Dialectical behavior therapy (DBT) in forensic psychiatry: Dialectical milieu, borderline personality disorder (BPD) and antisocial (ASPD) personality disorder. In A. Nirestean (Ed.), *Personality and personality disorders* (pp. 254–266). Targu Mures: University Press.

Van den Bosch, L. M. C., Rijckmans, M. J. N., Decoene, S., & Chapman, A. L. (2018a). Treatment of antisocial personality disorder: Development of a practice focused framework. *International Journal of Law and Psychiatry, 58,* 72–78.

Van den Bosch, L. M. C., Rijckmans, M. J. N., Decoene, S., Kaasenbrood, A. Bunningen, N., & Huijgen, T. (2018b). De Antisociale-persoonlijkheidsstoornis en behandeling; De ontwikkeling van een praktijkgericht framework voor de As II-stoornis. *Tijdschrift voor Psychotherapie, 44*(3), 152–166.

Wiersma, J., Van Schaik, A., & Van Oppen, P. (2015). *Cognitive Behavioral Analysis System of Psychotherapy (CBASP) voor de behandeling van chronische depressie.* Houten: Bohn Stafleu Van Loghum.

Yeomans, F. E., Clarkin, J. F., & Kernberg, O. F. (2004). *Transference-focused psychotherapy bij borderline persoonlijkheidsstoornis; overdrachtsgerichte psychoanalytische psychotherapie.* Lisse: Harcourt.

ZonMwW (2014). *Thematische Wetsevaluatie Gedwongen zorg.* Den Haag.

Websites

- www.dwangindezorg.nl/de-toekomst/wetsvoorstellen/wet-verplichte-geestelijke-gezondheidszorg.
- www.eerstekamer.nl/wetsvoorstel/32398_wet_forensische_zorg.
- www.kwaliteitsontwikkelingGGZ.nl/project/zorgstandaard-persoonlijkheidsstoornissen-herziening-en-uitbreiding/.
- www.deviersprong.nl.
- www.npispecialist.nl.

Antisociaal gedrag bij psychische stoornissen; diagnostiek, betekenis en risico

Dr. A. (Arno) van Dam en Dr. M.J.N. (Madeleine) Rijckmans

2.1 Samenvatting – 14

2.2 Dilemma – 14

2.3 Antisociaal gedrag, psychische stoornissen en persoonlijkheid – 14
2.3.1 De antisociale persoonlijkheidsstoornis – 15
2.3.2 De antisociale persoonlijkheidsstoornis en psychopathie – 16
2.3.3 Disruptieve, impulsbeheersings- en andere gedragsstoornissen – 18
2.3.4 Antisociaal gedrag bij andere persoonlijkheidsstoornissen – 19
2.3.5 Antisociaal gedrag en andere ontwikkelingsstoornissen – 19
2.3.6 Antisociaal gedrag en psychische toestandsbeelden – 20

2.4 Valkuilen in de diagnostiek en risicotaxatie van antisociaal gedrag en de antisociale persoonlijkheidsstoornis – 21

2.5 Risicotaxatie bij antisociaal gedrag in de reguliere GGZ – 23

2.6 Beschermende factoren – 25

2.7 Casuïstiek – 26
2.7.1 Casus Jan – 26
2.7.2 Casus Ronaldo – 28

2.8 Conclusie – 32

Literatuur – 32

© Bohn Stafleu van Loghum is een imprint van Springer Media B.V., onderdeel van Springer Nature 2020
M. J. N. (Madeleine) Rijckmans, A. (Arno) van Dam en L. M. C. (Wies) van den Bosch (Red.), *Praktijkboek antisociaal gedrag en persoonlijkheidsproblematiek*, https://doi.org/10.1007/978-90-368-2295-4_2

2.1 Samenvatting

Antisociaal gedrag kan voorkomen bij verschillende psychische stoornissen, maar ook bij mensen die niet voldoen aan de criteria van een psychische stoornis. Dit hoofdstuk beschrijft verschillende psychische stoornissen waarbij antisociaal gedrag kan voorkomen en gaat in op de verschillende intenties en dynamieken die tot het antisociale gedrag leiden. De stoornis waarvan het belangrijkste kenmerk het antisociale gedrag is, is de antisociale persoonlijkheidsstoornis (ASPS). We gaan in op het verschil met psychopathie en de verschillende uitingsvormen bij mannen en vrouwen. Het diagnosticeren van de antisociale persoonlijkheidsstoornis vraagt om een aantal specifieke aandachtspunten. Mensen krijgen soms ten onrechte deze diagnose, of juist niet wanneer het wel van toepassing zou zijn. We bespreken hier de valkuilen die daartoe leiden. Tenslotte komen enkele risico-instrumenten aan de orde die in de reguliere GGZ worden gebruikt bij de inschatting van risico op antisociaal gedrag.

2.2 Dilemma

Jan is een 38-jarige alleenstaande man die zich aanmeldt met agressieproblemen. Deze agressie ervaart hij alleen ten aanzien van zijn buren die 's nachts veel geluidsoverlast veroorzaken. De agressie is meestal verbaal, maar hij heeft ook al eens de buurman beetgepakt en bedreigd met fysiek geweld. Jan wil hier iets aan doen, omdat hij bang is dat het uit de hand zal lopen en hij vervolgens door de woningbouwvereniging uit zijn huis wordt gezet. Dit wil hij ten koste van alles voorkomen. Voordat hij deze woning betrok was hij tien jaar dakloos en hij wil geen enkel risico lopen dat opnieuw te worden. Hij was vanaf zijn zestiende verslaafd aan harddrugs, kwam in financiële problemen en werd zijn huis uitgezet. In zijn periode op straat stond hij bekend als veelpleger. Hij pleegde veel diefstallen en forse geweldsdelicten. Hij heeft langere tijd in de gevangenis gezeten wegens poging tot doodslag op een andere dakloze die zijn drugs wilde stelen. In de gevangenis is hij afgekickt en hij heeft via de reclassering zijn huidige woning kunnen betrekken. Daar woont hij nu al drie jaar zonder terug te zijn gevallen in middelengebruik. Is er bij Jan sprake van een antisociale persoonlijkheidsstoornis of was zijn antisociale gedrag in het verleden het gevolg van zijn verslaving en is zorg om zijn gedrag of behandeling niet nodig?

2.3 Antisociaal gedrag, psychische stoornissen en persoonlijkheid

Antisociaal gedrag is regelovertredend en grensoverschrijdend gedrag dat niet wordt geaccepteerd door anderen of de maatschappij, en is dus voor een deel ook cultuurafhankelijk. Dit gedrag kan voorkomen bij verschillende psychische stoornissen, maar ook bij mensen die niet voldoen aan de criteria van een psychische stoornis; het kan in meerdere of mindere mate intentioneel zijn, tijdelijk of langdurig en het voornaamste bestanddeel van de stoornis zijn of slechts een mogelijk bijverschijnsel. Het meest komt antisociaal gedrag voor bij bepaalde persoonlijkheidsstoornissen. Bij de antisociale persoonlijkheidsstoornis (ASPS) is het antisociale gedrag de kern van de problematiek. Bij andere persoonlijkheidsstoornissen kan antisociaal gedrag in meer of mindere mate voorkomen als bijkomend verschijnsel. Het antisociale gedrag kan voortkomen uit verschillende dynamieken. Zo kan antisociaal gedrag voortkomen uit het onvoldoende rekening willen houden met de belangen van een ander zoals bij de antisociale persoonlijkheidsstoornis, uit angst zoals bij de borderline persoonlijkheidsstoornis, uit impulsiviteit zoals bij ADHD, uit het onvermogen om zich in anderen in te leven zoals bij autisme of uit een lage frustratietolerantie zoals bij een geagiteerde depressie. Dit hoofdstuk beschrijft verschillende psychische stoornissen waarbij antisociaal gedrag kan voortkomen. Het gaat in op de verschillende intenties en dynamieken die tot het antisociale gedrag leiden. Het overzicht is niet uitputtend, maar bevat aanwijzingen om te kunnen differentiëren tussen de belangrijkste stoornissen waarbij antisociaal gedrag kan voorkomen. Dit is belangrijk omdat de verschillende intenties en dynamieken waaruit het antisociale gedrag voortkomt een andere therapeutische aanpak vragen.

Hoewel we in dit hoofdstuk antisociaal gedrag in het kader van verschillende psychische stoornissen beschrijven, wil dat niet zeggen dat het uitsluitend bij psychische stoornissen voorkomt. Antisociaal gedrag kan ook voorkomen bij mensen zonder psychische stoornis. Hier kunnen factoren zoals stress, groepsprocessen (bijvoorbeeld bij hooligans) of levensfasen, zoals pubertijd, een rol spelen.

2.3.1 De antisociale persoonlijkheidsstoornis

De stoornis waarvan het belangrijkste kenmerk het antisociale gedrag is, is de antisociale persoonlijkheidsstoornis. Volgens de DSM-5 (APA 2014) zijn de diagnostische criteria van de antisociale persoonlijkheidsstoornis:

A. Een diepgaand patroon van gebrek aan achting voor en schending van de rechten van anderen vanaf het vijftiende levensjaar aanwezig, zoals blijkt uit drie (of meer) van de volgende criteria:
   1. niet in staat zich te conformeren aan de maatschappelijke norm dat men zich aan de wet moet houden, zoals blijkt uit bij herhaling tot handelingen komen die een reden voor arrestatie kunnen zijn;
   2. onbetrouwbaarheid, zoals blijkt uit herhaaldelijk liegen, het gebruik van valse namen of anderen bezwendelen ten behoeve van eigen voordeel of plezier;
   3. impulsiviteit of onvermogen 'vooruit te plannen', zoals blijkt uit doelloos rondreizen zonder dat er een baan of duidelijk doel in het vooruitzicht is;
   4. prikkelbaarheid en agressiviteit, zoals blijkt uit bij herhaling komen tot vechtpartijen of geweldpleging, mogelijk mishandeling van de partner of de kinderen;
   5. roekeloze onverschilligheid voor de veiligheid van zichzelf of anderen, zoals blijkt uit rijden onder invloed of herhaaldelijk te hard rijden;
   6. constante onverantwoordelijkheid, zoals blijkt uit herhaaldelijk niet in staat zijn geregeld werk te behouden of financiële verplichtingen na te komen;
   7. ontbreken van spijtgevoelens, zoals blijkt uit de ongevoeligheid of het rationaliseren van het feit anderen gekwetst, mishandeld of bestolen te hebben.

B. De leeftijd is ten minste achttien jaar.
C. Er zijn aanwijzingen voor een normoverschrijdende gedragsstoornis begonnen voor de leeftijd van vijftien jaar.
D. Het antisociale gedrag komt niet uitsluitend voor in het beloop van schizofrenie of bipolaire stemmingsstoornis.

Het antisociale gedrag bij de antisociale persoonlijkheidsstoornis komt voor uit de behoefte om de eigen doelen te bereiken en daarbij niet geïnteresseerd te zijn in de gevolgen die dat voor anderen heeft. Hierdoor veroorlooft iemand met een antisociale persoonlijkheidsstoornis zich het om grensoverschrijdend gedrag te vertonen (Claes et al. 2015; Goethals et al. 2015). De comorbiditeit tussen persoonlijkheidsstoornissen en andere stoornissen is groot. Dat geldt ook voor de antisociale persoonlijkheidsstoornis (Goethals et al. 2015).

2.3.2 De antisociale persoonlijkheidsstoornis en psychopathie

Een begrip dat vaak met antisociale persoonlijkheidsstoornis in verband gebracht wordt is psychopathie. Het begrip psychopathie zoals ontwikkeld door Hare (1991) omvat twee factoren. De eerste factor is een afwijkende affectieve en interpersoonlijke stijl die zich kenmerkt door onder meer een gebrek aan empathie en berouw, een opgeblazen gevoel van eigenwaarde, een oppervlakkig affect en een oppervlakkige charme. De tweede factor bestaat uit sociaal deviante gedragingen zoals impulsiviteit, een parasitaire levensstijl, prikkelhonger en onverantwoordelijk gedrag. Psychopathie is een dimensioneel begrip en kan worden gemeten door de PCL-R (Hare 1991; Vertommen et al. 2002). Als iemand een hoge score heeft op de PCL-R spreken we van een psychopaat. De kritieke waarde voor de classificatie 'psychopathie' is volgens zowel Hare (2003) als de Nederlandse vertalers (Vertommen et al. 2002) een score van 30. Over deze waarde is echter wat onenigheid onder onderzoekers, waarbij men deze waarde voor Europa aan de hoge kant vindt; psychopathie lijkt zich hier op een lager niveau te manifesteren, te weten een cut-off score van 25 (Lammers et al. 2015; Mokros et al. 2013).

Psychopathie omvat meer kenmerken dan de diagnose antisociale persoonlijkheidsstoornis. Deze vertoont vooral overeenkomsten met de tweede factor van psychopathie. Een ruime meerderheid (80–90 %) van de mensen met psychopathie voldoet ook aan de criteria van ASPS. Van de mensen met de diagnose ASPS voldoet een minderheid (25–40 %) aan de criteria van psychopathie (Lammers 2007; Hildebrand 2004; Hildebrand en De Ruiter 2004; Stålenheim en Knorring 1996).

Hare (2003) heeft de kenmerken van psychopathie onderverdeeld in twee factoren met ieder twee facetten (zie ◘ tab. 2.1).

Psychopathie blijkt bij delinquenten in belangrijke mate recidive te voorspellen (Hildeband et al. 2003) en wordt geassocieerd met neurobiologische afwijkingen. Deze neurobiologische afwijkingen komen onder meer tot uiting in de wijze waarop zij reageren op het verwerken van aversieve emotionele prikkels en minder goed in staat zijn hun aandacht te verleggen. Hierdoor zouden ze moeilijker leerbaar zijn en ongevoeliger voor

Tabel 2.1 Tweefactoren- en vierfacettenmodel van Hare en Neumann (2006)

factor	facet	items
1. persoonlijkheid	1. interpersoonlijk facet	1. gladde prater en oppervlakkige charme 2. opgeblazen gevoel van eigenwaarde 3. pathologisch liegen 4. manipulerend gedrag
	2. affectieve facet	1. gebrek aan berouw/schuldgevoel 2. ontbreken emotionele diepgang 3. kil/gebrek aan empathie 4. geen verantwoordelijkheid nemen voor het eigen gedrag
2. gedrag	3. impulsieve leefstijl	1. prikkelhongerig, neiging tot verveling 2. parasitaire levensstijl 3. ontbreken van realistische doelen op lange termijn 4. impulsiviteit 5. onverantwoordelijk gedrag
	4. antisociale leefstijl	1. gebrekkige beheersing van het gedrag 2. gedragsproblemen op jonge leeftijd 3. jeugdcriminaliteit 4. schending voorwaarden 5. criminele veelzijdigheid
overige items		1. promiscu seksueel gedrag 2. veel kortstondige partnerrelaties

straf (De Ruiter 2007). In de literatuur wordt een onderscheid gemaakt tussen primaire en secundaire psychopathie. Bij primaire psychopaten zouden de neurobiologische defecten meer op de voorgrond staan en bij secundaire psychopaten meer de psychologische factoren. Het is echter niet goed mogelijk om op individueel niveau harde criteria te bepalen (ook niet met de PCL-R) waarmee vastgesteld kan worden of iemand tot het primaire of secundaire type behoort (Lammers et al. 2015). Informatie over antisociaal gedrag in de levensloop speelt een belangrijke rol bij de inschatting van de mate waarin biologische factoren een rol spelen bij het antisociale gedrag. Als iemand al op jonge leeftijd antisociaal gedrag heeft laten zien, niet gevoelig was voor straf en ongevoelig was voor het leed van anderen en er bovendien nauwelijks trauma's of hechtingsproblemen spelen dan is de kans op biologische afwijkingen zeer aannemelijk. Als er in de jeugd enige mate is van antisociaal gedrag en er is ook sprake van trauma's of hechtingsproblemen dan is het niet goed vast te stellen of sprake is van een neurobiologisch defect. Het is van belang om een inschatting te maken van de mate van psychopathie (met behulp van de PCL-R), omdat dit van invloed is op de kans op recidive van crimineel gedrag, het mogelijke aandeel van biologische factoren in het gedrag en de keuze van behandelmogelijkheden.

Antisociale persoonlijkheidsstoornis en psychopathie bij vrouwen

Zowel de diagnose ASPS als het predicaat 'psychopathie' wordt bij mannen vaker gesteld dan bij vrouwen. De prevalentiecijfers verschillen als we de internationale literatuur bekijken, maar ASPS komt bij mannen minstens drie keer zo vaak voor als bij vrouwen (NICE 2013; Gibbon et.al. 2010; Dolan en Völlm 2009) en ook psychopathie wordt vaker bij mannen gediagnosticeerd dan bij vrouwen al lopen de schattingen over de verschillen uiteen (De Vogel 2015). Voor deze verschillen in prevalentie bij mannen en vrouwen kunnen verschillende redenen worden aangevoerd. Ten eerste zijn er biologische verschillen en verschillen in socialisatie tussen mannen en vrouwen waardoor antisociaal gedag bij mannen vaker voorkomt (Cale en Lilienfield 2002). Het gevonden verschil is mogelijk groter dan het in werkelijkheid is omdat genderbias een rol speelt bij bijvoorbeeld de beoordeling van impulsief gedrag. Bij mannen wordt dit eerder toegeschreven aan antisociaal gedrag en bij vrouwen als onderdeel van borderline problematiek (De Vogel 2015; Van den Bosch et al. 2012). Deze genderbias kan ook tot uiting komen in de vragen die al dan niet gesteld worden en hoe in de dossiers gerapporteerd wordt (Grann 2000). Een andere mogelijke verklaring voor een deel van het verschil is dat de gebruikte instrumenten en classificaties niet geschikt zijn om deze fenomenen bij vrouwen te meten. De huidige instrumenten zijn ontwikkeld aan de hand van onderzoek in vooral mannelijke populaties. De verschijningsvorm van antisociaal gedrag en psychopathie lijkt bij mannen en vrouwen op elkaar, maar lijkt op een aantal punten ook te verschillen (De Vogel 2015). Zo begint het criminele gedrag bij vrouwen over het algemeen op latere leeftijd dan bij mannen, is het antisociale gedrag vaak subtieler en meer verborgen (liegen, pesten, roddelen) en zetten ze vaker seks in als middel om te manipuleren. Het is daarom raadzaam om bij de diagnostiek en risicoinschatting bij vrouwelijke cliënten alert te zijn op deze andere verschijningsvormen en eventueel gebruik te maken van specifiek voor vrouwen ontwikkeld instrumentarium zoals de Female Additional Manual (FAM; De Vogel et al. 2012a). Dit is een aanvulling op het in Nederland veelgebruikte risicotaxatie-instrument HCR-20 voor het inschatten van het risico van gewelddadig gedrag. De FAM kan ook in combinatie met de HKT-R worden gebruikt. Extra risicofactoren in de FAM zijn: prostitutie, problemen met opvoeden, zwangerschap op jonge leeftijd, suïcidaliteit/automutilatie, heimelijk/manipulatief gedrag, laag zelfbeeld, problemen omtrent zorg voor kinderen en problematische intieme relatie.

2.3.3 Disruptieve, impulsbeheersings- en andere gedragsstoornissen

Deze categorie is een nieuw hoofdstuk in de DSM-5 (APA 2014), dat stoornissen combineert die eerder waren ondergebracht in het hoofdstuk 'Stoornissen die meestal voor het eerst op zuigelingenleeftijd, kinderleeftijd of in de adolescentie gediagnosticeerd worden' en het hoofdstuk 'Stoornissen in de impulsbeheersing, niet elders geclassificeerd' (de periodieke explosieve stoornis, pyromanie en kleptomanie). Deze stoornissen worden alle gekenmerkt door problemen met de beheersing van emoties en gedrag. Vooral ADHD is frequent comorbide bij de stoornissen die in dit hoofdstuk van de DSM-5 staan vermeld, maar deze stoornis is ingedeeld bij de neurobiologische ontwikkelingsstoornissen. Vanwege de sterke samenhang met de normoverschrijdende gedragsstoornis komt de antisociale persoonlijkheidsstoornis in zowel dit hoofdstuk als in het hoofdstuk 'Persoonlijkheidsstoornissen' van de DSM-5 voor. Kenmerkend voor alle bovengenoemde stoornissen zijn problemen met het reguleren van emoties en gedrag, wat het voor betrokkenen moeilijk maakt om zich te beheersen. Dit kan zich uiten in schending van rechten van anderen en in conflict komen met de geldende normen en waarden binnen de maatschappelijke context. Deze gedragsstoornissen verschillen onderling van elkaar in de aard en mate waarin de nadruk ligt op problemen met de zelfbeheersing. Het verschil met de antisociale persoonlijkheidsstoornis lijkt vooral gradueel te zijn (Marle 2014).

2.3.4 Antisociaal gedrag bij andere persoonlijkheidsstoornissen

Behalve bij de antisociale persoonlijkheidsstoornis kan antisociaal gedrag ook deel uitmaken van andere persoonlijkheidsstoornissen. De persoonlijkheidsstoornissen waarbij antisociaal gedrag het meest gerapporteerd wordt, zijn de narcistische persoonlijkheidsstoornis, de borderline persoonlijkheidsstoornis en de paranoïde persoonlijkheidsstoornis (Hildebrand en De Ruiter 2004; Goethals et al. 2015; Claes et al. 2015).

De narcistische persoonlijkheidsstoornis wordt gekenmerkt door een overdreven gevoel van eigenwaarde, een extreme behoefte aan bewondering en een laag inlevingsvermogen (Claes et al. 2015). Door deze combinatie van factoren kan een narcistisch persoon grensoverschrijdend of gewelddadig zijn naar anderen en weinig oog hebben voor diens gevoelens en belangen. Het antisociale gedrag komt dan vooral voort uit egocentrisme of als reactie op krenking (Coid 1998). Naar buiten hebben zij immers een masker van extreem zelfvertrouwen en hebben deze kenmerken een negatieve invloed op interpersoonlijke relaties, intern vechten deze personen met een laag zelfbeeld en sterke gevoelens van inadequaatheid. Van deze onderliggende onzekerheid kan iemand met een narcistische persoonlijkheidsstoornis zich meer of minder bewust zijn.

De borderline persoonlijkheidsstoornis kenmerkt zich vooral door instabiliteit, impulsiviteit en emotionele disregulatie (Goethals et al. 2015). Impulsief en antisociaal grensoverschrijdend gedrag kan bij cliënten met een borderline persoonlijkheidsstoornis ontstaan vanuit slecht kunnen verdragen van een sterk negatieve emotie zoals verlatingsangst. Het antisociale gedrag is in die gevallen een poging om spanning te ontladen en controle over de situatie te herwinnen (Coid 1998; DeShong en Kurtz 2013).

De paranoïde persoonlijkheidsstoornis kenmerkt zich door een sterke mate van wantrouwen ten aanzien van andere mensen. De bedoelingen en loyaliteit van anderen worden steeds in twijfel getrokken en achter opmerkingen en situaties al snel slechte bedoelingen gezocht. Vanuit deze dynamiek kunnen deze cliënten op vermeende bedreigingen of krenkingen reactief agressief en vijandig gedrag vertonen (Lobbestael et al. 2015).

2.3.5 Antisociaal gedrag en andere ontwikkelingsstoornissen

Het in ▶ par. 2.3.2 besproken concept psychopathie kan opgevat worden als een ontwikkelingsstoornis. Naast deze ontwikkelingsstoornis zijn er nog andere ontwikkelingsstoornissen die met antisociaal gedrag in verband worden gebracht, namelijk ADHD, autisme en verstandelijke beperkingen. De aard en de intenties van het antisociale gedrag verschillen echter duidelijk van die bij psychopathie.

Attention deficit hyperactivity disorder (ADHD) wordt gekenmerkt door impulsiviteit, beweeglijkheid en snelle afleidbaarheid. Vanuit deze impulsiviteit en het verminderde vermogen aandacht te richten kunnen mensen met deze stoornis minder alert zijn op communicatieve signalen van anderen en daardoor minder afgestemd gedrag vertonen. Ook kunnen zij snel prikkelbaar en opvliegend zijn. Hierdoor ervaren ze ook meer interpersoonlijke problemen en reactieve agressie (Bennet et al. 2004; Retz en Rösler 2010). In tegenstelling tot mensen met ASPS voelen mensen met ADHD zich wel verantwoordelijk voor hun gedrag en ervaren ze spijt en schuldgevoelens (Goethals et al. 2015).

Autisme spectrum stoornis (ASS) wordt gekenmerkt door beperkingen in de sociale interactie en repetitieve gedragspatronen. Mensen met ASS kunnen zich niet in anderen inleven en houden daarom ook geen rekening met de emoties van anderen. Vanwege het gebrek aan empathisch vermogen bij mensen met ASS wordt in de literatuur nogal eens gewezen op de overeenkomsten tussen ASS en psychopathie. Beiden reageren ze niet met invoelende emotionele reacties op anderen. In een literatuuroverzicht van Goethals en collega's (2015) worden belangrijke verschillen tussen ASS en psychopathie besproken. Het eerste verschil is dat er bij mensen met ASS sprake is van een gebrek aan cognitieve empathie, maar geen gebrek aan emotionele empathie. Zij begrijpen andermans emoties niet, maar willen hen geen pijn doen. Bij psychopaten is dat net andersom. Zij zijn wel in staat om het gedrag en de emoties van anderen te begrijpen, maar zijn niet bereid zich daar iets van aan te trekken. Dat komt ook tot uiting in het vermogen tot moreel redeneren. Mensen met ASS zijn daar in tegenstelling tot psychopaten wel toe in staat. Ze vinden het moeilijk om anderen te begrijpen maar hebben wel een intact gevoel van 'goed en fout' en zijn er niet op uit om anderen te bedriegen of misleiden. Bij ASS kan zich weliswaar ook agressief gedrag voordoen. Dit is dan vooral reactieve agressie die voortkomt uit onvermogen om de situatie in te schatten en er mee om te gaan (Farmer et al. 2015).

Ook bij mensen met een verstandelijke beperking kan antisociaal gedrag en agressie voorkomen. Een achtergebleven en soms ook disharmonisch ontwikkelde emotionele en cognitieve ontwikkeling kan leiden tot gebrekkige ontwikkeling van sociale normen, geweten en empathie en daarom tot grensoverschrijdend gedrag en agressie. Mensen die zich emotioneel in een vroeg ontwikkelingsstadium bevinden, staan vaak egocentrischer in het leven en hebben meer moeite onderscheid te maken tussen feiten en fantasieën. Het antisociale gedrag heeft bij mensen met een verstandelijke beperking daarom een andere minder berekende dynamiek dan bij psychopathie en ASPS waarbij het antisociale gedrag meer intentioneel is (Došen 2005; Wieland et al. 2017; Goethals et al. 2015).

2.3.6 Antisociaal gedrag en psychische toestandsbeelden

Ook bij een aantal psychiatrische toestandsbeelden, dat wil zeggen klachten die ontstaan ten gevolge van een psychische stoornis, kan antisociaal gedrag voorkomen. In tegenstelling tot bij persoonlijkheidsproblematiek en ontwikkelingsstoornissen gaat het bij psychische toestandsbeelden meestal om problematiek van tijdelijke aard. Als de stoornis in ernst is afgenomen, neemt ook het antisociale gedrag weer af. Hieronder beschrijven we een aantal psychische stoornissen waar antisociaal gedrag bij voor kan komen. Ook dit overzicht is niet uitputtend, maar beschrijft de stoornissen die het vaakst in de literatuur in verband worden gebracht met antisociaal gedrag.

Bij sommige depressieve cliënten wordt de depressieve periode niet ingeluid door daling van het stemmingsniveau, maar door verschijnselen van verhoogde agressiviteit zoals prikkelbaarheid, ongeduld, onverdraagzaamheid en ongemotiveerde of weinig gemotiveerde aanvallen van woede (Praag 2002). Deze cliënten hebben hun prikkelbaarheid niet onder controle en voelen zich hier over het algemeen schuldig over. In de DSM-5 kan dit beeld als een disruptieve stemmingsdisregulatiestoornis (296.99) geclassificeerd worden. Ook bij bipolaire stemmingsstoornissen is er een verhoogd risico op agressie (Volavka 2013).

Ook onder invloed van psychotische klachten kunnen mensen agressief gedrag vertonen, bijvoorbeeld doordat ze van stemmen de opdracht krijgen om iemand aan te vallen of uit angst veroorzaakt door paranoïde wanen. Psychose leidt in de meeste gevallen niet tot agressie maar geeft volgens Volavka (2013) een hoger risico dan gemiddeld. In een recente meta-analyse van Coid et al. (2016) blijkt echter dat het vooral de voorfase, de zogenaamde prodromale fase, is die een verhoogd risico met zich meebrengt met betrekking tot het vertonen van agressieve gedragingen. Dit is met name het geval wanneer tevens sprake is van een comorbide ASPS.

Bij verslavingsproblematiek komt ook vaak antisociaal gedrag voor. Het is in de praktijk vaak moeilijk te beoordelen bij mensen die antisociaal gedrag vertonen en verslaafd zijn wat de primaire problematiek is. Een van de verklaringen zou kunnen zijn dat verslavingsgevoeligheid en de neiging tot antisociaal gedrag een zelfde onderliggende persoonlijkheidsdynamiek en kwetsbaarheid hebben (Goethals et al. 2015). Een andere verklaring is dat bij ernstige verslavingen het overleven in een milieu met gebruikers en dealers antisociaal gedrag een manier van coping is om zich in het milieu staande te houden.

2.4 Valkuilen in de diagnostiek en risicotaxatie van antisociaal gedrag en de antisociale persoonlijkheidsstoornis

De diagnostiek en risicotaxatie bij antisociaal gedrag is niet eenvoudig. Zoals we in dit hoofdstuk kunnen zien, komt antisociaal gedrag als verschijnsel bij veel psychische stoornissen voor. Tevens kan het ook voorkomen bij mensen zonder psychische stoornis onder invloed van extreme omstandigheden, middelengebruik of groepsprocessen. Denk aan het beroemde experiment van Haney en Zimbardo (1998) waarbij normale jongeren een gevangenissituatie simuleerden en overgingen tot vernedering en mishandeling. Recente berichten over mishandeling met de dood tot gevolg bij ontgroeningen bij studentenverenigingen laten zien dat dit verschijnsel nog steeds actueel is (RTL nieuws 2018). Het is dus van belang om zorgvuldig te zijn als het gaat om het diagnosticeren van antisociaal gedrag.

Het diagnosticeren van de antisociale persoonlijkheidsstoornis vraagt om een aantal specifieke aandachtspunten. Er zijn verschillende valkuilen waarom mensen deze diagnose ten onrechte wel of juist niet kunnen krijgen (De Ruiter 2015).

Een eerste aandachtspunt is dat onbetrouwbaarheid een kenmerk is van de stoornis (kenmerk A2). Dit betekent dat zelfrapportage bij deze doelgroep onbetrouwbaar is. Uitslagen op vragenlijsten, de beschrijving van bepaalde gebeurtenissen en zelfs hele levensgeschiedenissen kunnen bewust of onbewust gemanipuleerd zijn. Mensen kunnen overtuigd zijn van de juistheid van hun antwoorden, maar deze kloppen niet met de werkelijkheid of ze kunnen proberen bewust een ander (vaak positiever) beeld bij de behandelaar op te roepen (Paulhus 1986). Het is daarom belangrijk om naast het eigen verhaal van de cliënt ook informatie uit andere bronnen te betrekken bij de beeldvorming van cliënten. In de forensische GGZ is dit een gebruikelijke manier van werken. In de reguliere GGZ is dit minder vanzelfsprekend maar ook aanbevelenswaardig. Outreachende hulpverlening of het actief betrekken van het systeem zijn manieren waarop ook andere bronnen dan de cliënt zelf geraadpleegd kunnen worden.

Een tweede aandachtspunt is dat acute problematiek zoals crisis of de acute fase van een psychische stoornis het moeilijk maken om een goed beeld van de persoonlijkheid te krijgen. Het is dan beter de persoonlijkheidsdiagnostiek uit te stellen tot de klachten en de crisis weer geluwd zijn. Bij het diagnosticeren van de antisociale persoonlijkheidsstoornis speelt dit zeker als er al vanaf de puberteit sprake is van middelengebruik (De Ruiter 2015). Deze mensen hebben dan vaak een geschiedenis van (over)leven op straat tussen andere verslaafden. In deze wereld moeten overleven en bekostigen van de verslaving hebben vaak geleid tot crimineel gedrag. Bovendien kan het middelengebruik op zich en de coping met onveiligheid in het eigen milieu leiden tot een patroon van emotionele onverschilligheid, onverantwoordelijk gedrag en geweld (De Ruiter 2015). Zolang de persoon verslaafd is en zich in dit milieu bevindt is het niet vast te stellen of dit antisociale gedrag bij de persoonlijkheid hoort of het gevolg is van verslaving en leefomstandigheden. De diagnose zou dan uitgesteld moeten worden tot een beoordeling zonder verslaving en in betere leefomstandigheden mogelijk is.

Er is veel kennis en ervaring nodig om bij cliënten die antisociaal gedrag laten zien goede diagnostiek te doen. Dat geldt zeker ook voor de risicotaxatie en het vaststellen van psychopathie. Hiervoor zijn specifieke trainingen vereist. Daarom zijn in dit hoofdstuk geen scoringsformulieren voor risicotaxatie-instrumenten opgenomen en wordt verwezen naar geaccrediteerde trainingen voor het afnemen van risicotaxaties. Bovendien lijkt het ook uit te maken wie de risicotaxatie uitvoert. In een onderzoek van De Vogel en De Ruiter (2003) werd voor dezelfde cliënten door zowel behandelaren, groepsleiders als onafhankelijk onderzoekers een risicotaxatie afgenomen. Het bleek dat groepsleiders en behandelaren het risico minder hoog inschatten dan de onafhankelijk onderzoekers naarmate ze meer contact en positieve gevoelens hadden naar de betreffende cliënt. Doe de risicotaxatie daarom bij voorkeur samen met iemand die meer op afstand van de cliënt staat.

2.5 Risicotaxatie bij antisociaal gedrag in de reguliere GGZ

In de forensische GGZ is het zo betrouwbaar mogelijk inschatten van de recidiverisico's van cliënten van groot belang. Om te kunnen beoordelen of een cliënt veilig op verlof kan of kan terugkeren naar de samenleving wordt gewerkt met risicotaxatie-instrumenten. Dit zijn wetenschappelijk onderbouwde vragenlijsten die door de behandelstaf ingevuld worden, waarmee ingeschat kan worden hoe groot de kans is dat een cliënt opnieuw een ernstig delict zal plegen (▶ H. 3 geeft een uitgebreid overzicht van de actuele instrumenten).

In de reguliere GGZ kunnen cliënten ook een gevaar voor zichzelf of voor anderen vormen. Vanuit verschillende maatschappelijke invalshoeken wordt van de GGZ verwacht dat zij de risico's hierop goed inschatten en preventieve maatregelen nemen. Risicomanagement in de GGZ is echter een complex vraagstuk dat wordt gevormd door verschillende soorten risico's, verschillende soorten beslissingen en verschillende instrumenten die behulpzaam kunnen zijn bij deze beslissingen. Zo zal bij een cliënt met angstklachten meestal weinig risico zijn op agressie of suïcide, bij ernstig depressieve cliënten vooral risico op suïcide, en bij cliënten met cluster-B-persoonlijkheidsproblematiek mogelijk risico op agressie, suïcide, automutilatie, middelenmisbruik, zelfverwaarlozing en victimisatie.

Het zou niet zinvol en qua tijdsinvestering ondoenlijk zijn om bij iedere cliënt in de GGZ een gestructureerde risicotaxatie af te nemen. Risicotaxatie-instrumenten worden dus spaarzaam en op indicatie ingezet (Boumans et al. 2015; Michielsen et al. 2015). Het inschatten van risico's kan het beste in een aantal stappen verlopen. De eerste stap is dat behandelaren alert zijn op risico's. Regelmatige training en voorlichting kunnen de alertheid en de deskundigheid van de behandelaren vergroten, bijvoorbeeld door een jaarlijkse (online)cursus die demonstreert bij welke signalen en op welke wijze de behandelaar moet doorvragen (Boumans et al. 2015). Er kan dan regelmatig, bijvoorbeeld bij het opstellen van het behandelplan, aangegeven worden of er reden is tot zorg over het ontstaan van agressie, suïcidaliteit, automutilatie of ander destructief gedrag. Als het risico als verhoogd wordt ingeschat zou een gestructureerd risicotaxatie-instrument kunnen worden ingezet. Als er risico is op meerdere destructieve gedragingen kan het beste een instrument worden gekozen dat inzicht geeft in een wat breder scala van risico's (Michielsen et al. 2015). Een geschikt instrument hiervoor is de Short-Term Assessment of Risk and Treatability (START; Nederlandse vertaling: 't Lam et al. 2009).

De START is een hulpmiddel bij het beoordelen van de risico's op gewelddadig gedrag ten opzichte van anderen en de patiënt zelf op de korte termijn. Deze factoren zijn: risico van gewelddadig gedrag naar anderen, zelfbeschadiging, zelfdoding, ongeoorloofde afwezigheid, middelenmisbruik, zelfverwaarlozing en victimisatie. In tegenstelling tot andere risicotaxatie-instrumenten is de beoordeling dus niet beperkt tot inschatten van de kans op gewelddadig gedrag gericht tegen anderen, maar ook gericht op risicogebieden voor de betreffende cliënt zelf die relevant zijn in de dagelijkse (forensisch) psychiatrische praktijk. De risico-inschattingen zijn gebaseerd op de beoordeling van de patiënt op twintig dynamische, (door behandeling) veranderbare items die met de gegeven risico's samenhangen (sociale vaardigheden, relaties, werk en opleiding, vrijetijdsbesteding, zelfverzorging, psychische stoornis, emotionele toestand, middelengebruik, impulscontrole, externe invloeden, sociale steun, materiële middelen, attitudes, medicatietrouw, overeenstemming over regels en gestelde voorwaarden, gedrag, zelfinzicht, plannen, copingvaardigheden en behandelbaarheid). De beoordelaar dient aan te geven of en in hoeverre deze factor bij betrokkene leidt tot een kwetsbaarheid (risicofactor) of een sterkpunt (beschermende factor). Verder biedt de START de mogelijkheid om de meest prominente kwetsbaarheden (K-items) en de meest prominente sterktes (S-items) aan te duiden. Deze zeven risicogebieden worden zowel in het verleden (Hx-items) als in het heden (H-items) aangegeven. De START kent een goede predictieve validiteit (Chu et al. 2011; Nonstad et al. 2010) en een goede betrouwbaarheid van de risico-items en de sterkte-items ($\alpha = 0{,}85$) (Nonstad et al. 2010).

Mocht meteen of na afname van de START blijken dat sprake is van een verhoogd risico op een specifiek gebied, kan er een meer specifiek risicotaxatie-instrument worden gekozen (zie tevens ▶H. 3). Voor agressie kan gekozen worden voor de Forensisch Ambulante Risico Evaluatie (FARE; Van Horn et al. 2016), de Historical Clinical Risk-management-20 (HCR-20, Webster et al. 1997) of de Historische, Klinische en Toekomstige-Revisie (HKT-R; Spreen et al. 2014). Als er aanwijzingen zijn voor psychopathie kan dit geobjectiveerd worden met behulp van de Psychopathy Check List Revised (PCL-R, Hare 2003). Risico op suïcide kan systematisch worden onderzocht met de Columbia Suicide Severity Rating Scale (Posner et al. 2008) of de CASE methodiek (Shea 1998).

Als er huiselijk geweld is, is de Brief Spousal Assault Form for the Evaluation of Risk (B-Safer; Kropp et al. 2005; Nederlandse versie: Hildebrand en De Ruiter 2004) te gebruiken als risicotaxatie-instrument. De B-Safer is gebaseerd op de Spouse Assault Risk Assesment Guide (SARA; Kropp et al. 1998) en bevat de tien items die het beste recidive voorspellen. Daarnaast zijn er ook een aantal kwetsbaarheidsfactoren van het slachtoffer opgenomen. Het profiel op de B-Safer geeft aanwijzingen op welke elementen interventies zich het beste kunnen richten en over de ernst van de dreigende recidive. Behalve voor het opstellen van een interventieplan en inschatting van de ernst kan de B-Safer ook gebruikt worden als evaluatie-instrument. Doel van behandeling is immers beïnvloeding van het risicoprofiel. De B-Safer kan aan het eind of in de loop van de behandeling gescoord worden om te beoordelen of het interventieplan bijgesteld moet worden of om te beoordelen of de behandeling al dan niet gecontinueerd moet worden. Bij de inschatting van het risico op huiselijk geweld is het altijd zeer belangrijk om aandacht te hebben voor de risico's voor kinderen. Behandelaren zijn door de overheid verplicht hier aandacht aan te besteden en indien nodig hun zorgen te melden (▶https://tinyurl.com/melcode).

Voor het inschatten van risico's in specifieke situaties, zoals bij huisbezoeken, zijn er specifieke risicotaxatie-instrumenten ontwikkeld. Zo is de Crisis-Monitor (Van der Sande et al. 2011) te gebruiken om risico's in te schatten op een klinische afdeling met ernstig ontregelde patiënten met als doel agressie-incidenten en separaties te verminderen. Crisisdienstmedewerkers kunnen met de Checklist Risico Crisisdienst beter inschatten of extra voorzorgsmaatregelen nodig zijn bij een huisbezoek (Penterman en Nijman 2009).

2.6 Beschermende factoren

Naast het beoordelen van risico's is het ook belangrijk om een beeld te krijgen welke factoren een beschermende functie hebben ten aanzien van antisociaal gedrag. In de vorige paragraaf is aan de orde gekomen dat de START naast risico's ook beschermende factoren in kaart brengt. Een instrument dat speciaal is ontworpen om risicofactoren in kaart te brengen is de Structured Assessment of Protective Factors for violence risk (SAPROF; De Vogel et al. 2012b). De SAPROF is een risicotaxatie-instrument ontwikkeld om beschermende factoren voor gewelddadig gedrag gestructureerd in kaart te brengen. De checklist komt voort uit de behoefte van behandelaars aan meer aandacht voor de sterke kanten van de patiënt/cliënt en zijn omgeving. Beschermende factoren meenemen in de risicotaxatie (naast het gebruik van andere gestructureerde risicotaxatie-instrumenten) draagt niet alleen bij aan een inschatting van het geweldsrisico, maar geeft ook richting aan mogelijke interventies om de kans op geweld te verminderen. De SAPROF onderscheidt drie typen factoren: interne factoren, motivationele factoren en externe factoren.

Onder interne factoren vallen: intelligentie, hechte band in de kindertijd, empathie, coping en zelfcontrole. De eerst twee factoren (intelligentie en hechte band in de kindertijd) zijn statisch en kunnen dus niet veranderen, maar de overige drie (empathie, coping en zelfcontrole) wel. Dit zijn echter wel vaak factoren die juist het probleem zijn bij de antisociale cliëntengroep en niet makkelijk veranderen. Met deze interne factoren kunnen we ons in ieder geval een beeld vormen van de sterke en zwakke kanten van de cliënt.

De motivationele factoren bestaan uit werk, vrijetijdsbesteding, financieel beheer, motivatie voor behandeling, houding tegenover autoriteit, levensdoelen en medicatie. De factoren werk, vrijetijdsbesteding, financieel beheer en levensdoelen zeggen iets over de zin van het leven. Bij de cliënten waar we het in dit hoofdstuk over hebben, speelt vaak het probleem dat ze door het ontbreken van waardevolle elementen in hun leven voor hun gevoel niets te verliezen hebben en daardoor ook geen motivatie hebben om hun gedrag te veranderen. Als je niets hebt om voor te leven maakt het ook niet zo veel uit of je in de gevangenis komt of niet. De factoren motivatie voor behandeling, houding tegenover autoriteit en medicatie zeggen iets over iemands bereidheid om zich aan te passen aan de maatschappij en te streven naar verbetering van zijn situatie door hulp te accepteren en zich aan afspraken en regels te willen houden. Uit onderzoek van Drieschner (2005) weten we dat mensen met een antisociale gedragsstijl het meest bereid zijn om hulp te accepteren als ze daar direct positieve effecten van verwachten. De twee groepen motivationele factoren zouden elkaar daarom mogelijk kunnen beïnvloeden. Als iemand denkt dat hulpverlening ertoe kan bijdragen dat zijn financiën op orde komen en hij weer kan participeren in de maatschappij is hij mogelijk meer bereid hulpverlening, eventuele medicatie en procedures van instanties te accepteren.

De externe factoren hebben betrekking op bescherming die van buitenaf wordt geboden. Het gaat hierbij om steunende kenmerken van de omgeving. De bescherming kan zowel vrijwillige als opgelegde ondersteuning betreffen. De volgende externe factoren worden onderscheiden: een stabiel en prosociaal netwerk, een stabiele intieme relatie, professionele hulpverlening, begeleid wonen en toezicht vanuit reclassering of justitie.

Inzicht in factoren die mogelijk een beschermende werking hebben ten aanzien van terugval in antisociaal gedrag kan richting geven aan de behandeling. Het is daarom aan te bevelen om naast risicofactoren ook beschermende factoren in kaart te brengen.

2.7 Casuïstiek

2.7.1 Casus Jan

Als we naar de casus van Jan kijken, beschreven in het dilemma, komen we tot de volgende diagnostische stappen. Ten eerste kijken we naar het toestandsbeeld, dat wil zeggen het huidige functioneren van Jan en dat in het recente verleden.

De afgelopen drie jaar leidt Jan een rustig bestaan. Hij gebruikt geen middelen, heeft een beperkt sociaal netwerk en doet vrijwilligerswerk bij de voedselbank. Deze beschrijving van Jan wordt bevestigd door zijn reclasseringsmedewerker, die hem sinds zijn vrijlating uit de gevangenis nog steeds volgt. In het gesprek met zijn behandelaar (B) lijkt Jan (C) zich vooral zorgen te maken dat hij weer dakloos kan worden.

> C: Ik ben zo bang dat het uit de hand loopt en dat ik dan mijn huis uit wordt gezet. Het ergste wat me kan overkomen is weer op straat komen. Dat wil ik niet meer meemaken.
> B: Waarom denk je dat het uit de hand kan lopen?
> C: Als ze 's nachts zo'n herrie maken dan word ik daar helemaal gek van. En als ik dan vraag of het wat zachter kan dan trekken ze zich daar helemaal niets van aan. Die lui zitten natuurlijk ook aan de middelen. Dat herken ik meteen. Ik heb de politie al gebeld, maar die doen er ook niet veel aan. Ik voel me dan zo machteloos en ik word dan zo kwaad dat ik bang ben dat ik mezelf niet meer onder controle heb.
> B: En wat doe je dan?
> C: Soms ga ik dan maar naar buiten een eindje lopen of bij iemand langs. Maar dat kan natuurlijk ook niet altijd. En ik wil ook gewoon thuis in mijn eigen bed kunnen slapen. Anders lijkt het wel of ik weer dakloos ben. Maar soms houd ik het niet meer, dan ga ik er toch weer naar toe. En dan ga ik bellen en op de ramen bonzen en pas heb ik hem een duw gegeven. Ik ben zo bang dat het uit de hand loopt. Ik wil niet meer terug naar mijn vroegere leven.
> B: En dit heb je alleen met deze buren? Of zijn er ook andere situaties met mensen waarbij je je agressie moeilijk onder controle kunt houden?
> C: Nee, ik heb nu een rustig leven. En als ik bijvoorbeeld bij de voedselbank iemand tegenkom waaraan ik me erger dan ga ik die uit de weg. Maar bij je buren is dat natuurlijk lastig.

■ Reflectie

Als we kijken naar de huidige agressieproblemen van Jan dan zien we dat die reactief van aard zijn en alleen in een specifieke situatie. Jan zoekt situaties waarin ruzie kan ontstaan niet actief op en probeert juist agressie uit de weg te gaan door situaties te vermijden. Verder is er in zijn leven ook geen sprake van prikkelzoekend gedrag. Hij gebruikt geen middelen, vertoont geen crimineel gedrag en doet naar tevredenheid zijn vrijwilligerswerk. Tijdens het gesprek met de behandelaar is Jan rustig en vertelt hij coherent zijn verhaal. Als hij over zijn buren praat is boosheid merkbaar, maar de bezorgdheid overheerst. In het verleden heeft Jan echter wel veel antisociaal gedrag laten zien. Tijdens een contact acht jaar geleden met de crisisdienst van de GGZ vanwege een psychose onder invloed van cocaïne, is toen de diagnose ASPS gesteld. Om een beeld te krijgen van het antisociale gedrag in die periode gaat de behandelaar met Jan in gesprek over zijn verleden.

» B: In het verleden ben je vaak veroordeeld voor fors lichamelijk geweld. Waarom was je toen zo gewelddadig?
C: Ik was verslaafd en leefde op straat. Dat is echt overleven. Het leven is daar keihard. Om aan je drugs te komen moest je stelen of kon je soms wat bijverdienen door mensen te bedreigen of te molesteren. Achteraf vreselijk natuurlijk. Maar als ik onder invloed was dan voelde ik het niet zo. Eigenlijk ben ik daar de afgelopen jaren meer last van gaan krijgen, sinds ik clean ben. Vooral die laatste keer vond ik erg. Ik heb die man behoorlijk toegetakeld. Het was een mededakloze waarvan ik dacht dat hij een vriend was. Toen hij dacht dat ik lag te slapen probeerde hij mijn drugs te stelen. Op de straat kun je echt niemand vertrouwen. Ik denk er nu nog wel eens aan terug. Het maakt me nu echt verdrietig. Eigenlijk waren we allemaal slachtoffers. En ook weer daders. Vreselijk. Ik wil daar nooit meer naar terug.
B: Hoe was toen eigenlijk het contact met je familie?
C: Dat contact was ik toen al lang kwijt. Ik kom uit niet zo'n heel fijn gezin. Mijn ouders hadden veel ruzie en er werd ook behoorlijk gedronken. Maar ik heb zelf mijn ouders ook veel verdriet gedaan. Toen ik verslaafd was heb ik ook wel geld van ze gestolen. Toen ik drie jaar geleden uit de gevangenis kwam heb ik ze een brief geschreven waarin ik mijn excuses aanbood. Ze hebben daar niet op gereageerd. Dat vind ik pijnlijk, maar ik begrijp het ook wel.

■ Reflectie

Ten tijde van de verslaving van Jan zien we behoorlijk wat antisociaal gedrag. Het lijkt erop dat hij toen ook wat onverschillig was voor de gevolgen die het had voor zijn slachtoffers. We zien echter dat hij nu wel is staat is om empathie voor zijn slachtoffers te voelen. Ook neemt hij verantwoordelijkheid voor zijn gedrag door een excuusbrief naar zijn ouders te schrijven. Al met al zien we dat er nu geen sprake is van ASPS. Cliënt is in staat om empathie te voelen, is niet impulsief en leidt een geregeld leven. De diagnose ASPS die in het verleden is gesteld, is te voorbarig geweest. Zoals eerder genoemd in dit hoofdstuk, is bij een persoon die verslaafd is en zich in dit milieu bevindt niet vast te stellen of het antisociale gedrag bij de persoonlijkheid hoort of het gevolg is van verslaving en leefomstandigheden (De Ruiter 2015). Uit de risicotaxatie met de START blijkt dat het risico op gewelddadig gedrag laag is, mits Jan niet terugvalt in middelengebruik. Er lijkt nu vooral sprake te zijn van een (invoelbare) stressreactie ten aanzien van geluidsoverlast. Hier lijkt behandeling nu niet op zijn plaats.

Er is immers ook geen sprake van een impulscontroleprobleem. Jan ervaart zijn boosheid alleen naar de buren en is in andere situaties goed in staat zijn emoties en gedrag te reguleren. Hulp en bemiddeling bij dit conflict met overlast bezorgende buren is meer op zijn plaats.

2.7.2 Casus Ronaldo

Ronaldo is een 54-jarige gescheiden man met een volwassen uit huis wonende dochter. Ronaldo heeft contact gezocht met de huisarts, omdat hij veel last ervaart van een mogelijke uitlevering aan Argentinië in verband met drugshandel. Door de vele onderzoeken die in het nieuws zijn, is hij bang alsnog gelinkt te worden aan illegale praktijken uit het verleden. Enkele jaren geleden heeft hij al vier jaar in het buitenland vastgezeten voor cocaïnehandel. Hij heeft nu herbelevingen en nachtmerries, wordt vaak zwetend wakker en is hyperalert. Dit maakt volgens hem ook dat hij een zeer kort lontje heeft en met grote regelmaat mensen in het verkeer, zoals hij zelf zegt, 'finaal in elkaar slaat' als ze hem in de weg zitten of denken te domineren met hun houding. Naast de detentie voor cocaïnehandel heeft Ronaldo een uitgebreid strafblad dat varieert van meerdere geweldsincidenten, roofovervallen, fraude tot poging tot doodslag. Ronaldo zegt nachtmerries te hebben van zijn periode in detentie in het buitenland. Ronaldo heeft een verleden van fysieke mishandeling en affectieve verwaarlozing in het gezin waar vader nooit thuis was en moeder verslaafd aan alcohol. Zelf heeft hij nooit middelen gebruikt, en is daarover in de opvoeding van zijn dochter ook altijd heel duidelijk en consequent geweest.

- **Reflectie**

Als we naar de casus van Ronaldo kijken, vallen meerdere zaken op. Gezien het belaste verleden en de daadwerkelijke traumatische ervaringen die hij heeft opgedaan in detentie is er mogelijk sprake van persoonlijkheidsproblematiek en/of PTSS. Gezien de delictgeschiedenis en de variatie hierin kan worden gedacht aan ASPS en mogelijk psychopathie. Verder is mogelijk sprake van ziektewinst (Ronaldo dreigt uitgezet te worden, het ondergaan van hulpverlening kan voor Ronaldo een hulpmiddel zijn in zijn mogelijk aankomende rechtszaak). Ronaldo heeft niet zozeer spijt van zijn delicten dan wel meer last van het feit dat hij misschien gepakt wordt.

De huidige klachten lijken vooral gerelateerd te zijn aan oplopende spanningen door mogelijke uitlevering. Of hierdoor de PTSS-gerelateerde klachten getriggerd zijn en hij daardoor een verlate PTSS heeft ontwikkeld of dat deze klachten mogelijk dik aangezet worden om eventuele detentie in Nederland uit te kunnen zitten is vooralsnog onduidelijk.

Ronaldo is vrijwillig door de huisarts verwezen. Zelf geeft hij geen toestemming om eerdere informatie op te vragen (zoals bij eerdere instellingen, de Justitiële informatiedienst en Reclassering) en is hij niet bereid om over zijn jeugd en zijn criminele activiteiten uit te wijden. Dat is in zijn ogen niet relevant op dit moment. Hij geeft enkel aan zoveel meegemaakt te hebben dat hij waarschijnlijk toch niet te helpen is. Hij vertelt beknopt over enkele delicten en over zijn gezin van herkomst, maar bij doorvragen wil hij daar niet verder op ingaan.

2.7 · Casuïstiek

Hier volgt een deel van een gesprek tussen behandelaar (B) en Ronaldo (C) tijdens een intake.

> B: Als je zelf zou moeten aangeven waarvoor je precies hulp zoekt bij ons, wat zou je daar dan over kunnen zeggen?
> C: Ik voel me gewoon opgejaagd, slaap slecht, ben snel geïrriteerd en kan niks hebben, en loop mezelf de hele dag op te fokken. Ik wil gewoon weer rust in mijn kop.
> B: Hmm, je zegt dat je slecht slaapt. Kun je daar wat meer over vertellen?
> C: Nou gewoon, ik kan moeilijk in slaap komen, ben tot 5 uur 's nachts aan het draaien in bed, en als ik dan slaap, dan heb ik nachtmerries en word ik zwetend wakker.
> B: Wat voor nachtmerries heb je dan?
> C: Ik heb nog vaak nachtmerries van dingen die ik in Argentinië heb moeten doen. Of overdag, soms hoor ik dingen die me daaraan herinneren …
> B: Wil je me daar eens wat over vertellen, over de tijd in Argentinië?
> C: Vrouwke, ik heb daar dingen meegemaakt die je niet meer vergeet.
> B: Zoals?
> C: Ik heb me moeten aansluiten bij een bende daar om te overleven.
> B: En wat heb je daar meegemaakt waar je nu nog last van hebt?
> C: Als je bij zo'n bende wilt komen moet je jezelf bewijzen, zeg maar.
> B: Kun je eens vertellen wat je hebt moeten doen om jezelf te bewijzen?
> C: Jezus, dat snap je toch wel? Of werk je hier misschien pas net…
> B: Ik heb liever dat jij het zelf vertelt in plaats van dat ik dingen ga bedenken die gebeurd zouden kunnen zijn.
> C: Maar je weet toch wel wat je moet doen om jezelf te bewijzen? Ik hoef het toch niet voor te kauwen?
> B: Toch heb ik liever dat jij me vertelt wat jij in jouw situatie hebt moeten doen.
> C: Whatever … Ik heb daar iemand moeten omleggen. Maar ja, het is daar moorden of vermoord worden.
> B: Dus je hebt daar in de gevangenis iemand vermoord. En is het dat waar je nog vaak aan terugdenkt of over droomt?
> C: Nou ja, het zijn vooral flitsen. Ik hoor nog vaak het geluid van het mes dat in het vlees stak. Het bloed op mijn handen, de warmte van dat bloed …
> (Ronaldo kijkt zijn behandelaar bewust direct aan om te zien hoe zij daarop reageert.)
> C: Ja, daar heb ik last van, ik kan er gewoon vaak zelfs niet van slapen. En als ik dan niemand naast me heb liggen, tja, dan duren de nachten lang. (knipoogt)
> B: Heb je ook op andere momenten dat je last hebt van deze klachten of is het vooral 's avonds in bed?
> C: Uhmm, soms. Soms als ik bijvoorbeeld in de keuken met eten maken bezig ben … of soms als ik op stap ben … ik ben wel altijd op mijn hoede. Ik sta altijd met mijn rug naar de muur, en ben altijd bezig met de omgeving scannen … (stilte)
> C: Maar vooral als ik in bed lig. Meestal als ik aan het slapen ben dat ik zwetend wakker word en dan die beelden voor me zie … maar misschien dat jij dan voor wat afleiding kunt zorgen? (knipoogt opnieuw)

- **Reflectie**

De cliënt noemt enkele PTSS-gerelateerde klachten en is wat snel geagiteerd. Ook valt op dat hij weinig empathisch lijkt of berouw heeft over de moord. Het zijn vooral de sensaties die hij erbij heeft die hem last bezorgen, het geluid van het mes en de warmte van het bloed op zijn huid. Daarnaast maakt hij zinspelingen ten opzichte van de behandelaar die ongepast zijn, zeker in de context van waarover hij aan het vertellen is. Hij blijft wat oppervlakkig, lijkt niet direct verantwoordelijkheid te voelen met betrekking tot de moord die hij heeft gepleegd en probeert daarnaast ook zijn behandelaar te charmeren. Dit zijn items van de Factor 1 van de PCL-R waardoor de behandelaar alert moet zijn op de mogelijkheid dat sprake is van psychopathie. Dat hij geen toestemming geeft voor inzage in eerdere dossiers is in dit opzicht ook veelzeggend. Afname van een PCL-R is in deze casus gewenst. Dit laatste is lastig in verband met het feit dat cliënt geen toestemming geeft om oude informatie op te vragen. Voor de afname van de PCL-R is het doornemen van een dossier (justitiële gegevens, hetero-anamnestische informatie, een jeugddossier, politieverhoren, strafblad, eerdere behandelingen en diagnostiek) verplicht. De voorkeur heeft het om een combinatie te doen waarin eerst het dossier wordt doorgenomen en vervolgens een interview met de cliënt plaatsvindt. Scoring van de PCL-R alleen op basis van het dossier mag wel, scoring alleen op basis van een gesprek mag niet, omdat cliënten met psychopathie juist zeer bedreven zijn in het manipuleren van anderen, waardoor een interview niet betrouwbaar is als er niet ook over dossiergegevens gesproken kan worden in het interview (Hare 2003).

Hoewel Ronaldo zichzelf vrijwillig heeft aangemeld voor hulp en zijn hulpvraag niet gericht is op het antisociale gedrag maar op de lijdenslast die hij momenteel ervaart vanuit mogelijke uitlevering, vraagt deze casus daarnaast ook om een vorm van risicotaxatie. Bij cliënten die verplicht in behandeling komen is dit altijd een verplichting alvorens een behandeling te krijgen (dit is opgelegd vanuit het Ministerie van Justitie die de behandeling betaalt) voor de cliënt. Bij cliënten die vrijwillig in behandeling komen (op verwijzing door de huisarts bijvoorbeeld), bestaat deze verplichting niet. Ook voor het afnemen van een risicotaxatie is dossierinformatie zeer wenselijk.

Na het nader uitvragen van de PTSS-klachten, emotieregulatieproblemen en cluster-B-persoonlijkheidstrekken blijkt dat Ronaldo aan voldoende criteria voor het stellen van de diagnose ASPS lijkt te voldoen. De behandelaar blijft echter zitten met te veel onduidelijkheid over mogelijk aanwezige PTSS, psychopathie en onzekerheid over aanwezige risico's, daar zij nu enkel is uitgegaan van de informatie die Ronaldo haar zelf heeft gegeven en zij alert is op manipulatie. Zij besluit Ronaldo te vragen naar de reden waarom zij geen eerdere informatie mag inzien en te confronteren met de consequenties hiervan:

» B: Luister Ronaldo, je hebt me nu een beeld gegeven van de klachten waarvan jij last hebt. Maar ik merk dat ik met te veel vragen blijf zitten die ik beantwoord moet hebben voordat ik je een behandelvoorstel kan doen. Er is nog te veel onduidelijk en ik kan en wil je geen behandeling aanbieden voordat ik weet wat er nu precies aan de hand is.
C: Maar dat heb ik je toch net verteld? Geloof je mij niet ofzo? (lacht charmant)

B: Het gaat er niet zozeer om of ik jou geloof of niet, mijn taak als behandelaar is ook niet zozeer om aan waarheidsvinding te doen. Waar het om gaat is dat als ik niet duidelijk heb wat er aan de hand is, ik je ook niet kan helpen met je klachten. En om een goed beeld te krijgen van wat er aan de hand is moet ik meer weten over je jeugd, hoe je was als kind, wat voor delicten je hebt gepleegd, wat voor behandelingen je al hebt gehad om zo een totaalplaatje te krijgen. Ik kan je niet een traumabehandeling aanbieden als ik nog twijfel of dat wel is wat er aan de hand is of dat er misschien iets anders ook meespeelt wat een eventuele behandeling in de weg kan staan. Begrijp je dat?
C: Ja.
B: Kun je mij eens vertellen wat jou tegenhoudt om mij je dossier in te laten kijken?

- **Reflectie**

Het is nu de vraag in hoeverre Ronaldo besluit openheid van zaken te geven. Afhankelijk van wat hij kiest kan hem een meer of minder passend aanbod worden gedaan. Als hij ervoor kiest om geen inzage te verschaffen dan kan hem een aanbod worden gedaan waarin motivationele technieken worden gebruikt om hem alsnog toestemming te laten geven voor inzage. Eventueel kan hem een vaardigheidstraining worden gegeven om wat meer rust in zijn hoofd te krijgen. Echter, dit zal met een beperkt aantal sessies worden aangeboden, omdat er te veel onduidelijkheid is over onder andere eerdere hulpverlening, eventuele ziektewinst, mogelijk malingeren, persoonlijkheidsproblematiek en in het bijzonder psychopathie. Mocht van dit laatste sprake zijn dan heeft dat gevolgen voor welk aanbod meer passend is.

Mocht Ronaldo toch besluiten inzage te geven in zijn oude dossiers dan kan een PCL-R worden afgenomen en een risicotaxatie. Wanneer dan een helder beeld verkregen is van de problematiek van Ronaldo kan een uitgebreider aanbod worden aangeboden, zoals mogelijk een traumabehandeling of een op de persoonlijkheidsproblematiek gerichte behandeling. Dit laatste lijkt echter niet aan de orde gezien de hulpvraag en motivatie van Ronaldo, en daarnaast is de aanpak hiervan afhankelijk van de uitkomst van de PCL-R. Mocht deze boven de cut-off score liggen dan is specifieke expertise op het gebied van psychopathie een randvoorwaarde om een behandeltraject aan te gaan. Het tijdig afnemen van de PCL-R is echter wel van belang wanneer een behandelaanbod wordt overwogen; zo kan 'pre-screening' verhinderen dat psychopaten in minder beveiligde instellingen terechtkomen, kunnen staf en behandelaren rekening houden met potentieel hoge risicogevallen, draagt dit bij tot de algemene veiligheid en kan mogelijk verhinderd worden dat psychopaten andere slachtoffers kunnen maken in een niet-aangepaste omgeving (Gacono 2000).

Zowel de afname van de PCL-R als behandeling van cliënten met psychopathie vereist gespecialiseerde training en deskundigheid. Hare wijst in zijn handleiding op het belang van een goede kennis en voldoende klinische en forensische training en ervaring om de PCL-R op een betrouwbare en correcte wijze te gebruiken (Hare 2003). Deze casus overziend zou in dit geval overwogen moeten worden of een doorverwijzing naar een gespecialiseerde forensische polikliniek niet meer aangewezen is. Dit is afhankelijk van de mate van expertise op het gebied van ASPS en psychopathie van het team waar Ronaldo in behandeling is gekomen.

2.8 Conclusie

Antisociaal gedrag is regelovertredend en grensoverschrijdend gedrag dat niet wordt geaccepteerd door anderen of de maatschappij. De diagnostiek en risicotaxatie bij antisociaal gedrag is niet eenvoudig. Zoals we in dit hoofdstuk kunnen zien, komt antisociaal gedrag als verschijnsel bij veel psychische stoornissen voor. Tevens kan het voorkomen bij mensen zonder psychische stoornis onder invloed van extreme omstandigheden, middelengebruik of groepsprocessen. De dynamiek waaruit dit gedrag ontstaat verschilt per stoornis en is van belang om goede behandelkeuzes te maken. De stoornis waarvan het belangrijkste kenmerk het antisociale gedrag is, is de antisociale persoonlijkheidsstoornis. Deze kan deels overlappen met het concept psychopathie. Het diagnosticeren van de antisociale persoonlijkheidsstoornis vraagt om een aantal specifieke aandachtspunten en oog voor valkuilen, zoals de verschillende uitingsvormen bij mannen en vrouwen en de invloed van verslaving op de persoonlijkheid. Om een goed beeld te krijgen van het risico dat een cliënt antisociaal gedrag gaat vertonen is het verstandig om een gestructureerd risicotaxatie-instrument te gebruiken. Hierop gaan we uitgebreid in in ▶H. 3.

Literatuur

American Psychiatric Association (2014). *Handboek voor de classificatie van psychische Stoornissen (DSM-5). Nederlandse vertaling van diagnostic and statistical manual of mental disorders* (5th ed.). Amsterdam: Boom.

Bennett, D. S., Pitale, M., Vora, V., & Rheingold, A. A. (2004). Reactive vs. proactive antisocial behavior: Differential correlates of child ADHD symptoms? *Journal of Attention Disorders, 7*(4), 197–204.

Boumans, C. E., Postulart, D., & Van Os, J. (2015). Risicotaxatie: meten is niet altijd weten. *Tijdschrift voor Psychiatrie, 57*(7), 535–538.

Cale, E. M., & Lilienfeld, S. O. (2002). Sex differences in psychopathy and antisocial personality disorder: A review and integration. *Clinical Psychology Review, 22*(8), 1179–1207.

Chu, C. M., Thomas, S. D., Ogloff, J. R., & Daffern, M. (2011). The predictive validity of the Short-Term Assessment of Risk and Treatability (START) in a secure forensic hospital: Risk factors and strengths. *International Journal of Forensic Mental Health, 10*(4), 337–345.

Claes, L., Decuyper, M., De Fruyt, F., & Bijttebier, P. (2015). Psychologisch functioneren van personen met psychopathie. In W. Canton, D. Van Beek, L. Claes, L. Gijs, I. Jeandarme & E. Klein Haneveld (Red.), *Handboek psychopathie en de antisociale persoonlijkheidsstoornis* (pag. 104–115). Utrecht: De Tijdstroom.

Coid, J. W. (1998). Axis II disorders and motivation for serious criminal behavior. In A. E. Skodol (Ed.), *Review of psychiatry series. Psychopathology and violent crime* (pp. 53–97). Arlington, VA, US: American Psychiatric Association.

Coid, J. W., Ullrich, S., Bebbington, P., Fazel, S., & Keers, R. (2016). Paranoid ideation and violence: Meta-analysis of individual subject data of 7 population surveys. *Schizophrenia Bulletin, 42*(4), 907–915.

De Ruiter, C. (2007). Persoonlijkheidsstoornissen in de forensische setting. In E. H. M. Eurelings-Bontekoe, R. Verheul & W. M. Snellen (Red.), *Handboek persoonlijkheidspathologie* (pag. 469–494). Houten: Bohn Stafleu van Loghum.

De Ruiter, C. (2015). Diagnostiek van de antisociale persoonlijkheidsstoornis. In W. Canton, D. Van Beek, L. Claes, L. Gijs, I. Jeandarme & E. Klein Haneveld (Red.), *Handboek psychopathie en de antisociale persoonlijkheidsstoornis* (pag. 147–158). Utrecht: Uitgeverij De Tijdstroom.

De Vogel, V. (2015). De antisociale persoonlijkheidsstoornis en psychopathie bij vrouwen. Differentiële diagnostiek en comorbiditeit bij psychopathie en de antisociale persoonlijkheidsstoornis. In W. Canton, D. Van Beek, L. Claes, L. Gijs, I. Jeandarme & E. Klein Haneveld (Red.), *Handboek psychopathie en de antisociale persoonlijkheidsstoornis* (pag. 267–288). Utrecht: De Tijdstroom.

Literatuur

De Vogel, V., & De Ruiter, C., (2003). Verschillen tussen onderzoekers en behandelaars in het inschatten van het risico van gewelddadig gedrag. [Differences between researchers and clinicians in the assessment of violence risk]. *Directieve Therapie, 23,* 43–62.

De Vogel, V., De Ruiter, C., Bouman, Y., & De Vries Robbé, M. (2012). *SAPROF. Richtlijnen voor het beoordelen van beschermende factoren voor gewelddadig gedrag. Nederlandse versie 2e Editie.* Utrecht: De Forensische Zorgspecialisten.

De Vogel, V., De Vries Robbé, M., Van Kalmthout, W., & Place, C. (2012b). Risicotaxatie van geweld bij vrouwen: Ontwikkeling van de 'female additional manual' (FAM). *Tijdschrift Voor Psychiatrie, 54*(4), 329–338.

DeShong, H. L., & Kurtz, J. E. (2013). Four factors of impulsivity differentiate antisocial and borderline personality disorders. *Journal of Personality Disorders, 27*(2), 144–156.

Dolan, M., & Völlm, B. (2009). Antisocial personality disorder and psychopathy in women: A literature review on the reliability and validity of assessment instruments. *International Journal of Law and Psychiatry, 32*(1), 2–9.

Došen, A. (2005). *Psychische stoornissen, gedragsproblemen en verstandelijke handicap: een integratieve benadering bij kinderen en volwassenen.* Assen: Koninklijke van Gorcum.

Drieschner, K. H. (2005). *Measuring treatment motivation and treatment engagement in forensic psychiatric outpatient treatment: Development of two instruments.* Dissertation. Nijmegen: Radboud University.

Farmer, C., Butter, E., Mazurek, M. O., Cowan, C., Lainhart, J., Cook, E. H., et al. (2015). Aggression in children with autism spectrum disorders and a clinic-referred comparison group. *Autism, 19*(3), 281–291.

Gacono, C. B. (2000). *The clinical and forensic assessment of psychopathy. A practitioner's guide.* Mahwah-New Jersey: Lawrence Erlbaum Associates Publishers.

Gibbon, S., Duggan, C., Stoffers, J., Huband, N., Völlm, B. A., Ferriter, M., & Lieb, K. (2010). Psychological interventions for antisocial personality disorder. *Cochrane Database of Systematic Reviews, 16*(6).

Goethals, K., De Groot, A. Dhoore, T., Jeandarme, I., Keulen-de Vos, M., Pouls, C., et al. (2015). Differentiële diagnostiek en comorbiditeit bij psychopathie en de antisociale persoonlijkheidsstoornis. In W. Canton, D. Van Beek, L. Claes, L. Gijs, I. Jeandarme & E. Klein Haneveld (Red.), *Handboek psychopathie en de antisociale persoonlijkheidsstoornis* (pag. 315–358). Utrecht: De Tijdstroom.

Grann, M. (2000). The PCL–R and gender. *European Journal of Psychological Assessment, 16*(3), 147.

Haney, C., & Zimbardo, P. (1998). The past and future of US prison policy: Twenty-five years after the Stanford Prison Experiment. *American Psychologist, 53*(7), 709.

Hare, R. D. (1991). *The Hare psychopathy checklist – Revised.* Toronto, Ontario: Multi-Health Systems.

Hare, R. D. (2003). *The Hare psychopathy checklist – Revised* (2nd ed.). Toronto, Ontario: Multi-Health Systems.

Hare, R. D., & Neumann, C. S. (2006). The PCL-R assessment of psychopathy. *Handbook of Psychopathy,* 58–88.

Hildebrand, M. (2004). *Psychopathy in the treatment of forensic psychiatric patients: Assessment, prevalence, predictive validity, and clinical implications.* Academisch proefschrift, Universiteit van Amsterdam. Amsterdam: Dutch University Press.

Hildebrand, M., & De Ruiter, C. (2004). PCL-R psychopathy and its relation to DSM-IV Axis I and II disorders in a sample of male forensic psychiatric patients in the Netherlands. *International Journal of Law and Psychiatry, 27*(3), 233–248.

Hildebrand, M., De Ruiter, C., & De Vogel, V. (2003). Recidive van verkrachters en aanranders na tbs. *De Psycholoog,* 114–124.

▶ https://www.rtlnieuws.nl/nieuws/artikel/4513961/vlaamse-studentenvereniging-heft-zichzelf-op-na-dode-student-door. 30-12-2018.

Kropp, P. R., Hart, S. D., & Belfrage, H. (2005). *Brief spousal assault form for the evaluation of risk (B-SAFER). User manual.*

Kropp, P. R., Hart, S. D., Webster, C. W., & Eaves, D. (1998). *Spousal assault risk assessment: User's guide.* Toronto: Multi-Health Systems Inc.

Lam, T., Lancel, K., & Hildebrand, M. (2009). *Handleiding bij de Short-Term Assessment of Risk and Treatability (START): Richtlijnen bij het beoordelen van korte termijn risico's en behandelmogelijkheden [Manual for the Short-Term Assessment of Risk and Treatability (START): Guidelines for assessment of short-term risks and treatment opportunities (Dutch translation)].* Assen, Nederland: GGZ Drenthe.

Lammers, S. M. M. (2007). "Blijven stoute jongens stout". Taxatie van het recidiverisico in de tbs. *De Psycholoog, 42,* 194–201.

Lammers, S., Keulen-de Vos, M., De Groot, A., & Uziebo, K. (2015). Diagnostiek van psychopathie. In W. Canton, D. Van Beek, L. Claes, L. Gijs, I. Jeandarme, & E. Klein Haneveld (Red.), *Handboek psychopathie en de antisociale persoonlijkheidsstoornis* (pag. 315–358). Utrecht: De Tijdstroom.

Lobbestael, J., Cima, M., & Lemmens, A. (2015). The relationship between personality disorder traits and reactive versus proactive motivation for aggression. *Psychiatry Research, 229*(1–2), 155–160.

Michielsen, P., Goethals, K., & Van Dam, A. (2015). The benefits of the Short Term Assessment of Risk and Treatability (START) in crisis resolution and home treatment teams. *Poster presented at 2nd European Congress for Social Psychiatry*, Geneva.

Mokros, A., Hollenbach, P., Nitschke, J., Eher, R., & Habermeyer, E. (2013). Normative data for the psychopathy checklist-revised in German-speaking countries: A meta-analysis. *Criminal Justice and Behavior, 40*, 1397–1412.

NICE (2013). The British Psychological Society & The Royal College of Psychiatrists. *Antisocial personality disorder: National clinical practice guideline. Number 77*. London: NICE.

Nonstad, K., Nesset, M. B., Kroppan, E., Pedersen, T. W., Nøttestad, J. A., Almvik, R., et al. (2010). Predictive validity and other psychometric properties of the Short-Term Assessment of Risk and Treatability (START) in a Norwegian high secure hospital. *International Journal of Forensic Mental Health, 9*(4), 294–299.

Paulhus, D. L. (1986). Self-deception and impression management in test responses. In *Personality assessment via questionnaires* (pag. 143–165). Berlin, Heidelberg: Springer.

Penterman, E. J. M., & Nijman, H. L. I. (2009). Het inschatten van agressie bij patiënten van de GGZ-crisisdienst. *Tijdschrift voor Psychiatrie, 51*, 355–364.

Posner, K., Brent, D., Lucas, C., Gould, M., Stanley, B., Brown, G., et al. (2008). Columbia-suicide severity rating scale. New York: The Research Foundation for Mental Hygiene, Inc.

Retz, W., & Rösler, M. (2010). Association of ADHD with reactive and proactive violent behavior in a forensic population. *ADHD Attention Deficit and Hyperactivity Disorders, 2*(4), 195–202.

Shea, S. C. (1998). The chronological assessment of suicide events: A practical interviewing strategy for the elicitation of suicidal ideation. *The Journal of Clinical Psychiatry, 59*(Suppl 20), 58–72.

Spreen, M., Brand, E., Ter Horst, P., & Bogaerts, S. (2014). *Handleiding en methodologische verantwoording HKT-R. Klinische en Toekomstige-Revisie: Historisch.*

Stålenheim, E. G., & Von Knorring, L. (1996). Psychopathy and Axis I and Axis II psychiatric disorders in a forensic psychiatric population in Sweden. *Acta Psychiatrica Scandinavica, 94*(4), 217–223.

Van de Sande, R., Nijman, H. L. I., Noorthoorn, E. O., Wierdsma, A. I., Hellendoorn, E., Van der Staak, C., et al. (2011). Aggression and seclusion on acute psychiatric wards: Effect of short-term risk assessment. *The British Journal of Psychiatry, 199*(6), 473–478.

Van den Bosch, L. M. C., Hysaj, M. M., & Jacobs, P. P. (2012). DBT in an outpatient forensic setting. *International Journal of Law and Psychiatry, 35*(4), 311–316.

Van Horn, J. E., Eisenberg, M. J., Bouman, Y. H. A., Van den Hanenberg, F. J. A. C., Van der Put, C. E., & Bogaerts, S. (2016). *Forensisch Ambulante Risico Evaluatie (FARE)*. Utrecht: Kwaliteit Forensische Zorg.

Van Marle, H. J. C. (2014). Impulscontrole-, gedrags- en persoonlijkheidsstoornissen in de DSM-5: Geen leeftijds- en categorische afgrenzing meer. *Tijdschrift voor Psychiatrie, 56*(3), 201–205.

Van Praag, H. M. (2002). Angst/agressie-geïnduceerde depressie een hypothese betreffende een nieuw depressietype. *Tijdschrift voor Psychiatrie, 44*(3), 183–192.

Vertommen, H., Verheul, R., De Ruiter, C., & Hildebrand, M. (2002). *Handleiding bij de herziene versie van Hare's psychopathie checklist [manual of the Dutch version of Hare's psychopathy checklist-revised]*. Lisse, the Netherlands: Swets Test Publishers.

Volavka, J. (2013). Violence in schizophrenia and bipolar disorder. *Psychiatria Danubina, 25*(1), 24–33.

Webster, C., Douglas, K., Eaves, D., & Hart, S. (1997). *HCR-20 assessing risk for violence: Version II*. Burnaby, British Columbia: Mental Health, Law & Policy Institute, Simon Frazier University.

Wieland, J., Aldenkamp, E., & Van den Brink, A. (2017). *Behandeling van patiënten met een laag IQ in de GGZ*. Houten: Bohn Stafleu van Loghum.

Taxeren van veiligheidsrisico's en zorgbehoeften als richtlijn voor cliënten met antisociaal of verward gedrag

Dr. J.E. (Joan) van Horn, M.J. (Mara) Eisenberg MSc, J.C. (Juliette) Hutten MSc, Dr. Y.H.A. (Yvonne) Bouman, Dr. F.C.A. (Frida) van der Veeken en Prof. dr. S. (Stefan) Bogaerts

3.1   Samenvatting – 36

3.2   Dilemma – 36

3.3   Prevalentie van een ASPS en psychopathische trekken en de houding van behandelaren – 36

3.4   Het Risk-Need-Responsivity-model – 39
3.4.1   Wie moet worden behandeld? Het risicoprincipe – 39
3.4.2   Wat moet worden behandeld? Het behoefteprincipe – 41
3.4.3   Hoe moet worden behandeld? Het responsiviteitsprincipe – 43

3.5   Forensische risicotaxatie – 45
3.5.1   Risicotaxatie-instrumenten in Nederland – 45
3.5.2   Forensisch Ambulante Risico Evaluatie (FARE) – 46
3.5.3   Personen met verward gedrag – 54

3.6   Conclusie – 57

Literatuur – 63

© Bohn Stafleu van Loghum is een imprint van Springer Media B.V., onderdeel van Springer Nature 2020
M. J. N. (Madeleine) Rijckmans, A. (Arno) van Dam en L. M. C. (Wies) van den Bosch (Red.), *Praktijkboek antisociaal gedrag en persoonlijkheidsproblematiek*, https://doi.org/10.1007/978-90-368-2295-4_3

3.1 Samenvatting

Behandelaren in de reguliere geestelijke gezondheidszorg krijgen steeds vaker te maken met cliënten met psychopathische trekken of een antisociale persoonlijkheidsstoornis (ASPS), die al dan niet gepaard kan gaan met agressie of verward gedrag. Dit kan leiden tot een zekere terughoudendheid om met deze cliënten een behandelrelatie aan te gaan. Kennis over forensische theorieën/modellen en instrumenten voor het beoordelen van veiligheidsrisico's en zorgbehoeften kan deze drempel mogelijk verlagen. Het Risk-Need-Responsivity-model biedt handvatten om het behandelbeleid en de behandelinhoud vorm te geven op basis van uitkomsten, bijvoorbeeld met de FARE (Forensisch Ambulante Risico Evaluatie). Ook werken met personen met verward en agressief gedrag vereist kennis over de doelgroep en van instrumenten om de veiligheid en de zorgbehoefte op adequate wijze in te kunnen schatten. Deze bijdrage biedt een overzicht van instrumenten om (acute) veiligheidsrisico's en zorgbehoeften van (agressieve) cliënten met antisociaal en/of verward gedrag in te schatten.

3.2 Dilemma

Helmund is eenzaam en depressief. Hij heeft in het verleden al eens geprobeerd zelfmoord te plegen door een drugsoverdosis te nemen. De laatste tijd gaat hij overdag steeds meer drinken. Ook heeft hij een pistool weten te kopen via een oude vriend. Helmund is achterdochtig en wantrouwend naar de hulpverlening. Hij kan soms impulsief agressief reageren. In het verleden is hij hierdoor vaker met de politie in aanraking geweest, die hem vanwege zijn verwardheid diverse keren bij de hulpverlening hebben aangemeld. Hoe taxeer je als behandelaar de (acute) veiligheidsrisico's en zorgbehoeften bij (agressieve) cliënten met antisociaal of verward gedrag?

Er staat de behandelaren een aantal instrumenten ter beschikking die kunnen helpen bij het screenen op (acute) veiligheidsrisico's bij en zorgbehoeften van cliënten die vanuit antisocialiteit of verwardheid grensoverschrijdend gedrag (kunnen) vertonen. Welke instrumenten zijn er voorhanden en wat is er aan kennis en kunde nodig om als behandelaren in de reguliere GGZ op verantwoorde wijze hiervan gebruik te kunnen maken? Alvorens op deze vragen antwoord te geven, gaan we eerst in op de prevalentie van (agressieve) cliënten met een antisociale persoonlijkheidsstoornis of psychopathische trekken en de houding van behandelaren ten aanzien van deze cliënten.

3.3 Prevalentie van een ASPS en psychopathische trekken en de houding van behandelaren

De vermaatschappelijking van de geestelijke gezondheidszorg biedt cliënten de mogelijkheid om zolang als mogelijk deel te blijven uitmaken van de samenleving. Mede door deze zogenoemde ambulantisering krijgen behandelaren in de reguliere geestelijke gezondheidszorg (GGZ) steeds vaker te maken met cliënten met complexe psychische problemen, zoals een antisociale persoonlijkheidsstoornis (ASPS), psychopathische trekken, verslaving en verwardheid al dan niet gecombineerd met agressieproblemen. Wat is de prevalentie van ASPS en psychopathische trekken in Nederland en in het buitenband en wat is er uit onderzoek bekend over de houding van behandelaren over deze 'nieuwe' doelgroep waar de reguliere GGZ mee te maken krijgt?

In een grote Nederlandse bevolkingsstudie onder volwassenen kwam naar voren dat 4,3 % van de mannen en 1,7 % van de vrouwen een ASPS hadden (life time prevalentie). Mannen hadden 2,5 keer zoveel kans op een ASPS als vrouwen en 18–24-jarigen hadden 4,8 keer zoveel kans op een ASPS als 55–64-jarigen. Ook bleek ASPS vaker voor te komen bij laagopgeleiden en woonden individuen met een ASPS 1,5 keer zo vaak zonder partner als individuen zonder de stoornis (NEMESIS-2: De Graaf et al. 2010). In een recente systematische review en meta-analyse ($N = 113.998$ mensen uit Europa, Noord-Amerika, Australië en Nieuw Zeeland) werd een vergelijkbaar prevalentiecijfer voor ASPS gerapporteerd van 3.2 % (Volkert et al. 2018). De bevolkingsprevalentie van individuen met psychopathische trekken wordt geschat op ongeveer 1 % (Coid et al. 2009; Neumann en Hare 2008). Beide stoornissen hebben gemeenschappelijk dat vaak sprake is van comorbiditeit en een verhoogde kans op probleemgedrag tijdens de behandeling, zoals agressie, impulsief gedrag, manipulatief gedrag, stemmingsveranderingen, zich niet houden aan afspraken, non-compliance en no-show (zie voor het onderscheid tussen ASPS en psychopathie ook ▶ H. 2).

Cliënten met ASPS of psychopathische trekken zijn geen 'ideale cliënten' en bij veel behandelaren leeft de overtuiging dat een cliënt met een ASPS-diagnose en/of psychopathische trekken een contra-indicatie is voor behandeling. Beide diagnoses dragen een negatieve connotatie met zich mee die veel weerstand kan oproepen bij behandelaren, mede vanuit het besef dat het behandelen van deze cliënten extra vaardigheden en scholing vereist (Djadoenath en Decoene 2015). Wanneer echter de categoriale DSM-diagnoses worden losgelaten en de problemen van cliënten dimensioneel worden vertaald in gedragskenmerken, zoals gebrekkige emotieregulatie, gebrekkige sociale vaardigheden, beperkte zelfcontrole, wisselende behandelmotivatie en lage frustratietolerantie, ontstaan er concretere aangrijpingspunten voor de behandeling. In de forensische GGZ worden deze gedragskenmerken beschouwd vanuit het veiligheidsperspectief en is behandeling primair gericht op het vergroten van veiligheid en het verminderen van risico's op terugval in delictgedrag. De onderliggende stoornissen zijn niet leidend voor de behandelinhoud als deze niet gerelateerd zijn aan het delictgedrag. Behandeling in een forensische context vergt kennis over de relatie tussen stoornis en delict en het vereist een andere (forensische) manier van denken en handelen.

Onderzoek toont aan dat de houding van de behandelaar in de reguliere GGZ ten aanzien van cliënten met ASPS over het algemeen negatief is (Zijlmans 2017). Newton-Howes et al. (2008) vergeleken de houding van behandelaren tegenover cliënten van wie zij wisten dat zij een ASPS hadden met de houding van behandelaren ten aanzien van ASPS-cliënten van wie zij niet wisten dat zij een ASPS hadden. De eerste groep behandelaren omschreef de groep cliënten vaker als moeilijk om mee om te gaan, agressiever en minder therapietrouw dan de tweede groep behandelaren die niet wisten dat cliënten gediagnosticeerd waren met een ASPS. Het label ASPS werkte dus negatief en werd a priori geassocieerd met de overtuiging dat het gaat om cliënten met wie moeilijk te werken is (Newton-Howes et al. 2008; Zijlmans 2017). Ook bij cliënten met psychopathische trekken was er sprake van een negatieve houding bij behandelaren. Volgens Salekin (2002; Zijlmans 2017) zorgde het label psychopathische trekken voor therapeutische frustratie, verwarring en pessimisme bij behandelaren en zijn veel behandelaren overtuigd van de onbehandelbaarheid van psychopathische trekken (Salekin 2002), waardoor behandelaren en rechters sommige psychopaten zelfs een behandeling weigerden (Edens 2006; Zijlmans 2017).

Onderliggend aan de negatieve houding is de onbekendheid en onervarenheid met (het behandelen van) cliënten met ASPS en psychopathische trekken. Zo wees onderzoek uit dat behandelaren die werkten op een afdeling voor persoonlijkheidsstoornissen een positievere houding hadden tegenover deze cliënten dan behandelaren die op een afdeling werkten zonder cliënten met persoonlijkheidsstoornissen (Bowers et al. 2000). Factoren die een positieve houding bewerkstelligden, bleken samen te hangen met de mate van opleiding (Bowers et al. 2000), het niet gedwongen worden om te werken met ASPS-cliënten en het onderkennen van het belang van supervisie door de organisatie. Behandelaren met kennis van en ervaring met ASPS voelden zich veiliger in het werken met cliënten met ASPS en hoe meer cliënten met een ASPS, des te positiever hun houding was tegenover deze cliënten (Egan et al. 2014; Zijlmans 2017). Daarnaast spelen regelmatige bijscholing en deskundigheidsbevordering een belangrijke rol in de houding van behandelaren: hoe recenter behandelaren getraind waren in het behandelen van en omgaan met ASPS-cliënten, des te positiever hun houding was ten aanzien van deze doelgroep (Egan et al. 2014).

In het werken met cliënten met ASPS, psychopathische trekken of verwardheid waarbij sprake kan zijn van grensoverschrijdend (agressief) gedrag, gaat het dus niet zozeer om de stoornis maar eerder over het identificeren, monitoren en behandelen van gedragingen, emoties en houding van cliënten die een potentieel gevaar kunnen vormen voor de eigen veiligheid of die van anderen. Deze gedragskenmerken komen ook tot uiting in de behandeling. De behandelaar kan op de proef worden gesteld en getest worden of zij bijvoorbeeld te vertrouwen of te misleiden is: in de behandelkamer zal de cliënt waarschijnlijk hetzelfde (lastige) gedrag laten zien als in de buitenwereld. Cliënten met een ASPS of psychopathische trekken laten (deels) andere gedachten, gevoelens en gedrag zien dan de gemiddelde cliënt zonder ASPS. Nog onberekenbaarder in het contact kunnen cliënten zijn met een gebrekkige impulscontrolestoornis ('de korte lontjes') of cliënten die verward gedrag vertonen als gevolg van een ernstige psychische aandoening zoals een psychotische stoornis. Vanuit het veiligheidsdenken is het van groot belang dat systeemleden, het sociale netwerk en de ketenpartners zoveel mogelijk bij de behandeling worden betrokken.

Het taxeren van veiligheidsrisico's en zorgbehoeften vereist kennis van en training in het gebruiken van een risicotaxatie-instrument. De instrumenten die in dit hoofdstuk worden behandeld zijn niet allemaal zonder specialistische kennis en opleiding te gebruiken. Een eerste stap in het aanreiken van deze kennis wordt gedaan met een uiteenzetting van het Risk-Need-Responsivity-model (RNR-model; Bonta en Andrews 2007). Daarna wordt een casus beschreven en gescoord met de Forensisch Ambulante Risico Evaluatie

(FARE), een risicotaxatie-instrument dat is gebaseerd op het RNR-model. We sluiten af met een overzicht van instrumenten die een beeld opleveren van de (acute) risico's voor de cliënt zelf of anderen.

3.4 Het Risk-Need-Responsivity-model

Hulpverlening start meestal met de vraag: *wat is er aan de hand*? Gemotiveerde cliënten komen zelf met een hulpvraag omdat bepaalde psychische problemen het dagelijks functioneren op diverse levensgebieden belemmert. Echter, cliënten met complexere problemen, zoals personen met verward gedrag, psychopathische trekken, een ASPS al dan niet gecombineerd met agressieproblemen, zijn vaak onvoldoende gemotiveerd voor behandeling, slagen er soms moeilijk in om een hulpvraag te formuleren, omdat zij moeite hebben om te reflecteren op de eigen problematiek. Ook eerdere negatieve ervaringen in de GGZ kunnen hierbij een rol spelen.

Een model dat ondersteuning kan bieden bij het in kaart brengen van veiligheidsrisico's en zorgbehoeften, is het Risk-Need-Responsivity (RNR)-model (Bonta en Andrews 2017), dat sinds enkele decennia het meest gangbare model is in de forensische zorg. Het RNR-model werd in de jaren '90 ontwikkeld in reactie op het onderzoek van Martinson (1974, pag. 25) die concludeerde dat '[…] *with few and isolated exceptions, the rehabilitation effort did not have appreciable effect on recidivism.*' Deze 'nothing works'-visie was het startpunt voor Andrews en Bonta om na te denken over een effectieve aanpak om de kans op (herhaald) delictgedrag (dat wil zeggen recidive) te verlagen. In het RNR-model staan drie basisvragen centraal: *wie moet worden behandeld?(risicoprincipe (Risk)), wat moet worden behandeld (behoefteprincipe (Need)) en hoe moet worden behandeld (responsiviteitsprincipe (Responsivity))*. Talrijke studies hebben aangetoond dat een correcte toepassing van de RNR-principes de kans op (herhaald) grensoverschrijdend gedrag met ongeveer 20 % kan verminderen vergeleken met een behandeling die niet gebaseerd is op de drie RNR-principes (Andrews et al. 1990; Andrews en Dowden 2006; Bonta en Andrews 2017). Ofschoon de drie RNR-principes en de daaraan gerelateerde belangrijkste risicofactoren ontwikkeld zijn in delinquente populaties, kunnen deze ook gebruikt worden bij cliënten die de titel 'forensische cliënt' niet hebben, maar bij wie wel sprake is van dreigende ontsporing naar grensoverschrijdend gedrag. Wij hanteren in dit hoofdstuk de term (dreigend) grensoverschrijdend gedrag om beide doelgroepen aan te duiden. In de volgende paragraaf gaan wij uitgebreider in op de RNR-principes en de belangrijkste zogeheten criminogene risicofactoren. In de forensische GGZ worden de uitkomsten van risicotaxatie-instrumenten gebruikt om de behandeling volgens de RNR-principes vorm en inhoud te geven.

3.4.1 Wie moet worden behandeld? Het risicoprincipe

Het risicoprincipe geeft een antwoord op de vraag of forensische behandeling nodig is en met welke intensiteit. Het risico op grensoverschrijdend gedrag wordt in de meeste risicotaxatie-instrumenten ingedeeld in een laag, matig en hoog recidiverisico, maar de meeste behandelaren geven de voorkeur aan een indeling in vijf categorieën door aan de driedeling de categorieën laag-matig en matig-hoog recidiverisico toe te voegen.

Het algemene uitgangspunt is dat een laagrisicogroep een korte en niet-intensieve behandeling, of zelfs helemaal geen behandeling moet krijgen, terwijl een hoogrisicogroep een langere en intensieve behandeling moet krijgen. Het afstemmen van het behandelbeleid (duur en intensiteit) op het recidiverisico is essentieel omdat onderzoek heeft aangetoond dat een mismatch tussen het risico op (herhaald) grensoverschrijdend gedrag en behandelduur en behandelintensiteit een omgekeerd effect kan hebben. Hierdoor kan een laag recidiverisico door 'overbehandeling' veranderen in een matig of zelfs hoog recidiverisico (Bonta et al. 2000).

Een actuele discussie in het forensische veld, zeker met betrekking tot zedendelinquenten, gaat over de vraag of de voorkeur gegeven moet worden aan instrumenten waarbij het recidiverisico op een actuariële wijze tot stand komt of aan instrumenten waarbij het recidiverisico op gestructureerde wijze ingeschat wordt door de behandelaar (Van der Put en Assink 2018). Instrumenten met een actuariële risicoclassificatie maken gebruik van een vaststaand algoritme en een vaste scoringsmethode om het risico op recidive te meten. Vaak bestaan deze instrumenten uit statische risicofactoren die niet door interventie te beïnvloeden zijn. Een voorbeeld van een statische risicofactor is de leeftijd bij de eerste veroordeling of het aantal politiecontacten of veroordelingen. Op basis van normgegevens wordt de hoogte van het actuariële recidiverisico bepaald.

Bij gestructureerde klinische instrumenten is het de behandelaar die de – statische en dynamische – risicofactoren weegt en tot een risicoclassificatie komt. Dynamische risicofactoren vormen de basis voor behandeling omdat deze te beïnvloeden zijn, zoals impulsiviteit en middelengebruik. Het nauwkeurig inschatten van het recidiverisico vereist dat de behandelaar over voldoende kennis beschikt over de samenhang van dynamische risicofactoren en delictgedrag, en dat zij kan onderbouwen welke (combinatie van) risicofactoren bij de individuele cliënt (herhaald of dreigend) delictgedrag in de hand werken. De meeste risicotaxatie-instrumenten behoren tot het type gestructureerd klinisch en dat maakt risicotaxatie tot een complexe specialisatie binnen het forensische veld. Het vereist namelijk niet alleen dat de behandelaar weet wat de meest kenmerkende risicofactoren zijn, maar zij dient deze ook te kunnen onderbouwen in relatie tot terugval in (dreigend) grensoverschrijdend gedrag op individueel niveau.

Uit onderzoek blijkt dat de voorspellende waarde (predictieve validiteit) voor herhaald delictgedrag van actuariële instrumenten iets beter is dan die van klinische gestructureerde instrumenten (Abulafia et al. 2015). Dit debat is niet nieuw. In 1954 publiceerde Meehl het boek *'Clinical vs. Statistical Prediction: A Theoretical Analysis and a Review of the Evidence'* waarin hij beargumenteerde dat de beste besluitvorming kan worden genomen met een methode met een statistische grondslag, zoals actuariële risicotaxatie-instrumenten. Als tegenargument stellen psychologen in het klinische veld dat met een actuariële inschatting van het recidiverisico, geen rekening kan worden gehouden met individuele cliëntverschillen en dat ze geen ingang bieden voor behandeling. Het uiteindelijke oordeel zou daarom bij voorkeur moeten liggen bij de clinicus zelf die zich – bij voorkeur – moet laten ondersteunen door het statistisch model in combinatie met de kennis over de cliënt en bijvoorbeeld zijn delictscenario, acute risicofactoren en uitstroomperspectief. De FARE bestaat – zoals de meeste risicotaxatie-instrumenten – uit statische en dynamische risicofactoren. Maar in tegenstelling tot de meeste gestructureerde klinische risicotaxatie-instrumenten wordt het actuariële principe toegepast op de statische risicofactoren en het gestructureerd klinisch oordeel wordt toegepast op de dynamische risicofactoren.

3.4.2 Wat moet worden behandeld? Het behoefteprincipe

Het behoefteprincipe vertrekt vanuit de vraag welke stabiel en acuut dynamische criminogene risicofactoren geassocieerd zijn met (dreigend) grensoverschrijdend gedrag. Dynamische criminogene factoren kunnen stabiel zijn over langere tijd of acuut (in de korte periode voorafgaand aan het delictgedrag) (zie Hanson en Harris 2000). Daartegenover staan beschermende factoren die de kans op (dreigend) grensoverschrijdend gedrag kunnen verminderen. Elke cliënt heeft een eigen risicoprofiel bestaande uit een combinatie van statische, stabiel of acuut dynamische risico- en beschermende factoren die gerelateerd zijn aan (dreigend) grensoverschrijdend gedrag. Onderzoek onderscheidt acht criminogene risicofactoren (ook wel criminogene behoeften genoemd) die gerelateerd zijn aan (dreigend) grensoverschrijdend gedrag. Deze worden ook wel de *Central Eight* genoemd (Bonta en Andrews 2016):

C1. *Antisociaal gedrag* betreft regel- en grensoverschrijdend gedrag dat ontoelaatbaar of zelfs parasitair is en dat de rechten van anderen kan schaden en zelfs fysieke of psychische schade kan toebrengen aan anderen. Dit gedrag kan gericht zijn tegen voorwerpen, goederen of personen en is sociaal en juridisch onacceptabel. Specifieker kan het gaan over rijden onder invloed, belasting ontduiken of overheid en verzekeraars misleiden om onterecht toeslagen te claimen. *Casus*: Kees woont onofficieel samen met zijn vriendin, hij staat ingeschreven bij een huisjesmelker waar hij een keer in de week zijn post gaat halen, omdat hij net als zijn vriendin in de bijstand zit. Op deze manier krijgen ze beide het volle bedrag. 'Dat maakt het toch makkelijker om rond te komen.'

C2. *Antisociaal persoonlijkheidspatroon* omvat de (symptomen van de) cluster-B-persoonlijkheidsstoornissen, waaronder ASPS, narcistische- en borderline persoonlijkheidsproblematiek. Zij laten vaak vijandigheid en prikkelbehoefte zien, houden weinig rekening met anderen en zijn vaak onvoorspelbaar, impulsief en hebben behoefte aan snelle behoeftebevrediging. *Casus*: Jan is een man met een grote prikkelbehoefte. Dat uit zich in het opzoeken van grenzen in het verkeer (te hard rijden, door rood rijden) en hij vindt dat anderen niet kunnen rijden. Eenmaal is hij naar zijn idee afgesneden in het verkeer, hierop heeft hij de bestuurder van de weg gereden en is verhaal gaan halen, gepaard met verbale agressie en dreiging.

C3. De derde factor wordt omschreven als *pro-criminele attitudes/cognities* wat erop neerkomt dat het grensoverschrijdend gedrag gerationaliseerd wordt en wordt goedgepraat (cognitieve distorsies). Onderliggend aan een procriminele houding liggen vaak antisociale gedachten over de wereld, relaties en personen. Dit kan leiden tot een negatieve houding ten aanzien van bijvoorbeeld instanties, zoals politie, bedrijven en scholen. *Casus*: Mien werkt in de thuiszorg. Al jaren wordt de druk steeds groter. Ze krijgt steeds minder salaris terwijl de werkdruk toeneemt. Bij een van haar cliënten met een groot huis (dus veel werk) zag ze een doosje vol met gouden sieraden, ringen, kettingen en armbanden. Ze heeft een ketting en ring meegenomen en verkocht. Mien vond het terecht, ze moest bij deze mevrouw altijd extra hard werken, dat ze recht heeft op een extra vergoeding. En deze mevrouw had zoveel sieraden dat ze de ketting en ring best kon missen en het verzekeringsgeld zou ook genoeg zijn om beide terug te kopen.

C4. De vierde factor heeft betrekking op *stoornissen in het gebruik van middelen*, zoals alcohol, drugs, medicatie of een combinatie daarvan. De kans op herhaling van delictgedrag is groot als deze zich onder invloed van middelen manifesteert. *Casus*: Jeffrey negeert doorgaans het, zoals hij het noemt, gezeur van zijn vriendin. Hij beschrijft zichzelf als een jongen met zelfbeheersing. Alleen ten tijde van het incident was hij met vrienden gaan stappen en had hij tien biertjes op. Bij thuiskomst klaagde zijn vriendin dat hij naar bier stonk, toen knapte er iets. Waar het normaal bij woorden blijft, ging de discussie over in ruzie en is het tot een handgemeen gekomen.

C5. *Antisociaal netwerk* is de vijfde factor die grensoverschrijdend gedrag in de hand kan werken. Vrienden hebben die tot een crimineel netwerk behoren of zich inlaten met procriminele activiteiten kan leiden tot vervreemding en disconnectie van school, werk en van interpersoonlijke contacten met prosociale personen.

C6. De volgende factor heeft betrekking op *problemen op het gebied van opleiding of werk*, zich uitend in bijvoorbeeld conflicten met docenten of collega's, frequent te laat komen, spijbelen, schorsing of ontslag. *Casus*: Erdem heeft als koerier gewerkt bij verschillende bezorgdiensten. Hij houdt het nooit lang vol, hij is bij zijn derde werkgever wel door zijn proeftijd gekomen, maar nadat er meerdere klachten waren gekomen van mensen die hun pakketjes niet ontvangen hadden omdat hij de pakketten doorverkocht had, is hij op een zwarte lijst gezet. Bij eerdere werkgevers kwam hij in de problemen door conflicten over te veel verkeersboetes, beschadigingen aan de bedrijfswagens en één keer werd hij betrapt op het roken van een joint.

C7. De factor *problemen met familie en relaties* is de zevende factor die in verband wordt gebracht met (herhaald) grensoverschrijdend gedrag. Opgroeien in een ontwricht gezin van oorsprong waar sprake was van verwaarlozing en mishandeling kan in de volwassenheid tot problemen leiden op relationeel gebied en opvoedingsproblemen. *Casus*: Thuis werd niet gepraat over problemen, ouders waren vooral met zichzelf bezig. Moeder dronk stiekem en vader hield de kinderen met harde hand in het gareel. Jos ziet wel gelijkenissen met vroeger in zijn huidige relatie. Zijn vrouw spreekt zich zelden uit en is vooral lief voor de kinderen. Cliënt voelt zich de boeman, hij is degene die de kinderen moet straffen. Meestal krijgt hij ruzie met zijn vrouw over de opvoeding van de kinderen waarin zij te lief is volgens de cliënt, bijvoorbeeld 's avonds tijdens het eten weigeren de kinderen groente te eten en dan ontstaat er ruzie tussen cliënt en zijn vrouw over of ze wel of geen toetje krijgen of groente moeten eten. De kinderen zijn bij de ruzie aanwezig.

C8. Wanneer er geen dagbesteding is of wanneer geen aansluiting wordt gevonden bij sociale activiteiten, zoals een hobby of sociale participatie, dan is er het gevaar voor vervreemding en isolatie. In beperkte mate *prosociale activiteiten* (vrije tijd en dagbesteding) hebben, kan leiden tot ontsporing en vergroot de kans op grensoverschrijdend gedrag. *Casus*: Max is 21 en in behandeling omdat hij steeds extremere porno bekijkt (met steeds grover geweld en hij is gestuit op afbeeldingen van kindermisbruik). Buiten zijn fulltime baan vult hij zijn vrije tijd met kijken naar films en series en het spelen van online games.

Naast de hierboven genoemde dynamische criminogene risicofactoren bestaan er ook niet-criminogene factoren die niet direct gerelateerd zijn aan grensoverschrijdend gedrag, maar die de behandeling van de criminogene behoeften kunnen belemmeren. Voorbeelden van niet-criminogene zorgbehoeften zijn onvoldoende veerkracht, lage zelfwaardering, depressie, angst, eenzaamheid, en slaapproblemen (Andrews en Bonta 2006). Een behandeling van cliënten met (dreigend) grensoverschrijdend gedrag die eenzijdig ingaat op niet-criminogene factoren, zal geen positief effect hebben op het verminderen van agressie (Serin et al. 2013).

3.4.3 Hoe moet worden behandeld? Het responsiviteitsprincipe

Volgens Bonta en Andrews (2007) is het principe van responsiviteit gericht op *maximize the offender's ability to learn from a rehabilitative intervention by providing cognitive behavioural treatment and tailoring the intervention to the learning style, motivation, abilities and strengths of the offender* (pag. 1). Met andere woorden, het gaat er bij responsiviteit om een cliënt ontvankelijk te maken voor behandeling. Dat kan door rekening te houden met algemene en specifieke responsiviteitskenmerken.

Algemene responsiviteit

Bij algemene responsiviteit gaat het erom dat de best passende behandelmethode wordt aangeboden. Belangrijke vragen hierbij zijn bijvoorbeeld of individuele of groepstherapie gewenst is, of de cliënt in een heterogene of homogene behandelgroep geplaatst moet worden, of het informele sociaal netwerk van de cliënt voldoende steunfiguren bevat die het geleerde in stand kunnen houden en versterken.

Algemene responsiviteit omvat ook zaken als het afstemmen van de kenmerken van de behandelaar, de behandelsetting en het type interventie op de cliënt. Belangrijke vragen hierbij kunnen zijn: is een ervaren behandelaar gewenst, een man of een vrouw, een directieve of een niet-directieve behandelaar, dienen bepaalde voorzorgsmaatregelen te worden genomen met betrekking tot bijvoorbeeld beveiliging? Cliënten met een antisociale houding en autoriteitsproblemen kunnen bijvoorbeeld beter benaderd worden vanuit een niet-directieve houding. Hierdoor is de kans kleiner dat ze een muur van weerstand optrekken of dat het contact snel conflictueus wordt. Cliënten met complexe psychische problemen die achterdochtig en vijandig zijn, vragen om een meer ervaren behandelaar die in staat is om diverse therapeutische technieken flexibel in te zetten. Met betrekking tot de beveiliging, een van de belangrijkste pijlers in de forensische zorg, wordt doorlopend gemonitord of er (acute) risico's zijn. Cliënten die door de rechter zijn verwezen naar de forensische zorg staan vaak nog onder toezicht van de reclassering. Bij cliënten die in een vrijwillig kader forensische behandeling krijgen, kan de externe controle bestaan uit het betrekken van het netwerk in de behandeling.

Wat betreft de aangereikte interventie zal een cliënt meer profiteren van interventies waarvoor enige evidentie bestaat (*Best Evidence Based Practice*) die deskundigen als optimaal beoordelen (*Best Practice*) of die vaker worden toegepast (*State of the Art*). In de behandeling van dynamische criminogene factoren gaat het vooral om het toepassen van sociale leermodellen, cognitief-gedragstherapeutische interventies (Bonta en Andrews 2007) en interventies waarbij de integriteit van het therapeutisch proces goed wordt bewaakt. Voor meer informatie over de huidige stand van kennis over behandelmethoden en -protocollen verwijzen we naar de zorgprogramma's van het Expertisecentrum Forensische Psychiatrie (▶www.efp.nl/projecten/zorgprogramma's) en de richtlijnen ontwikkeld door de Landelijke Stuurgroep Multidisciplinaire Richtlijnontwikkeling in de GGZ en het Trimbos-instituut (▶www.ggzrichtlijnen.nl).

Specifieke responsiviteit

Met specifieke responsiviteit wordt bedoeld dat de behandeling afgestemd wordt op de kenmerken van deze specifieke cliënt (Bonta en Andrews 2007). Belangrijk hierbij is dat men rekening houdt met zowel de individuele barrières als sterke kanten (Ogloff en Davis 2004). Directe grote stressoren zoals het overlijden van een partner of gezinslid belemmeren de ontvankelijkheid van de cliënt voor de behandeling. Afhankelijk van de cliënt is het nodig om eerst aandacht te besteden aan het vergroten van de responsiviteit, voordat gewerkt kan worden aan de dynamische risicofactoren.

Bij een cliënt met ASPS, psychopathische trekken of een beperkte impulscontrole, moet bijvoorbeeld rekening worden gehouden met een mogelijk geringe behandelmotivatie, het moeizaam kunnen formuleren van een hulpvraag en met een discontinu behandelbeloop dat zich uit in relatief veel no-shows of behandeluitval. Bij cliënten met psychopathische trekken is het vermogen om zich te kunnen openstellen voor anderen onvoldoende ontwikkeld en ook het absorptievermogen om het geleerde te laten beklijven, kent gebreken. Ook andere stressoren, zoals problemen in of met het netwerk of financiële problemen, kunnen de ontvankelijkheid voor behandeling negatief beïnvloeden. Deze barrières zullen verminderd moeten worden voordat behandeling kan starten om de dynamische criminogene risicofactoren (behoeften) aan te pakken. Aansluiten bij dergelijke moeilijke doelgroepen vereist andere vaardigheden van de behandelaar dan bij de doorsnee reguliere cliënt met psychische problemen.

Wat betreft de krachten van de cliënt gaat het vooral over factoren die het algemeen welbevinden van cliënten positief kunnen beïnvloeden (Ogloff en Davis 2004). Deze kunnen bijdragen aan een verminderd recidiverisico op de langere termijn. Behandeling gericht op enkel het vermijden van risico's is onvoldoende om een blijvend behandeleffect te realiseren, aldus Ward en Brown (2004). De cliënt zal ook de mogelijkheden aangereikt moeten krijgen om een 'good life' te bewerkstelligen. Dit kan door aandacht te geven aan niet-criminogene doelen die, voor de cliënt, verband houden met persoonlijke levensdoelen en positieve zelfverwezenlijking.

3.5 Forensische risicotaxatie

Het doel van risicotaxatie wijkt af van die van andere psychologische diagnostische instrumenten: waar in de meeste diagnostische instrumenten het psychologisch en psychiatrisch functioneren centraal staat, gaat het bij risicotaxatie om een schatting van het risico op toekomstig delictgedrag en het identificeren van de (combinatie van) risicofactoren die hieraan ten grondslag liggen. De behandelaar zal daarom op de hoogte moeten zijn van de meest recente wetenschappelijke ontwikkelingen op het gebied van risicotaxatie en risicofactoren in relatie tot recidive.

Naast deze forensische kennis dient de behandelaar getraind te zijn in het gebruik van een van de bestaande risicotaxatie-instrumenten. De volgende paragraaf geeft een overzicht van de risicotaxatie-instrumenten die in het ambulante forensische veld en aanpalende ambulante sectoren worden gebruikt. Dit overzicht is ontleend aan een artikel van Van Horn et al. (2016), waarin eveneens de psychometrische kwaliteiten van deze instrumenten worden beschreven. Deze zijn in dit hoofdstuk buiten beschouwing gelaten. Voor een volledig overzicht zie Van Horn et al. (2016).

In ▶ par. 3.5.2 wordt een casus uitgewerkt aan de hand van een risicotaxatie-instrument dat vanaf 1 januari 2019 verplicht is gesteld als risicotaxatie- en ROM-instrument voor alle forensische poliklinieken in Nederland, de Forensisch Ambulante Risico Evaluatie (FARE). De FARE is niet in het overzicht opgenomen omdat het destijds nog niet ontwikkeld was.

3.5.1 Risicotaxatie-instrumenten in Nederland

In het overzicht van risicotaxatie-instrumenten staan de volgende gegevens vermeld: of het een Nederlandse vertaling en bewerking van een buitenlands instrument betreft, de doelgroep waar het risicotaxatie-instrument voor werd ontwikkeld, het type instrument en het aantal items. In de verdeling naar 'type instrument' werd onderscheid gemaakt in actuariële risicotaxatie-instrumenten (AC), waarin de classificatie van het recidiverisico wordt berekend met een vaststaande formule, en gestructureerd klinische risicotaxatie-instrumenten (GKR), waarin het recidiverisico wordt bepaald op basis van het klinisch oordeel.

In het overzicht zijn 22 risicotaxatie-instrumenten opgenomen die in 2016 werden gebruikt in de ambulante sector. Hiervan zijn 14 ontwikkeld voor volwassen en 8 voor jeugdige delinquenten (◘ tab. 3.1).

3.5.2 Forensisch Ambulante Risico Evaluatie (FARE)

De *Forensisch Ambulante Risico Evaluatie* (FARE; Van Horn et al. 2016) is een risicotaxatie- en behandelevaluatie-instrument ontwikkeld voor gebruik in de ambulante forensische GGZ, die ook kan worden ingezet bij alle cliënten die behandeling of begeleiding nodig hebben voor (dreigend) strafbaar gedrag (zie voor de FARE-handleiding, training en andere informatie ▶ www.FARE-Ambulant.nl).

FARE Items

De FARE is een generiek instrument, wat betekent dat het instrument gebruikt kan worden bij alle volwassen cliënten ongeacht het type delictgedrag dat zij in het verleden hebben gepleegd. De FARE is gestoeld op het RNR-model (Bonta en Andrews 2007) dat in ▶ par. 3.4 is toegelicht. De FARE bestaat uit zeventien risicofactoren (◘ tab. 3.2), waarmee het functioneren van de cliënt beoordeeld wordt op een 5-puntsschaal (0 goed functioneren – 4 zeer slecht functioneren). De zeventien risicofactoren hangen samen met (dreigend) delictgedrag. Er wordt onderscheid gemaakt tussen statische en dynamische risicofactoren. De statische risicofactoren beschrijven het functioneren van de cliënt in het verleden en leveren een langetermijnvoorspelling van het recidiverisico op (een soort basisrecidiverisico). De dynamische factoren zijn factoren die beïnvloed kunnen worden door behandeling en hangen samen met recidiverisico op de middellange termijn (zo'n twee jaar).

- **Het recidiverisico**

Het algemene recidiverisico in de FARE wordt op twee manieren ingeschat: op basis van een actuariële risicoclassificatie en het gestructureerd klinisch oordeel. De actuariële of algoritmische risicoclassificatie volgt uit de somscore van de zes statische items waarbij de minimale score 0 kan zijn en de maximale score 24. De classificatie verloopt op een 5-puntsschaal: zeer laag (0–4), laag (5–9), matig (10–11), hoog (12–16), zeer hoog (17–24). Het actuariële recidiverisico kan worden beschouwd als het basisrecidiverisico. Het gestructureerd klinisch oordeel is gebaseerd op de dynamische risicofactoren waarbij afgeweken kan worden van het basisrecidiverisico. De inschatting van het recidiverisico gebeurt eveneens een 5-puntsschaal van zeer laag tot zeer hoog.

- **Risicotaxatieprocedure**

Voordat het risicotaxatie-instrument gescoord kan worden, verzamelt en bestudeert de behandelaar alle beschikbare informatie over de cliënt. Om een betrouwbaar beeld te krijgen van de risico's wordt aangeraden om zoveel mogelijk verschillende informatiebronnen (collaterale informatie) te gebruiken. Informatiebronnen kunnen namelijk onvolledig zijn of elkaar tegenspreken. Let er wel op dat risicotaxatie niet gericht is op waarheidsvinding, maar om een zo accuraat mogelijk beeld te krijgen van de persoon en diens maatschappelijke inbedding.

3.5 · Forensische risicotaxatie

◻ **Tabel 3.1** Risicotaxatie-instrumenten (in alfabetische volgorde) gebruikt in de ambulante sector

instrument	auteurs (* NL vertalers/ bewerkers)	doelgroep	type instrument	# items
ACUTE 2007	Koch et al. (2014)*	volwassen zedendelinquenten	AC	11
Brief Spousal Assault Form for the Evaluation of Risk (B-SAFER)[a]	De Ruiter (2009)*	(potentiële) plegers van relationeel geweld	GKR	10
Child Abuse Risk Evaluation – Nederlandse versie (CARE-NL)	De Ruiter en De Jong (2006)*	(potentiële) plegers van kindermishandeling	GKR	18
Dynamic Risk Outcome Scales (DROS)	Drieschner en Hesper (2008)	volwassenen met een Licht verstandelijke beperking (LVB)	GKR	42
Early Assessment Risk List for Boys (EARL-20B versie 2)	Hildebrand et al. (2011)*	jongens (6–12 jr) met gedragsproblemen	GKR	20
Early Assessment Risk List for Girls (EARL-21G versie 1)	De Ruiter en Hillege (2012)*	meisjes (6–12 jr) met gedragsproblemen	GKR	21
Juvenile Sex Offender Assessment Protocol Dutch (J-SOAP D versie III)[b]	Bullens et al. (2014)*	seksuele delinquenten (12–18 jr)	GKR	28
Instrument voor Forensisch-poliklinische Behandel Evaluatie – practitioners report (IFpBE-pr)	Schuringa et al. (2014)	volwassen delinquenten	GKR	22
Level Service/ Case Management Inventory (LS/CMI)[c]	LS/CMI: Bouman en Wismeyer (2011)*	volwassen delinquenten	AC	43
Landelijke Instrumentarium Jeugd strafrechtketen (LIJ)[d]	Ministerie van Justitie (2011)	jongeren (12–17 jr) die met politie in aanraking zijn gekomen	AC	127
Recidive Inschattings Schalen (RISc)	Programma Terugdringen Recidive (2004)	volwassen justitiabelen	GKR	72
Risicotaxatie-instrument voor de Ambulante Forensische GGZ jeugd (RAF GGZ jeugd)[e]	Van Horn et al. (2012a)	jongeren (12–17 jr)	GKR	106

◘ **Tabel 3.1** Risicotaxatie-instrumenten (in alfabetische volgorde) gebruikt in de ambulante sector (vervolg)

instrument	auteurs (* NL vertalers/bewerkers)	doelgroep	type instrument	# items
Risicotaxatie-instrument voor de Ambulante Forensische GGZ volwassenen (RAF GGZ volwassenen)[f]	Van Horn et al. (2012b)	volwassenen	GKR	98
Risicotaxatie-instrument Huiselijk Geweld (RiHG)[g]	Kuppens en Beke (2008)	huiselijk geweldplegers	AC	20
SAPROF	De Vogel et al. (2007)	gewelddadige volwassenen	GKR	17
SAPROF Youth version	De Vries Robbé et al. (2014)	gewelddadige jongeren	GKR	16
Short-Term Assessment of Risk and Treatability (START)	Lam et al. (2009)*	volwassen (seksueel-) geweldplegers	GKR	22
STABLE 2007	Van den Berg et al. (2014)*	volwassen zedenplegers	AC	13
Static-99R[h]	Smid et al. (2014)*	volwassen zedenplegers	AC	10

[a]De B-SAFER is afgeleid van de Spousal Assault Risk Assessment (SARA. Nederlandse vertaling en bewerking: Hildebrand en De Ruiter 2001). De SARA wordt in Nederland niet of nauwelijks meer gebruikt. De B-SAFER wordt vooral gebruikt door reclasseringswerkers en politie.
[b]Eerdere versies van de J-SOAP D verschenen in 2005 (versie I) en 2012 (versie II).
[c]Voorheen de *Level of Service Inventory–Revised* (LSI-R. Lammers en Philipse 2003).
[d]Het LIJ is bedoeld als ketendossier gescoord en gebruikt door verschillende partijen in de jeugdstrafrechtketen, waaronder de politie, de Raad voor de Kinderbescherming, de jeugdreclassering en de justitiële jeugdinrichtingen.
[e]Voorheen: WaagSchaal jeugd 2008 en 2009 (Van Horn et al. 2008, 2009).
[f]Voorheen: WaagSchaal volwassenen 2008 (Van Horn et al. 2008) en WaagSchaal volwassenen 2009 (Van Horn et al. 2009).
[g]Het RiHG wordt ingevuld door de Hulpofficier van Justitie (HOvJ) en is bedoeld om te beoordelen of in een situatie van (dreigend) geweld een huisverbod kan worden opgelegd.
[h]Voorheen: Static-99 (Van Beek et al. 2001).

De informatie voor de risicotaxatie kan afkomstig zijn van rapportages van de reclassering of pro Justitia, verslagen van eerdere (forensische) behandelingen en medicatiegeschiedenis, maar ook van andere assessmentmethoden zoals de intake, het psychiatrisch consult, psychologisch testonderzoek, sociale diagnostiek en gesprekken met cliënt en naasten. In de praktijk kan de beschikbare informatie beperkt zijn, zeker bij de start van het behandeltraject. In die gevallen zal de beoordelaar afhankelijk zijn van de informatie die cliënt zelf geeft in het risicotaxatiegesprek of van informatie van

Tabel 3.2 Risicofactoren FARE

statische risicofactoren	dynamische risicofactoren
S1 leeftijd eerste politiecontact	D1 disfunctioneren opleiding/werk
S2 aantal eerdere en huidige veroordelingen	D2 financieel wanbeleid
S3 aantal type delicten	D3 delinquent sociaal netwerk
S4 regelovertredend gedrag in het verleden	D4 beperkte vrijetijdsbesteding
S5 instabiliteit opleiding/werk in het verleden	D5 problematische (ex-)partnerrelatie
S6 problematisch middelengebruik in het verleden	D6 instabiliteit woonsituatie
	D7 problematisch middelengebruik
	D8 gebrekkige impulsbeheersing
	D9 disfunctionele oplossingsvaardigheden
	D10 antisociale houding
	D11 regelovertredend gedrag

zijn netwerkleden, zoals de partner. De behandelaar moet erop bedacht zijn dat hoe minder verschillende informatiebronnen beschikbaar zijn, des te onbetrouwbaarder de taxatie kan zijn.

De risicotaxatieprocedure bestaat uit:
1. dossier doorlezen en gesprekken voeren met cliënt en netwerk. De FARE interviewgids is een hulpmiddel dat tijdens de risicotaxatiegesprekken kan worden gebruikt (zie ▶www.FARE-ambulant.nl).
2. items scoren en deze scores onderbouwen.
3. identificeren van de dynamische criminogene risicofactoren en beschermende factoren en de relatie leggen tussen deze risicofactoren en de kans op (terugval in) delictgedrag. Hierbij zijn de 3- en 4-scores van belang, alsmede de *Central Eight* criminogene risicofactoren uit het RNR-model die in ▶par. 3.4.2 uiteen zijn gezet.
4. de classificatie van het recidiverisico op basis van de actuariële methodiek en het inschatten van het recidiverisico op basis van het gestructureerd klinisch oordeel.
5. risicotaxatie-uitkomsten vertalen naar behandelbeleid, dat wil zeggen behandelduur en behandelintensiteit (risicoprincipe) en het formuleren van behandeldoelen (behoefteprincipe), waarbij ook aandacht is voor de veiligheid voor zichzelf en anderen.
6. identificeren van algemene en specifieke responsiviteitskenmerken.
7. opstellen van een verslag waarin de doelen worden beschreven en geprioriteerd.

Voorbeeld van het gebruik van de FARE in de praktijk: casus Jack

Aan de hand van de casus van Jack lichten we de risicotaxatie met de FARE toe. De risicotaxatie met de FARE is gebaseerd op het intakegesprek met Jack, dossierinformatie bestaande uit eerdere hulpverleningsverslagen, en het gesprek met Sandra, zijn echtgenote. Hieronder volgt een samenvatting van de informatie.

Casus Jack

Jack wordt door de huisarts aangemeld voor behandeling voor agressieproblematiek. Hij is 35 jaar en is getrouwd met Sandra. Samen hebben ze twee zoontjes van vijf en zeven jaar oud. Ze wonen al tien jaar in een rijtjeshuis in een rustige buurt. Jack komt alleen naar het intakegesprek.

Hij vertelt dat hij vroeger veel spijbelde en veel ruziemaakte met medeleerlingen en leraren. Door een uit de hand gelopen ruzie met een leraar is hij een keer enkele weken van school geschorst. In deze periode pleegde hij ook veelvuldig diefstal met (veelal oudere) vrienden. Ze stuurden hem er altijd op uit omdat hij nog wat te bewijzen had. Hij is maar één keer gepakt voor het stelen van een fles sterke drank waarvoor hij een HALT-afdoening opgelegd heeft gekregen, hij was toen veertien jaar. De HALT-afdoening bestond uit graffiti verwijderen bij het station, hij heeft dit netjes afgerond.

Drankgebruik is nooit een probleem geweest, hij drinkt graag een biertje tijdens een feestje, maar verder niet. Jack vertelt dat hij wel sinds zijn jeugd wiet gebruikt. Hij kwam hiermee in aanraking toen hij dit aangeboden kreeg van vrienden en het gaf hem een lekker gevoel. Hij merkte meteen hoe relaxed hij ervan werd en in de loop der jaren is het recreatief gebruik overgegaan naar meer structureel gebruik. Hij merkt dat hij sinds een jaar wat sneller naar een joint grijpt dan hij eigenlijk van plan was. Jack zegt dat hij door wiet makkelijker kan kalmeren en weet niet goed hoe hij op een andere manier rustig kan worden.

Na de mavo en het mbo met enige vertraging te hebben afgerond, is hij gaan werken in de bouw, hij werkt mee aan grote bouwprojecten. Hij werkt nu vijf jaar voor dezelfde werkgever. Jack vertelt dat hij op het werk wel van een lolletje houdt met collega's: het moet ook een beetje leuk blijven. Als hij ziet dat zijn collega's iets niet goed doen, dan geeft hij een waarschuwing door een grap te maken. Hij heeft een aantal keer een ongeluk gehad, 'eerst doen en dan pas aan de veiligheid denken hè'. Zijn vrije tijd brengt Jack vaak door met zijn vrienden. Ze gaan in het weekend naar de kroeg en zo af en toe naar een voetbalwedstrijd. Jack voetbalt zelf ook bij een vereniging, hij doet dit zo'n twee keer per week.

Zijn vrienden zijn niet betrokken bij criminele activiteiten, aldus Jack. Hij heeft twee vrienden die wiet dealen, maar dit ziet hij niet als criminaliteit omdat het softdrugs is. Zijn overige netwerk bestaat uit bevriende stellen die hij heeft leren kennen via Sandra. Het contact met zijn vrienden van vroeger is verwaterd.

Jack omschrijft zichzelf als recht voor zijn raap. Hij vertelt al van jongs af aan moeite te hebben met vooruitplannen en leeft daarom met de dag. Zijn vrouw Sandra doet de administratie thuis, want Jack heeft daar het geduld niet voor. Als hij iets wil kopen, dan doet hij dat direct zonder na te denken, dit vaak tot ergernis van zijn vrouw. Dit heeft niet geleid tot financiële problemen volgens Jack. Hij vertelt dat hij door Sandra naar behandeling is gestuurd met de boodschap dat als hij niet verandert, zij bij hem weggaat. Hij snapt hier niets van, want hij is naar eigen zeggen een rustige jongen geworden sinds hij haar heeft leren kennen.

Hij is zijn wilde haren verloren, al vertelt hij dat hij nog altijd graag stevig doorrijdt en daarom erg boos kan worden op andere weggebruikers die niet opletten en te langzaam rijden. 'Van alle snelheidsboetes die ik heb gekregen zouden we een leuke vakantie kunnen boeken', zegt hij. Jack zegt geen spijt te hebben van zijn uitbarstingen in het verkeer, 'dan moeten ze maar doorrijden'. Na afloop van de intake vertelde de secretaresse aan de intaker dat ze zodanig schrok van Jacks toon en opmerking 'nou nou, kan er niet eens een lachje vanaf?' Ze had het gevoel dat ze de behandelaar hierover moest inlichten.

Omdat Jack van zijn vrouw in behandeling moet, heeft de intaker Sandra uitgenodigd voor een gesprek. Zij vertelt dat deze behandeling het laatste redmiddel is voor hun relatie. Als Jack zich niet inzet voor de behandeling, dan gaat ze bij hem weg. Jack is namelijk enorm prikkelbaar. Thuis heeft Jack ook soms last van woede-uitbarstingen, maar deze ontaarden tot nu toe niet in het gebruik van geweld, mede omdat thuis iedereen zich rustig houdt en op zijn hoede is. In het verkeer en in de kroeg gaat het echter regelmatig mis. Daarnaast laat Jack vaak verbale agressie zien naar personeel in bijvoorbeeld winkels of restaurants wanneer hij naar zijn idee niet goed geholpen wordt. 'Na zo'n aanvaring krijg ik Jack nooit meer terug die winkel in', vertelt ze.

Sandra vertelt dat zij hem in dit soort situaties meestal probeert te kalmeren en zorgt dat hij zich terugtrekt uit het conflict. Hierbij heeft Jack haar een keer in haar gezicht geraakt met zijn ellenboog. Sandra is bang dat het Jack niet lukt om het conflict uit de weg te gaan wanneer hij alleen of met zijn vrienden is. Ook heeft ze het idee dat Jack hierover liegt en dingen verzwijgt. Zo hoorde ze laatst van een vriend van Jack dat hij de kroeg was uitgezet na een ruzie.

Ook is Sandra niet blij met de impulsaankopen die Jack regelmatig doet, maar gelukkig heeft dit nooit tot financiële problemen geleid. Ze vindt dat Jack met zijn woede-uitbarstingen een slecht voorbeeld is voor hun zoontjes, die hier soms bij aanwezig zijn. De oudste schreeuwt steeds vaker tegen vriendjes op het schoolplein en de jongste wordt soms zo bang van de uitbarstingen van zijn vader dat hij in zijn broek plast. Dit is voor Sandra de aanleiding geweest om hulp te gaan zoeken.

- **Uitwerking van de risicotaxatie in stappen**

Dynamische criminogene risicofactoren en beschermende factoren
De items uit de FARE zijn gescoord op basis van de informatie die van Jack beschikbaar is en met de FARE-handleiding. Om betekenis te geven aan de individuele scores van Jack en de relatie met zijn agressieve impulsen is het van belang om eerst te kijken naar de hoogste scores (scores 3 en 4). Deze scores geven namelijk een grote mate van disfunctioneren weer op de betreffende risicofactor. Door tijdens het scoren van de items te onderbouwen waarom een bepaalde score gerechtvaardigd is, wordt de vertaalslag van risicofactoren naar de relatie met delictgedrag makkelijker. Bovendien gaat het in de verslaglegging niet zozeer om de scores die worden gegeven, maar meer om de onderbouwing ervan en de relatie die ze hebben met het delictgedrag.

Jack heeft op de volgende risicofactoren een score 3 of 4 gekregen: gebrekkige impulsbeheersing (score 4) en antisociale houding (score 3). Beide factoren zijn belangrijke *Central Eight* criminogene factoren. Jacks agressieproblemen uiten zich vooral in ruzies en impulsieve woede-uitbarstingen, voornamelijk in het openbaar. Ook is er bij Jack sprake van risicovol gedrag (te hard rijden) en praat hij bepaalde vormen van criminaliteit goed (onder andere verkeersovertredingen en drugs dealen door zijn vrienden). Dit wijst op de aanwezigheid van procriminele attitude/cognities.

Het feit dat zijn vrouw Sandra veel meer voorbeelden van woede-uitbarstingen noemde in het gesprek dan Jack zelf, suggereert dat Jack zijn problemen ontkent of minimaliseert.

Vanuit de risicotaxatie worden enige problemen (score 2) gevonden bij Jack op de volgende gebieden: antisociaal netwerk, problematisch middelengebruik en disfunctionele oplossingsvaardigheden, waarvan de eerste twee risicofactoren deel uitmaken van de *Central Eight* criminogene risicofactoren. Jack vertelt dat hij niet weet hoe hij zijn negatieve gevoelens kan verminderen, anders dan dat hij wiet gebruikt als oplossing voor zijn frustraties en prikkelbare stemming. Jacks twee beste vrienden dealen in wiet, maar het is nog onbekend in hoeverre zij hem negatief beïnvloeden.

In het proces van risicotaxatie wordt ook onderzocht of er potentiële beschermende factoren zijn, dat zijn factoren die de kans op herhaald delict gedrag voorkomen dan wel verminderen. Als richtlijn in de FARE gelden hiervoor de 0-scores. Om als potentieel beschermende factor aangemerkt te worden, moet vanuit de casus aannemelijk worden gemaakt hoe deze 0-scores beschermend kunnen werken. In de praktijk is dat heel lastig, omdat het delictgedrag heeft plaatsgevonden ondanks het goed functioneren op de betreffende gebieden.

Jack heeft 0-scores op de volgende gebieden: disfunctioneren opleiding/werk, beperkte vrijetijdsbesteding en instabiliteit woonsituatie. Vanuit de casus worden geen aanwijzingen gevonden dat het goed functioneren op deze gebieden in de afgelopen zes maanden de kans op herhaalde agressie hebben verminderd. Zijn vrouw Sandra lijkt het gedrag van Jack enigszins te kunnen beteugelen. De vraag is hoe Jack reageert in een conflictsituatie als zij er niet bij is, bijvoorbeeld wanneer hij met zijn vrienden op stap is. Zijn vrouw vertelt bovendien dat ze thuis op haar hoede is en dat er thuis een dreigende sfeer hangt. Ofschoon Jack zich thuis tot nu toe rustig heeft weten te houden, wordt de kans reëel geacht dat hij – als er niet wordt geïntervenieerd – op een gegeven moment ook thuis zijn woede niet zal kunnen beheersen.

Recidiverisico
De actuariële risicoclassificatie op basis van de statische risicofactoren levert voor Jack een matig recidiverisico op (11 van de 24 punten). De statische risicofactoren die het meest bijdroegen aan dit recidiverisico waren 'jonge leeftijd bij eerste politiecontact' (score 4), 'diversiteit van het delictgedrag' (score 2), 'instabiliteit werk/opleiding verleden' (score 2) en 'middelengebruik' (score 2).

De actuariële risicoclassificatie kan worden beschouwd als het basisrecidiverisico dat kan worden afgeschaald of opgeschaald als de dynamische risicofactoren en beschermende factoren worden meegewogen. Bij het meewegen van de dynamische risicofactoren en beschermende factoren schat de behandelaar het recidiverisico van Jack hoog in en wijkt daarmee af van het basisrecidiverisico. Redenen om hiervan af te wijken zijn de hoge scores op gebrekkige impulsbeheersing (score 4) en antisociale houding (score 3), en op de inschatting dat de woede-uitbarstingen zich ook in de thuissituatie voor kunnen doen. Daarnaast ziet de behandelaar geen beschermende werking uitgaan van de gebieden waar Jack een score 0 op heeft gekregen.

De vertaalslag naar behandelbeleid (risicoprincipe) en behandelinhoud (behoefteprincipe)
Het maken van de vertaalslag vanuit de risicotaxatie naar behandelbeleid en behandelinhoud verloopt volgens het risico- en behoefteprincipe. Afhankelijk van het recidiverisico wordt bepaald hoe intensief en langdurig de behandeling moet zijn (risicoprincipe). Jack heeft een hoog recidiverisico, hetgeen zich laat vertalen in een langere behandelduur en met frequente behandelsessies.

Onderzoek is schaars als het gaat om een effectieve dosis behandeluren afgestemd op het recidiverisico. In een van de weinige studies naar de behandeldosering en relatie tot het recidiverisico wordt aangeraden om cliënten met een matig recidiverisico 100-149 uur aan behandeling gericht op de risicofactoren aan te bieden, en de hoogrisicogroep 200-249 uur (Makarios et al. 2014). Een en ander is natuurlijk afhankelijk van de aanwezige belemmeringen wat betreft responsiviteit. Hier wordt later op ingegaan.

Aangeraden wordt om de risicotaxatie elke zes tot twaalf maanden te herhalen, omdat elke risicotaxatie een momentopname is en de dynamische risicofactoren aan verandering onderhevig zijn. Het behandelbeleid vraagt eveneens om maatregelen gericht op beveiliging. In de casus van Jack is de vraag of extra beveiligingsmaatregelen nodig zijn gezien zijn impulsieve woede-uitbarstingen in openbare gelegenheden en de inschatting dat er een reële kans bestaat dat deze uitbarstingen zich ook vaker in de thuissituatie zouden kunnen voordoen. Er bestaan tevens zorgen rond de ontwikkeling van de kinderen. Om de veiligheidsrisico's te blijven monitoren, wordt zijn vrouw bij de behandeling betrokken.

De voornaamste inhoudelijke behandeldoelen richten zich vooral op de *Central Eight* risicofactoren (behoefte-principe) waaronder het leren onderkennen van zijn antisociale houding en het beheersen van zijn impulsiviteit (zich uitend in agressief gedrag en impulsaankopen), onder andere door vaardigheden te leren om gevoelens van stress en spanning eerder te herkennen en te verminderen. Het gebruik van wiet, de gevolgen hiervan en de functie en betekenis die het voor hem heeft, zijn extra aandachtspunten in de behandeling. Op zijn werk laat Jack een adequate copingstrategie zien, zoals humor om fouten van anderen aan te kaarten. In de behandeling zal worden bekeken hoe hij deze strategie ook in andere situaties kan inzetten.

Eveneens van belang voor de behandeling is het responsiviteitsprincipe. Jack zegt dat hij voor zijn vrouw in behandeling is gegaan. Hij geeft hiermee te kennen extern gemotiveerd te zijn: als hij niet naar de afspraken komt, beëindigt zijn vrouw hun relatie. Dit hoeft de behandeling niet in de weg te staan, maar het is wel van belang de motivatie blijvend te monitoren. De diagnose ASPS kan in deze casus vragen om een meer directieve bejegening, met de vaardigheid tot de-escaleren. Verder zijn er geen duidelijke specifieke responsiviteitsoverwegingen die een rol zouden moeten spelen in de vormgeving van de behandeling. Wat betreft de algemene responsiviteitsprincipes (waaronder de behandelsetting en het type interventie) is het advies om Jack te verwijzen naar een ambulante forensische GGZ-instelling waarbij de focus ligt op een training om agressieve impulsen te beheersen. Met name de zorg rond de kinderen die negatieve gevolgen ondervinden van de woede-uitbarstingen van hun vader vereisen dat systemisch wordt gewerkt aan het verminderen van risicofactoren en dat de veiligheid continu moet worden gemonitord.

Bovenstaande uitwerking geeft in het kort weer hoe een risicotaxatieproces verloopt en hoe de informatie wordt gestructureerd en geïnterpreteerd volgens de RNR-principes. Risicotaxatie en vooral het maken van de vertaalslag in een behandeling op maat die gericht is op het verminderen dan wel stoppen van recidive, is een moeilijke exercitie. De casus Jack is redelijk goed te overzien gezien de problemen die zich manifesteren op hooguit een of twee gebieden. Het meest complexe van het verrichten van risicotaxatie is het wegen van de risicofactoren om tot een onderbouwd gestructureerd klinisch oordeel te komen van het recidiverisico en het maken van de vertaalslag naar concrete behandeldoelen.

De instrumenten die in de volgende paragraaf worden behandeld zijn eenvoudiger in het gebruik omdat het vaak screeners betreft waarbij het gedrag wordt geobserveerd.

3.5.3 Personen met verward gedrag

Wanneer het gaat om personen met verward gedrag, wordt van behandelaren verwacht dat ze aan vroegsignalering doen, dat ze samenwerken met relevante partners, dat ze maatwerk leveren en dat ze zich voldoende flexibel opstellen. Daarnaast is kennis over instrumenten om veiligheid in te schatten en inzicht te krijgen in de juiste zorgbehoefte een noodzaak. Dit is een uitgebreid eisenpakket terwijl behandelaren eigenlijk zijn opgeleid om volgens bepaalde richtlijnen en zorgstandaarden te handelen die gestoeld zijn op wetenschappelijk onderzoek om cliënten optimaal te ondersteunen en te behandelen.

Omdat behandelaren in de reguliere GGZ steeds vaker te maken krijgen met personen met verward gedrag die risicogedrag kunnen vertonen, gewelddadig zijn of in een crimineel milieu terecht zijn gekomen, gaan we hier in op kenmerken van personen met verward gedrag en op instrumenten om veiligheidsrisico en zorgbehoeften te beoordelen. Dit gedeelte is gebaseerd op een rapport dat werd geschreven in het kader van de aanpak van personen met verward gedrag (Schippers et al. 2018). Voordat we de kenmerken van personen met verward gedrag beschrijven, schetsen we eerst een achtergrond van de prevalentie in Nederland van personen met verward gedrag.

Diverse sectoren in Nederland signaleren in de afgelopen jaren een toename in overlast veroorzaakt door personen met verward gedrag. Zo meldt de politie een stijging van 13 % in het aantal overlastmeldingen over personen met verward gedrag (de zgn. E33-melding) over de jaren 2011–2016 (De Vries et al. 2016; NOS 2017). Ook openbaar vervoersbedrijven en woningbouwcorporaties (Boerebach 2015) zien een stijging van de overlast door personen met verward gedrag en het Leger des Heils constateert dat steeds meer 'uitbehandelde' cliënten met psychiatrische problemen dakloos op straat terechtkomen (Van Everdingen 2015). Deze toename wordt echter niet overal waargenomen. Gegevens van de gemeente Utrecht bijvoorbeeld wijzen uit dat slechts 25–50 % van het aantal E33-meldingen bij de politie daadwerkelijk gaat om personen met verward gedrag

(Gemeente Utrecht 2016). Ook door anderen wordt geconcludeerd dat het aantal personen met verward gedrag niet eenduidig kan worden vastgesteld en al helemaal niet dat verward gedrag een-op-een gepaard gaat met overlast (De Graaf et al. 2012; Koekkoek 2016). Een tegengestelde trend lijkt zich eerder voor te doen: het aantal meldingen bij de OGGZ en bij meldpunten Zorg en Overlast rapporteren een daling in de afgelopen jaren (GGD/GHOR Nederland 2015). Ook het Centraal Bureau voor de Statistiek (CBS) meldt een daling van de ervaren overlast in de buurt (CBS 2015).

Ondanks het feit dat niet eenduidig kan worden vastgesteld of sprake is van een toename van mensen met verward gedrag, wordt in de media druk gespeculeerd over de oorzaak van de veronderstelde toename. De ambulantisering van de GGZ zou hierin een centrale rol spelen (Koekkoek 2016). Toch nuanceren enkele gegevens het beeld dat ambulantisering de oorzaak is voor de toename van personen met verward gedrag. Zo meldt de gemeente Utrecht dat de uitstroom uit klinische instellingen al jaren redelijk stabiel is met ongeveer 25 % en was de stijging van E33-meldingen bij de politie al eerder zichtbaar dan de afbouw van het aantal klinische bedden (Gemeente Utrecht 2016). Ook minister Plasterk (2017) stelde in antwoord op Kamervragen dat de decentralisatie van de zorg niet de oorzaak is van problemen door verward gedrag en suggereert dat de gesignaleerde toename het resultaat kan zijn van de scherpere registratie bij de politie.

Ongeacht de vraag of de ambulantisering de oorzaak is van de toegenomen overlast door 'verwarde personen', is er een groep personen met verward gedrag die goede opvang en zorg nodig heeft, maar hiervan verstoken blijft. Een onderdeel van de verbetering van deze zorg is het ontwikkelen en implementeren van instrumenten voor een adequate beoordeling en taxatie van de veiligheidsrisico's en zorg of begeleidingsbehoefte.

Kenmerken van personen met verward gedrag

In het rapport van Schippers et al. (2018) werden op basis van een uitgebreid literatuuronderzoek de meest voorkomende demografische en sociaal-maatschappelijke kenmerken beschreven van personen met verward gedrag. Ook de fysieke en psychische gezondheid werd hierin meegenomen.

Het rapport concludeerde dat personen met verward gedrag over het algemeen geclusterd kunnen worden in vier subgroepen: dak- en thuislozen, mensen met een stoornis in het gebruik van middelen, mensen met een licht verstandelijke beperking (LVB) en mensen met psychotische symptomen. Uit de literatuurreview kwam naar voren dat de vier subgroepen overlappende kenmerken hebben (zie ◻tab. 3.3). Voor een volledige beschrijving van het literatuuronderzoek verwijzen we naar Schippers et al. (2018).

Personen met verward gedrag worden, zeker als zij deel uitmaken van een van de genoemde vier subgroepen, vaak uitgesloten en gestigmatiseerd. Een deel van deze mensen begeeft zich in het criminele circuit, vaak gekenmerkt door gewelddadig gedrag, terwijl anderen juist herhaald slachtoffer worden van criminaliteit en een grotere kans hebben op suïcide. Wat betreft de hulpverlening wordt bij een deel een lange hulpverleningsgeschiedenis aangetroffen, terwijl anderen zich juist aan zorg onttrekken (zorgmijders) of de weg naar de hulpverlening niet weten te vinden.

Tabel 3.3 Overlappende kenmerken uit de vier subgroepen personen met verward gedrag

demografische kenmerken	
geslacht	mannelijk
leeftijd	30–50 jaar
afkomst	Marokkaans, Turks, Antilliaans
sociaal-maatschappelijke kenmerken	
werk	werkloos, uitkering
financiën	schulden, armoede
wonen	slechte of vervuilde woonomgeving
sociaal netwerk	isolatie, beperkt sociaal netwerk, uitsluiting, stigmatisering
vrije tijd	beperkte dagbesteding
fysieke en psychische gezondheid	
fysiek	fysieke verwaarlozing, slechte fysieke gezondheid
psychisch	persoonlijkheidsstoornis, trauma-gerelateerde klachten, PTSS, dementie

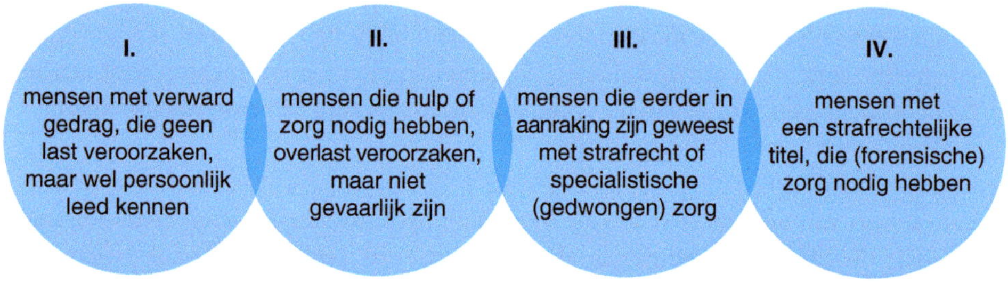

I. mensen met verward gedrag, die geen last veroorzaken, maar wel persoonlijk leed kennen

II. mensen die hulp of zorg nodig hebben, overlast veroorzaken, maar niet gevaarlijk zijn

III. mensen die eerder in aanraking zijn geweest met strafrecht of specialistische (gedwongen) zorg

IV. mensen met een strafrechtelijke titel, die (forensische) zorg nodig hebben

Figuur 3.1 Categorieën Verwarde Personen (Aanjaagteam Verwarde Personen 2016 pag. 7)

Om meer grip te krijgen op de diversiteit van personen met verward gedrag classificeerde het aanjaagteam Verwarde Personen deze groep in vier categorieën op basis van zwaarte van de problematiek, de mate van overlast en benodigde ondersteuning (Aanjaagteam Verwarde Personen 2016). Zie fig. 3.1.

In het veldonderzoek van Schippers et al. (2018) herkennen professionals uit het veld die geregeld met personen met verward gedrag in aanraking komen, deze vierdeling deels, maar gebruiken ze in de praktijk niet of nauwelijks omdat de zorgverlening er onvoldoende bij aansluit. Helaas werd de categorisering in het rapport van het Aanjaagteam niet verder toegelicht en was ook de herkomst ervan onduidelijk. Schippers et al. (2018) concludeerden op basis hiervan dat de huidige classificatie onvoldoende concrete input levert om personen met verward gedrag te screenen op (acute) veiligheidsrisico's en zorg- of begeleidingsbehoeften. In het veld werd opgemerkt dat professionals nog onvoldoende in veiligheidsrisico's denken en dat zij onvoldoende de beschikbare instrumenten kennen om snel zicht te krijgen op deze risico's.

Instrumenten voor het screenen van veiligheidsrisico's en zorgbehoeften

Schippers et al. (2018) maakten een overzicht van instrumenten die worden gebruikt om een eerste screening te doen van veiligheidsrisico's en zorgbehoeften. Deze instrumenten worden gebruikt door onder andere medewerkers van (O)GGZ, crisisdiensten, wijkteams of veiligheidshuizen. Het overzicht van instrumenten heeft een bredere scope dan enkel de beoordeling en taxatie van personen met verward gedrag. Voor een compleet overzicht van de instrumenten verwijzen we naar Schippers et al., dat beschikbaar is op de website van ZonMw.

Met het oog op het doel van dit hoofdstuk is in ◘tab. 3.4 een selectie van instrumenten opgenomen die bruikbaar kunnen zijn voor behandelaren in de reguliere GGZ om te screenen op veiligheidsrisico's en een eerste indruk te krijgen van de zorgbehoeften. Het betreffen vooral instrumenten die observeerbare zaken in kaart brengen zoals het gedrag van cliënt of kenmerken in diens omgeving. Deze instrumenten zijn – voor zover bekend – zonder training te gebruiken.

3.6 Conclusie

Het doel van dit hoofdstuk was om behandelaren in de reguliere GGZ kennis te laten maken met enkele instrumenten die behulpzaam zijn bij het taxeren van veiligheidsrisico's en zorgbehoeften bij cliënten met antisociaal of verward gedrag, al dan niet gepaard gaande met agressie en geweld. In de forensische GGZ waar men bekend is met het behandelen van agressieve cliënten en cliënten met andere grensoverschrijdende gedragingen, worden hierbij veelal gestructureerde klinische risicotaxatie-instrumenten gebruikt. Forensische kennis en risicotaxatie-trainingen zijn nodig om op een betrouwbare wijze deze instrumenten te kunnen gebruiken. Deze kennis betreft vooral het denken en (be)handelen in termen van veiligheid en risicoreductie. Het Risk-Need-Responsivity-model biedt hierbij een theoretische en klinische omkadering voor een effectieve hulpverlening aan (agressieve) antisociale cliënten met (dreigend) grensoverschrijdend gedrag.

Er bestaan ook instrumenten waar minder specialistische kennis voor nodig is om ze te kunnen gebruiken. Dit betreffen vooral triage-instrumenten of instrumenten die gebruikt kunnen worden als eerste screening op of signalering van (acute) veiligheidsrisico's en zorgbehoeften van (agressieve) cliënten met antisociaal of verward gedrag. Het advies aan behandelaren in de reguliere GGZ is om bij antisociale cliënten met (dreigend) grensoverschrijdend gedrag een eerste screening te doen van de reikwijdte van dit gedrag in termen van veiligheidsrisico's voor de omgeving. De Checklist Veiligheid Cliënt en Professional Sociale Wijkteams van Wisse (2016) zou hier een geschikt instrument voor kunnen zijn. Hierbij gaat het niet enkel om acute veiligheidsrisico's maar een inventarisatie van structurele bedreigingen van de veiligheid van anderen is minstens zo belangrijk. Behandelaren die zich willen specialiseren in het gebruik van risicotaxatie wordt aangeraden om dit te doen vanuit een structurele inbedding (onder andere door scholing, intervisie, supervisie, multidisciplinaire overleggen) vanuit de organisatie.

Tabel 3.4 Overzicht instrumenten voor het screenen en beoordelen op veiligheidsrisico's en zorg dan wel begeleidingsbehoefte

naam instrument en beschrijving	doel en doelgroep	domein	items
ABC-screening (McGlen et al. 2008) gebruikt door crisisdienst van Altrecht De lijst is eenvoudig in te vullen op basis van observatie; diepere diagnostiek is dus niet nodig. Ook het FACT-team van GGZ Centraal maakt gebruik van deze lijst bij hun triage.	Triage acute veiligheidsrisico's voor cliënten in crisis	Aanblik en atmosfeer (eerste indruk)	– Wat is de eerste observatie, wat ziet men, wat is aangetroffen en waar? – In welke omgeving of plaats is cliënt aangetroffen? – Wat is zijn nationaliteit? – Wat was de melding en wat is de situatie die men aantrof?
		Bezig (gedrag)	– Wat doet de cliënt, wat is de situatie? – Is de cliënt zich bewust van de omgeving? – Is de cliënt confronterend, provocerend, op zijn hoede, sociaal georiënteerd, afgeleid, angstig, vrolijk of somber? – Is de cliënt genegen tot overreding, coöperatief? – Wisselt het gedrag? Zijn er uitspraken of handelingen die wijzen op zichzelf of een ander iets willen aandoen? – Wat wil de cliënt? – Wat doet de cliënt op dit moment?
		Communicatie	– Wat zegt de cliënt en op welke wijze zegt hij het? – Spraak: beverig, emotioneel, snel, traag, zich herhalend, scheldend, schreeuwend. Logisch of onlogisch. – Praat de cliënt tegen stemmen die anderen niet horen? – Valt de cliënt in de rede of is hij in staat vragen te beantwoorden? Is sprake van monotonie of expressie?
		Dreiging (gevaar)	– Is de cliënt in gevaar of veroorzaken de acties van cliënt gevaar voor anderen? – Heeft cliënt gedachten over of plannen of acties voor suïcide? Bezit de cliënt (potentiële)wapens (of zegt hij deze te bezitten)? Is cliënt agressief naar anderen (geweest)? – Is cliënt agressief naar materiaal geweest? Zijn anderen in de omgeving in gevaar? – Veroorzaken anderen gevaar voor jou, de cliënt of anderen? – Hoe stabiel is de omgeving? Eerdere agressie of suïcidepogingen? Kan cliënt alleen worden gelaten of heeft hij toezicht nodig?

3.6 · Conclusie

■ Tabel 3.4 Overzicht instrumenten voor het screenen en beoordelen op veiligheidsrisico's en zorg dan wel begeleidingsbehoefte (vervolg)

naam instrument en beschrijving	doel en doelgroep	domein	items
Checklist persoonsgerichte aanpak op maat (Veiligheidshuis Fryslân 2016a)	Helpt professionals samen te werken rondom een casus, het proces te optimaliseren, een probleemanalyse te maken en passende interventies in te zetten.	Extra factoren	– Somatische klachten, medicatie, ziekten, aandoeningen? – Heeft de cliënt een beperking (lichamelijk) of andere speciale zorg nodig?
		Veiligheidsproblemen en -risico's	– Strafbare feiten; dreiging; geweld; overlast; – Maatschappelijke onrust; maatschappelijke teloorgang; verstoring openbare orde; veiligheid persoon in het geding; veiligheid omgeving in het geding; overig.
		Situatie op leefgebieden	– Psychisch functioneren ('welbevinden', psychiatrisch ziektebeeld, verslavingsgedrag?); – Fysieke gesteldheid van de cliënt en de zelfzorg; zingeving (wat motiveert de cliënt om te leven?) (bijvoorbeeld in levens- of geloofsovertuiging); – Huisvesting; financiën; – Praktisch functioneren (huishoudelijke en technische vaardigheden, taalvaardigheid?); – Sociaal functioneren (relatie cliënt en zijn omgeving, maatschappelijk gedrag?); – Dagbesteding.
Checklist veiligheid cliënt en professional sociale wijkteams (Wisse 2016)	In een vroeg stadium oog te houden op de veiligheid van cliënt en professional.	Financiën	– beheer bij derden – groeiende schulden – ongepast gedrag – cliënt zegt de eigen bijdrage niet te kunnen betalen
		Dagbesteding	– overlast – verveling (zingeving)
		Huisvesting	– valgevaar – staat en onderhoud huis (vocht, elektriciteit, brandmelders, vluchtroutes) – aanwezigheid beschermingsvrijheid (bv. traphekjes) – dreigende uithuiszetting – ongeschikte huisvesting

Tabel 3.4 Overzicht instrumenten voor het screenen en beoordelen op veiligheidsrisico's en zorg dan wel begeleidingsbehoefte (vervolg)

naam instrument en beschrijving	doel en doelgroep	domein	items
		Huiselijke relaties	– mishandeling – huiselijk geweld – verwaarlozing – eenzaamheid
		Geestelijke gezondheid	– dementie (vroegtijdige signalen van vergeetachtigheid) – suïcidedreiging – gevaar voor zichzelf of anderen – onvoorspelbaar gedrag
		Lichamelijke gezondheid	– mobiliteit bij gevaarlijke situaties – valgevaar door beperkingen – zichtbare belemmeringen – medicatiegebruik
		Verslaving	– zorgelijke afhankelijkheid van middelen – niet in staat zijn tot deelname aan maatschappij – gebruik tijdens contact – preoccupatie met gebruiken
		Activiteiten dagelijks leven	– zelfzorg – is cliënt in staat staand te douchen en veilig uit bed te stappen
		Sociaal netwerk	– foute vrienden – sociaal isolement
		Maatschappelijke participatie	– geen risico's geïnventariseerd
		Justitie	– wapenbezit – dreigementen – veel contact met politie

3.6 · Conclusie

Tabel 3.4 Overzicht instrumenten voor het screenen en beoordelen op veiligheidsrisico's en zorg dan wel begeleidingsbehoefte (vervolg)

naam instrument en beschrijving	doel en doelgroep	domein	items
		Overig	– integriteit hulpverlening – privacy – doorlooptijden – naleving afspraken – stagnatie in de samenwerking – niet halen van termijn – klachten vanuit de cliënt – juiste analyse
Screeningsinstrument verslaving en psychiatrie voor de maatschappelijke opvang (Van Rooij et al. 2007)	Screening van psychiatrische en verslavingsproblematiek bij daklozen.	Depressieve klachten	– Doe je tegenwoordig langer over de dingen waar je mee bezig bent? – Heb je de laatste tijd minder plezier in je gewone dagelijkse bezigheden? – Heb je de laatste tijd wel eens het gevoel gehad dat het leven zinloos is? – Heb je de laatste tijd wel eens de gedachte gehad dat je liever dood wilt en weg van alles?
		Psychotische klachten	– Heb je de laatste tijd wel eens het idee gehad dat je gedachten beïnvloed werden of bestuurd werden door iets of iemand anders, zonder dat je er zelf controle over hebt? – Heb je de laatste tijd wel eens gedacht dat anderen plannen aan het maken waren om je iets ergs aan te doen? – Heb je de laatste tijd wel eens stemmen gehoord die woorden of zinnen zeiden, terwijl er niemand bij je was die tegen je praatte?
		Overmatig alcoholgebruik	In de afgelopen 12 maanden: – Drink je wel eens 6 of meer glazen alcohol op één dag? (vrouwen: 4 glazen)
		(bijna) Dagelijks heroïne/methadon	In de afgelopen 12 maanden: – (bijna) dagelijks gebruik heroïne of methadon
		(bijna) Dagelijks cocaïne	In de afgelopen 12 maanden: – (bijna) dagelijks gebruik cocaïne

◨ **Tabel 3.4** Overzicht instrumenten voor het screenen en beoordelen op veiligheidsrisico's en zorg dan wel begeleidingsbehoefte (vervolg)

naam instrument en beschrijving	doel en doelgroep	domein	items
Signalenkaart (Veiligheidshuis Fryslân 2016b)	Herkennen van signalen van verwardheid en andere problemen.	Sociaal isolement en teruggetrokkenheid	Onbereikbaar (gesloten gordijnen, niet open doen); nauwelijks contact met anderen; niet op afspraken komen.
		Psychische en/of verslavingsproblemen	Vreemd gedrag, verwardheid; extreem schuw, angstig gedrag; naar alcohol ruiken, trillende handen; onaangepast gedrag; lusteloosheid, initiatiefloosheid; agressief, dwingend gedrag.
		Onvoldoende (persoonlijke) verzorging	Vervuild en onverzorgd uiterlijk; onbehandelde ziekte of letsel; verwaarloosde kinderen; opvallend vermagerd.
		Sociaal maatschappelijke problemen	Betalingsachterstanden, schulden; dreigende huisuitzetting; dreigende energie-afsluiting; volle brievenbus, ongeopende post; verstrikt in kluwen van problemen; mishandeling; veel ruzies en conflicten; kinderen de dupe van problemen van ouders; dakloosheid.
		Vervuiling woonomgeving	Stank of ongedierte; veel vuil of troep in de tuin; veel huisdieren, oud papier of etensresten in de woning.

Naar voren is gekomen in het hoofdstuk dat het incidenteel werken met cliënten met ASPS, psychopathische trekken die (dreigend) grensoverschrijdend gedrag vertonen, een blijvende negatieve houding ten aanzien van deze cliënten in stand houdt. Deze negatieve houding wordt vooral gevoed door onervarenheid, onbekendheid met de doelgroep en zich onvoldoende geëquipeerd voelen. Bijscholing in het herkennen van de kenmerken van ASPS en psychopathische trekken is essentieel en kan misinterpretaties voorkomen. Met deze kennis is het mogelijk om beheersbare boosheid van cliënten die binnen de reguliere GGZ behandeld kunnen worden, te onderscheiden van moeilijk voorspelbare agressie van hoogrisicocliënten die behandeld zouden moeten worden binnen de specialistische forensische GGZ.

Literatuur

Aanjaagteam Verwarde Personen (2016). *Doorpakken! Eindrapportage aanjaagteam Verwarde Personen*. Den Haag. Retrieved from ▶ https://vng.nl/files/vng/publicaties/2016/20160930-eindrapportage-aanjaagteam-verwarde-personen-sep2016_0.pdf.

Abulafia, J., Bukshizki, M., & Cohen, D. (2015). Risk assessments of female sex offenders: Actuarial tools versus clinical criteria. *European Psychiatry, 30*(1). ▶ https://doi.org/10.1016/S0924-9338(15)31364-X.

Andrews, D. A., & Bonta, J. (2006). *The psychology of criminal conduct* (4th ed.). Newark, NJ: LexisNexis.

Andrews, D. A., & Dowden, C. (2006). Risk principle of case classification in correctional treatment: A meta-analytic investigation. *International Journal of Offender Therapy and Comparative Criminology, 50*(1), 88–100.

Andrews, D. A., Zinger, I., Hoge, R. D., Bonta, J., Gendreau, P., & Cullen, F. T. (1990). Does correctional treatment work? A clinically relevant and psychologically informed meta-analysis. *Criminology, 28*(3), 369–404.

Boerebach, N. (2015). *Corporatiemonitor verwarde personen*. Den Haag.

Bonta, J., & Andrews, D. A. (2007). *Risk-need-responsivity model for offender assessment and treatment* (User report no. 2007–06). Ottawa, Canada: Public Safety Canada. Retrieved from ▶ https://cpoc.memberclicks.netassets/Realignment/risk_need_2007-06_e.pdf.

Bonta, J., & Andrews, D. A. (2016). *The psychology of criminal conduct*. London, UK: Routledge.

Bonta, J., & Andrews, D. A. (2017). *The psychology of criminal conduct*. London, UK: Routledge.

Bonta, J., Wallace-Capretta, S., & Rooney, J. (2000). A quasi-experimental evaluation of an intensive rehabilitation supervision program. *Criminal Justice and Behavior, 27*(3), 312–329. ▶ https://doi.org/10.1177/0093854800027003003.

Bouman, Y. H. A., & Wismeyer, C. E. (2011). *Level of Service/Case Management Inventory (LS/CMI)*. Geautoriseerde vertaling Nijmegen: Kairos.

Bowers, L., McFarlane, L., Kiyimba F., & Clark, N. (2000). *Factors underlying and maintaining nurses' attitudes to patients with severe personality disorder*. Final Report to National Forensic Mental Health R&D. London: Home Office.

Bullens, R. A. R., Van Horn, J. E., Van Eck A., & Das, J. (2014). *J-SOAP D versie III. De Nederlandse vertaling en bewerking van de J-SOAP II (Juvenile Sex Offender Protocol II)*. Utrecht: De Forensische Zorgspecialisten.

Centraal Bureau voor de Statistiek (2015). *Veiligheidsmonitor 2014*. Den Haag/Heerlen: Centraal Bureau voor de Statistiek.

Coid, J., Yang, M., Ullrich, S., Roberts, A., & Hare, R. D. (2009). Prevalence and correlates of psychopathic traits in the household population of Great Britain. *International Journal of Law and Psychiatry, 32*, 65–73.

De Graaf, R., Ten Have, M., & Van Dorsselaer, S. (2010). *De psychische gezondheid van de Nederlandse bevolking: NEMESIS-2: Opzet en eerste resultaten*. Utrecht: Trimbos-instituut.

De Graaf, R., Ten Have, M., Van Gool, C., & Van Dorsselaer, S. (2012). Prevalentie van psychische aandoeningen en trends van 1996 tot 2009; resultaten van NEMESIS-2 [Prevalence of mental disorders, and trends from 1996 to 2009. Results from NEMESIS-2]. *Tijdschrift voor Psychiatrie, 54*(1), 27–38.

De Ruiter, C. (2009). *B–SAFER: Gestructureerde beoordeling van het risico van relationeel geweld*. Maastricht University: C. de Ruiter. Zie: ▶ www.corinederuiter.eu.

De Ruiter, C., & Hillege, S. (2012). *Nederlandse vertaling EARL-21G. Consultatie versie*. Utrecht: C. de Ruiter.

De Ruiter, C., & De Jong, E. M. (2006). *CARE-NL. Richtlijn voor gestructureerde beoordeling van het risico van kindermishandeling*. Utrecht: C. de Ruiter.

De Vogel, V., De Ruiter, C., Bouman, Y., & De Vries Robbé, M. (2007). *Handleiding bij de SAPROF. Richtlijnen voor het beoordelen van beschermende factoren voor gewelddadig gedrag. Versie 1*. Utrecht, The Netherlands: Forum Educatief.

De Vries, S., Spruit, A., & Stams, G. J. J. M. (2016). *Een verkennend literatuuronderzoek naar de omvang en aard van de problematiek bij verwarde personen*. Amsterdam.

De Vries Robbé, M., Geers, M., Stapel, M., Hilterman, E., & De Vogel, V. (2014). *Structured assessment of protective factors for violence risk – Youth version. SAPROF Youth version. Richtlijnen voor het beoordelen van beschermende factoren voor gewelddadig gedrag bij jeugd*. Utrecht: De Forensische Zorgspecialisten.

Djadoenath, A., & Decoene, S. (2015). De antisociale-persoonlijkheidsstoornis en psychopathie in de reguliere ambulante geestelijke gezondheidszorg. In W. Canton, D. Van Beek, L. Claes, L. Gijs, I. Jeandarme & E. Klein Haneveld (Red.), *Handboek psychopathie en de antisociale persoonlijkheidsstoornis* (pag. 199–220). Utrecht: De Tijdstroom.

Drieschner, K., & Hesper, B. L. (2008). *Dynamic risk outcome scales*. Zwolle: Trajectum. ►http://www.trajectum.info/wp-content/uploads/2014/11/Trajectum-DROS-Instrument-11112014.pdf.

Edens, F. (2006). Unresolved controversies concerning psychopathy: Implications for clinical and forensic decision making. *Professional Psychology: Research and Practice, 37*, 59–65. ►https://doi.org/10.1037/0735-7028.37.1.59.

Egan, S. J., Haley, S., & Rees, C. S. (2014). Attitudes of clinical psychologists towards clients with personality disorders. *Australian Journal of Psychology, 66*(3), 175–180.

Gemeente Utrecht (2016). *Regionale aanpak Midden-West Utrecht personen met verward gedrag*. Utrecht.

GGD/GHOR Nederland (2015). *Factsheet Inventarisatie meldpunten OGGz*. Utrecht.

Hanson, R. K., & Harris, A. J. R. (2000). Where should we intervene? Dynamic predictors of sexual offense recidivism. *Criminal Justice and Behavior, 27*, 6–35.

Hildebrand, M., & De Ruiter, C. (2001). *SARA (versie 2) Beoordelen van het risico van huiselijk geweld*. Utrecht: Dr. Henri van der Hoeven Stichting.

Hildebrand, M., De Ruiter, C., & Ligthart, L. (2011). *Nederlandse vertaling EARL-20B versie 2*. Utrecht: C. de Ruiter.

Koch, M., Van den Berg, J. W., & Smid, W. J. (2014). *Acute-2007 Scorehandleiding*. Geautoriseerde Nederlandstalige vertaling Utrecht: De Forensische Zorgspecialisten.

Koekkoek, B. (2016). *Verwarde personen in Nederland: Hoe we omgaan met mensen met psychische stoornissen*. Houten: LannooCampus.

Kuppens, J., & Beke, B. (2008). *RiHG. Risicotaxatie-instrument Huiselijk Geweld, versie 2.1*. Arnhem: Advies- en Onderzoeksgroep Beke.

't Lam, K., Lancel, M., & Hildebrand, M. (2009). *Handleiding bij de Short-Term Assessment of Risk and Treatability (START): Richtlijnen bij het beoordelen van korte termijn risico's en behandelmogelijkheden*. Assen: GGZ Drenthe.

Lammers, S., & Philipse, M. (2003). *Nederlandse bewerking van de Level of Service Inventory-revised (LSI-r). Concept-vertaling*.

Makarios, M., Sperber, K. G., & Latessa, E. J. (2014). Treatment dosage and the risk principle: A refinement and extension. *Journal of Offender Rehabilitation, 53*(5), 334–350. ►https://doi.org/10.1080/10509674.2014.922157.

Martinson, R. (1974). What works? Questions and answers about prison reform. *The Public Interest, 35*, 22–54.

McGlen, I., Wright, K., Haumueller, M., & Croll, D. (2008). The ABC of mental health. *Emergency Nurse, 16*(7), 25–27. ►https://doi.org/10.7748/en.16.7.24.s17.

Ministerie van Justitie (2011). *Landelijke instrumentarium jeugd strafrechtketen (LIJ)*. Den Haag: Ministerie van Justitie.

NOS (2017). *Aantal meldingen over verwarde personen weer fors gestegen*. Retrieved September 7, 2017, from ►https://nos.nl/artikel/2159265-aantal-meldingen-over-verwarde-personen-weer-fors-gestegen.html.

Neumann, C. S., & Hare, R. D. (2008). Psychopathic traits in a large community sample: Links to violence, alcohol use, and intelligence. *Journal of Consulting and Clinical Psychology, 76*, 893–899.

Newton-Howes, G., Weaver, T., & Tyrer, P. (2008). Attitudes of staff towards patients with personality disorder in community mental health teams. *Australian and New Zealand Journal of Psychiatry, 42*(7), 572–577. ►https://doi.org/10.1080/00048670802119739.

Ogloff, J. R. P., & Davis, N. R. (2004). Advances in offender assessment and rehabilitation: Contributions of the riskneeds-responsivity approach. *Psychology Crime & Law, 10*, 229–242. ►https://doi.org/10.1080/0683160410001662735.

Literatuur

Plasterk, R. H. A. (2017). Antwoord op schriftelijke kamervragen van lid Beckerman (SP) over een toename van meldingen over verwarde huurders (d.d. 29 juni 2017).

Programma Terugdringen Recidive RISc (2004). Een diagnostisch instrument voor reclassering en gevangeniswezen. ▶www.justitie.nl/.../Factsheet%20Terugdringen%20Recidive_tcm34-81011.pdf.

Salekin, E. T. (2002). Psychopathy and therapeutic pessimism: Clinical lore or clinical reality? *Clinical Psychology Review, 22*(1), 79–112. ▶https://doi.org/10.1016/S0272-7358(01)00083-6.

Schippers, E., Van Horn, J. E., Kusters. I., & Klein-Haneveld, E. (2018). Veiligheidsrisico's en kenmerken van personen met verward gedrag: Rapportage van een deskresearch en veldonderzoek. ▶https://www.zonmw.nl/nl/onderzoek-resultaten/geestelijke-gezondheid-ggz/programmas/project-detail/actieprogramma-lokale-initiatieven-mensen-met-verward-gedrag/een-webbased-applicatie-voor-het-beoordelen-en-taxeren-van-acute-veiligheidsrisicos-en-zorgbeho/.

Schuringa, E., Spreen, M., & Bogaerts, S. (2014). InterRater and test-retest reliability, internal consistency, and factorial structure of the instrument for forensic treatment evaluation. *Journal of Forensic Psychology Practice, 14*(2), 127–144. ▶https://doi.org/10.1080/15228932.2014.897536.

Serin, R. C., Lloyd, C. D., Helmus, L., Derkzen, D. M., & Luong, D. (2013). Does intra-individual change predict offender recidivism? Searching for the Holy Grail in assessing offender change. *Aggression & Violent Behavior, 18,* 32–53. ▶https://doi.org/10.1016/j.avb.2012.09.002.

Smid, W. J., Koch, M., & Van den Berg, J. W. (2014). *Static-99R Scorehandleiding (herziene uitgave 2014) geautoriseerde Nederlandstalige vertaling.* Utrecht: De Forensische Zorgspecialisten.

Van Beek, D., De Doncker, D., & De Ruiter, C. (2001). *Static-99. Nederlandse geautoriseerde vertaling.* Utrecht: Forum Educatief, Dr. Henri van der Hoevenstichting.

Van den Berg, J. W., Smid, W. J., & Koch, M. (2014). *Stable-2007 scorehandleiding.* Nederlandse geautoriseerde vertaling Utrecht: De Forensische Zorgspecialisten.

Van der Put, C. E., & Assink, M. (2018). Misvattingen in de Nederlandse visie op risicotaxatie. *Tijdschrift voor Psychiatrie, 60*(8), 508–510.

Van Everdingen, C. (2015). Verwarde mensen op straat. De uitkomsten van een beeldvormend onderzoek onder dak- en thuislozen in de laagdrempelige opvang in twee grote steden. Sittard.

Van Horn, J. E., Eisenberg, M. J., Bouman, Y. H. A., Van den Hanenberg, F. J. A. C., Van der Put, C. E., & Bogaerts, S. (2016). *Forensisch Ambulante Risico Evaluatie (FARE).* Utrecht: Kwaliteit Forensische Zorg.

Van Horn, J. E., Wilpert, J., Eisenberg, M., & Mulder, J. (2008). *Handleiding Waagschaal volwassenen.* Utrecht: De Waag.

Van Horn, J. E., Wilpert, J., Eisenberg, M., & Mulder, J. (2009). *Handleiding Waagschaal volwassenen.* Utrecht: De Waag.

Van Horn, J. E., Wilpert, J., Eisenberg, M., & Mulder, J. (2012a). *Risicotaxatie-instrument voor de Ambulante Forensische GGZ – RAF GGZ jeugd. Handleiding. Versie 2012.* De Waag: Utrecht.

Van Horn, J. E., Wilpert, J., Eisenberg, M., Scholing, A., & Mulder, J. (2012b). *Risicotaxatie-instrument voor de Ambulante Forensische GGZ – RAF GGZ volwassenen. Handleiding. Versie 2012.* De Waag: Utrecht.

Van Rooij, A. J., Mulder, N., Wits, E., Van der Poel, A., & Van de Mheen, D. (2007). *Screeningsinstrument verslaving en psychiatrie voor de maatschappelijke opvang [Screener addiction and psychiatry in social care].* Rotterdam: IVO. ▶http://doi.org/10.13140/RG.2.1.2237.6809.

Veiligheidshuis Fryslân (2016a). Checklist persoonsgerichte aanpak op maat. Leidraad en werkdocument bij een casus.

Veiligheidshuis Fryslân (2016b). Signalenkaart. (Verkregen 26-04-2017).

Volkert, J., Gablonski, T. C., & Rabung, S. (2018). Prevalence of personality disorders in the general adult population in Western countries: systematic review and meta-analysis. *The British Journal of Psychiatry: The Journal of Mental Science,* 1–7. ▶https://doi.org/10.1192/bjp.2018.202.

Ward, T., & Brown, M. (2004). The good lives model and conceptual issues in offender rehabilitation. *Psychology, Crime & Law, 10,* 243–257.

Wisse, E. (2016). *Onderzoek naar de aanpak van verwarde personen in Zwolle.* Zwolle.

Zijlmans, J. (2017). *De Relatie tussen Houding en Emoties van Behandelaren en de Intentie tot het Behandelen van Cliënten met een Antisociale Persoonlijkheidsstoornis. Ongepubliceerde masterscriptie.* Tilburg: Tilburg University.

De therapeutische relatie bij cliënten met antisociale persoonlijkheidsproblematiek; cliënt en behandelaar aan het woord

Dr. M.J.N. (Madeleine) Rijckmans, Dr. A. (Arno) van Dam en Drs. J.E.M. (Janneke) Aerts

4.1 Samenvatting – 68

4.2 Dilemma – 68

4.3 De therapeutische relatie met cliënten met een antisociale persoonlijkheidsstoornis – 68
4.3.1 Perspectief vanuit de wetenschappelijke literatuur – 69
4.3.2 Het perspectief vanuit cliënten met ASPS – 72
4.3.3 Het perspectief vanuit de behandelaar – 86

4.4 Handvatten en aanbevelingen – 93

Literatuur – 94

© Bohn Stafleu van Loghum is een imprint van Springer Media B.V., onderdeel van Springer Nature 2020
M. J. N. (Madeleine) Rijckmans, A. (Arno) van Dam en L. M. C. (Wies) van den Bosch (Red.), *Praktijkboek antisociaal gedrag en persoonlijkheidsproblematiek*, https://doi.org/10.1007/978-90-368-2295-4_4

4.1 Samenvatting

Een goede therapeutische relatie draagt ook bij cliënten met een antisociale persoonlijkheidsstoornis (ASPS) bij aan een betere behandeluitkomst. Het opbouwen van een therapeutische relatie met cliënten met ASPS lijkt gecompliceerd te zijn omdat een kernprobleem van deze doelgroep juist bestaat uit het niet of moeizaam kunnen opbouwen van goed functionerende, wederkerige samenwerkingsrelaties. In de wetenschappelijke literatuur komen we verschillende benaderingen tegen wat betreft de manier waarop behandelaren cliënten met ASPS het beste tegemoet zouden kunnen treden. Het gaat om een meer begrenzende dan wel een meer psychotherapeutische benadering. Deze verschillen worden ook beschreven door de ervaringen van cliënten met ASPS. Zij zeggen behoefte te hebben aan behandelaren die hen met een positieve en open houding tegemoet treden, maar die tegelijkertijd duidelijk zijn en stevig in hun schoenen staan. Dit stelt behandelaren regelmatig voor dilemma's en stelt eisen aan behandelteams en de organisatie van de zorg.

4.2 Dilemma

Een cliënt die je al ruim een jaar in behandeling hebt, komt vanwege geweld en stalking in detentie. Het is een getraumatiseerde, affectief verwaarloosde man die nauwelijks sociale contacten heeft. Omdat het in de gevangenis erg slecht met hem gaat, heb je af en toe telefonisch contact met hem. Hij voelt zich daar erg eenzaam en ziet het leven niet meer zitten. Na een aantal maanden heeft hij behalve met jou, nog met niemand contact gehad. Binnenkort is hij jarig en verwacht hij ook dat niemand daaraan zal denken. Na een pijnlijke stilte vraagt hij of jij hem een kaart voor zijn verjaardag wil sturen. Dan heeft hij nog iets om naar uit te kijken. Wat doe je?

De dilemma's waar behandelaren van cliënten met een antisociale persoonlijkheidsstoornis mee te maken krijgen, hebben vaak betrekking op de dimensie afstand versus nabijheid. Enerzijds moet je als behandelaar op je hoede zijn voor grensoverschrijdend gedrag en manipulatie, anderzijds heb je te maken met een doelgroep die vaak kampt met vroege trauma's en gehechtheidproblematiek. Afstand houden en begrenzen zou dan juist hechtingsstijlbevestigend kunnen werken.

4.3 De therapeutische relatie met cliënten met een antisociale persoonlijkheidsstoornis

Een goede therapeutische relatie draagt bij aan een betere behandeluitkomst (Lambert en Barley 2002; Beutler et al. 2004). De term therapeutische relatie verwijst naar de interpersoonlijke processen die een rol spelen in de behandeling, zoals overeenstemming over doelen en werkwijze en de affectieve band tussen cliënt en behandelaar en welke parallel lopen aan de toegepaste behandeltechnieken (Wampold en Imel 2015). Er zijn aanwijzingen dat ook bij cliënten met een antisociale persoonlijkheidsstoornis (ASPS) het opbouwen van een goede therapeutische relatie belangrijk is voor het behandelresultaat (Florsheim et al. 2000; Kennealy et al. 2012; Polaschek en Ross 2010). Bij de behandeling van cliënten met ASPS zijn er echter meerdere factoren die de ontwikkeling van een goede therapeutische relatie bemoeilijken. Ten eerste wordt een deel van deze cliënten gezien in een gedwongen kader. In een dergelijke setting heeft een behandelaar te maken met meerdere, soms conflicterende rollen. Enerzijds biedt zij een behandeling waarin de cliënt centraal staat en vertrouwen belangrijk is. Anderzijds worden rapportages verwacht met risicotaxaties en prognoses over de veiligheid voor de directe omgeving en de maatschappij (Gannon en Ward 2014). Ten tweede is er in deze behandelsetting vaak al veel bekend over een cliënt voordat de behandelaar de cliënt ziet. Dit kan het beeld van de behandelaar over de cliënt kleuren nog voor zij kennis heeft gemaakt met de cliënt en kan invloed hebben op de houding en bejegening van de behandelaar (Ross et al. 2008). Ten derde kunnen motivatieproblemen bij de cliënt ten grondslag liggen aan problemen in het ontwikkelen van een constructieve therapeutische relatie. Dit speelt ook bij behandelingen in een niet forensisch kader. Motivatie voor behandeling is veelal (deels) extern gestuurd, zoals door relationele problemen of dreiging van juridische stappen, en een behandelaar zal snel moeten inspelen op deze motivatie om te voorkomen dat deze wegzakt en verandering voor de cliënt niet meer nodig lijkt (Van Dam et al. 2009; McGauley et al. 2011).

Tenslotte lijkt het opbouwen van een therapeutische relatie met cliënten met ASPS gecompliceerd te zijn omdat een kernprobleem van mensen met ASPS nu juist is dat ze goed functionerende, wederkerige samenwerkingsrelaties niet kunnen opbouwen. De DSM-5 definieert de antisociale persoonlijkheidsstoornis immers als 'een patroon van gebrek aan respect voor en van schending van de rechten van anderen' (APA 2014). Ook in de psychotherapeutische literatuur worden mensen met ASPS beschreven als mensen die zichzelf zien als sterk en op zichzelf aangewezen en anderen als kwetsbaar en te gebruiken of uit te buiten (Sprey 2017), waarbij het kernthema dat is van angst voor kwetsbaarheid. Het behoeft weinig uitleg dat deze kenmerken gevolgen hebben voor de therapeutische relatie. Ten eerste wordt verwacht dat deze kenmerken invloed hebben op de manier waarop een cliënt aankijkt tegen de behandeling en de behandelaar. In een therapeutische relatie is onherroepelijk sprake van een bepaalde mate van zich kwetsbaar moeten opstellen wil enige vorm van therapie mogelijk zijn. Hierin schuilt vooral de worsteling waarmee de cliënt kampt, zowel voorafgaand aan het vragen van hulp, maar ook tijdens het gehele therapieproces. Ten tweede speelt dit ook andersom en kleuren deze kenmerken ook de blik van de behandelaar. Dit kan leiden tot problemen in de behandeling. Valkuilen voor de behandelaar zijn onzekerheid, irritatie en ontmoediging, die op hun beurt de ineffectieve patronen van de cliënt kunnen versterken (Sprey 2017).

4.3.1 Perspectief vanuit de wetenschappelijke literatuur

In de literatuur komen we verschillende benaderingen tegen wat betreft de manier waarop behandelaren cliënten met ASPS het beste tegemoet kunnen treden. Het gaat om een meer begrenzende dan wel een meer psychotherapeutische benadering.

De benadering die de nadruk legt op begrenzen, afstand houden en zich niet laten manipuleren zien we vooral terug in de Angelsaksische literatuur (Beek en Canton 2015). Zo doen Hester et al. (2006) na het beschrijven van verschillende typen daders van huiselijk geweld een aanbeveling om daders geen counseling aan te bieden dat het 'arme ik'-syndroom zou kunnen versterken. In plaats daarvan moeten daders worden benaderd met een kritische blik op hun gedrag, gericht op verandering. In veel klinieken waar mensen met antisociaal gedrag worden behandeld zijn richtlijnen geformuleerd die vooral begrenzing en voldoende afstand houden voorschrijven (Berg 2011). Deze cliënten worden dan vooral gezien als een potentiële dreiging ten opzichte van verpleegkundigen en behandelaren en interventies zijn er met name op gericht om de veiligheid van de behandelstaf te waarborgen (Schafer en Peternelj-Taylor 2003). Binnen de klinische setting lijkt daar ook wel aanleiding toe te zijn (Mudde et al. 2011). Tijdens de behandeling van forensisch psychiatrische patiënten vindt geregeld agressief gedrag plaats. Onderzoek laat zien dat ongeveer 15 tot 30 % van de forensisch psychiatrische patiënten agressief gedrag vertoont tijdens klinische opname en dat dat een negatieve invloed op personeel en op medepatiënten heeft (Daffern 2007; Hildebrand et al. 2004, 2005). Vooral verpleegkundig personeel lijkt een relatief groot risico te lopen om slachtoffer te worden van agressie van opgenomen psychiatrische patiënten (Nijman et al. 1997). Ook in de ambulante GGZ wordt agressie gerapporteerd (Rijckmans et al. ▶in preparation). Een derde van de behandelaren geeft aan te maken gehad te hebben met verbale agressie en één op de acht behandelaren heeft ook te maken gehad met fysieke agressie. Er lijkt nauwelijks verschil te zijn tussen ambulante reguliere afdelingen van GGZ-instellingen en ambulante forensische afdelingen. Onafhankelijk van de setting blijkt dat behandelaren die met cliënten met ASPS werken, even vaak te maken hebben met verbale agressie als collega's die niet met ASPS-cliënten werken (33 %) maar wel relatief vaker fysieke agressie hebben meegemaakt (5 versus 15 %).

Een ander terrein waarop de noodzaak tot begrenzen en afstand houden een rol lijkt te spelen is intimiteit. In de literatuur over seksuele relaties tussen behandelaren en cliënten wordt er vooral op gewezen dat behandelaren hun machtspositie niet mogen misbruiken (Capawana 2016). In de vakliteratuur is nauwelijks aandacht voor seksuele betrekkingen tussen behandelaren en antisociale cliënten. In de reguliere media komen we dit verschijnsel wel tegen. Daar wordt bijvoorbeeld gemeld dat uit informatie van de Inspectie voor de Gezondheidszorg (IGZ) blijkt dat in de periode 2014–2016 zeker twaalf medewerkers van tbs-klinieken een seksuele relatie gehad hebben met een cliënt (▶rtlnieuws.nl, 9-7-2017) en dat de man die recent is veroordeeld voor moord en verkrachting van een jonge vrouw, een relatie had met een van zijn begeleidsters in de psychiatrische kliniek waar hij jaren vastzat (De Telegraaf, 12-10-2017). Het patroon dat in deze artikelen naar voren komt is dat het gaat om mannelijke cliënten die seksuele betrekkingen aanknopen met vrouwelijke behandelaren en naast deze seksuele gunsten ook nog andere zaken proberen te regelen, zoals vrijheden, naar binnen smokkelen van zaken zoals telefoons en een schuilplaats verschaffen. Deze berichten geven voorbeelden van ernstige grensoverschrijdingen in behandelingen van deze populatie. Begrenzen en behouden van professionele afstand in een therapeutisch contact is belangrijk en vraagt gezien de pathologie van deze cliëntengroep specifieke aandacht. Een deel van de cliënten maakt op een exploiterende of seksualiserende wijze contact. Wanneer hier onvoldoende oog voor is, kan dit tot grensoverschrijdend gedrag leiden (Yakeley en Williams 2014). Intensieve supervisie en teamintervisie is bij deze doelgroep essentieel.

Naast begrenzen en afstand houden is er ook een andere benadering die ervan uit gaat dat ingespeeld moet worden op de gehechtheidsproblemen en vroegkinderlijke trauma's die ten grondslag liggen aan de persoonlijkheidsproblematiek van deze groep cliënten (McGauley et al. 2011; Brody en Rosenfeld 2002). Een sterke nadruk op afstand houden en begrenzen zou juist hechtingsstijlbevestigend werken (Yakeley en Williams 2014; Berg 2011). Er is in beperkte mate onderzoek gedaan naar de relatie tussen ASPS en hechtingsstijl. Dit is opvallend, aangezien de ontwikkeling van de gehechtheidstheorie gestart is met het onderzoek van Bowlby (1944) bij delinquente jongeren. Het viel hem op dat zij een beperkt vermogen hadden om affectieve, wederzijdse relaties te ontwikkelen. Het onderzoek dat er wél is bij cliënten met een antisociale persoonlijkheidsstoornis, laat zien dat de prevalentie van een onveilige gehechtheid hoog is. Er wordt bij deze cliënten een vermijdende, afwijzend-onverschillige gehechtheidsstijl gevonden. Zij scoren hoog op indicatoren voor onverwerkte trauma's, maar eigen gevoelens en kwetsbaarheden worden ontkend en er is minachting voor gehechtheidsfiguren. Boosheid en angstonderdrukking worden ingezet om de omgeving onder controle te houden (Nørbech et al. 2013; Gao et al. 2010; Frodi et al. 2001; Gori et al. 2014; Hansen et al. 2011; Nicolai 2001).

Bernstein, Kersten en Keulen-De Vos (2015) beschrijven dat deze cliënten behalve de kille, onthechte toestand, zoals hierboven beschreven, ook andere gemoedstoestanden beleven. Ze hebben ook kwetsbare gemoedstoestanden die meestal ver weg buiten de beleving wordt gehouden. Zij pleiten er dan ook voor de categoriale kijk op deze cliënten los te laten. Psychopaten en cliënten met ASPS kunnen verschillende emoties en gedragingen laten zien in verschillende omstandigheden. Deze fluctuaties in het gevoelsleven kunnen worden gebruikt in de therapie. Bij veel van de in dit boek besproken behandelmethodieken voor cliënten met ASPS of psychopathie, wordt dan ook de nadruk gelegd op de onvervulde behoeften van de cliënt (zie voor een uitgebreide uitleg onder andere ▶H. 10 over dialectische gedragstherapie en ▶H. 11 over schematherapie). Deze behoeften zijn onder andere veiligheid en stabiliteit, vertrouwen, eerlijkheid en rechtvaardigheid, consistentie, duidelijkheid, transparantie, emotionele steun en aandacht. Een aandachtspunt hierbij is wel dat cliënten met ASPS deze onvervulde behoeften vaak in eerste instantie, aan het begin van de behandeling, niet bij zichzelf (h)erkennen. Dit vraagt van behandelaren in ieder geval een positieve grondhouding ten aanzien van de cliënt en de mogelijkheid deze ook empathisch te benaderen en een betere aansluiting te zoeken bij het psychologische ontwikkelingsniveau van deze cliënten, om zo een gezonde, werkbare therapeutische relatie op te kunnen bouwen (Chakhssi et al. 2014; Yakeley en Williams 2014; Berg 2011). Een complicatie daarbij is dat cliënten met een afwijzend-onverschillige hechting in eerste instantie wantrouwend staan ten opzichte van empathie. Veel cliënten zijn in het verleden veelvuldig getraumatiseerd of zijn opgegroeid in een omgeving vol ellende en chaos waarin rolmodellen grensoverschrijdend gedrag vertonen. Ze hebben een diepgeworteld wantrouwen tegenover hun omgeving en dus ook tegenover goedwillende behandelaren die het beste met hen voor zeggen te hebben (Thunnissen et al. 2009). Ze zullen aanvankelijk terughoudend op de empathische behandelaar reageren (Hafkenscheid 2014). Het is daarom in het begin van de behandeling aan te bevelen de mate van empathie enigszins te doseren, omdat de cliënt zich daar ongemakkelijk bij kan voelen. Een wat zakelijker en praktischer benadering is dan passender. Een andere complicatie bij mensen met deze gehechtheidsstijl is dat voor hen het verbreken van het contact beter te verdragen is dan vernedering (Hafkenscheid 2014). Zij zullen, als zij zich door de behandelaar gekleineerd of niet serieus genomen voelen, eerder het contact verbreken. Dit betekent voor behandelaren dat zij vaak moeten balanceren tussen een niet te empathische en ook niet te confronterende benadering. In eerste instantie een dus wat zakelijke, ego-sparende benadering die in de loop van de tijd, als de behandelaar meer krediet heeft opgebouwd, wat empathischer maar ook confronterender kan zijn.

4.3.2 Het perspectief vanuit cliënten met ASPS

In dit hoofdstuk zijn citaten opgenomen van acht cliënten met een ASPS uit de forensische en reguliere GGZ die geïnterviewd zijn om hun mening en behoeften aan te geven met betrekking tot hoe zij de hulpverlening hebben ervaren en wat zij liever anders hadden gezien. De thema's die door hen benoemd werden in een open interview, sluiten aan bij de hierboven beschreven adviezen vanuit een ontwikkelings- en gehechtheidsperspectief.

Een aantal van de beschreven behoeften zal niet uniek zijn voor cliënten met ASPS en gelden voor de meeste GGZ-cliënten (zie bijvoorbeeld Rijckmans 2005; Rijckmans et al. 2007), maar andere hier genoemde elementen zijn wel specifiek voor de ASPS-doelgroep. In het bijzonder het evenwicht dat de behandelaren moeten vinden tussen een open, accepterende en betrokken houding en tegelijkertijd een zekere stevigheid en soms ook afstand ten toon spreiden als de situatie daarom vraagt.

Motivatie voor behandeling

Een eerste thema dat uit de interviews naar voren kwam is motivatie voor behandeling. Cliënten zeggen een veranderwens te hebben en behandeling te willen omdat zij de (mogelijke) consequenties van hun huidige gedrag, zoals gevangenisstraf, verlies van contact met hun kinderen onaanvaardbaar vinden.

> Kijk, misschien komt het wel omdat ik er ooit zelf voor heb gekozen, maar ik kies er nu ook zelf voor om het te verlaten. Omdat het uiteindelijk niet zal lonen. Ik besef steeds meer dat het niet gezond is en dat ik echt iets met mijn leven wil doen. Ik heb vroeger altijd wel gedacht ik wil rijk worden, en ik wil de mooiste auto's enzovoort, en dat wil ik nog steeds wel, maar dat kan ook op een andere manier. Vandaar dat ik ook voor me-eigen wil gaan beginnen en dat soort dingen; het zal hard werken zijn de eerste jaren, en ik zal zeker in valkuilen vallen, 100 % zeker, maar ik heb het er wel voor over om mijn leven gevangenisvrij te houden. (Wander)

> Ik wil er graag vanaf, ik ondervind zware hinder van mijn antisociale problematiek, en mijn omgeving ook. Mijn vrienden en familie hebben er eigenlijk nooit last van met mij, en mensen die dichtbij mij staan die hebben dat eigenlijk niet, maar ik laat niet zomaar iemand in mijn vertrouwde cirkel. Als iemand daarin zit, in die vertrouwde cirkel, dan kan hij me maken en breken, dat is geen probleem. In mijn vertrouwde cirkel is iedereen safe. Maar daarbuiten, dat is voor mij een grote battle. (Mark)

> Eigenlijk interesseren andere mensen me helemaal niet. Het maakt me niet uit wat ze van me denken of dat ze last van me hebben. Als ik geen kinderen zou hebben, dan weet ik zeker dat ik een keer in de gevangenis zou eindigen. Eigenlijk is het een wonder dat dat nog steeds niet gebeurd is. Maar nu wil ik voorkomen dat ik in de gevangenis terechtkom of vroeg dood ga omdat ik een keer de verkeerde tegen het lijf loop. Dan kan ik mijn kinderen niet meer beschermen. Daarom wil ik er nu alles aan doen om dat te voorkomen. (Silvano)

Gevoeligheid voor afwijzing en stigma

Om in behandeling te gaan moeten cliënten hun gevoeligheid voor afwijzing en stigma overwinnen. Cliënten zeggen dat ze bang zijn om door anderen bevooroordeeld benaderd te worden. Dit voelt voor hen onrechtvaardig en maakt hen boos. Aan deze gevoelens liggen vaak ervaringen met afwijzing en vernedering ten grondslag. Om te voorkomen dat dit hen nogmaals gebeurt, zijn ze hier alert op en bereid om hun boosheid direct te uiten.

> Ik had zoveel klachten, ik had flashbacks, was verslaafd, ik liep zwaar getriggerd over straat en ze wisten niet goed meer wat ze met me aan moesten. Volgens hun woorden liep ik op een gegeven moment rond als een getraumatiseerde soldaat die net terug was uit Irak. (…) Mensen zien vaak door de bomen het bos niet meer en dan kom je bij hulp en dan is het heel belangrijk dat het op de juiste manier gedaan wordt, anders wíl je nog niet eens geholpen worden. En als je je dan afgewezen voelt door de hulpinstanties, dan is er ook niks meer wat jou tegenhoudt om los te gaan, volledig. Dat is echt. Want als jij geen begrip meer krijgt van degene die jou zou moeten helpen … Dat doet iets met je, ik heb het zelf ervaren. (Mark)

> Als ik het idee heb niet serieus genomen te worden, dan kun je op je kop gaan staan maar dan zeg ik het je! En dan vraag ik iemand anders als behandelaar, die het wel kan. Ik heb dat echt een paar keer gedaan, dat is niet leuk voor de ander, maar ja, kom op. Don't bullshit the bullshitter. (Mark)

> Ik weet ook wel dat ik die problemen zelf gecreëerd heb, daar hoeft een ander mij niet bevooroordeeld op aan te spreken. (Wander)

> Niet begrepen worden, dat is heel moeilijk. Dan ben je eenzaam in je way of life. Kijk, ik heb aanzienlijke problematiek. Dat hoeft niet zo te zijn als ik maar begrepen word, maar dat is vaak niet zo in de wereld. Het zou heel goed zijn als er meer naar de persoon zelf gekeken wordt, wat de achterliggende oorzaken zijn. Het is altijd zo geweest van een pleister op de wond, in plaats van dat gekeken wordt naar waar komt die wond vandaan en dat is heel belangrijk, dat is een wezenlijk verschil. (Mark)

> Bevooroordeeld zijn naar mensen dat helpt nooit. Dat is mijn mening, omdat mensen heel veel bevooroordeeld naar mij hebben gekeken, dus ik weet hoe het is om bevooroordeeld behandeld te worden. (…) Serieus genomen worden, dat is echt heel erg belangrijk. Want ja, je weet hoe ik eruitzie, een stereotype, je weet hoe ik leef, je wordt al heel snel met de nek aangekeken en eigen schuld dikke bult wordt vaak gedacht. Mij doet het goed als je dan toch ergens het gevoel krijgt wel serieus genomen te worden. Ik heb in ieder geval hier het gevoel dat ik echt bezig ben met me-eigen en dat ik bezig ben er bovenop te komen en dat ik serieus geholpen word. Ik snap ook wel dat ik niet helemaal zuivere koffie ben, maar het is heel fijn als je dan toch door iemand wel serieus genomen wordt en er wordt door een psycholoog naar je geluisterd. Dat heeft mij heel veel goed gedaan. En ik denk dat dat voor heel veel mensen zoals mij zo werkt. (Wander)

Wantrouwen en kritiek ten aanzien van de hulpverlening

Een ander terugkerend thema is wantrouwen ten aanzien van de hulpverlening. Dit wantrouwen wordt onder meer gevoed vanuit opvattingen over psychiaters en psychologen die heersen in hun sociale leefomgeving en vanuit negatieve ervaringen die zij eerder hebben opgedaan in contacten met de GGZ. Daarnaast speelt de verhoogde mate van wantrouwen, gekoppeld aan de pathologie, een rol. Deze cliënten zullen niet gemakkelijk iemand vertrouwen.

> Mijn grootste angst toen ik bij mijn therapeut kwam en aan de behandeling begon was het vertrouwen dat ik in haar moest zien te krijgen. Want openheid geven omtrent bepaalde zaken naar een buitenstaander was voor mij compleet nieuw. Wat soms zelfs best een beangstigend gevoel gaf! Ook mede omdat ik me ervan bewust was dat ik m'n houding en gedrag moest veranderen om dat toe te laten. En ik denk dat die angst om dat te veranderen net zo groot was als het feit dat ik mijn therapeut moest leren vertrouwen! De doorslag voor mij om haar in vertrouwen te nemen is zeer zeker het geduld dat ze met me heeft gehad! En de tijd die ze me ook gunde. Ik geloof niet dat er het eerste jaar van m'n therapie iets uit m'n mond is gekomen dat betrekking had op bepaalde klachten waar ik mee zat. Als dat geduld er niet was geweest en ik het gevoel had dat ik gepusht werd, was ik zeer zeker afgehaakt! (Roland)

> In mijn milieu is het zo dat als je naar een psycholoog of psychiater moet, dan ben je écht gek. (Wander)

4.3 · De therapeutische relatie met cliënten ...

> Praten staat gelijk aan je doodvonnis. (...) Psychologen en psychiaters zijn gevaarlijke mensen. Als je een psycholoog één vinger geeft, plakt hij er vijf aan vast, waarmee ik bedoel dat er aan alles wat je doet of zegt een betekenis gegeven wordt die helemaal niet hoeft te kloppen. (Wander)

> Psychiaters zijn pillenboeren, die willen je alleen maar volstoppen met zooi. (Rini)

> Wat je vaak ziet is dat het al heel snel te gecompliceerd is voor bepaalde behandelaren. Kijk, bij de GGZ werken ze met trechters, dus je komt binnen met grote problematiek. Dan gaan ze kijken wat er precies aan de hand is. Dan kom je onderaan in de trechter uit. Wat daar heel belangrijk is, en dat is waar het structureel aan ontbreekt, is dat er echt op de persoon zelf verder gekeken wordt. De persoon zelf geeft ook wel dingen aan, daar moet je altijd heel goed naar luisteren, maar je moet daar ook actief zelf mee bezig zijn, om het verhaal helder te krijgen. Ik heb therapeuten gehad die naar de klok zaten te kijken terwijl ik mijn verhaal aan het doen was, ik ben daar weggelopen, omdat ik dat gewoon niet trek. (Mark)

> Doordat ik altijd als een beest had gewerkt, was mijn hele rug en linkerbeen helemaal kapot waardoor ik ook een heel kort lontje had. Ik ging in behandeling om te leren omgaan met mijn pijn, maar juist op dat moment hield mijn ex mijn dochter ook nog bij me weg. Dit liep helemaal mis. Hierdoor kwam mijn hele verleden weer om de hoek kijken, waarin ik twintig jaar lang ernstig mishandeld ben. Ik was supersnel boos en vertrouwde niemand, zeker geen vrouwen meer. Ik was de baas, mijn wil was wet. Ik had ook geen controle over mijn emoties. Ik was dominant en dreigend. Toen de therapie begon dacht ik na iedere sessie dat mijn therapeute blij was dat ik weg was, ik was bang dat ze negatief over mij ging praten met anderen. Ook was ik heel bang dat ik toch geen mietje zou worden als ik deze therapie zou gaan volgen. Ik was erg onzeker over alles, omdat ik van mijn vader en moeder geen zwakte mocht laten zien. Alleen maar geweld, agressie, domineren. Na een paar sessies kreeg ik echt het gevoel dat ik werd gehoord. Dit gevoel kende ik helemaal niet. Vanaf daar zijn we verdergegaan om het vertrouwen weer op te bouwen. Vertrouwen is voor sommige mensen erg moeilijk, dat begrijp ik heel goed want dat was het bij mij ook. Toen ik er voor openstond ging er een nieuwe wereld voor me open. (Pieter)

> Psychiaters zijn voor mij zielenknijpers. Kijk, je komt binnen, ik heb het nu twee keer ondervonden, dan is het pilletje hier, pilletje daar, en die zijn zelf gek geworden van het studeren, zo denk ik er over. Je komt binnen, je legt je probleem voor, en het eerste wat ze doen, dan komen ze met zo'n briefje aan van ga maar naar de apotheek, ga maar pilletjes halen. En dan heb ik het idee dat ik niet voor vol aangezien word. Dan heb ik het gevoel dat psychiaters mij

niet serieus nemen. Dus ik ga naar geen een psychiater meer. En nou moet ik ook niet gaan generaliseren, je zult er ook vast goeie tussen hebben, maar ik wil het niet meer zien. Daar heb ik te veel met die mensen voor meegemaakt. (Rini)

> Ik heb vijftien jaar coke gedeald, naast mijn werk, ik heb meerdere malen detentie gehad, en toen ik in zorg kwam had ik meerdere diagnoses: borderline, PTSS, en toen mijn dochter geboren werd zat ik vuurwapengevaarlijk in de speeltuin en toen dacht ik: dit moet ik niet willen. (…) Ik liep al zo lang met mijn ziel onder mijn arm en aan de andere kant had ik ook niet het lef om in behandeling te gaan. Ik was heel bang dat het mij zou veranderen, dat het me mijn relatie zou kosten als ik zou veranderen, daar had ik heel veel angst voor. Als ik terugkijk was het eigenlijk alleen maar angst. Angst voor wat maken ze los in me, hoeveel komt er naar boven en stel dat ik het wel ga snappen, verandert het mij dan? Vind ik dan nog leuk wat ik nu leuk vind? Houd ik dan nog van mijn vrouw? Blijf ik mezelf of verlies ik mezelf? Dat waren wel heel cruciale vragen voor mij. Want er gaat natuurlijk wel iets veranderen. (Andy)

> Sinds 1998 draai ik al mee in de GGZ. Ik heb al zoveel behandelaren, therapeuten, conclusies, voorbarige conclusies, diagnoses gehad, en ook therapeuten waarbij ik mezelf eigenlijk nog moest inhouden omdat ik het idee had: it ain't gonna work, snap je? (Mark)

> Niet te bekrompen, dus ruimdenkend, dat is ook belangrijk voor een psycholoog. Dus niet te kortzichtig zijn en niet te gauw jou ergens in een hokje plaatsen. Een beetje verder kijken en niet te snel al een oordeel klaar hebben. Zo van dat en dat en dat en dat is het, maar dat is het misschien wel helemaal niet en dan gaan we daar met z'n allen helemaal op focussen terwijl dat misschien helemaal niet het probleem is. Misschien moet er wat uitgebreider gekeken worden eerst voordat je iemand wegstuurt naar een bepaalde afdeling. Iemand niet te gauw in een hokje douwen. En niet te snel met diagnoses komen enzovoort. Er zijn volgens mij maar een paar mensen die echt geïnteresseerd zijn, en verder willen kijken, en echt willen verdiepen, en heel veel mensen die doen dat niet, die doen gewoon wat ze moeten doen, volgens het protocol lijkt het wel. (Roy)

Een open houding, inzet en oprechtheid

Cliënten met ASPS verlangen een open onbevooroordeelde houding van de hulpverlening zonder direct in een hokje of diagnosecategorie geplaatst te worden. Een behandelaar die hen als mens ziet, buiten de bestaande zorgpaden en protocollen durft te gaan en bereid is om iets extra's te doen wint hun vertrouwen. Ze willen zich echt gehoord voelen.

> Hoe ver wil je gaan als hulpverlener? Je moet iets meer doen dan wat verwacht wordt. Want dat betekent iets voor je als cliënt. Dat pikt iedereen op. Dan lijkt het erop voor de patiënt dat iemand echt bezig is met het welzijn van de patiënten. Je merkt het gewoon als iemand meer wil doen dan alleen wat ze

moeten doen. Dat merkt iedereen. Je weet echt wel of je iemand tegenover je hebt zitten die serieus bezig is met je of iemand die eigenlijk gewoon maar zijn werk zit te doen en misschien het achteraf liever niet had gedaan. Heb je er wel zin in? Wil je het echt wel weten, wat ik aan het vertellen ben, of wil je gewoon even snel-snel en weer op naar de volgende? En dat werkt averechts. Want juist mensen die psychisch in de knoei zitten pikken die dingen wel op. Ik denk dat dat vaak het probleem is. (Roy)

> Kijk, als ik 'help' stuur over de mail dan wil ik een antwoord, dat is zo belangrijk. Meestal als iemand met deze problematiek een mailtje stuurt, mensen die eigenlijk altijd alles alleen hebben gedaan en al wantrouwender zijn dan anderen, dan heeft hij er wel een goeie reden voor. En dat gebeurt bijna nooit. Ook niet als ik er een heel verhaal in zet en vertel hoe slecht het met me gaat, dan nog krijg ik geen antwoord. Het voelt dan alsof iemand je laat stikken. Als je als behandelaar daar niet voor kiest, dan moet je dat werk niet gaan doen, want dan werkt het toch niet. (…) En als je wel een antwoord krijgt, dan weet ik dat je bij mij betrokken bent, en dat maakt alles anders. Dat maakt dag en nacht verschil. En dat is juist zo belangrijk! Ik vraag niet iedere week iets hè, maar áls ik aan de bel trek dan is het serieus, en als er dan niet gereageerd wordt, daar is voor mij dan alles mee gezegd. (Roy)

> Wat ik het belangrijkst vind, dat heb ik bijna bij niemand, dat is gewoon normaal menselijk contact. Dat je niet het idee hebt dat je bij iemand zit die jou probeert in een hokje te plaatsen, dat is het meestal, maar gewoon het idee hebben dat je met iemand zit te praten die echt geïnteresseerd is in jou. Iemand moet met jou praten zodat je het idee hebt dat je gewoon met iemand zit te praten. Niet allemaal te moeilijk en te veel moeilijke termen en zo, want dan ga je, zeker als je ADHD hebt, nog gekker naar buiten dan je binnenkwam. Met iemand met wie je persoonlijk contact hebt, waarbij je het idee hebt zo van, even fijn bij haar buurten, dan komt er veel meer aan het licht omdat je je dan open durft te stellen en je eigen grenzen verlegt. Dan gaat de barrière een beetje weg, als je het gevoel hebt dat je gewoon met een kennis zit te praten, en niet met een dokter of iemand die denkt van: oh ja, dat heb ik wel eens ergens gelezen, en je dan meteen een label opplakt. Dat idee heb ik dus bij veel behandelaren wel. Je krijgt een stempel en dan moet je in een vast protocol. (Roy)

> Het is heel belangrijk dat je je probeert in te leven als behandelaar in de situatie waarin de cliënt zit en het is heel belangrijk dat je daar niet te oordelend over bent. Het is echt heel belangrijk dat je, ook al heb je het zelf niet meegemaakt, om open te staan voor alles wat je hoort en niet een bepaalde richting heen willen denken zelf. Ik denk dat het menseigen is om dat te doen, dat je dingen stuurt in de richting van dingen die je kent en die vertrouwd zijn. Dat is ook een risico voor behandelaren, dat je een bepaalde tunnelvisie krijgt en vooral criteria oppikt die je toestaan iemand weer te labelen, maar het is belangrijk dat dat niet gebeurt. (Mark)

Autonomie en respect

In het behandelcontact is respect voor de ideeën en autonomie van de cliënt een voorwaarde om tot een goede samenwerking te komen. Autonomie is een belangrijk uitgangspunt in de behandeling; een cliënt heeft het recht om zelf keuzes en beslissingen te nemen. Een behandelaar moet de cliënt ruimte bieden om het traject mee vorm te geven. Bij opgelegde behandelingen kan dit soms lastig zijn en moet er aan specifieke voorwaarden worden voldaan. Als dit het geval is, is het voor de cliënt zeer belangrijk dat hij binnen de voorwaarden ruimte heeft om zijn eigen ideeën en wensen in te brengen.

> Wat je zeker niet moet doen als behandelaar is iemand vertellen hoe het moet. Maar wat zou moeten gebeuren is samen zoeken. Meer samenwerken. Niet alleen maar zeggen hoe behandelaren vinden dat het moet. Iedereen is anders. Je moet heel specifiek gaan kijken. Dus als je mensen het idee geeft dat we het samen doen, dan win je veel meer. Want dan creëer je meer binding en dat is wat je wilt. Dat werpt echt vruchten af (…) Jij bent per definitie geen goede psychiater of psycholoog als jij tegen mij zegt dat je mijn problemen gaat oplossen. Want dat kun jij niet. En dat weet ik ook, ik ben niet gek. Maar als je zegt ú heeft een bepaalde stoornis of bepaald probleem, voelt zich niet goed, en wij gaan samen kijken of we dat op kunnen lossen, en daar gaan we ons best voor doen, daar gaan we hard voor werken, maar ik kan het niet alleen. Dan heb je als cliënt meer het idee dat je erbij betrokken wordt. Het wordt niet alleen medegedeeld. Dat heeft een meerwaarde. Je gaat zo'n behandeling dan heel anders in omdat je zelf mee hebt kunnen praten. (Andy)

> Ik vind het belangrijkste dat ik op mijn gemak ben, de therapeut professioneel is en ze mij een goed gevoel geeft. Dit kan door mij gerust te stellen als ik mijn verhaal te opgewonden doe. En mij een goede uitleg geeft waar het probleem vandaan komt en hoe ik daar mee om zou kunnen gaan. Eventueel het uitleggen met een tekening. Zodat je de verbanden en links die je legt in je hoofd beter begrijpt. En je gedrag kan verklaren en waar nodig aan gewerkt moet worden. Zodat je cliënt daarmee aan de slag kan om zelf beter te begrijpen wat er zich afspeelt in zijn gedachten. (Pieter)

> (…) en dan raak je op een gegeven moment helemaal in de knoop. Dan weet je niet meer hoe of wat, je raakt om het minste of geringste wat mensen tegen mij zeggen agressief. Toen heb ik mijn behandelaar ingeschakeld om aan te geven 'het gaat helemaal verkeerd'. En dan krijg je een lijst van 'dit moet je doen, dat moet je doen', maar bij mij móet niks. Als ik dat zelf wil dan doe ik dat en niet mij gaan dwingen. En dat ze dan bijvoorbeeld zeggen, 'ja, je krijgt medicijnen'. Daar zijn ze ook heel vlug mee. Dan word je naar een psychiater gestuurd en die gaf me gelijk Dipiperon. Ja dat ga ik dus echt niet slikken, want dan ben je net een zombie. Dus niet te snel medicijnen voorschrijven. Kijk, ik kom om hulp omdat ik helemaal in de war zit in mijn hoofd, en met zelfmoordneigingen, en

dan kom je bij zo'n man, en daar had ik zoiets van ja maar wacht eens even, ik ga niet zomaar die medicijnen slikken. Ik kom hier om te praten, dingen van me af te gooien, maar niet om volgestopt te worden met die zooi. (Rini)

> Proberen met oplossingen te komen voor bepaalde dingen waar je tegenaan loopt. Dus adviezen geven, dat je meedenkt met je patiënt. Maar ook dat je dingen goed uitlegt. Kijk, als jij mij goed uitlegt waarom bijvoorbeeld een bepaalde behandeling goed zou helpen, dan ga ik eerder overstag om dat ook te gaan proberen. Als jij het niet uitlegt, dan blijf ik bij mijn punt van dat hoeft niet voor mij. Ik wil gewoon van mijn problemen af maar wil wel het gevoel hebben dat het ook echt helpt. Ik wil dat iets zo wordt uitgelegd dat ik ook echt zelf een keuze kan maken. (Wander)

> Kijk, ik heb nu een behandelaar en die benadert mij heel anders; die zegt 'kijk, als je dit en dit blijft doen dan kan er dat gebeuren'. Die geeft mij stof om over na te denken, en dan denk ik: ja, je kunt wel eens gelijk hebben. Dat zeg ik dan niet gelijk, maar dan ga ik dat een paar keer proberen. En dan kan ik altijd nog stoppen of doorgaan, maar ik heb het wel geprobeerd. Maar je moet mij niet zeggen dat ik iets moet doen, of iets niet mag doen, want dan denk ik: doe het lekker zelf, en dan ben ik weg. Ik wil een eigen keuze hebben. Je moet iemand confronteren met wat er kan gebeuren, zonder te zeggen dat je iets niet mag of iets moet. (Rini)

> Oordeel niet, veroordeel niet. En dat doen we allemaal, maar als je al bewust of onbewust iemand beoordeelt of veroordeeld hebt. Als voorbeeld, als iemand helemaal onder de tatoeages zit en je kunt je ogen er niet vanaf houden, zeg het dan gewoon. Als cliënt zie je het echt wel als je er stiekem naar zit te kijken. Maar ook als je de spanning op ziet lopen. Want een cliënt merkt zelf vaak helemaal niet dat dat gebeurt en als je daar een gesprek over kunt hebben dan is dat al weer heel anders en dan is alles eigenlijk te bespreken. Het houdt alles helder en duidelijk en het is voor jou als cliënt ook een stuk duidelijker. En als je het zegt, dan is het ook van tafel af, dan staat het niet meer tussen je in. (Andy)

Gelijkwaardigheid in de behandelrelatie

Om een goede behandelrelatie op te bouwen en vast te houden is het cruciaal dat de cliënt het contact als gelijkwaardig ervaart. Een therapeutische relatie is in de basis geen natuurlijke relatie en is georganiseerd binnen een justitiële of GGZ-setting. Hoewel de verhouding tussen cliënt en behandelaar hierdoor beïnvloed kan worden, is het belangrijk om het contact vanuit een gelijkwaardige positie aan te gaan. Een cliënt die het idee heeft dat de behandelaar hem van bovenaf benadert, zal weinig van zichzelf laten zien waardoor er geen goede werkrelatie kan ontstaan.

> Je moet iemand met ASPS niet proberen te benaderen op een dwingende manier. Dat werkt niet. Kijk, ik heb die diagnose, ik scoor daar vrij hoog op, dat betekent dat als iemand mij al met een dichte deur benadert, dan kan ik niet anders reageren dan kwaad, vijandig. Ik word gewoon kwaad dan, ik kan dat niet hebben. Doe gewoon normaal tegen mij, je bent net zoveel mens als ik. Ik ga nog liever kapot dan dat ik zo iemand zijn zin geef of naar zijn pijpen ga dansen. Dat bestaat niet. Het is niet dat ik er trots op ben, maar het heeft me soms ook wel uit bepaalde benarde situaties gered, het is een stukje bescherming van mezelf. Het is ontstaan doordat ik heb moeten overleven. Ik kan wel heel dominant of laconiek overkomen, maar het is eigenlijk alleen maar één grote bescherming, dat is het. (Mark)

> Het is voor mij vaak ook een tweestrijd als ik mijn therapeut even niet gesproken heb. Van de ene kant ben ik blij haar weer te zien en te spreken en heb ik echt behoefte aan het luisterend oor dat ze voor me is en de handvatten die ze me geeft, en van de andere kant is het soms moeilijk om weer in die rol te komen. Want buiten de gesprekken met haar binnen die vier muren ben ik nogal gesloten als het om persoonlijke serieuze gesprekken gaat. Waar ik het meeste mee zat was dat het voor mijn therapeut haar werk is om dit soort dingen aan te horen maar voor mij is het iets totaal nieuws om over bepaalde dingen te praten, en dan helemaal met iemand die vervolgens ook nog out of the picture is. Ik begrijp die rolverdeling zeker wel, maar het is beangstigend en zeker elke keer opnieuw weer even wennen voor mij. Geduld en wederzijds respect zijn daarbij heel belangrijk. (Roland)

> De behandelaar waarover ik wel tevreden was, die praatte als mens op je in, niet zo van 'ik ben therapeut, of psycholoog of psychiater', maar gewoon als mens, en dan kon ik situaties gewoon uitleggen aan hem en daar gaat hij dan gewoon menselijk mee om. Kijk, ik heb ook een keer met een psychiater gesproken die een rapport over mij zou maken, en ik vertelde dat ik in een kindertehuis had gezeten. Toen had hij opgeschreven dat ik waarschijnlijk seksueel misbruikt was, zonder dat ik daar iets over gezegd had. En als je dat dan terug gaat lezen, dan denk je: bij zo'n man moet ik nooit meer komen. (Rini)

> Je moet niet doen als psycholoog of psychiater dat je meer bent dan de rest. Wat dat heb ik ook altijd geroepen, mijn hart ligt op mijn tong, ik zeg wat ik denk: of je nou een rechter bent, of een officier, ik zeg gewoon wat ik denk. (Wander)

> Sommige behandelaren willen jou het gevoel geven van 'ik sta boven jou'. Dat werkt niet bij ASPS. Een dwingende aanpak bij ASPS werkt alleen maar averechts, daarmee trigger je iemand alleen maar. Bij sommige stoornissen zal dat beter werken, maar bij ASPS juist niet. Ik laat me de wet door niemand voorschrijven, laat staan door een behandelaar. Er is iets in jouw systeem dat automatisch zegt: nee, oh nee, dat gaan we mooi niet doen. Bewijs maar eens

eerst dat het niet goed met mij gaat. Iets wat eigenlijk niet wil weten dat het fout gaat. Ik snap het wel, maar ik merk wel dat er altijd eerst een weerstand is als het te dichtbij komt, maar aan de andere kant probeer ik dat juist ook wat meer toe te laten want ik weet dat daar ook een hoop van genezing in zit. (Mark)

> Je kunt toch niet tegen iemand zeggen 'wij nemen je in behandeling maar dan moet je eerst stoppen met drugsgebruik'. Dat kan niet. Leg dan een cliënt uit 'dit is te veel, dat kan niet, laten we samen eens kijken wat mogelijk is'. Begeleid iemand daarin. Maar als je tegen iemand zegt 'we kunnen je niet behandelen want je gebruikt te veel' krijgt hij iedere keer een knauw. Elke keer verlies je een stukje vertrouwen en elke keer als je dan terugkomt via de huisarts of via reclassering, wordt het moeilijker. En als je al zoveel keer die knauw hebt gehad dan is het zo moeilijk om er nog in te geloven. Dus waarom start je niet gewoon een behandeling op en zeg je erbij 'we gaan wel alvast een behandeling opstarten, maar dit en dit hoort er wel bij'. Dan maak je het onderdeel van je behandeling om dan met die cliënt te gaan kijken, wat kan hem helpen in die verslaving en begeleid hem daarin. Dan sterk je het vertrouwen, of het nu lukt of niet. En zelfs als dan alles mislukt en een paar weken later komt die cliënt niet meer, dan gaat hij met een veel beter gevoel naar huis en komt hij een volgende keer met een veel beter gevoel terug. En dat is belangrijk, want dan heeft ie toch het idee dat hij niet radicaal afgekapt is, waardoor het de tweede of derde of vijftiende keer veel makkelijker is om een band op te bouwen en het uiteindelijk wel kan lukken. (Andy)

Echtheid en authentieke betrokkenheid

Voor het opbouwen van een goede verstandhouding in de therapie werkt het om echt aanwezig te zijn en werkelijk geïnteresseerd te zijn in de belevingswereld van de cliënt. Dit geeft een cliënt de ruimte om iets van zichzelf te laten zien en schept vertrouwen.

> En het gevoel, dat moet goed zijn. Dat is goed of het is niet zo. Dat voel je, ik kan dat heel moeilijk uitleggen. Dat merk je gewoon. Dat een therapeut meer doet. Dat pikken mensen ook op. Dus buiten de gewone gesprekken ook aandacht hebben voor de cliënt. Dan voelt het alsof er meer is dan alleen het patiënt-dokterverhaal. Dat er echt iemand is die jou wil helpen en die echt serieus met jou bezig is en die ook gewoon met jou praat. Dan voel je je eigen ook niet zo raar. Gewoon een meer menselijk, gelijkwaardig gesprek. Waarin je het gevoel krijgt dat je ook echt begrepen wordt. (Roy)

> Je moet een klik hebben met iemand, dat is het allerbelangrijkste in het proces, je moet een klik hebben met de behandelaar. Als er die niet is, is het eigenlijk zinloos. En die klik is er of hij is er niet. Natuurlijk, het moet groeien, een vertrouwensband moet groeien, maar je weet wel vaak of je een klik hebt of niet. En dan is het gewoon elkaar aftasten. Het moet matchen, en dat verschilt per cliënt en per behandelaar. (Andy)

> Ik vind het helemaal niks als er te veel wisselingen zijn, dat is slecht. Dat werkt niet. Je bouwt met één iemand een vertrouwensband op en daarna, alles wat daarbij komt, is eigenlijk toch nooit hetzelfde. Iedereen is anders, en dat wil niet zeggen dat ze niet goed zijn in hun vak, maar iedereen heeft één iemand nodig, maar wel die specifieke persoon. En niet zomaar omdat er een andere therapie nodig is, de cliënt weer van behandelaar laten veranderen. Dat kan wel, maar dat wil niet zeggen dat het werkt. (…). Dus ik denk dat het gewoon beter is om één persoon voor een cliënt te hebben. En dan wel iemand met wie de cliënt een klik heeft. En daar zal je naar moeten zoeken. En dat dat moeilijk is dat snap ik, maar het zou voor de behandeling wel veel beter zijn. Van het kastje naar de muur gestuurd worden, dat helpt niet. Voor mensen met complexe problematiek moet je eigenlijk een psycholoog hebben die van verschillende dingen wat afweet. Als je verschillende therapieën nodig hebt, dan moet je eigenlijk iemand hebben die wat meer en breder gestudeerd heeft. Of in ieder geval meer ervaring heeft. Voor sommige mensen hoeft dat niet, die alleen dit hebben, of alleen dat, dan is het prima, dan duwen ze die maar in dat bepaalde hokje, maar er zijn ook mensen die misschien helemaal nergens in vallen. Of die van alles wat nodig hebben omdat ze zoveel verschillende dingen hebben. ADHD, PTSS, depressie en persoonlijkheidsstoornis ofzo. Die hebben gewoon één persoon nodig. Toen mijn therapeut wegging, was dat voor mij toen heel moeilijk. Dat was heel raar, daar stond ik zelf van te kijken, maar daar heb ik heel veel last van gehad. En daarna heeft het met andere psychologen nooit meer gewerkt. Kijk, die andere heeft wel dingen bewerkstelligd, hij verstond zijn vak wel, maar het is nooit meer hetzelfde geweest. Dus wat heel belangrijk is, is dat het stabiel is voor mensen die zelf niet stabiel zijn. Die hebben rust nodig, en stabiliteit, en één persoon als behandelaar, dan kom je echt veel verder. Daar ben ik van overtuigd. (Roy)

> Het is heel belangrijk dat je een bepaalde professionele band hebt met elkaar. Er moet een evenwicht zijn tussen een professionele afstand maar je moet ook het gevoel hebben dat er wel daadwerkelijk interesse in jou als persoon is en in jouw problematiek, en dat er ook begrip voor is. Een patiënt geeft dingen niet voor niets aan. Die zegt dingen, dat is beladen, en dan is het belangrijk dat je daar op de juiste manier mee omgaat. Dat je hem ook het gevoel geeft van 'ja ik begrijp je, jee wat erg'. En daardoor voed je hetgeen wat los wil komen, en dat is heel belangrijk. (Mark)

Stevigheid en helderheid

Naast dat er werkelijke interesse getoond moet worden, zeggen cliënten een behandelaar nodig te hebben die zeker van zichzelf is en niet met zich laat sollen. Ze hebben iemand nodig die stevig in haar schoenen staat, grenzen kan stellen als dat nodig is en duidelijk is over wat mogelijk is en wat niet. Ze moeten op iemand kunnen rekenen en het vertrouwen krijgen in diens capaciteiten. Alleen dan kunnen ze zich vrij gaan voelen om voluit te spreken.

> Ik heb ook wel overwicht nodig. Er moet iemand tegenover me zitten die weet waar hij het over heeft, en niet iemand die dichtklapt en onzeker wordt als ik wat zeg. Ik vind het belangrijk dat ernaar gekeken wordt of het wel de juiste persoon is die als therapeut wordt aangewezen voor die patiënt. Ik heb soms mensen tegenover me gehad die ik zat te troosten! Ik moest ze troosten omdat ze begonnen te huilen om mijn levensverhaal. Ik heb het meegemaakt, echt waar! Het is wel fijn hoor, dat ze medelijden hebben, maar het ligt aan je flow. Als jij in een flow zit van het moet opgelost worden, dan heb je daar even niks aan. Maar, ik zeg ook eerlijk, veel vaker is er juist een gebrek aan empathie bij behandelaren. Daar moet een balans in zijn. Je moet patiënten in de GGZ niet op een zakelijke manier willen benaderen. Niet alleen zakelijk. Het moet er een beetje tussenin zitten. Zakelijk is ook belangrijk om in ieder geval de juiste verhoudingen te houden, maar niet te zakelijk. Want als ik kijk naar mezelf, als iemand te zakelijk tegen mij is, it aint gonna work. Serieus niet. Als jij zakelijk tegen mij gaat praten ga ik zakelijk tegen jou praten. Dat is afstandelijk, een gebrek aan empathie, dat werkt niet, het werkt averechts. Het triggert mij nog meer en ik ga nog meer geladen weg dan ik gekomen ben. (Mark)

> Als ik het niet eens ben met de behandeling of met een opmerking en ik boos reageer of agressief word, is het belangrijk dat ik weer terugkom in de realiteit. Dit kan alleen als de therapeut veel vertrouwen heeft in zich zelf en met beide benen op de grond staat om een weerwoord te geven. (Pieter)

> Bij ASPS is het behangrijk dat de patiënt een therapeut heeft die ertegen opgewassen is, dat is heel belangrijk, want ik heb echt serieus behandelaren tegenover me gehad die me niet aankonden en dat zeg ik niet uit arrogantie of wat dan ook, maar als je dat gevoel krijgt dan kun je er zelf je draai aan gaan geven snap je? Dan ga je onbewust de behandelaar bespelen, door een gebrek aan prikkels, feedback. (Mark)

> Het werkt niet als iemand voorzichtig is. Ik denk dat iedereen een zekere persoon nodig heeft. En iemand die jou wil helpen, ook al ben jij boos, gefrustreerd of agressief, iemand waarvan jij weet dat hij jou wil helpen, en jou een goed gevoel geeft, die ga jij toch niks aandoen. Die ander hoeft dan niet bang voor jou te zijn. Als iemand bang is van mij dan merk ik dat hij of zij onzeker is en dan werkt het niet. Dan straalt de therapeut angst en onzekerheid uit, en wat moet die mij dan gaan helpen? Dat werkt echt averechts. Ik snap het wel hoor, maar ik denk dat je van goeie huize moet komen om een goeie psycholoog te zijn. (Roy)

> Niet om de pot heen draaien, want je hebt ook van die mensen die zeggen 'ja, het is zo en dit en dat', en dan kom je thuis en dan denk je: ja maar wat heeft hij nou allemaal verteld? Duidelijke taal, niet dat Latijns enzovoort maar gewoon fatsoenlijk Nederlands. Dat vind ik zeer belangrijk. Want er zijn behandelaren

waar je mee zit te praten waarvan je achteraf denkt, wat heeft hij nou verteld. Wat bedoelt hij daar nou mee? Dan ga je met nog een probleem naar huis. Je komt daar zodat hij je helpt maar je gaat met een probleem weg. Dus gewoon in normale taal duidelijk zeggen waar het op staat. (…) Die mensen waren open en eerlijk tegen mij en ik was open en eerlijk tegen hun. En dat is de beste remedie, om samen te werken. Je moet zelf ook open en eerlijk zijn, en als je dat niet bent moet je het ook niet van de ander verwachten. (Rini)

> Ik denk niet zozeer de muur, maar meer het klaarblijkelijke gebrek aan empathie op de juiste momenten schrikt behandelaren af. Ik denk dat sommige behandelaren daar moeite mee hebben. Kijk, met mij heb je een direct contact. Als jij lelijke dingen zegt tegen mij, dan laat ik me niet kleinmaken. Door niemand niet. Ik wil serieus genomen worden, dat is iets wat ik gewoon eis. Snap je? Dat is mijn goed recht, ik heb genoeg in mijn leven meegemaakt waardoor ik wel echt een serieuze behandeling wil en niet door een of andere kwakzalver die net van school af is en die bij god niet weet wat ie met mij aan moet. Daar moet je bij mij niet mee aankomen, want ik kleed je uit, figuurlijk dan. Dat is niet arrogant bedoeld, maar ik denk dat er dus een hoop behandelaren zijn die dat niet aankunnen of aandurven. Die worden ook een beetje met zichzelf geconfronteerd en ik denk dat dat door mensen met een antisociale persoonlijkheidsstoornis heel direct gebeurt. Dus wat je al snel krijgt is dat ze me of brutaal vinden, of zelfingenomen, maar dat ben ik echt niet. Ik ben vrij bescheiden, het is alleen zo dat ik mezelf te goed bescherm. Door alle shit die ik heb meegemaakt ben ik geworden die ik ben, maar ik wil helemaal zo niet zijn. Daarom wil ik ook gewoon werken aan mezelf. Maar het is niet voor alle behandelaren even makkelijk om op dit level te komen. (Mark)

> Een behandelaar moet de juiste triggers opzoeken bij de cliënt over dingen die dwars zitten. Als deze er zijn moet je als behandelaar op het juiste moment ingrijpen om zo het vertrouwen te winnen bij de cliënt wanneer je hem weer tot rust hebt gekregen. Zodat er een band ontstaat waarbij de cliënt zich serieus genomen voelt en begrepen. Als cliënt krijg je dan vertrouwen dat je behandelaar jou niet in de steek laat of je vertrouwen beschadigt. (…) Ook is het belangrijk voor mij dat er tussen alle problemen door ook kan worden gelachen. En dat er voldoende tijd is om tot rust te kunnen komen na een intensieve therapie en afspraken worden nagekomen en er geen loze beloften worden gedaan. En dat er een stukje stress uit handen wordt genomen waar een cliënt de hele dag of week mee bezig is en wat eigenlijk helemaal niet zo belangrijk is op dat moment. Dat komt alleen maar omdat het zo druk is in je hoofd. Als er dan iemand wat van je kan overnemen, iemand die die gedachten kan ordenen voor je, dat is heel fijn. Dan houd je zelf ruimte in je hoofd zodat je je volledig kan concentreren op bijvoorbeeld de EMDR. En dat kan alleen maar als je het bij één therapeut houdt, anders wordt het heel moeilijk om het vertrouwen te winnen, je voelt je dan snel een nummer. (Pieter)

Fasering en timing. Geleidelijke opbouw van confrontatie en diepgang

Een therapeutische relatie opbouwen kost tijd. De cliënt moet de ruimte voelen om te kunnen wennen aan een behandelaar en een behandeling. Wanneer er direct meer van een cliënt verwacht wordt dan dat deze wil of kan geven, roept dit weerstand op en remt dat het therapeutisch proces. Door uitnodigend te zijn, zonder te eisen en indien nodig even een stapje terug te doen, geef je de cliënt de ruimte om zich op zijn gemak te gaan voelen.

- Vraag niet te veel, geef het tijd, wil niet te veel in één keer. Leg er niet te veel druk op, geef het wat meer tijd zodat het wat rustiger wordt. Vaak is het zo, zeker in het begin, dat deze mensen echt scherp binnenkomen, die zijn dan geladen en zitten vol stress en vaak zie je dat niet, en als je dan gaat pushen omdat je ergens wilt komen dan wordt het een risico en dat moet je niet willen, want het beschadigt ook het vertrouwen natuurlijk. Geef tijd om die vertrouwensband te ontwikkelen en daarna kun je veel meer. Hoe meer je pusht hoe meer je het vertrouwen beschadigt. Mensen met agressieproblemen moet je niet pushen, want die slaan of dicht, of ze lopen helemaal over van hun emoties en dat is precies wat je niet wilt. Dan bereik je niks en betaal je daar als behandelaar de prijs voor. (Andy)

- Maar ook zeker de manier van communiceren die mijn therapeut met me had vond ik prettig, zowel face-to-face als het contact dat er per e-mail was. Want of ik nu thuis was of aan de anderen kant van de wereld, op een of andere manier wist ze me altijd weer een hart onder de riem te steken als ik met een naar onderbuikgevoel zat! (Roland)

- Mensen in deze doelgroep zijn explosiever. Dus neem je tijd, zorg dat iemand rust krijgt, laat het gewoon gaan. Laat het lopen zoals het loopt, zeker in het begin, ga dan niet te diep in op dingen, zeker als je nog vertrouwen aan het opbouwen bent, ga niet echt heel diep en probeer het ook een beetje leuk te houden. Wat doe je, wie ben jij als persoon, probeer dat meer te ontdekken, zonder gelijk de diepte in te schieten. Want dan komt het te snel te dichtbij en dan sla je dicht en loopt de frustratie op en dan moet je een stapje terug doen. Dat moet je wel kunnen zien. Als je dat niet kunt zien binnen deze doelgroep, dan wordt het een stuk risicovoller. Als je het verkeerd inschat kan het ook wel eens verkeerd gaan. Want je schiet dan vaak zo hoog in je emotie en heb je geen vat meer op jezelf. Het is een explosieve doelgroep. En het is belangrijk om te voorkomen dat die spanningen elke keer te hoog oplopen. En die spanningen komen natuurlijk, want je gaat graven, maar dan moet wel die vertrouwensband er eerst goed zijn voordat je dat gaat doen. (Andy)

- Ik was wel voorzichtig in het begin. Maar ik besefte wel dat ik hulp nodig had, en dat is nou nog steeds, ik weet gewoon dat het me goed doet om iemand te hebben met wie je kunt praten over je problemen, zeg maar, in plaats van je

> eigen bekenden. Want kijk, daar kun je wel mee praten maar die nemen je niet serieus. Kijk hoe ik in het leven sta, dan heb jij niet zo'n serieus gesprek met je maat, dat bestaat gewoon niet, zulke gesprekken voer je niet, dat was ook het moeilijke voor mij op een gegeven moment. Ik kan met een hoop mensen over alles praten, behalve over dat soort dingen, serieuze gesprekken over mijn welzijn op dit moment in mijn hersenen en hoe ik psychisch in mijn vel zit. Vrienden of familie willen wel helpen, maar dat gaat gewoon niet. Ik kan overal met ze over praten, behalve daarover. (Wander)

> Gewoon normaal praten met elkaar, en dan komt er ook veel meer. Het duurt wel wat langer maar dan komt er wel veel meer aan het licht. Het helpt mij als ik het gevoel heb dat het echt is, alsof ik een oude kennis zie. Dat er ook eens gelachen kan worden, dan kan ik mezelf zijn. Dat heb je ook nodig op het moment dat het echt heel slecht met je gaat. Als je het gevoel hebt dat iemand echt met je begaan is, dat is goud waard voor mensen die op een punt zitten dat ze het echt nodig hebben. Maar dat doet bijna niemand. (Roy)

Uit deze voorbeelden komt naar voren dat veel aspecten meespelen bij het ontwikkelen van een goede therapeutische werkrelatie. Door cliënten te horen over hun ervaringen en dit perspectief voorop te stellen, kunnen we een duidelijk beeld ontwikkelen van wat nodig is om bij deze doelgroep tot een goede behandelrelatie te komen.

4.3.3 Het perspectief vanuit de behandelaar

In de literatuur werden zowel een meer begrenzende en controlerende als een meer empathische en psychotherapeutische benadering aangetroffen met betrekking tot de behandeling van cliënten met ASPS. Echter, het is de vraag in hoeverre het in de praktijk mogelijk is om volledig volgens een van beide benaderingen te werken. Onderzoek naar interventies van verpleegkundigen op forensische afdelingen liet zien dat zij in het dossier vooral begrenzende interventies noteerden, maar dat zij in het directe contact met cliënten juist veel meer aandacht besteedden aan het opbouwen van een goede samenwerkingsrelatie (Martin en Street 2003). De keuze voor een meer begrenzende dan wel psychotherapeutische benadering voor mensen met antisociaal gedrag wordt mede bepaald door ideeën over de aard van het antisociale gedrag. Antisociaal gedrag en in het bijzonder psychopathie kan gezien worden als een biologische variatie (Harris et al. 2001) of een defect (Blair 2003), maar kan ook gezien worden als een ontwikkelingsstoornis (McGauley et al. 2011; De Zulueta 2001). Als antisociaal gedrag of psychopathie als biologisch defect wordt gezien, betekent dit dat behandeling niet zinvol is en dat beter ingezet kan worden op hoe het gedrag kan worden beïnvloed door middel van sancties of door vrijheidsbeperkende maatregelen te nemen om de maatschappij te beschermen. Als antisociaal gedrag voortkomt uit een stoornis of problematische jeugdervaringen is het beter om te onderzoeken of behandeling mogelijk is. Er zijn aanwijzingen dat er wel degelijk biologische afwijkingen bestaan bij psychopaten, bijvoorbeeld in de wijze waarop zij reageren op het verwerken van aversieve emotionele prikkels en of zij in staat zijn hun aandacht te verleggen. Hierdoor zouden ze moeilijker leerbaar zijn en ongevoeliger voor straf (Ruiter 2007). Maar ook trauma's en gehechtheidproblematiek spelen een rol bij de ontwikkeling van antisociaal gedrag en psychopathie (Yakeley en Williams 2014; Berg et al. 2015). De meeste wetenschappers en clinici gaan er tegenwoordig van uit dat antisociaal gedrag door een combinatie van biologische en sociaalpsychologische factoren wordt veroorzaakt (Beek en Canton 2015). In de literatuur wordt wel een onderscheid gemaakt tussen primaire en secundaire psychopaten. Bij primaire psychopaten zouden de biologische defecten meer op de voorgrond staan en bij secundaire psychopaten meer de psychologische factoren. Het is echter niet goed mogelijk om op individueel niveau harde criteria te bepalen (ook niet met de PCL-R) waarmee vastgesteld kan worden of iemand tot het primaire of secundaire type behoort (Lammers et al. 2015). Het is dus altijd een inschatting op basis van risicotaxatie-instrumenten, de PCL-R en klinische ervaring in welke mate de nadruk moet liggen op begrenzen of op behandelen. Informatie over antisociaal gedrag in de levensloop speelt hierbij ook een belangrijke rol. Als iemand geen psychotrauma's heeft meegemaakt en al op jonge leeftijd een hoge mate van antisociaal gedrag heeft laten zien, zoals forse dierenmishandeling, niet gevoelig was voor straf en ongevoelig was voor het leed van anderen, dan is de kans op biologische defecten aannemelijk en is de huidige opvatting dat het weinig zin heeft om behandeling te richten op het beïnvloeden van emotionele processen. In dat geval kan beter ingezet worden op kosten-batenanalyses van gedrag en het verminderen van bepaalde gedragingen zoals agressie en verslaving. Echter, in de meeste gevallen ligt het vele malen gecompliceerder en zijn er voor zowel het biologische defect als voor een oorsprong van het gedrag in trauma's en hechtingsproblematiek argumenten te vinden.

Verschillende auteurs onderkennen dan ook dat beide invalshoeken hout snijden maar dat het veel van behandelaren vraagt om deze twee benaderingen in hun behandeling te combineren (Carbojosa et al. 2013; Gildberg et al. 2010). Om met deze doelgroep iets te kunnen bereiken moet er tenminste een positieve basishouding zijn en ook zicht op de onderliggende problematiek. Anderzijds moet de behandelaar ook niet naïef zijn en er voortdurend alert op zijn of zij niet gemanipuleerd wordt. Vervolgens moeten behandelaren ook bestand zijn tegen de emoties en frustraties die het behandelen van cliënten uit deze doelgroep op kan roepen. Een bijzonder probleem ten aanzien van het combineren van beide benaderingen bij deze doelgroep zien we ten aanzien van het doen van risicotaxaties. In een onderzoek van De Vogel en De Ruiter (2003) werd voor dezelfde cliënten door zowel behandelaren, groepsleiders en onafhankelijk onderzoekers een risicotaxatie uitgevoerd. Het bleek dat groepsleiders en behandelaren het risico minder hoog inschatten dan de onafhankelijk onderzoekers naarmate ze meer contact en positieve gevoelens hadden naar de betreffende cliënt. Het is bij het objectief inschatten van risico dan ook verstandig hier iemand bij te betrekken die meer afstand van de cliënt heeft.

Je moeten verhouden tot verschillende, soms tegenstrijdige benaderingen hoe met een bepaald probleem om te gaan, wordt ook wel een schipper-dilemma genoemd (Jensen en Meester 2017). Een schipper-dilemma ontstaat wanneer verschillend wordt gedacht over hoe met bepaalde situaties om te gaan, zonder dat één van die benaderingen duidelijk de enig juiste is. Deze verschillende benaderingen hebben vaak te maken met de tijdgeest. Zo werden mensen die bij de GGZ in behandeling zijn vanaf de jaren zeventig van de vorige eeuw cliënten genoemd, twintig jaar daarna werden ze aangeduid met de term patiënten en tegenwoordig heten ze over het algemeen in Nederland weer cliënten. Parallel daaraan loopt de discussie hoe er tegen zaken als gelijkwaardigheid, inspraak en transparantie wordt aangekeken. Afhankelijk van de tijdsperiode, politiek klimaat, sociaal-culturele factoren in het betreffende land, behandelsetting en psychotherapeutische basisfilosofie krijgen mensen die in behandeling zijn bij de GGZ te maken met een standaard behandelprotocol dan wel shared decision making, heeft de behandelaar een abstinente houding of is zij zelf ervaringsdeskundige (▶https://www.antistigmacafe.nl/over-mij), wordt hij behandeld door een hoogopgeleid iemand die zichzelf voorstelt met dokter of door een behandelaar die zich voorstelt met haar voornaam. Het is moeilijk te zeggen welke benadering het beste is. Alle hebben voor- en nadelen. Afhankelijk van specifieke kenmerken van degene die in behandeling is, de fase van de behandeling en de kenmerken van de behandelaar lijkt soms het één meer aan te sluiten en dan weer het ander. Dat is het kenmerk van het schipper-dilemma. Het is het steeds maar weer nadenken over wat in deze situatie het meest helpend is. Er zijn geen pasklare antwoorden.

Dit schipperen tussen verschillende benaderingen is ook specifiek beschreven voor de therapeutische relatie. In zijn boek *De therapeutische relatie* beschrijft Hafkenscheid (2014) hoe ook behandelaren geconfronteerd worden met dilemma's in de therapeutische relatie. Als uitgangspunt neemt hij de uit de 'perceptual control theory' voortgekomen 'methods of levels benadering' (Mansell et al. 2012). Behandelaren worden zich vooral bewust van de therapeutische relatie als er problemen zijn en zullen proberen die dan weer te herstellen. Dat herstellen gaat soms moeilijk omdat de behandelaar hierbij een intern conflict kan voelen. Hafkenscheid noemt als voorbeeld dat de behandelaar zich ergert aan de grote mond van een cliënt. Dit conflict kan zich dan op verschillende niveaus afspelen. Ten aanzien van zichzelf kan de behandelaar enerzijds vinden dat zij het moet durven om zich over die grote mond uit te spreken en anderzijds dat zij dit als behandelaar zou moeten kunnen verdragen. Ten aanzien van de cliënt dat zij hem moet kunnen accepteren zoals hij is, maar anderzijds dat hij moet leren rekening te houden met anderen. Ook hier is het niet altijd duidelijk welke benadering in deze situatie, bij deze cliënt en deze behandelaar de juiste is. Volgens de 'methods of levels'-benadering is de manier om uit dit dilemma te komen dat de behandelaar aansluit bij een interne standaard, namelijk 'een goede behandelaar' zijn en dat de behandelaar aanvaardt dat schipperen tussen dit soort dilemma's daarbij hoort.

Dit soort dilemma's spelen ook sterk in de behandeling van mensen met ASPS. Bij deze doelgroep zal de behandelaar gedurende de behandeling, afhankelijk van de kenmerken van cliënt en behandelaar, de fase van de behandeling en de setting, moeten schipperen tussen afstand houden en zich open stellen, tussen gedrag sanctioneren en weer een nieuwe kans bieden. Hieronder zijn twee voorbeelden uitgewerkt aan de hand waarvan het schipperen tussen dilemma's inzichtelijk wordt gemaakt.

Machtsstrijd of blijk van waardering?

- Casus

Ad is een grote gespierde man die zich in het contact met mij kritisch en dominant opstelt. Het thema waar het in de gesprekken op betrekkingsniveau over gaat is gelijkwaardigheid. Als ik hem bij de eerste afspraak twee minuten na de afgesproken tijd uit de wachtkamer haal, is hij furieus. Waarom is mijn tijd belangrijker dan zijn tijd? Als hij op tijd kan komen, waarom ik dan niet? Vervolgens komt hij met veel voorbeelden waarin hij zich aan de regels van instanties moet houden en dat diezelfde instanties zich vervolgens permitteren om zelf veel losser met de regels om te gaan. Ik vind dat Ad wel een punt heeft, maar ook dat hij wel erg strikt is en heftig reageert. Ik neem eerst de tijd om naar hem te luisteren en hem te erkennen in zijn gevoelens. Als hij wat gekalmeerd is, probeer ik met vragen over of hij zelf weleens te laat is en of er mogelijk ook legitieme redenen kunnen zijn waarom iemand iets te laat is, hem wat meer te laten relativeren. Daar is weinig ruimte voor. Hij is zelf altijd op tijd en de omstandigheden moeten wel erg beroerd zijn wil je zonder het tijdig te melden te laat komen. De volgende gesprekken gaat het nog steeds veel over deze thema's. Ad vraagt, terwijl hij me beschuldigend aankijkt, of ik denk ik dat ik meer weet van het leven omdat ik gestudeerd heb en hij niet. Hier volgt ook weer een discussie op waarbij Ad mij probeert te betrappen op gevoelens van superioriteit. Ad geeft ook aan dat hij graag wil dat de data voor de vervolgafspraken naar hem gemaild worden. Ik stem in met zijn verzoek. Op mijn mail die begon met 'Beste Ad' reageert hij geïrriteerd en spottend. We kennen elkaar nog maar net en nu ben ik al de beste Ad die je kent! Hoeveel Ad's ken jij eigenlijk? En waarom ben ik de beste? Of zeg je zomaar wat? Daar ergert hij zich aan, aan mensen die zomaar wat zeggen.

Deze eerste gesprekken leverden bij mij een gemengd gevoel op. Enerzijds heb ik het gevoel dat ik bij deze man steeds op eieren moet lopen en voortdurend moet bewijzen dat ik als behandelaar deug. Dit in combinatie met zijn imposante, dreigende uiterlijk en zijn voorgeschiedenis van extreem geweld, levert bij mij een gevoel van onrust op. Ik ben altijd op mijn hoede als ik hem uit de wachtkamer haal. Wat heb ik nu weer niet goed gedaan. Anderzijds ben ik ook geamuseerd door zijn scherpte en humor. En tenslotte zie ik ook zijn geschiedenis van affectieve verwaarlozing en zijn behoefte aan erkenning. Na een eerste periode waarin Ad mij voortdurend uittest, komen we in een fase waarin Ad meer over zijn problemen en angsten vertelt en we uiteindelijk aan traumaverwerking toekomen. De herbelevingen die hem erg belemmerden in zijn leven worden minder en ook krijgt hij meer controle over zijn woede-uitbarstingen. Het lukt hem nu beter om ervoor te kiezen om een strijd niet aan te gaan. Het thema gelijkwaardigheid komt nog steeds af en toe terug, maar Ad zegt nu ook weleens iets positiefs over de behandeling. Hij heeft er toch wel wat aan. Als ik hem een keer uit de wachtkamer kom halen geeft hij me een zak oliebollen. 'Hier die heb ik voor je gekocht. Eet op!' Het klinkt meer als een bevel dan dat hij iets aardigs wil doen. Dat geeft me een ongemakkelijk gevoel. Enerzijds ben ik erdoor verrast dat deze vijandige man nu een andere kant laat zien, anderzijds voel ik me door zijn dwingende manier van aanbieden onder druk gezet. Nog twijfelend over wat ik nu moet doen, lopen we naar mijn kamer. Ik zeg tegen hem: 'Goh wat dacht je? Ik neem eens iets lekkers mee?' 'Ja, anders had ik het niet meegenomen natuurlijk', zegt hij wat geïrriteerd. Ik merk dat bij hem de spanning oploopt. 'Nou dank je wel', zeg ik en eet gedurende het gesprek met een gemengd gevoel een oliebol.

- **Reflectie**

Naderhand heb ik nog verschillende keren nagedacht over dit incident. Had ik die oliebol wel moeten eten? Het voelde voor mij alsof ik een opdracht had gekregen en die braaf uitvoerde. Was Ad in deze situatie eigenlijk de baas over mij? Als ik nadacht over mijn beweegredenen om de oliebol te eten kwam ik tot de volgende overwegingen. Wat zeker meespeelde was dat ik me altijd door Ad geïntimideerd voelde. Ik wilde hem liever niet boos maken. Een ander punt dat meespeelde is dat ik inmiddels geleerd had dat als Ad zich in het contact met mij niet serieus genomen of afgewezen voelde er niet met hem te werken was. Als ik de oliebol geweigerd had, hadden we een heel gesprek gehad over of ik me te goed voelde om van hem een oliebol te accepteren. Op zich zou dat ook een nuttig gesprek kunnen zijn omdat het twee wezenlijke thema's raakt. Ten eerste dat hij aan het weigeren van een traktatie betekenissen koppelt die niet per se waar hoeven te zijn. Het zou goed zijn om deze gedachten eens uit te dagen. Ten tweede zou hij hiervan iets kunnen leren over communicatie. Hij wil iets aardigs doen en iets aanbieden maar geeft vervolgens een bevel. Mogelijk omdat hij een eventuele weigering moeilijk zou kunnen verdragen. De voornaamste reden waarom ik op dat moment er toch voor gekozen heb om deze punten niet op tafel te leggen is dat ik inschatte dat Ad het weigeren van de oliebol als vernederend zou ervaren. Het probleem bij mensen met een afwijzend-onverschillige hechting zoals Ad (en de meeste mensen met ASPS) is, zoals al eerder gezegd, dat voor hen het verbreken van het contact beter te verdragen is dan vernedering (Hafkenscheid 2014). In dit geval zou het kunnen betekenen dat Ad de behandeling afbreekt. Dit mechanisme is mogelijk een van de factoren die bijdraagt aan het hoge drop-out-percentage bij deze doelgroep. Of ik deze situatie goed ingeschat heb, is natuurlijk niet met zekerheid te zeggen. Wellicht had Ad het wel kunnen verdragen. Dit is kenmerkend voor de dilemma's waar je als behandelaar bij deze doelgroep mee kan zitten. Ben je te terughoudend geweest met confrontatie of was dat juist goed voor het behandelproces? In welke mate werd je gedrag bepaald door je eigen onzekerheden of door je rationele afwegingen over het therapeutisch proces? Overigens is het niet zo dat als je ervoor gekozen hebt om iets niet te bespreken dat dan definitief is. De thema's een bevel geven in plaats van een verzoek doen en het als een persoonlijke vernedering nemen als er niet op dit verzoek wordt ingegaan, zijn later in de behandeling aan de orde gekomen. Eerst aan de hand van situaties die zich tussen Ad en zijn familieleden afspeelden en later ook tussen Ad en mij. Omdat Ad eerst met mij situaties besproken had waarin ik zelf geen partij was en daar nu wat anders naar kon kijken, was het voor hem beter te verdragen om soortgelijke situaties tussen hem en mij te bespreken.

Afstand houden of ingaan op verzoek

- Casus

Mike is een man van 39 die sinds anderhalf jaar in een verplicht kader in behandeling is vanwege diefstallen, middelenmisbruik en persoonlijkheidsproblematiek. Het is een man met een verleden dat gekenmerkt wordt door trauma's en affectieve verwaarlozing. Mike heeft met slechts een paar mensen contact: twee vrienden, een begeleidster van het RIBW, zijn toezichthouder en met mij, zijn behandelaar. Contact met familie heeft hij niet. Hij heeft me tijdens de intake verteld dat toen hij veertien jaar oud was hij van school thuiskwam en zijn ouders en zus met de noorderzon vertrokken bleken te zijn. Mike heeft daarna enkele jaren op straat geleefd en er is nooit meer contact geweest met zijn familie. Hij wil niets meer met hen te maken hebben. Mike heeft vervolgens een meisje leren kennen en is kort daarna bij haar ingetrokken. De relatie duurde enkele jaren en was in zijn ogen goed. Totdat hij op een dag thuiskwam en zijn vriendin in bed lag met een andere man. Mike is zeer boos geworden, heeft de man geslagen en is zelf vertrokken, waarna hij opnieuw op straat is gaan leven. Anderhalf jaar geleden heeft hij een nieuwe vriendin gekregen, kort voordat hij door de reclassering een verplichte behandeling kreeg opgelegd voor meerdere diefstallen. Mike zelf vond dit niet nodig, hij had immers geld nodig om te overleven en diefstalletjes waren dus in zijn ogen gerechtvaardigd. Waar hij, na een lange periode van vertrouwen opbouwen, wel hulp voor wilde was zijn wantrouwen in relaties en de angst opnieuw verlaten te worden. Ondanks de energie die Mike stak in het laten slagen van zijn relatie en de onzekerheden die hij met mij besprak, liet zijn partner enkele maanden geleden weten dat zij de relatie wilde verbreken. Ze vertelde hem dat hij te beklemmend was voor haar en zij meer tijd voor zichzelf wilde. In therapie werkte hij hieraan en probeerde hij haar meer ruimte te geven. Het mocht niet baten, zijn vriendin verbrak toch de relatie. Voor Mike was dat niet te begrijpen; hij deed tenslotte alles voor haar en probeerde het haar zo goed mogelijk naar de zin te maken. Hij is overtuigd van het feit dat er iets anders moet spelen en wil weten wat. Als hij geen antwoorden krijgt gaat hij ze halen, wat uiteindelijk resulteert in een aangifte voor stalking en bedreiging en daaropvolgend een detentie.

De gevangenis is ver weg van zijn woonplaats. Wekelijks heb ik op zijn verzoek en in overleg met zijn advocaat en de Penitentiaire Inrichting (PI) telefonisch contact met hem. Het gaat niet goed met hem. Hij is emotioneel ontregeld; hij is zeer boos en somber en doet suïcidale uitspraken. In de weken daarna wordt medicatie voorgeschreven en lijkt hij ietwat te kalmeren. Ik heb hem opnieuw aan de lijn en probeer met hem te zoeken naar lichtpuntjes in de nabije toekomst om zijn focus wat te verleggen. Tegen het einde van het telefoongesprek valt het even stil en stelt Mike me plotseling een vraag: 'Ik zit hier nu al twee maanden en heb nog van niemand wat gehoord. Nog geen kaartje. Ik ben zo ontzettend eenzaam … kun jij niet bij me langskomen?' Ik vertel hem dat dat niet kan, de afstand is te groot waardoor het te veel tijd kost om op en neer te reizen. Mike begrijpt het. Ik voel met hem mee. Het is over een paar dagen Kerst en ik weet dat hij zowel met Kerst als met Oud en Nieuw alleen zit. Vervolgens stelt hij opnieuw een vraag: 'Kun je me dan misschien een kaartje sturen? Ik ben volgende week jarig en zou het zo fijn vinden als ik een kaartje zou krijgen.' Zijn vraag overvalt me. Enerzijds heb ik ontzettend met hem te doen, begrijp ik zijn verdriet en vind ik het heel goed van hem dat hij zegt wat hij nodig heeft, iets waar we mee bezig zijn geweest in de behandeling. Anderzijds vraag ik me af of ik er goed aan doe om hierop in te gaan; laat ik me nu door hem voor het karretje spannen en leidt dit verzoek tot meer verzoeken? In die paar seconden besluit ik om het eerste te doen, en zeg hem toe dat ik een kaartje zal sturen. Zo gezegd, zo gedaan. Ik stuur een kaartje en feliciteer hem, ook namens het team, met zijn verjaardag. Twee weken later krijg ik op mijn werk een rode envelop overhandigd door de receptioniste: 'Je hebt een aanbidder', zegt ze erbij. In de envelop zit een kaart met een hart erop, afkomstig van Mike. Hij bedankt me voor het kaartje en schrijft dat ik in zijn hart zit. Even schrik ik. Ai, heb ik een signaal afgegeven dat hij mogelijk anders heeft opgepikt dan het bedoeld was? Ik lees de kaart verder en stel mijn eerste reactie bij. Ik stel vast dat hij het gebaar zeer gewaardeerd heeft en hij me daardoor binnen zijn muren heeft gelaten. Er zijn geen signalen dat hij er meer betekenis aan geeft dan bedoeld is. Mocht blijken dat dit toch anders ligt, dan kan ik het bespreekbaar maken in onze vervolgcontacten.

Omdat ik merkte dat het me wel bezighield, besloot ik om in het team te bespreken wat er speelde zodat mijn collega's op de hoogte waren en ook omdat ik zelf behoefte had aan een klankbord. De reacties die ik kreeg van sommige teamleden overvielen me. Enkele collega's bestempelden het sturen van een kaartje als fors grensoverschrijdend en ik voelde me behoorlijk aangevallen. Ik probeerde mijn besluit te rechtvaardigen, maar ik ging met een naar gevoel de vergadering uit en werd even aan het wankelen gebracht. In de dagen erna hield het me steeds bezig. In mijn overwegingen speelde mee dat ik al meer dan een jaar probeerde een band op te bouwen met Mike, hem een ervaring te laten opdoen in het contact met een ander die anders was dan de eerdere ervaringen die hij had opgedaan. Ik wilde hem niet ook in de steek laten op het moment dat hij iemand juist hard nodig had. Bovendien voelde het ook niet alsof ik gedwongen of gemanipuleerd was geweest, ik wilde een troostend gebaar maken. Toch riep het flinke reacties op in het team, waardoor ik me onzeker was gaan voelen over mijn aanpak. Bovendien wist ik natuurlijk dat Mike momenteel voor stalking in detentie zat, dus hoe naïef was mijn aanpak geweest?

Ik heb de casus ingebracht in intervisie. Ik heb besproken wat er was voorgevallen en de onzekerheid die het met zich meebracht. Was ik nu echt naïef geweest, of erger nog, grensoverschrijdend, of was het een menselijk gebaar? Een positief gebaar in een wereld waarin deze man zich van alle kanten afgevallen, verlaten en veroordeeld voelde? Mijn bedoeling was geweest hem een positieve ervaring te laten opdoen, als onderdeel van *limited reparenting* (Young et al. 2005), waarbij ook het bespreekbaar maken van een eventuele misinterpretatie van het gebaar als *modeling* zou kunnen worden ingezet. In de intervisie hebben we de casus uitgebreid besproken. Het was een zeer prettig en open gesprek waarna mijn conclusie was dat er hierin geen 'goed of fout' is. Een klein gebaar kan soms waardevoller zijn of meer waarde hebben dan twintig therapiesessies.

Reflectie

Het belangrijkste is dat je nadenkt over wat je doet en je overwegingen met collega's bespreekt. In het team zullen verschillen bestaan in waar behandelaren grenzen stellen, en dat mag ook. Dit schipperen tussen enerzijds begrenzing en anderzijds therapeutisch tegemoetkomen aan onvervulde basisbehoeften is een persoonlijke grens die per behandelaar, per cliënt, per therapeutische relatie en per situatie verschilt. De veiligheid in het team om deze dilemma's bespreekbaar te maken is daarbij echter wel van het grootste belang. Men hoeft het niet eens te zijn als het maar op een niet-veroordelende wijze besproken kan worden. Intensieve supervisie en intervisie is bij deze doelgroep dan ook een noodzakelijke randvoorwaarde (Van den Bosch et al. 2018). Als dat niet kan, loop je als team en als individuele behandelaar grote risico's. Zaken worden niet meer besproken en individuele behandelaren worstelen zelf met beslissingen die ze juist bij het werken met deze doelgroep moeten kunnen bespreken.

4.4 Handvatten en aanbevelingen

De hier beschreven perspectieven van cliënten, behandelaren en de vakliteratuur sluiten goed op elkaar aan. Niet in de zin dat er een eenduidig beeld bestaat van hoe de therapeutische relatie er in de behandeling van ASPS precies uit moet zien, maar wel met welke dilemma's rekening gehouden moet worden en welke grondhouding(en) van belang zijn. Op grond hiervan hebben we een aantal globale richtlijnen opgesteld voor het opbouwen van een therapeutische relatie met cliënten met ASPS. Daarnaast geven we ook een aantal richtlijnen voor de samenwerking in het team en de organisatie van de zorg, welke in lijn zijn met de randvoorwaarden uit eerder onderzoek zoals het belang van inter- en supervisie (zie voor een volledig overzicht van randvoorwaarden Van den Bosch et al. 2018).

- Maak een bewuste keuze al dan niet met cliënten uit deze doelgroep te werken; je bent alleen effectief als je oprecht bent en daadwerkelijk geïnteresseerd.
- Probeer je cliënt zo open mogelijk te benaderen en verdiep je in zijn (onderliggende) drijfveren en behoeften.
- Wees open over je eigen gevoelens en gedachten. Cliënten met ASPS zijn alert op verborgen boodschappen en dubbele agenda's.
- Zorg voor een goede timing. Ga niet direct de diepte in maar bouw dit op. Het duurt nu eenmaal enige tijd voordat er genoeg vertrouwen is. Wissel daarom ook zo min mogelijk van behandelaar.
- Gelijkwaardigheid is belangrijk. Zorg dat je besluiten over de behandeling samen met de cliënt neemt.
- Wees duidelijk over je mening en je grenzen.

Omdat enkele van deze punten soms wat op gespannen voet kunnen staan met de andere punten (bijvoorbeeld gelijkwaardigheid en grenzen stellen), kom je als behandelaar soms voor dilemma's te staan. Dit is onvermijdelijk. De volgende richtlijnen kunnen dan behulpzaam zijn.

- Bespreek dilemma's altijd met collega's. Het wezenlijke kenmerk van een dilemma is dat er niet één juiste handelwijze of keuze is. Aan iedere keuze zitten voor- en nadelen. Het is daarom belangrijk dit weloverwogen te doen. Door meer meningen te horen kan een zorgvuldiger afweging worden gemaakt en door samen verantwoordelijkheid te nemen voor een beslissing wordt de last voor de individuele behandelaar minder.
- Maak bij het bespreken van dilemma's zoveel mogelijk gebruik van objectieve informatie uit bijvoorbeeld gestructureerde risicotaxaties en behandelrichtlijnen. Realiseer je hierbij wel dat positieve gevoelens naar een cliënt en nabijheid je inschatting op geweldsrecidive kunnen beïnvloeden, waardoor je het te laag inschat (Vogel en Ruiter 2003). Doe de risicotaxatie daarom bij voorkeur samen met iemand die meer op afstand van de cliënt staat.
- Een randvoorwaarde voor het bespreken van dilemma's is dat er in het team ruimte is voor dilemma's en er veiligheid is voor behandelaren om dit te kunnen bespreken. Een teamcultuur waarin er strakke regels zijn en rigide opvattingen over wat goed of fout is, nodigen niet uit tot het bespreken van dilemma's. Deze cultuur draagt er juist vaak toe bij dat dilemma's en fouten verzwegen worden met negatieve gevolgen voor cliënten en behandelaren (Leistikow 2017).
- Tenslotte is het van belang in de organisatie van de zorg continuïteit te bieden, maar ook enige mate van flexibiliteit te houden. Omdat vertrouwen een gevoelig punt is in de behandeling van cliënten met ASPS is het belangrijk om niet te veel te wisselen van behandelaar. Wisselingen van behandelaar bij intake of verschillende onderdelen van de behandeling verlagen het gevoel van veiligheid en vertrouwen. Strikte procedures en protocollen kunnen een belemmering vormen om maatwerk te leveren en persoonlijk betrokken te zijn, hetgeen negatief kan uitwerken op de motivatie.

Literatuur

American Psychiatric Association (2014). *Handboek voor de classificatie van psychische Stoornissen (DSM-5). Nederlandse vertaling van Diagnostic and Statistical Manual of Mental Disorders* (5th ed.). Amsterdam: Boom.
Berg, A., Cima, M., Klein Haneveld, E. L. M., & Putte, D. (2015). Opvoedingsfactoren in de ontwikkeling van psychopathie en de antisociale persoonlijkheidsstoornis. In W. Canton, D. Van Beek, L. Claes, L. Gijs, I. Jeandarme & E. Klein Haneveld (Red.), *Handboek psychopathie en de antisociale persoonlijkheidsstoornis* (pag. 57–84). Utrecht: De Tijdstroom.
Bernstein, D., Kersten, T., & Keulen-de Vos, M. (2015). Schematherapie voor psychopathische en andere antisociale mensen. In W. Canton, D. Van Beek, L. Claes, L. Gijs, I. Jeandarme, E. Klein Haneveld (Red.), *Handboek psychopathie en de antisociale persoonlijkheidsstoornis*. Utrecht: Uitgeverij De Tijdstroom.
Beutler, L. E., Malik, M., Alimohamed, S., Harwood, T. M., Talebi, H., Noble, S., et al. (2004). Therapist variables. In M. J. Lambert (Ed.), *Bergin and Garfield's handbook of psychotherapy and behaviour change* (5th ed., pag. 227–306). New York: Wiley.
Blair, R. J. R. (2003). Neurobiological basis of psychopathy. *The British Journal of Psychiatry, 182*(1), 5–7.
Bowlby, J. (1944). Forty-four juvenile thieves: Their characters and home life. *International Journal of Psychoanalysis, 25*(19–52), 107–127.

Brody, Y., & Rosenfeld, B. (2002). Object relations in criminal psychopaths. *International Journal of Offender Therapy and Comparative Criminology, 46*(4), 400–411.

Capawana, M. R. (2016). Intimate attractions and sexual misconduct in the therapeutic relationship: Implications for socially just practice. *Cogent Psychology, 3*(1), 1194176.

Carbajosa, P., Boira, S., & Tomás-Aragonés, L. (2013). Difficulties, skills and therapy strategies in interventions with court-ordered batterers in Spain. *Aggression and Violent Behavior, 18*(1), 118–124.

Chakhssi, F., Kersten, T., De Ruiter, C., & Bernstein, D. P. (2014). Treating the untreatable: A single case study of a psychopathic inpatient treated with Schema Therapy. *Psychotherapy, 51*(3), 447.

Daffern, M. (2007). The predictive validity and practical utility of structured schemes used to assess risk for aggression in psychiatric inpatient settings. *Aggression and Violent Behavior, 12*(1), 116–130.

De Ruiter, C. (2007). Persoonlijkheidsstoornissen in de forensische setting. In: E. H. M. Eurelings-Bontekoe, R. Verheul & W. M. Snellen (Red.), *Handboek Persoonlijkheidspathologie* (pag. 469–494). Houten: Bohn Stafleu Van Loghum.

De Vogel, V., & De Ruiter, C. (2003). Verschillen tussen onderzoekers en behandelaars in het inschatten van het risico van gewelddadig gedrag. [Differences between researchers and clinicians in the assessment of violence risk]. *Directieve Therapie, 23*, 43–62.

De Zulueta, F. (2001). Understanding the evolution of psychopathology and violence. *Criminal Behaviour and Mental Health, 11*(S1), S17–S22.

Florsheim, P., Shotorbani, S., Guest-Warnick, G., Barratt, T., & Hwang, W. C. (2000). Role of the working alliance in the treatment of delinquent boys in community-based programs. *Journal of Clinical Child Psychology, 29*(1), 94–107.

Frodi, A., Dernevik, M., Sepa, A., Philipson, J., & Bragesjö, M. (2001). Current attachment representations of incarcerated offenders varying in degree of psychopathy. *Attachment & Human Development, 3*(3), 269–283.

Gannon, T. A., & Ward, T. (2014). Where has all the psychology gone?: A critical review of evidence-based psychological practice in correctional settings. *Aggression and Violent Behavior, 19*(4), 435–446.

Gao, Y., Raine, A., Chan, F., Venables, P. H., & Mednick, S. A. (2010). Early maternal and paternal bonding, childhood physical abuse and adult psychopathic personality. *Psychological Medicine, 40*(06), 1007–1016.

Gildberg, F. A., Elverdam, B., & Hounsgaard, L. (2010). Forensic psychiatric nursing: A literature review and thematic analysis of staff–patient interaction. *Journal of Psychiatric and Mental Health Nursing, 17*(4), 359–368.

Gori, A., Craparo, G., Sareri, G. I., Caretti, V., Giannini, M., & Meringolo, P. (2014). Antisocial and psychopathic personalities in a sample of addicted subjects: Differences in psychological resources, symptoms, alexithymia and impulsivity. *Comprehensive Psychiatry, 55*(7), 1580–1586.

Hafkenscheid, A. (2014). *De therapeutische relatie*. Enschede: Uitgeverij de Tijdstroom.

Hansen, A. L., Waage, L., Eid, J., Johnson, B. H., & Hart, S. (2011). The relationship between attachment, personality and antisocial tendencies in a prison sample: A pilot study. *Scandinavian Journal of Psychology, 52*(3), 268–276.

Harris, G. T., Skilling, T. A., & Rice, M. E. (2001). The construct of psychopathy. *Crime and Justice, 28*, 197–264.

Hester, M., Westmarland, N., Gangoli, G., Wilkinson, M., O'Kelly, C., Kent, A., et al. (2006). *Domestic violence perpetrators: Identifying needs to inform early intervention*. Bristol: University of Bristol in association with the Northern Rock Foundation and the Home Office.

Hildebrand, M., De Ruiter, C., & Nijman, H. (2004). PCL-R psychopathy predicts disruptive behavior among male offenders in a Dutch forensic psychiatric hospital. *Journal of Interpersonal Violence, 19*(1), 13–29.

Hildebrand, M., Hesper, B. L., Spreen, M., & Nijman, H. L. I. (2005). *De waarde van gestructureerde risicotaxatie en van de diagnose psychopathie: Een onderzoek naar de betrouwbaarheid en predictieve validiteit van de HCR-20, HKT-30 en PCL-R*. Utrecht: Expertisecentrum Forensische Psychiatrie.

Jensen, S., & Meester, F. (2017). *De opvoeders. Wat filosofie de schipperende ouder kan leren*. Amsterdam: Hollands diep.

Kennealy, P. J., Skeem, J. L., Manchak, S. M., & Eno Louden, J. (2012). Firm, fair, and caring officer-offender relationships protect against supervision failure. *Law and human behavior, 36*(6), 496.

Lambert, M. J., & Barley, D. E. (2002). Research summary on the therapeutic relationship and psychotherapy outcome. In J. C. Norcross (Eds.), *Psychotherapy relationships that work*. Oxford: Oxford University press.

Lammers, S., Keulen-de Vos, M., De Groot, A., & Uzieblo, K. (2015). Diagnostiek van psychopathie. In W. Canton, D. Van Beek, L. Claes, L. Gijs, I. Jeandarme & E. Klein Haneveld (Red.), *Handboek psychopathie en de antisociale persoonlijkheidsstoornis* (pag. 315–358). Utrecht: De Tijdstroom.

Leistikow, I. (2017). *Voorkomen is Beter. Leren van calamiteiten in de zorg*. Houten: Bohn Stafleu van Loghum.

Mansell, W., Carey, T. A., & Tai, S. (2012). *A transdiagnostic approach to CBT using method of levels therapy: Distinctive features. The CBT distinctive features series.* Milton Park, Abingdon, Oxon; New York: Routledge.

Martin, T., & Street, A. F. (2003). Exploring evidence of the therapeutic relationship in forensic psychiatric nursing. *Journal of Psychiatric and Mental Health Nursing, 10*(5), 543–551.

McGauley, G., Yakeley, J., Williams, A., & Bateman, A. (2011). Attachment, mentalization and antisocial personality disorder: The possible contribution of mentalization-based treatment. *European Journal of Psychotherapy & Counselling, 13*(4), 371–393.

Mudde, N., Nijman, H. L. I., Hulst, W., & Bout, J. (2011). Het voorspellen van agressie tijdens de behandeling van forensisch psychiatrische patiënten aan de hand van de HCR-20. *Tijdschrift voor Psychiatrie, 53*(10), 705–713.

Nicolai, N. (2001). Hechting en psychopathologie: een literatuuroverzicht. *Tijdschrift voor Psychiatrie, 43*(5), 333–342.

Nijman, H. L., Allertz, W. F., Merckelbach, H. L. G. J., A Campo, J. L. M. G., & Ravelli, D. P. (1997). Aggressive behaviour on an acute psychiatric admissions ward. *European Journal of Psychiatry, 11*(2), 106–114.

Nørbech, P. C. B., Crittenden, P. M., & Hartmann, E. (2013). Self-protective strategies, violence and psychopathy: Theory and a case study. *Journal of Personality Assessment, 95*(6), 571–584.

Polaschek, D. L., & Ross, E. C. (2010). Do early therapeutic alliance, motivation, and stages of change predict therapy change for high-risk, psychopathic violent prisoners? *Criminal Behaviour and Mental Health, 20*(2), 100–111.

Rijckmans, M. J. N. (2005). *Positioning the individual in health care. A typology of the demand-oriented and demand-driven approaches.* Amsterdam: Dutch University Press.

Rijckmans, M. J. N., Bongers, I. M. B., Garretsen, H. F. L., & Van de Goor, L. A. M. (2007). A clients' perspective on demand-oriented and demand-driven health care. *International Journal of Social Psychiatry, 53*(1), 48–62.

Rijckmans, M.J.N., Van Dam, A. & Van den Bosch, L.M.C. (in preparation). The influence of therapist emotions and experiences on attitude towards ASPD.

Ross, E. C., Polaschek, D. L., & Ward, T. (2008). The therapeutic alliance: A theoretical revision for offender rehabilitation. *Aggression and Violent Behavior, 13*(6), 462–480. ▶ https://www.rtlnieuws.nl/nederland/in-drie-jaar-tijd-twaalf-verboden-seksrelaties-in-tbs-klinieken.

Schafer, P., & Peternelj-Taylor, C. (2003). Therapeutic relationships and boundary maintenance: The perspective of forensic patients enrolled in a treatment program for violent offenders. *Issues in Mental Health Nursing, 24*(6–7), 605–625.

Sprey, A. (2017). De antisociale persoonlijkheidsstoornis. *Praktijkboek persoonlijkheidsstoornissen* (pag. 253–282). Houten: Bohn Stafleu van Loghum.

Thunnissen, M., Kooiman, K., & Berens, A. (2009). Persoonlijkheidsstoornissen. In M. W. Hengeveld, A. J. L. M. Van Balkom, C. Van Heeringen & B. G. C. Sabbe (Red.), *Leerboek psychiatrie* (pag. 525–544). Utrecht: De Tijdstroom.

Van Beek, D., & Canton, W. (2015). Geschiedenis van de concepten psychopathie en antisociale persoonlijkheidsstoornis. In W. Canton, D. Van Beek, L. Claes, L. Gijs, I. Jeandarme & E. Klein Haneveld (Red.), *Handboek psychopathie en de antisociale persoonlijkheidsstoornis* (pag. 315–358). Utrecht: De Tijdstroom.

Van den Berg, A. (2011). *Gehechtheid en antisociale relatievorming. De bijdrage van de gehechtheidstheorie aan de behandeling van de antisociale persoonlijkheidsstoornis en psychopathie.* Zwaag: Pumbo.

Van Dam, A., Van Tilburg, C., Steenkist, P., & Buisman, M. (2009). *Niet meer door het lint. Therapeuten handleiding.* Houten: Bohn Safleu van Loghum.

Van den Bosch, L. M. C., Rijckmans, M. J. N., Decoene, S., & Chapman, A. L. (2018). Treatment of antisocial personality disorder: Development of a practice focused framework. *International Journal of Law and Psychiatry, 58,* 72–78.

Wampold, B. E., & Imel, Z. E. (2015). *The great psychotherapy debate: The evidence for what makes psychotherapy work.* London: Routledge.

Yakeley, J., & Williams, A. (2014). Antisocial personality disorder: New directions. *Advances in Psychiatric Treatment, 20*(2), 132–143.

Young, J. E., Klosko, J. S., & Wieshaar, M. E. (2005). *Schemagerichte therapie; handboek voor therapeuten.* Houten: Bohn Stafleu van Loghum.

Motiveren van cliënten met een antisociale persoonlijkheidsstoornis voor psychotherapeutische behandeling

Dr. A. (Arno) van Dam

5.1 Samenvatting – 98

5.2 Dilemma – 98

5.3 Inleiding – 99
5.3.1 **Theoretisch kader – 100**
5.3.2 **Motiverende gespreksvoering bij cliënten met ASPS – 103**

5.4 Casus – 105

5.5 Scheuren en breuken – 113

5.6 Motiverende groepsprocessen en het inzetten van ervaringsdeskundigheid – 116

5.7 Afsluiten van de behandeling – 117

Literatuur – 117

© Bohn Stafleu van Loghum is een imprint van Springer Media B.V., onderdeel van Springer Nature 2020
M. J. N. (Madeleine) Rijckmans, A. (Arno) van Dam en L. M. C. (Wies) van den Bosch (Red.), *Praktijkboek antisociaal gedrag en persoonlijkheidsproblematiek*, https://doi.org/10.1007/978-90-368-2295-4_5

5.1 Samenvatting

De motivatie voor behandeling van mensen met antisociaal gedrag is vaak extern bepaald en kortdurend. De vraag is hoe we deze mensen toch kunnen motiveren om in behandeling te gaan en ook te blijven. Aan de hand van drie belangrijke motivatietheorieën, het *Integraal Model voor Behandelmotivatie* (*IM*), het *Stages of Change-model* (*SC*) en de *zelfdeterminatietheorie van motivatie* (*ZDT*) illustreren we hoe cliënten met antisociale persoonlijkheidsproblematiek gemotiveerd kunnen worden voor behandeling. Belangrijk is om verder te kijken dan alleen het motiveren voor behandeling van problematisch gedrag en aan te sluiten bij waarden en levensdoelen van cliënten. We bespreken verschillende fasen van de behandeling, zoals het begin en de afsluiting, alsmede verschillende gesprekstechnieken, waaronder motiverende gespreksvoering. Tenslotte wordt ook betoogd dat de inzet van ervaringsdeskundigheid een positieve bijdrage kan leveren aan de motivatie voor behandeling.

5.2 Dilemma

'Eigenlijk had ik hier niet moeten zitten, maar mijn vriendin', zegt Cor, de man die een contactverbod met haar heeft en een paar dagen vast heeft gezeten vanwege zware mishandeling. 'Ik heb me alleen maar verdedigd. Ze was dronken en viel me aan. Ze heeft me gebeten en ik heb haar alleen maar weggeduwd. Met haar dronken hoofd is ze toen tegen de wastafel gestoten en nu zegt ze dat ik haar geslagen heb.' De man praat op verongelijkte toon en uit zich denigrerend over zijn vriendin en de instanties die haar nu bijstaan.

Je kent het dossier van Cor. Er zijn meerdere ex-vriendinnen die aangifte tegen hem hebben gedaan vanwege mishandeling. Op je vraag waarom hij contact heeft gezocht met de GGZ antwoordt hij dat hem dat is geadviseerd door een medewerker van Veilig Thuis (advies- en meldpunt huiselijk geweld en kindermishandeling), die nu zijn vriendin bijstaat met het zoeken van een veilig onderkomen. Hij wil aan alles meewerken om zijn onschuld te bewijzen.

Je voelt bij jezelf weerzin opkomen tegen de verongelijkte toon en het totale gebrek aan zelfinzicht bij deze man. Anderzijds biedt het feit dat hij hier nu zit misschien wel de mogelijkheid om eindelijk dit patroon van mishandeling te doorbreken. Hoe ga je nu verder?

Een dilemma voor veel behandelaren die te maken krijgen met een cliënt met antisociale problematiek is de vraag of ze wel of geen energie gaan steken in het behandelen van iemand die zo weinig bereid lijkt te zijn om naar zijn eigen aandeel te kijken. De egocentrische en denigrerende houding van de cliënt kan aversie oproepen bij de behandelaar en het instrumentele gebruik van hulpverlening kan twijfel oproepen bij de behandelaar of zij hier wel aan mee wil werken. Anderzijds lijkt het feit dat deze cliënt naar de GGZ is gekomen ook een kans te bieden om iets aan het lijden van de cliënt en dat van zijn sociale omgeving te doen en toekomstig geweld te voorkomen.

5.3 Inleiding

Motivatie voor behandeling is de bereidheid van iemand om zich voor de behandeling in te zetten door op afspraken te verschijnen, iets te doen met de gegeven adviezen, huiswerkopdrachten uit te voeren, en eventuele medicatie op de juiste wijze te gebruiken. Mensen kunnen hiertoe meer of minder bereid zijn. Niet alleen de mate van motivatie kan verschillen, ook de aard daarvan. Iemand kan bereid zijn om in behandeling te gaan omdat het moet, omdat hij een positieve indruk op anderen wil maken, omdat hij denkt er iets mee op te schieten of omdat het hem leuk lijkt om in behandeling te zijn. Deze motieven verschillen in de mate waarin zij intern dan wel extern bepaald zijn.

Ook bij mensen met antisociaal gedrag kan de motivatie, zowel qua sterkte als mate waarin die bepaald wordt door interne dan wel externe factoren, verschillen. Bij mensen met antisociaal gedrag is in vergelijking met mensen met andere problematiek de kans groter dat er ook externe factoren een rol spelen in de motivatie. Soms is dat heel duidelijk, bijvoorbeeld als de behandeling door de rechter is opgelegd. Als iemand er echter niet zelf voor heeft gekozen om in behandeling te gaan, wil dat niet zeggen dat iemand zelf ook geen behandeling wil. Wel kan het doel van de behandeling dat deze persoon voor ogen heeft, verschillen van dat van de rechter. Het is dan van belang dat de behandelaar en cliënt tot een gezamenlijke probleemdefinitie en doelstelling te komen. Dit is vooral moeilijk als iemand de feiten waarvoor de behandeling is opgelegd, ontkent. Het kan ook voorkomen dat er geen behandeling is opgelegd, maar dat er wel externe factoren spelen die maken dat iemand voor behandeling kiest. Het kan hierbij gaan om zaken als een rechtszaak die nog voor moet komen, een onderzoek door de Raad voor de Kinderbescherming of het aangekondigde vertrek van de partner. Het kiezen voor behandeling heeft dan vooral als doel de goede intenties te laten zien aan de buitenwereld. Ook in deze gevallen is het van belang om tot een zinvolle gezamenlijke probleemdefinitie en doelstelling te komen.

Behalve externe drijfveren kunnen ook interne drijfveren een rol spelen om in behandeling te willen. Alhoewel internaliserende stoornissen zoals stemmingsstoornissen bij mensen met een antisociale persoonlijkheidsstoornis relatief minder vaak optreden en de behandelaar alert moet zijn op simulatie, komen deze stoornissen met de bijbehorende lijdensdruk en daarmee gepaard gaande interne motivatie, bij deze persoonlijkheidsproblematiek wel degelijk voor (Goethals et al. 2015). De posttraumatische stressstoornis (PTSS) en de sociale angststoornis worden bij circa twintig procent van de mensen met een antisociale persoonlijkheidsstoornis aangetroffen (Blackburn et al. 2003; Galbraith et al. 2014; Goodwin en Hamilton 2003; Lenzenweger et al. 2007; Sareen et al. 2004).

Een complicatie ten aanzien van de motivatie voor behandeling bij mensen met een antisociale persoonlijkheidsstoornis (ASPS) is de vaak bij deze problematiek voorkomende impulsiviteit en lage frustratietolerantie. Impulsiviteit en een lage frustratietolerantie zijn moeilijk te verenigen met langdurige therapietrajecten, die een grote mate van zelforganiserend vermogen vragen. Het is van belang om in de behandeling met deze impulsiviteit rekening te houden door enerzijds structuur en anderzijds voldoende prikkels te bieden. Ook is het van belang om met de impulsiviteit rekening te houden door enige snelheid in het hulpverleningsproces in te bouwen. Lange wachtlijsten leiden er meestal toe dat de hulpvraag al is veranderd of dat de verwijzing naar het behandelcentrum al uit de aandacht van de cliënt is verdwenen. Hetzelfde geldt voor wisselingen tussen behandelaren, bijvoorbeeld eerst een intake bij persoon A, daarna een psychologisch onderzoek bij persoon B et cetera. Iedere wisseling is een potentieel afhaakmoment en moet daarom zoveel mogelijk vermeden worden.

Dat motivatie voor behandeling bij mensen met ASPS gecompliceerd is, wordt bevestigd door gegevens over drop-out van behandeling. De drop-outpercentages van mannen die in behandeling zijn voor agressieproblematiek zijn hoog. Er worden cijfers gerapporteerd van tussen de dertig en vijftig procent (Van Dam et al. 2009; Jewell en Wormith 2010; Murphy en Eckhardt 2005; Warnaar en Wegelin 2005).

5.3.1 Theoretisch kader

Om te begrijpen waarom mensen zich voor het ene doel inspannen en het andere doel laten versloffen of er niet eens aan beginnen, zijn motivatietheorieën ontwikkeld. Deze theorieën brengen in kaart welke factoren en processen een rol spelen bij het al of niet gaan uitvoeren van gedrag. Deze theorieën worden ook gebruikt om te begrijpen of mensen voor behandeling van psychische klachten zullen kiezen en hoe dit kan worden beïnvloed (Van Dam en Mulder 2008). In deze paragraaf bespreken we de drie invloedrijkste motivatietheorieën ten aanzien van psychologische behandeling. Verderop in het hoofdstuk laten we zien hoe deze theorieën kunnen worden toegepast bij het motiveren voor behandeling van mensen met ASPS. De drie theorieën hebben ieder een andere benadering van het begrip motivatie en omvatten ook andere aspecten.

Het integraal model voor behandelmotivatie (IM)

Het integraal model voor behandelmotivatie (IM) is door Drieschner et al. (2004) ontwikkeld voor de forensische cliëntenpopulatie. Uit onderzoek blijkt dit model zowel de behandelmotivatie van forensische cliënten als van niet-forensische cliënten met persoonlijkheidsstoornissen of psychotische klachten in de reguliere GGZ redelijk goed te voorspellen (Drieschner 2005; Jochems et al. 2018). Het IM is gebaseerd op bekende motivatietheorieën zoals de theorie van gepland gedrag (*theory of planned behaviour*; Ajzen 1991) en het uitgebreide model van motivatie (*extended model of motivation*; Heckhausen 1991) en onderscheidt de volgende factoren om motivatie voor behandeling te voorspellen.

1. *probleembesef*; in hoeverre vindt de cliënt dat hij problemen heeft waar hij ook zelf verantwoordelijk voor is?
2. *lijdensdruk*; de mate waarin de cliënt lijdt onder zijn gedrag of de gevolgen ervan;
3. *subjectieve externe druk*; de mate waarin de cliënt verwacht dat hij problemen krijgt met justitie of anderen als hij zich niet (voldoende) voor de behandeling inzet;
4. *subjectieve prijs van de behandeling*; de mate waarin de behandeling moeite kost en onprettig is;

5. *perceptie van de geschiktheid van de behandeling*; in hoeverre de cliënt (al dan niet) verwacht dat de behandeling een positief effect zal hebben. In welke mate is er een positief beeld van het behandelcentrum, de behandelaar en sluiten de behandeldoelen aan?
6. *succesverwachting*. In hoeverre de cliënt verwacht dat de behandeling een positief effect zal hebben. Verwacht de cliënt door de behandeling daadwerkelijk te kunnen veranderen met positieve gevolgen voor zijn leven?

De sterkste voorspellers voor behandelmotivatie blijken de succesverwachting en perceptie van de geschiktheid van de behandeling te zijn (Drieschner en Boomsma 2008; Jochems et al. 2018). Dit betekent dat een belangrijke voorwaarde voor deze groep cliënten om zich in te zetten voor de behandeling is dat ze het idee hebben dat de behandeling bij ze past en dat ze er iets mee opschieten. Het is dus van belang om te achterhalen wat deze cliënten willen bereiken en wat voor soort behandelingen zij passend vinden.

Stages of Change-model

Het *Stages of Change*-model (SC-model) is een invloedrijk model voor het verklaren van behandelmotivatie (Prochaska en Diclemente 1983). Het SC-model beschrijft niet de factoren die bijdragen tot motivatie, maar de verschillende stadia in het motivatieproces. Het model onderscheidt vijf stadia van verandering, een zesde is later toegevoegd. De eerste drie omvatten de ontwikkeling van de motivatie tot verandering, het vierde stadium is de gedragsverandering zelf en de laatste twee stadia gaan over het vasthouden van de verandering.
1. *precontemplatie*; op dit moment bestaat er (nog) geen motivatie tot verandering. De persoon is zich vaak niet bewust van het probleem. Het is doorgaans de omgeving die het probleem ervaart en druk uitoefent op de persoon om te veranderen. Er is doorgaans weerstand tegen de herkenning van het probleem en tegen pogingen van een behandelaar om verandering in gang te zetten.
2. *contemplatie*; in dit stadium beseft de persoon dat hij een probleem heeft. Ook bedenkt de persoon wat de verandering kan opleveren. De motivatie om er iets aan te doen is aanwezig, maar de persoon onderneemt nog geen actie omdat er ook nog twijfel is. De persoon staat open voor interventies van de behandelaar die een bewustmaking van het probleem bevorderen.
3. *besluitvorming* (voorbereiding); in dit stadium maakt de persoon echt plannen om iets aan het probleemgedrag te gaan doen.
4. *actie*; in dit stadium onderneemt de persoon daadwerkelijk actie om het gedrag te veranderen. De eigenlijke behandeling, gericht op de verandering, vindt hier plaats.
5. *onderhoud of consolidatie*; in dit stadium probeert de persoon de bereikte verandering te bestendigen en niet terug te vallen. Daartoe bouwt de persoon het nieuwe gedrag zo veel mogelijk in, in het dagelijks bestaan.
6. *terugval*. Zoals gezegd is dit zesde stadium later toegevoegd. In de meeste gevallen is de persoon niet in staat om de bereikte consolidatie volledig en definitief vast te houden.

Terugval komt geregeld voor. Het van oorsprong lineaire model met vijf achtereenvolgende stadia is daarom later bijgesteld tot een spiraalvormig model, omdat de meeste mensen in het proces van gedragsverandering weleens terugvallen. Ook kunnen mensen de stadia in verschillende richtingen doorlopen. Iemand heeft bijvoorbeeld besloten zijn gedrag te veranderen, maar merkt in de uitvoeringsfase dat het zoveel moeite kost dat hij opnieuw gaat overwegen of hij wel door wil gaan met het veranderen van zijn gedrag. Behandelaren kunnen hun interventies afstemmen op het stadium waarin iemand zich bevindt. In stadium één en twee kunnen behandelaren helpen om kosten-batenanalyses te maken van het gedrag. In het derde stadium kan er een behandelplan gemaakt worden, in stadium vier kan geoefend worden met nieuw gedrag en in stadium vijf kan gewerkt worden aan een terugvalpreventieplan. In stadium zes kunnen disfunctionele opvattingen over terugval gerelativeerd worden. Disfunctionele opvattingen zijn bijvoorbeeld: zie je wel, het lukt toch niet, of: nu maakt het toch niet meer uit. Het kan voorkomen dat een cliënt die bezig is zijn behandelplan uit te voeren, toch weer gaat overwegen of hij wel wil veranderen. Wanneer de behandelaar opnieuw een kosten-batenanalyse van gedragsverandering maakt, wordt daarmee aangesloten bij het stadium waarin de cliënt zit om zo te voorkomen dat de therapie stagneert door een verschil in doelstellingen tussen behandelaar en cliënt.

De zelfdeterminatietheorie van motivatie

De zelfdeterminatietheorie van motivatie (ZDT; Deci en Ryan 2000) maakt onderscheid tussen verschillende soorten motivatie. Mensen kunnen nauwelijks of niet gemotiveerd zijn (amotivatie) en motivatie kan extrinsiek of intrinsiek bepaald zijn. Er bestaan verschillende gradaties van extrinsieke motivatie. De motivatie wordt door externe factoren gereguleerd, bijvoorbeeld doordat behandeling wordt opgelegd, de partner anders de relatie verbreekt of de kinderen anders uit huis worden geplaatst. De externe druk kan ook geïnternaliseerd zijn. Mensen voelen zich schuldig of schamen zich als ze bepaald gedrag, bijvoorbeeld in behandeling gaan, niet vertonen of hopen waardering te krijgen als ze het wel doen. Deci en Ryan spreken dan van introjectie. Omdat beide vormen van motivatie gereguleerd worden door anderen, worden deze vormen 'gecontroleerde motivatie' genoemd. De motivatie wordt autonoom genoemd als iemand zonder druk van anderen ervoor kiest om het gedrag uit te voeren. Dat kan zijn omdat het gedrag aansluit bij een persoonlijke waarde van iemand. Zo kan in therapie gaan bijdragen aan het doel om een goede vader en echtgenoot te zijn. Het kan ook zijn dat het gedrag helemaal aansluit bij de waarden waar iemand voor staat, zoals een levensvisie volgens welke je verantwoordelijkheid moet nemen voor je daden of je altijd je eigen drijfveren moet onderzoeken. Dit heet 'geïntegreerde regulatie'. Als iemand gedrag uitvoert omdat hij plezier heeft in het doen van de activiteit zelf dan is er volgens de ZDT sprake van 'intrinsieke motivatie'. Iemand beleeft dan voldoening aan de behandeling.

De ZDT gaat ervan uit dat gedragsverandering het meest duurzaam is als mensen intrinsiek gemotiveerd zijn voor dat gedrag. Mensen raken intrinsiek gemotiveerd voor iets als het tegemoetkomt aan drie basisbehoeften, namelijk autonomie, competentie en verbondenheid. Het gevoel van autonomie kan bij cliënten gestimuleerd worden als ze het idee krijgen dat ze zelf keuzes kunnen maken in hun behandeltraject. Het gevoel van competentie kan vergroot worden als cliënten het idee krijgen dat ze beter in iets worden wat voor hen belangrijk is. Het gevoel van verbondenheid, ten slotte, kan gevoed worden door het idee dat ze door hun gedrag te veranderen ergens bij horen.

Mensen kunnen van elkaar verschillen in de mate waarin een van de basisbehoeften vervuld moet worden om intrinsiek gemotiveerd te raken. Voor de een kan autonomie het belangrijkst zijn, voor de ander verbondenheid. Of er specifieke patronen zijn voor mensen met ASPS is niet onderzocht. Aangezien een vermijdende gehechtheidsstijl bij veel mensen met antisociaal gedrag een rol speelt, is de verwachting dat voor hen autonomie belangrijker is dan verbondenheid (Hafkenscheid 2014; McGauley et al. 2011).

Het is in ieder geval raadzaam om bij het formuleren van doelen voor de behandeling en voor de bejegening van de cliënt rekening te houden met deze basisbehoeften. Volgens deze theorie heeft het niet veel zin om mensen extern te motiveren door middel van beloning of dreigen met straf. Als de externe druk wegvalt, verdwijnt daarmee ook de motivatie om het gedrag te vertonen. In het geval van behandeling die is opgelegd door justitie zal de behandelmotivatie verdwijnen zodra de druk vanuit justitie over is. Bovendien zal de druk van justitie er alleen toe leiden dat iemand bij de therapie aanwezig is, wat nog geen garantie is dat hij zich zal inzetten. Onderzoek laat zien dat het wel mogelijk is om tijdens extrinsiek gemotiveerde deelname aan behandeling de intrinsieke motivatie te versterken zodat mensen na het wegvallen van de externe druk in behandeling blijven (o.a. Chambers et al. 2008). Dit kan gerealiseerd worden door het gewenste gedrag aan te laten sluiten bij de eigen normen en waarden. Stel dat iemand door de reclassering is aangemeld om een agressieregulatietraining te volgen. Stoppen met agressief gedrag en het volgen van de training zijn extern gecontroleerd en daarom waarschijnlijk weinig duurzaam als de externe druk wegvalt doordat de begeleiding vanuit de reclassering ophoudt. Als we het volgen van een agressieregulatietraining kunnen laten aansluiten bij belangrijke waarden en doelen van de persoon zelf, kan de motivatie meer geïnternaliseerd worden. Dit zou kunnen als de betreffende persoon bijvoorbeeld in zijn jeugd zelf veel te lijden heeft gehad onder huiselijk geweld en hij zich heeft voorgenomen zelf een betere vader te zijn dan zijn eigen vader. Het doel van de behandeling zou dan geherformuleerd kunnen worden van 'stoppen met agressie' naar een 'goede vader zijn'.

5.3.2 Motiverende gespreksvoering bij cliënten met ASPS

Bovenstaande modellen om motivatie te begrijpen zijn complementair (Jochems et al. 2011) en geven tezamen een aantal richtlijnen om motivatie voor behandeling te stimuleren. Ten eerste is het van belang aan te sluiten bij de mate van motivatie en niet sneller te willen gaan dan het stadium waar de cliënt op dat moment in zit. Onderzoek laat zien dat behandelaren niet altijd een goed beeld hebben van de motivatie van een cliënt en het helpt als motivatie voor behandeling expliciet besproken wordt (Jochems et al. 2016). Als de cliënt niet vindt dat hij een probleem heeft of eraan twijfelt of hij wel wil veranderen, is het niet zinvol om al te beginnen met therapeutische interventies die gericht zijn op gedragsverandering. Therapeutische interventies kunnen dan beter gericht zijn op het vergroten van de motivatie (Jochems et al. 2015). Motivatie kan gestimuleerd worden door autonomie ondersteunende interventies, zoals mensen zelf keuzes te laten maken uit verschillende behandelscenario's (Jochems et al. 2017). Het gevoel van competentie kan toenemen als iemand het gevoel heeft door behandeling beter te worden op een gebied dat voor hem belangrijk is. De behandeling moet daarvoor geschikt zijn en de cliënt moet zichzelf in staat achten om dit ook voor elkaar te krijgen.

Een andere benadering om de motivatie te beïnvloeden is cliënten te helpen bij het verhelderen en oplossen van hun ambivalentie ten opzichte van verandering. Een bekende en succesvol gebleken methode (Schippers en De Jonge 2002) is de motiverende gespreksvoering, ontwikkeld door Miller en Rollnick (1991, 2005). Motiverende gespreksvoering gaat uit van samenwerking, eigen verantwoordelijkheid en vrijheid van gedragskeuze en stoelt op twee principes, te weten onvoorwaardelijke acceptatie en constructieve zelfconfrontatie. Het principe van onvoorwaardelijke acceptatie houdt in dat de behandelaar het gedrag niet veroordeelt, ook al is het (zelf)destructief. Constructieve zelfconfrontatie houdt in dat cliënten geconfronteerd worden met tegenstrijdigheden in zichzelf ten aanzien van hun gedrag.

De basishouding van de behandelaar is empathisch. Zij leeft zich in, toont begrip en gaat niet in discussie met de cliënt over wat wel of niet goed voor hem is. Daarbij confronteert zij de cliënt wel als bepaalde gedragingen in strijd lijken te zijn met bepaalde levensdoelen. Een man die bijvoorbeeld een goede vader wil zijn, maar ook regelmatig zijn vrouw slaat waar de kinderen bij zijn, wordt geconfronteerd met deze tegenstrijdigheid. Motiverende gespreksvoering plaatst het probleemgedrag in het perspectief van doelen en waarden in het leven van de cliënt, een benadering die ook bekend is vanuit verschillende therapiestromingen zoals de dialectische gedragstherapie (DGT; Linehan 2002) en de derde-generatiegedragstherapieën (Hayes et al. 1999). De behandelaar probeert de discrepantie tussen gedrag en doelen te vergroten door (selectief) de overdenkingen van de cliënt te reflecteren. Een cliënt vertelt bijvoorbeeld na een dagje uit met zijn gezin in een pretpark waarin hij in de rij voor een attractie ruzie kreeg en iemand een klap gaf. 'Ik vond dat die vent echt vreselijk irritant deed en daarom echt een tik had verdiend. Aan de andere kant zie ik ook dat mijn eigen kinderen bang worden en beginnen te huilen. Het is dus niet het ontspannen dagje geworden dat ik ze gegund had. Ik moest ook denken aan mijn eigen jeugd. Daar konden we ook nooit eens een dag uitgaan zonder ruzie te krijgen. Verschrikkelijk eigenlijk.' De behandelaar kan dit samenvatten door te zeggen: 'Blijkbaar wil je jouw kinderen wel een onbezorgde dag geven en baal je ervan dat je dat niet gelukt is.' De behandelaar kiest er bewust voor om niet de rechtvaardiging van de cliënt voor de klap samen te vatten maar wel zijn teleurstelling over het mislukken van een onbezorgde dag, door zijn gedrag, in een pretpark voor zijn gezin.

Daarnaast probeert de behandelaar het geloof van de cliënt dat hij zelf in staat is het nieuwe gedrag uit te voeren (*self-efficacy*) te vergroten door in te gaan op succeservaringen en zo hoop en optimisme uit te lokken.

Ten slotte nog enkele ethische kwesties. Miller en Rollnick (1991, 2005) stellen dat behandelaren die motivatie beïnvloeden zich altijd bewust moeten zijn van ethische kwesties. Motiveren gaat immers over het beïnvloeden van iemands (vrije) wil. Volgens Miller en Rollnick (2005) zijn er geen ethische richtlijnen te geven die aan iedere situatie recht doen. Per situatie zal een aantal aspecten in overweging moeten worden genomen.

Het eerste is dat er altijd goed moet worden onderzocht in wiens belang een bepaalde verandering is. Naarmate anderen dan de cliënt, zoals de behandelaar, zijn familie of maatschappelijke instanties, er een groter belang bij hebben dat de cliënt verandert, is het ethisch complexer en dienen zorgvuldig afwegingen te worden gemaakt. Het is van belang dat dit de cliënt duidelijk wordt gemaakt, zodat er geen 'verborgen agenda's' zijn.

5.4 Casus

Wat kunnen we zeggen over de motivatie van Cor (de casus uit het begin van dit hoofdstuk) om in behandeling te gaan? Hij is gekomen naar aanleiding van het advies van een instantie die zijn vriendin bijstaat. Zijn doel is echter zijn onschuld te bewijzen. Dit is waarschijnlijk niet het doel dat de medewerker van Veilig Thuis voor ogen had toen zij hem naar de GGZ verwees, en ook niet het doel dat de behandelaar voor ogen heeft. De omgeving van deze man vindt dus dat hij een probleem met agressie heeft, maar zelf vindt hij dat niet. In het SC-model heet dit precontemplatie. Precontemplatie betekent dat je nog niet kunt beginnen met behandelen. Er moet eerst enige twijfel bij deze man ontstaan over of hij door wil gaan met de manier waarop hij met anderen omgaat (contemplatie).

Een voorwaarde om zover te komen is dat zowel de cliënt als de behandelaar zich op hun gemak voelen, de cliënt zich begrepen en gerespecteerd voelt en er een gezamenlijke probleemdefinitie is (Frank 1973). Om tot het eerste te komen is het voor de behandelaar van belang haar eigen ideeën over het ontkennen en externaliseren van deze cliënt te parkeren en zich open te stellen voor wat deze man in het leven drijft. Hoe ziet hij zichzelf en zijn problemen? Wat hoopt hij van de toekomst? Zijn er dingen die hij anders zou willen?

Gezien de vaak voorkomende impulsiviteit en prikkelbehoefte bij mensen met ASPS werkt het meestal niet motiverend om een lang, gestandaardiseerd intakeprotocol af te werken. Het is motiverender als direct ingegaan wordt op de actuele situatie. Als de cliënt later meer vertrouwen in de behandelaar en de behandeling heeft gekregen, kan er alsnog worden ingegaan op zaken die voor de cliënt op het huidige moment minder relevant zijn, zoals een uitgebreide biografische anamnese.

Hieronder volgt een fragment uit het eerste gesprek tussen Cor (C) en zijn behandelaar (B).

> B: Goh, je zit in een lastige situatie. Wat vind jij nu dat er moet gebeuren?
> C: Ik wil weer met haar kunnen praten. Dan kunnen we het uitpraten en een nieuwe start maken. En dan kan ze ook aan de politie zeggen hoe het echt is gegaan zodat ik niet meer voor hoef te komen.
> B: Wat is het belangrijkste voor je?
> C: Dat het tussen ons weer goed komt.
> B: Dus ondanks alles wat ze je nu heeft aangedaan, wil je toch met haar verder.
> C: Ja, ik kan niet zonder haar. Eigenlijk passen we heel goed bij elkaar. Ik mis haar. Ik kan ook niet zonder haar. Ik kan ook niet tegen alleen zijn. Als het niet meer goed komt, maak ik er een einde aan. Dan hoeft het voor mij niet meer.

B: Dat is nogal wat.
C: Ik heb nu al meerdere mislukte relaties achter de rug. Als het nu weer misgaat … Dat kan ik niet meer opbrengen. Ik heb geen zin om weer door die ellende heen te gaan. Van de vorige keren dat ik alleen was, weet ik nog dat ik dan ga piekeren en somber word. Ik kan dat niet meer aan.
B: Hoe schat je de kans in dat het weer goed komt?
C: Als ik maar met haar zou kunnen praten, alleen. Dan zou het wel goed komen. Maar ik mag haar niet zien, hè. Ik heb een contactverbod.
B: Dus je doel is nu ervoor te zorgen dat het contactverbod opgeheven wordt zodat het weer mogelijk wordt om met haar te spreken?
C: Ja, dat klopt.
B: Weet je wat er voor nodig is om een contactverbod op te heffen?
C: Dat ik braaf aan alles meewerk? … Zou jij een brief kunnen schrijven om te zeggen dat ik vrijwillig hulp heb gezocht?
B: De officier van justitie bepaalt of het contactverbod opgeheven wordt of niet. Meestal vragen ze dan ook informatie bij mij op, en ik zal dan vertellen of je in behandeling bent, op je afspraken verschijnt en je je inzet voor de behandeling. Daarnaast gaan ze ook andere dingen na. Het belangrijkste is dat ze er zeker van willen zijn dat je haar niet lastigvalt, dus dat je je aan het contactverbod houdt en haar niet lastigvalt met appjes of via facebook en dergelijke. Ook niet via via. Lukt dat?
C: Mm. Ze heeft me overal geblokkeerd, dus ik heb het via een van haar vriendinnen geprobeerd, maar die heeft me nu ook geblokkeerd en me een keer weggedrukt toen ik haar belde.
B: Als dat bij de politie bekend wordt, werkt dat niet in je voordeel …
C: Klotezooi! Die hele familie zit natuurlijk op haar in te praten. Die mogen mij niet. Zo gaat ze helemaal verkeerd over mij denken.
B: Dat is een lastige situatie waar je in zit. Als je het weer goed wilt hebben, moet je je nu zo rustig mogelijk houden, maar tegelijkertijd ben je heel ongerust over wat er nu gebeurt en hoe anderen haar mogelijk beïnvloeden.
C: Ja, precies!
B: Is dat misschien iets waar ik je mee zou kunnen helpen? Hoe kun je je ondanks je zorgen rustig houden, zodat de kans groter wordt dat het contactverbod wordt opgeheven.
C: Ja, dat zou fijn zijn.

- **Reflectie**

Het lijkt erop dat er nu aan een aantal randvoorwaarden is voldaan om een behandeling op te starten. Waarschijnlijk voelt deze cliënt zich begrepen. Op de probleemdefiniëring van de behandelaar reageert hij volmondig met 'Ja, precies!' Er is overeenstemming over het probleem en vervolgens ook over het doel van de behandeling. De cliënt heeft er iets bij te winnen. Uiteraard zou je als behandelaar liever de agressie als probleem definiëren, maar daar is het nu nog te vroeg voor. De cliënt erkent dit zelf nu niet als probleem. In termen van het SC-model zit Cor ten aanzien van de agressieproblematiek in het precontemplatiestadium. Als de behandelaar die agressie nu te veel zou problematiseren, zou de cliënt zich veroordeeld kunnen voelen en het idee hebben dat hij niets te winnen heeft bij behandeling. Ten aanzien van gedrag waarmee de periode van het contactverbod bekort kan worden, zit Cor in het contemplatiestadium. Het is dus belangrijk het gewenste gedrag steeds in termen van dat doel te formuleren en cliënt na te laten denken over of zijn gedrag hem verder van dat doel af of er juist dichterbij brengt.

» B: Zijn er nu dingen waardoor de officier zou kunnen denken dat je gevaarlijk bent?
C: Nou ja, mijn ex en haar familie vertellen natuurlijk allemaal negatieve dingen over me.
B: Wat zouden ze dan vertellen?
C: Nou ja, dat ik agressief zou zijn en zo. Ze mogen me gewoon niet, weet je.
B: Maar is het allemaal onzin wat ze over je vertellen of zit er in sommige dingen ook waarheid?
C: Nou ja, ze maken het gewoon allemaal veel erger dan het is. Toen ze me beet, heb ik haar weggeduwd en toen kwam mijn vlakke hand tegen haar gezicht. En ja, toen lag haar lipje een beetje open. Maar dan moeten ze niet gaan vertellen dat ik haar een harde klap heb gegeven, want dan had ze er echt wel anders uitgezien hoor! Wat een onzin allemaal!
B: Zijn er buiten dit incident nog andere dingen gebeurd waardoor mensen zouden kunnen denken dat je agressief bent?
C: Volgens mij vinden ze me nogal bazig. Maar weet je, ik ben gewoon duidelijk. En van sommige dingen hou ik gewoon niet. Als we samen uitgaan, dan vind ik het niet nodig dat ze dan met andere mannen praat. Je weet waar die kerels op uit zijn. Dus dan zeg ik er gewoon wat van. En dan is het meteen duidelijk. Anderen kijken dan weleens op van: zo wat gaan we nu krijgen. Ik vind het gewoon duidelijk. En ik had mijn vriendin van tevoren gezegd dat ik daar niet van houd. Als je een relatie hebt, is het niet nodig om nog met anderen aan te pappen. Daar komt alleen maar ellende van. Ik heb genoeg gezien in mijn leven.
B: Ik begrijp dat jij iemand bent die erg houdt van duidelijkheid. Je neemt geen blad voor de mond als je het ergens niet mee eens bent en je laat je ook niet zomaar afschepen.
C: Ja, dat klopt.
B: Ik denk dat anderen die duidelijkheid weleens kunnen ervaren als agressief. Net zoals je doortastendheid om weer met haar in contact te komen.
C: Wat een onzin!
B: Ja, misschien. Maar het probleem is dat anderen dat misschien zo interpreteren, en dat brengt jou verder van het opheffen van het contactverbod. En als ik je goed begrijp, is dat juist niet wat je wilt. Je wilt immers weer met haar in contact komen en proberen de relatie te herstellen.
C: Ja, dat klopt.
B: Wat we zouden kunnen doen is dat we de komende tijd een aantal situaties onder de loep nemen waarin je met anderen te maken krijgt, en vooral met mensen die ook via via met haar in contact staan, en kijken hoe je daarin anders zou kunnen reageren. Misschien in jouw ogen wat minder duidelijk en doortastend, maar met een grotere kans dat op termijn het contactverbod opgeheven wordt.

C: Ik weet niet of ik dat kan. Ik ben nu eenmaal zo.
B: Dat is ook hartstikke moeilijk. Maar ik heb al heel wat mannen zoals jij geholpen, dus ik weet dat het mogelijk is. Het is moeilijk en onwennig, maar het kan wel.
C: Denk je?
B: Ja, en ik merk dat je ontzettend gedreven bent om de relatie te herstellen. Je bent hier vrijwillig naartoe gekomen en uit je verhaal maak ik op dat je niet iemand bent die makkelijk opgeeft, meer een doorzetter.
C: Ja, dat klopt wel. Laten we het proberen.

▪ Reflectie

In het bovenstaande stuk zien we dat er overeenstemming wordt bereikt over hoe de komende tijd gewerkt gaat worden. Op grond van het IM-model weten we dat het belangrijk is om een succesverwachting te creëren. De behandelaar heeft geprobeerd Cor ervan te overtuigen dat de behandeling direct aansluit bij zijn doel, namelijk weer in contact komen met zijn vriendin. Bovendien heeft zij ook geprobeerd Cor ervan te overtuigen dat hij in staat is te veranderen door hem te complimenteren met zijn doorzettingsvermogen. Het bevestigende antwoord van Cor suggereert dat hij er in enige mate van overtuigd is dat deze behandeling hem iets op kan leveren.

Een dilemma voor de behandelaar kan nu zijn dat zij enerzijds via het aanleren van alternatief gedrag de cliënt wil leren dat hij door meer rekening te houden met anderen meer kan bereiken. Anderzijds kan de behandelaar het gevoel hebben dat zij de cliënt dan helpt om zijn omgeving voor de gek te houden door zich instrumenteel aangepast te gedragen.

Een reden om in dit geval Cor toch te leren om anders met anderen om te gaan, is dat hij duidelijk maakt een hoge lijdensdruk te hebben. Hij zegt dat hij niet alleen kan zijn en zelfs niet meer wil leven als de relatie niet hersteld wordt. In hoeverre dit echt zo ver gaat als Cor beweert, is niet duidelijk, maar in ieder geval lijdt hij nu onder de situatie en heeft hij de behoefte om de relatie te herstellen. De agressie van Cor lijkt in ieder geval gedeeltelijk reactief te zijn.

Reactieve agressie wil zeggen dat iemand de controle over zichzelf verliest ten gevolge van frustraties. Dit in tegenstelling tot instrumentele agressie waarbij agressie bewust wordt ingezet om een bepaald doel te bereiken (zie voor nadere uitleg over agressie ▶ H. 6). Bij instrumentele agressie heeft het geen zin om iemand technieken te leren deze beter te beheersen. Er is namelijk al controle. Mogelijk kan een nieuwe weging van de voor- en nadelen van de agressie wel tot een andere keuze leiden. Bij reactieve agressie kiest iemand er dus niet voor om agressie te gebruiken, maar verliest iemand zijn zelfbeheersing en is het aanleren van agressieregulatietechnieken wel zinvol. Bij veel mensen met antisociaal gedrag en agressieproblematiek komt zowel instrumentele als reactieve agressie voor. Dit lijkt bij Cor ook het geval te zijn. Hij zet agressie in om zijn zin te krijgen, maar verliest soms ook de controle over zichzelf. Wat betreft deze laatste vorm van agressie is het in ieder geval goed als hij daar meer controle over krijgt. Wat betreft de instrumentele agressie zou het kunnen zijn dat Cor meer inzicht krijgt in de effecten van zijn copingstrategieën. Zijn strategie van de ander controleren werkt alleen op de korte termijn. Op de langere termijn lopen zijn intieme relaties, tot zijn eigen frustratie, altijd op de klippen. In de loop van de behandeling kan duidelijk worden in hoeverre Cor in staat is om zich in anderen in te leven en hoeveel belang hij eraan hecht om met de behoeften van anderen rekening te houden.

Doelen die voor meer stabiliteit op langere termijn zouden kunnen zorgen, zijn het 'alleen zijn' beter kunnen verdragen en zich neer kunnen leggen bij keuzes van anderen, ook als die niet aansluiten bij de eigen behoeften. Het is belangrijk om deze doelen in gedachten te houden tijdens het vervolg van de behandeling. Het eerste doel is nu om met Cor een werkrelatie op te bouwen en dat kan alleen als er overeenstemming is over het behandeldoel. Uit motivatieonderzoek weten we dat het weinig effectief is om mensen te proberen te overtuigen van wat er zou moeten gebeuren. Het is zinvoller om aan te sluiten bij de motivatie van de cliënt zelf en discrepantie te creëren tussen de huidige situatie en hoe hij die graag zou willen (Miller en Rollnick 1991, 2005), om zo de motivatie voor verandering te verbreden.

Een ander dilemma in deze casus is dat de behandelaar weet dat het opheffen van een contactverbod meestal niet snel gaat. Als Cor zich adequaat gaat gedragen, zal dat dus niet heel snel effect sorteren. Het is van belang geen valse verwachtingen bij de cliënt te wekken door te suggereren dat dit wel snel zou gaan. Anderzijds is het ook weinig zinvol om de cliënt te ontmoedigen. Mocht de cliënt expliciet vragen naar de kansen en de termijn waarop het contactverbod opgeheven zou kunnen worden, dan is het het beste om daar een realistisch beeld van te schetsen. Het is een langdurig traject en het enige wat hij kan doen is een positieve indruk maken door niet dreigend te zijn en zich aan afspraken te houden.

Gezien de impulsiviteit en prikkelbehoefte van antisociale cliënten is het van belang niet te veel tijd tussen de afspraken te laten zitten. Maak liever wat frequenter een korte afspraak dan laagfrequent een lange afspraak. Als er te veel tijd tussen afspraken zit, is er vaak te veel gebeurd om dat goed te kunnen bespreken. Deze cliënten leren makkelijker van feedback kort na een gebeurtenis dan van het bespreken van een serie gebeurtenissen die al weer enige tijd geleden hebben plaatsgevonden. De emotie is er dan vanaf en er spelen weer nieuwe situaties die aandacht vragen. Als de behandelaar achter de feiten aanloopt doordat er steeds weer bijgepraat moet worden, kan dat een negatieve invloed hebben op de uitkomstverwachting van de cliënt. Het is vooral in het begin van de behandeling van belang om ervoor te zorgen dat de cliënt direct positieve ervaringen opdoet door de behandeling. Dat betekent dat er enige snelheid moet zijn en dat je als behandelaar direct inspeelt op situaties die nu aan de orde zijn.

Binnen een week ziet de behandelaar Cor weer voor een afspraak.

» B: Hoe is het gegaan? Is het gelukt om niet agressief op je omgeving over te komen?
C: Ja dat denk ik wel ... tja, je kunt natuurlijk alles verkeerd opvatten ...
B: Wat is er precies gebeurd?
C: Ik kwam toevallig een vriendin van haar tegen in de stad en die heb ik aangesproken.
B: Hoe ging dat?

C: Ik vroeg of zij wist waar Anne nu is. Dat wilde ze niet vertellen. Toen heb ik gezegd dat ik daar toch wel achter kom en ben toen weggegaan.
B: Verder nog iets?
C: Nee … Nou ja, dat ze de tering kon krijgen.
B: Hoe is dat overgekomen, denk je?
C: Nou ja, ze keek wel chagrijnig, maar ja, dat doet ze toch altijd al …
B: Denk je dat het gunstig is voor de indruk die er van jou is?
C: Ik ben niet agressief geweest.
B: Denk je dat ze je als bedreigend heeft ervaren?
C: Nee, dat denk ik niet. Ik had natuurlijk niet moeten zeggen dat ze de tering kan krijgen. Maar ik heb haar niet bedreigd.
B: Ik denk dat dit toch als bedreigend wordt ervaren.
C: Meen je dat nou? Ik denk het niet hoor.
B: Ten eerste heb je een contactverbod, en je wekt nu de indruk dat je actief naar haar op zoek bent en je dus niet aan het contactverbod zult houden.
C: Ja, maar ik wil haar zo graag spreken. Als we samen kunnen praten, dan komen we er wel uit. Dat weet ik zeker!
B: Ik snap dat je haar graag wilt spreken. Maar als de rechter nu moet beslissen over het verlengen van het contactverbod en hij hoort dat jij via vriendinnen van haar toch met haar in contact probeert te komen, dan zal hij het waarschijnlijk verlengen. Zeker als die vriendin zou getuigen dat je gezegd hebt dat je er toch wel achter komt. Daarmee maak je duidelijk dat je het niet zomaar op gaat geven.
C: Goh, ik mag ook helemaal niks. Maar goed, ik zal proberen niet meer op dit soort situaties te reageren.
De week erna heeft Cor weer een afspraak met zijn behandelaar.
B: Hoe is het gegaan?
C: Ik denk wel goed. Maar ik vond het wel moeilijk. Ik kwam diezelfde vriendin weer tegen. Ze keek me heel boos aan. Echt heel irritant.
B: Hoe heb je gereageerd?
C: Ik heb niet gereageerd. Ik ben gewoon doorgelopen.
B: Hoe was dat voor je?
C: Heel moeilijk. Achteraf dacht ik: ik had haar op haar bek moeten slaan. Maar ja, dat is niet goed voor het contactverbod.
B: Heb je er nog lang last van gehad?
C: Ik heb wel een halfuur last gehad van dat kwaaie gevoel, en ook nu na een paar dagen heb ik er nog steeds last van als ik aan die kop denk. De manier waarop ze naar me keek. Dan denk ik: ik had je toch een tik moeten geven. Zo ga je niet met mij om.
B: Ik vind het heel sterk van je dat je er ondanks die spanning toch voor hebt kunnen kiezen om de confrontatie niet aan te gaan. Natuurlijk levert het spanning op, maar nu heb je ook laten zien dat je je kunt beheersen. Zelfs in zo'n situatie. Zo maak je een goede indruk. Dat heb je snel geleerd!

Reflectie

Het is belangrijk om positieve ontwikkelingen, hoe klein ook, te belonen met complimenten. Maak daarbij gebruik van termen die aansluiten bij de belevingswereld van je cliënt, zoals 'sterk', 'controle', 'erboven staan'. Op deze manier vergroot je de succesverwachting van je cliënt en dat blijkt volgens het IM een belangrijke voorspeller voor de behandelmotivatie te zijn.

De behandeling van Cor is nu in een fase gekomen waarin overeenstemming is over het doel van de behandeling en de manier waarop daaraan gewerkt wordt, namelijk proberen de kans op het opheffen van het contactverbod zo groot mogelijk te maken door bepaalde situaties niet op te zoeken of op tijd uit bepaalde situaties weg te gaan. Nu dit stuk van de behandeling loopt, ontstaat meer ruimte om te verkennen welke drijfveren de cliënt in het leven heeft en of die aanleiding geven om andere behandeldoelen te formuleren.

Cor vertelt dat hij opgegroeid is in een gezin waar hij weinig aandacht en liefde kreeg. Moeder had psychische klachten. Zij lag veel op de bank en had weinig aandacht voor de kinderen. Vader werkte hard en was veel afwezig. Dit tot opluchting van de kinderen, omdat hij als hij er was de neiging had veel alcohol te drinken en vervolgens agressief te worden. Cor heeft zich voorgenomen nooit zo te worden als zijn vader. Toch is hem dit niet helemaal gelukt. Hij is voor zijn relatie met Anne twee keer getrouwd geweest en beide huwelijken zijn op een scheiding uitgelopen als gevolg van huiselijk geweld. De kinderen uit beide huwelijken heeft hij al jaren niet gezien, wat hem veel verdriet doet. Hij heeft veel pogingen gedaan om weer met zijn kinderen in contact te komen, maar die zijn op niets uitgelopen. Volgens Bureau Jeugdzorg willen de kinderen geen contact met hem omdat ze bang voor hem zijn. Cor denkt dat dit meer te maken heeft met de verhalen die zijn twee exen over hem vertellen.

> B: In hoeverre vind je dat het gelukt is om voor jouw kinderen een betere vader te zijn dan je eigen vader?
> C: Toen ik nog geen contactverbod had, besteedde ik wel veel tijd aan ze. We deden leuke dingen. Ik heb ze ook nooit geslagen.
> B: Het is dus gelukt om een betere vader te zijn?
> C: Ja, maar ik ben natuurlijk niet tevreden. Ik heb ze nu al twee jaar niet gezien. Dat doet heel veel pijn.
> B: Waarom heb je dat contactverbod gekregen?
> C: Ja, ik heb mijn ex natuurlijk een paar klappen gegeven. Ook een keer haar keel dichtgeknepen. Had ik natuurlijk ook niet moeten doen, maar ze haalde het bloed onder mijn nagels vandaan. En nu beweren ze dat de kinderen dat gezien hebben en daarom bang voor me zijn. Ze zeggen zelfs dat ze een trauma hebben opgelopen en daarvoor naar de psycholoog moeten. Ik denk dat dat echt enorm overdreven is. Ze waren nog zo klein. Ik kan me niet voorstellen dat ze er iets van meegekregen hebben. Vooral de jongste. De oudste was erbij toen ik haar keel dichtkneep. Maar wij waren in de keuken en hij in de kamer, dus ik kan me niet voorstellen dat hij dat gezien heeft. Weet je wat ik denk waarom ze nu een trauma hebben en bang voor me zijn?
> B: Nou?

C: Mijn ex is na de scheiding met de kinders bij haar ouders in gaan wonen. Die lui hebben een ontzettende hekel aan me. Ik weet wel wat er gebeurd is. Die zitten de godganse dag over mij te kletsen. Hoe slecht ik wel niet ben en wat ik allemaal wel niet gedaan heb. En dan vergeten ze erbij te zeggen wat ik wel goed heb gedaan. Die kinderen horen dat de hele dag en die geloven dat natuurlijk. Het is wel zo verdomde oneerlijk. Dit maakt me zo kwaad!

B: Ik kan me voorstellen dat dat je frustreert. Ik hoop voor je dat het contact zich weer herstelt in de toekomst. We weten natuurlijk niet wat er in de toekomst gaat gebeuren. Maar je ziet weleens dat kinderen toch nieuwsgierig worden naar hun vader als ze ouder worden en naar hem op zoek gaan. Stel je voor dat ze naar jou op zoek zouden gaan. Wat voor beeld zouden ze dan van je krijgen?

C: Nou, dan kan ik vertellen hoe het echt zit en dat ik altijd veel leuke dingen met ze deed.

B: En wat zou je vertellen over het geweld in de relaties?

C: Nou dat hun moeder ook geen lieverdje was. En dat het ook wel weer meeviel.

B: Ik vraag me af wat het effect zal zijn als je dat zo zegt. Je hebt al twee huwelijken achter de rug waarin huiselijk geweld een rol speelde en nu is Anne ook al bij je weg vanwege geweld. Ik vraag me af of het dan op je kinderen goed overkomt als je dan zegt dat het eigenlijk de schuld van die vrouwen was en dat het wel meeviel …

C: Maar wat moet ik dan zeggen? Ik kan toch moeilijk zeggen dat ik een klootzak ben.

B: Mensen krijgen over het algemeen meer vertrouwen in je als je ook fouten toegeeft en laat zien dat je je best doet om dezelfde fouten niet weer te maken.

C: Maar ik heb toch niet alles fout gedaan.

B: Nee, natuurlijk niet. Maar voor het begin van het herstel van vertrouwen is het wel van belang om fouten toe te geven en te laten zie dat je je best doet om te voorkomen dat je opnieuw in de fout gaat. Daarna kun je natuurlijk ook aandacht vragen voor de andere, leukere kanten van jezelf.

C: Maar hoe kan ik laten zien dat ik mijn best doe?

B: Je komt in ieder geval hier naartoe en je probeert ervoor te zorgen dat het contactverbod opgeheven wordt door je niet meer te laten provoceren. En laatst met die vriendin is dat nog goed gelukt ook.

C: OK, dus ik zou kunnen zeggen: goed, ik had een probleem met een agressie. Dat is niet goed, maar ik werk eraan.

■ Reflectie

Door de agressieproblematiek te plaatsen in een breder kader, namelijk Cor's verlangen om contact te hebben met zijn kinderen en door hen als een goede vader gezien te worden, verandert de motivatie van Cor in ZDT-termen van extern gecontroleerde motivatie naar autonoom gereguleerde motivatie of in termen van het SC-model van precontemplatie naar contemplatie en actie.

5.5 Scheuren en breuken

Ondanks alle goede bedoelingen van de behandelaar kan het gebeuren dat een cliënt negatieve emoties, zoals teleurstelling en boosheid, ten opzichte van de behandelaar beleeft. Dit kan zich uiten in plotseling niet meer op de afspraken verschijnen of meer weerstand vertonen in de behandeling. Ook kan er sprake zijn van schaamte bij een cliënt als hij is teruggevallen in oud gedrag (Van Dam en Van Tilburg 2007).

Het is voor het vasthouden van de motivatie van belang dat de behandelaar op deze relatiebreuken reageert door contact te zoeken en de negatieve emoties te bespreken. Het is belangrijk precies te achterhalen wat er speelt en niet te snel genoegen te nemen met smoesjes of vaagheden, omdat er anders geen nieuwe leerervaring ontstaat. De kwaliteit van de reparatie van de relatie is belangrijker voor het vervolg van de behandeling dan de aard van de breuk (Knapen 2016). Als de behandelaar niet reageert en de emoties niet bespreekt, kan dat voor de cliënt een faalervaring zijn. Opnieuw is er een sociaal contact mislukt, waardoor negatieve verwachtingen over het vertrouwen dat hij in anderen kan stellen, worden bevestigd. Bovendien wordt een kans gemist om te leren hoe conflicten opgelost kunnen worden.

Cor is zonder bericht niet verschenen op de afspraak. Het gesprek ervoor vertelde Cor dat hij onverwacht een van zijn kinderen tegenkwam op straat. Hij heeft toen geprobeerd zijn zoontje aan te spreken.

> B: We hadden een afspraak en je bent er niet. Is er iets misgegaan?
> C: O, ik ben het vergeten …
> B: OK, dat kan gebeuren natuurlijk. Toen ik zag dat je er niet was, moest ik eraan denken dat ons laatste gesprek best lastig was. We waren het niet echt met elkaar eens. Ik kan me voorstellen dat je daar een rotgevoel aan over hebt gehouden.
> C: Dat kun je wel zeggen, ja. Jij hoeft mij niet te vertellen of ik mijn kinderen wel of niet mag aanspreken!
> B: O, ik hoor dat je boos bent.
> C: Inderdaad, jij hoeft mij niet te zeggen wat ik wel en niet moet doen.
> B: Daar heb je ook gelijk in. Jij neemt zelf de beslissingen in je leven en niet ik. Dat was ook niet mijn bedoeling, maar blijkbaar is dat niet goed overgekomen. Excuus daarvoor.
> C: OK, dan laten we het erbij.

■ Reflectie

In deze situatie is het als eerste van belang om het contact te herstellen door de emoties van Cor te erkennen en te laten weten dat het niet je bedoeling was om hem te ergeren. Naast dat je hiermee het contact herstelt, ben je zo ook een rolmodel voor het omgaan met kritiek. Je kunt dat later gebruiken als Cor het moeilijk heeft met kritiek van iemand anders. Ten tweede is het belangrijk om deze gebeurtenis nog een keer na te bespreken. Is hij wel vaker geneigd om het contact te verbreken als iemand iets heeft gedaan wat hem niet zint? Vervolgens kun je met hem de consequenties van deze strategie bespreken.

Een aantal weken later heeft Cor een nieuwe vriendin. Aanvankelijk loopt het in de relatie allemaal goed. Na een paar weken ontstaan er toch problemen.

> C: Ik heb ruzie met mijn vriendin gehad. Het is niet uit de hand gelopen, hoor, maar ik moest me echt inhouden.
> B: Hoe kwam dat zo?
> C: Ik was 's nachts met een vriend op pad gegaan. Toen ik de volgende ochtend terugkwam, begon Petra moeilijk te doen. Ze had het idee dat ik wat met een ander had. Toen ik zei dat dat niet zo was, wilde ze het niet geloven en begon ze te schreeuwen. Zo van dat het niet normaal was dat ik de hele nacht weg was. En toen begon ze ook nog te huilen. En dan moet ik me helemaal inhouden. Maar gelukkig ben ik op tijd weggegaan. Ik dacht als ik hier nog langer blijf, dan geef ik haar een tik.
> B: Hoe was dat voor je om tijdens de ruzie weg te gaan?
> C: Aan de ene kant wel goed. Want ik weet zeker dat ik haar een tik had gegeven als ik langer was gebleven. Aan de andere kant baal ik van die ruzie en ben ik eigenlijk nog steeds kwaad op haar. Ze weet toch dat ik af en toe een nachtje op stap ben. Daar moet ze niet zo over zeiken!
> B: Wat heb je eigenlijk gedaan die nacht?
> C: O, wat geld verdienen (maakt een handgebaar dat stelen suggereert).
> B: Wat heb je gestolen?
> C: Op een bouwplaats hebben we wat koper en een shovel meegenomen.
> B: Wat vind je ervan dat je dit doet?
> C: Ja, ik moet toch af en toe wat bijverdienen. En voor zo'n bedrijf maakt het toch niet uit. Dat betaalt de verzekering wel weer terug.
> B: Dat lijkt me voor die mensen toch wel vervelend, dat er spullen weg zijn.
> C: Ach welnee. Ik heb zelf in de bouw gewerkt. Dat wordt wel weer opgelost. Die bedrijven hebben geld zat en de arbeiders kunnen even rustig aan doen. Nee, hier zit ik helemaal niet mee.

- Reflectie

Cor doet iets waar de meeste mensen niet achter staan, namelijk stelen. Zelf vindt hij dit echter geen probleem. In termen van het SC-model zit hij ten aanzien van stelen in het precontemplatiestadium. Anderen vinden het een probleem, maar cliënt zelf niet. Wat betreft agressie tegen zijn vriendin zit Cor in het actiestadium. Mensen kunnen dus ten aanzien van verschillende probleemgedragingen in een ander stadium zijn. Ook wat betreft hetzelfde gedrag kan iemand afhankelijk van de context in een ander stadium zitten. Bijvoorbeeld, als iemand geen geweld meer wil gebruiken tegen zijn partner, maar wel in het voetbalstadion tegen andere supporters of tegen lastige mannen in het café. Wat kunnen we doen als iemand in het precontemplatiestadium zit? Kunnen we iemand laten beseffen dat hij een probleem heeft als hij zelf vindt dat dat niet zo is?

Martin Appelo neemt in het boek *Socratisch motiveren* (2007) het standpunt in dat je mensen eigenlijk niet kunt motiveren. Tot een vergelijkbare conclusie komt Sprenger (1996) in *De motivatiemythe* ten aanzien van motivatiestrategieën in werksituaties.

Je kunt de beweegredenen verhelderen waarom iemand iets wel of niet doet, maar je kunt mensen niet motiveren voor iets wat ze eigenlijk niet willen. In de visie van Appelo wordt motiveren nogal eens verward met bekeren en is bekeren niet de taak van een behandelaar. Hij beveelt vervolgens aan om wanneer de cliënt niet wil veranderen dit aan de omgeving kenbaar te maken. Als de omgeving daarop reageert met maatregelen zoals stopzetten van een uitkering of de relatie verbreken zou dit invloed kunnen hebben op de motivatie van de cliënt, maar dat hoeft natuurlijk niet. Volgens Appelo moeten veel behandelaren leren verdragen dat mensen voor een levensstijl kunnen kiezen die zijzelf afkeuren of mensonwaardig vinden. Een methode waarmee een cliënt mogelijk toch tot een andere houding ten opzichte van zijn gedrag zou kunnen komen, is hem confronteren met de eventuele strijdigheid met zijn andere motieven. Deze techniek is eerder in dit hoofdstuk (in ▶par. 5.3.2) beschreven en past onder andere in motiverende gespreksvoering (Miller en Rollnick 2005), *acceptance and commitment therapy* (ACT) en dialectische gedragstherapie (DGT). Zij wordt dan respectievelijk constructieve zelfconfrontatie en commitment aan waarden genoemd (Hayes et al. 1999; Linehan 2002).

Een waarde van Cor die in deze situatie mogelijk strijdig zou kunnen zijn met zijn gedrag is dat hij een goede vader voor zijn kinderen wil zijn. Het is de vraag in hoeverre zijn stelen en het risico op gevangenisstraf voor hem strijdig zijn met het beeld van een goede vader. Mocht dit voor hem niet zo zijn, dan kun je weinig anders dan dit gedrag verder geen onderwerp van de therapie te maken. Wanneer een behandelaar een cliënt ervan wil overtuigen dat hij niet goed bezig is, leidt dat tot een discrepantie tussen de doelen van de cliënt en de behandelaar. Eerder werd duidelijk dat overeenstemming over het probleem en hoe daaraan gewerkt zal worden een voorwaarde is voor gedragsverandering (Frank 1973). Een cliënt proberen ervan te overtuigen om aan een ander probleem te werken dan waar hij voor gekomen is, is daarom contraproductief. Mogelijk ontstaan er in de toekomst omstandigheden waardoor het gedrag voor cliënt in een ander licht komt te staan, bijvoorbeeld als zijn partner het niet accepteert of als zijn eigen kinderen ook blijken te stelen. Het is goed hier alert op te blijven en bij veranderde omstandigheden te peilen of de motivatie ten aanzien van gedragsverandering ook veranderd is.

> B: Jij zit er niet mee, maar Petra geloof ik wel.
> C: Nee hoor, ze is alleen maar bang dat ik vreemdga. Verder kan het haar niet schelen.
> B: Maar weet ze wel wat je 's nachts aan het doen bent?
> C: Ik heb gezegd dat we een klusje gingen doen. Ze is niet gek natuurlijk, dus dat weet ze wel. Althans ze kan het weten. En bovendien profiteert ze er ook van. Met alleen een uitkering kunnen we niet zo veel leuke dingen. Nee, die zit er echt niet mee, en als dat wel zo zou zijn, dan zou ik er toch niet mee stoppen.
> B: En zou het je uitmaken als je kinderen erachter komen?
> C: Die komen er niet achter.
> B: Je kunt hiervoor in de gevangenis komen.

C: Ik heb nu toch geen contact met de kinderen, dus die zouden er toch niet achter komen. En bovendien: ik steel van de rijken. Dus ik schaam me daar niet voor. Ook niet tegenover mijn kinderen.
B: Het is duidelijk dat je stelen geen probleem vindt. Althans niet op de manier hoe jij het doet. Dan gaan we het daar verder niet over hebben. Wat je wel een probleem vindt, is agressie tegenover je vriendin. Dan gaan we daarmee verder.

■ Reflectie

Een dilemma voor de behandelaar is de vraag of je je eigen morele oordeel geeft over het feit dat Cor diefstallen pleegt. Ook al is Cor niet gemotiveerd dat gedrag te veranderen en heeft het op dit moment weinig zin om hem te bewegen dit gedrag te veranderen, toch zou de behandelaar wel uit kunnen spreken wat zij van dit gedrag vindt. Het voordeel is dat de behandelaar dan niet onbedoeld de indruk kan wekken dat zij dit gedrag goedkeurt of er onverschillig tegenover staat. Een nadeel zou kunnen zijn dat Cor zich veroordeeld voelt door de behandelaar en daardoor minder open wordt in het contact of het vertrouwen in de behandelaar verliest. Zie voor een uitgebreide beschrijving van dit soort dilemma's ▶ H. 4 over de therapeutische relatie.

5.6 Motiverende groepsprocessen en het inzetten van ervaringsdeskundigheid

Een complicerende factor bij het motiveren van mensen met ASPS kan zijn dat er grote verschillen kunnen bestaan tussen de leefwerelden van de behandelaar en de cliënt. Hoewel zeker niet iedere cliënt met antisociaal gedrag ook crimineel is of in een achterstandswijk woont, zijn gemiddeld de verschillen met de leefwereld van behandelaren groot. De leefwereld van antisociale cliënten kan worden gekenmerkt door een subcultuur waarin het reageren met agressie op vermeende vernederingen een sociale norm is. Kwetsbaarheid tonen of niet afstraffen van provocaties kan de sociale omgeving als zwakte zien en leiden tot statusverlies binnen de groep. Ook psychosociale omstandigheden, zoals schulden, werkloosheid, criminaliteit en middelenmisbruik, kunnen binnen de sociale groep min of meer normaal zijn. Behandelaren behoren daarentegen vaak tot de gevestigde orde. Ze hebben een goede opleiding, een goed inkomen en meestal een geëmancipeerde, progressieve levensinstelling. Behandelaren worden daarom vaak door mensen met een antisociale gedragsstijl als ongeloofwaardige gesprekspartners gezien. Het is voor sommige mensen met antisociaal gedrag geloofwaardiger en daarom ook motiverender als de adviezen komen van iemand waarmee ze zich kunnen identificeren qua levensstijl en problematiek. Als behandelaar kun je je proberen aan te passen aan de cliënt door aan te sluiten bij zijn taalgebruik om zo enigszins de kloof te verkleinen. Een krachtiger methode is het inzetten van ervaringsdeskundigheid tijdens de behandeling. Er zijn verschillende manieren waarop dat kan. De mate waarin ervaringsdeskundigheid wordt ingezet kan variëren. Een manier is om de behandeling in groepsvorm aan te bieden. Zeker als het om een groep gaat met een min of meer open structuur, dus waar mensen in een bestaande groep in kunnen stromen, kan geleerd worden van meer ervaren groepsgenoten. Hierdoor wordt hoop gegenereerd, doordat nieuwe deelnemers anderen ontmoeten met vergelijkbare problemen en een vergelijkbare levensstijl die al vooruitgang hebben geboekt. Zij zijn het levende bewijs dat verandering mogelijk is. Bovendien kan de ervaring dat anderen dezelfde problemen hebben opluchting bieden en het gevoel geven ergens bij te horen. Daarbij komt dat het een aanvullende motivatie kan zijn om aan de behandeling deel te nemen als mensen zich prettig voelen in een groep. Sommige cliënten worden zich in de loop van de behandeling steeds meer bewust van de door hen aangerichte schade als gevolg van hun agressieve gedrag. Zij hebben behoefte om iets 'terug te doen', om de onderliggende schuldgevoelens te kunnen hanteren. Door goed voorbeeldgedrag te vertonen in de groep en steun te geven aan de nieuwe deelnemers kunnen ze een deel van deze behoefte vervullen. Dit kan voor mannen met een kwetsbaar gevoel van eigenwaarde een heilzame ervaring zijn. Door niet alleen gericht te zijn op de eigen problemen, maar ook in staat blijken te zijn anderen te helpen, kan hun gevoel van eigenwaarde worden versterkt (Bieling et al. 2006; Van Dam 2011). Een andere vorm is om groepen te laten begeleiden door een behandelaar samen met een ervaringsdeskundige. Ten slotte zijn er ook groepen die volledig door ervaringsdeskundigen worden begeleid, met een structuur die vergelijkbaar is met de zelfhulpgroepen van de Anonieme Alcoholisten (Van Dam et al. 2015).

5.7 Afsluiten van de behandeling

Zoals eerder in dit hoofdstuk is betoogd, zijn mensen met ASPS vaak impulsief en prikkelzoekend en is het van belang om enig tempo in de behandeling te houden. Langdurige behandelingen passen minder goed bij deze cliënten, zeker als er weinig persoonlijke lijdensdruk is. Het is daarom raadzaam om de behandeling af te sluiten voordat de behandeling een trager tempo krijgt en de cliënt dreigt af te haken. Er is dan meer kans dat de succesverwachting van de behandeling blijft bestaan als er in de toekomst weer een hulpvraag is. Het is ook belangrijk om de cliënt te laten weten dat hij altijd welkom is als hij in de toekomst weer hulp nodig heeft. Op die manier kan worden voorkomen dat de cliënt afsluiting van de behandeling als een afwijzing ziet.

Literatuur

Ajzen, I. (1991). The theory of planned behavior. *Organizational Behavior and Human Decision Processes, 50*(2), 179–211.
Appelo, M. (2007). *Socratisch motiveren*. Amsterdam: Boom.
Bieling, P. J., McCabe, R. E., & Antony, M. M. (2006). *Cognitive behavioral therapy in groups*. New York: Guilford.
Blackburn, R., Logan, C., Donnelly, J., & Renwick, S. (2003). Personality disorders, psychopathy and other mental disorders: Co-morbidity among patients at English and Scottish high-security hospitals. *The Journal of Forensic Psychiatry & Psychology, 14*(1), 111–137.
Chambers, J. C., Eccleston, L., Day, A., Ward, T., & Howells, K. (2008). Treatment readiness in violent offenders: The influence of cognitive factors on engagement in violence programs. *Aggression and Violent Behavior, 13*, 276–284.
Deci, E. L., & Ryan, R. M. (2000). The what and why of goal pursuits: Human needs and the self-determination of behavior. *Psychological Inquiry, 11*, 227–268.

Drieschner, K. H. (2005). *Measuring treatment motivation and treatment engagement in forensic psychiatric outpatient treatment: Development of two instruments*. Dissertation. Nijmegen: Radboud University.

Drieschner, K. H., & Boomsma, A. (2008). Validation of the treatment motivation scales for forensic outpatient treatment (TMS-F). *Assessment, 15*(2), 242–255.

Drieschner, K. H., Lammers, S. M., & Van der Staak, C. P. (2004). Treatment motivation: An attempt for clarification of an ambiguous concept. *Clinical Psychology Review, 23*(8), 1115–1137.

Frank, J. D. (1973). *Persuasion and healing*. Baltimore: John Hopkins University Press.

Galbraith, T., Heimberg, R. G., Wang, S., Schneier, F. R., & Blanco, C. (2014). Comorbidity of social anxiety disorder and antisocial personality disorder in the National Epidemiological Survey on Alcohol and Related Conditions (NESARC). *Journal of Anxiety Disorders, 28*(1), 57–66.

Goethals, K., De Groot, A., Dhoore, T., Jeandarme, I., Keulen-de Vos, M., Pouls, C., et al. (2015). Differentiële diagnostiek en comorbiditeit bij psychopathie en de antisociale persoonlijkheidsstoornis. In W. Canton, D. Van Beek, L. Claes, L. Gijs, I. Jeandarme & E. Klein Haneveld (Red.), *Handboek psychopathie en de antisociale persoonlijkheidsstoornis* (pag. 315–358). Utrecht: De Tijdstroom.

Goodwin, R. D., & Hamilton, S. P. (2003). Lifetime comorbidity of antisocial personality disorder and anxiety disorders among adults in the community. *Psychiatry Research, 117*(2), 159–166.

Hafkenscheid, A. (2014). *De therapeutische relatie*. Enschede: Uitgeverij de Tijdstroom.

Hayes, R., Strosahl, K. D., & Wilson, K. G. (1999). *Acceptance and commitment therapy: An experiential approach to behavior change*. New York: Guilford.

Heckhausen, H. (1991). *Motivation and action*. Berlin, Germany: Springer.

Jewell, L. M., & Wormith, J. S. (2010). Variables associated with attrition from domestic violence treatment programs targeting male batterers: A meta-analysis. *Criminal Justice and Behavior, 37*, 1086–1113.

Jochems, E. C., Duivenvoorden, H. J., Van Dam, A., Mulder, C. L., & Van der Feltz-Cornelis, C. M. (2018). Testing the integral model of treatment motivation in outpatients with severe mental illness. *Motivation and Emotion, 42*(6), 816–830.

Jochems, E. C., Duivenvoorden, H. J., Van Dam, A., Van der Feltz-Cornelis, C. M., & Mulder, C. L. (2017). Motivation, treatment engagement and psychosocial outcomes in outpatients with severe mental illness: A test of Self-Determination Theory. *International Journal of Methods in Psychiatric Research, 26*(3), 1537.

Jochems, E. C., Mulder, C. L., Van Dam, A., & Duivenvoorden, H. J. (2011). A critical analysis of the utility and compatibility of motivation theories in psychiatric treatment. *Current Psychiatry Reviews, 7*, 298–312.

Jochems, E. C., Van Dam, A., Scheffer, S. C. M., Duivenvoorden, H. J., Van der Feltz-Cornelis, C. M., & Mulder, C. L. (2016). Differences between perspectives of clinicians and patients with severe mental illness on the patient's motivation for treatment. *Clinical Psychology & Psychotherapy, 23*(5), 438–451.

Jochems, E. C., Van der Feltz-Cornelis, C. M., Van Dam, A., Duivenvoorden, H. J., & Mulder, C. L. (2015). The effects of motivation feedback in patients with severe mental illness: A cluster randomized controlled trial. *Neuropsychiatric Disease and Treatment, 11*, 3049–3064.

Knapen, S. (2016). Vertrouw je mij? In E. Van Meekeren & J. Baars (Red.), *De ziel van het vak*. Amsterdam: Boom.

Lenzenweger, M. F., Lane, M. C., Loranger, A. W., & Kessler, R. C. (2007). DSM-IV personality disorders in the National Comorbidity Survey Replication. *Biological Psychiatry, 62*(6), 553–564.

Linehan, M. M. (2002). *Dialectische gedragstherapie bij borderline persoonlijkheidsstoornis: Theorie en behandeling*. Lisse: Swets & Zeitlinger.

McGauley, G., Yakeley, J., Williams, A., & Bateman, A. (2011). Attachment, mentalization and antisocial personality disorder: The possible contribution of mentalization-based treatment. *European Journal of Psychotherapy & Counselling, 13*(4), 371–393.

Miller, W. R., & Rollnick, S. (Eds.). (1991). *Motivational interviewing: Preparing people for change*. New York: Guilford.

Miller, W. R., & Rollnick, S. (2005). *Motiverende gespreksvoering. Een methode om mensen voor te bereiden op verandering*. Gorinchem: Ekklesia.

Murphy, C. M., & Eckhardt, C. I. (2005). *Treating the abusive partner, an individualized cognitive-behavioral approach*. New York/London: Guilford.

Prochaska, J. O., & DiClemente, C. C. (1983). Stages and processes of self-change in smoking: toward an integrative model of change. *Journal of Consulting and Clinical Psychology, 5*, 390–395.

Sareen, J., Stein, M. B., Cox, B. J., & Hassard, S. T. (2004). Understanding comorbidity of anxiety disorders with antisocial behavior: Findings from two large community surveys. *The Journal of Nervous and Mental Disease, 192*(3), 178–186.

Schippers, G. M., & De Jonge, J. (2002). Motiverende gespreksvoering. *Maandblad Geestelijke Volksgezondheid, 57*, 250–265.

Sprenger, R. K. (1996). *De motivatiemythe*. Amsterdam: Prentice Hall.
Van Dam, A. (2011). Dit is mijn groep: Niet meer door het lint. *Groepen, 6,* 66–73.
Van Dam, A., Baselier, B., Bosse, W., Dingemans, B., Hermes, F., Verdult, J., et al. (2015). *Mannen tegen agressie. 12-stappenplan*. Bergen op Zoom: GGZWNB.
Van Dam, A., & Mulder, C. L. (Red.). (2008). *Motivatie en mogelijkheden van moeilijke mensen*. Houten: Bohn Stafleu van Loghum.
Van Dam, A., & Van Tilburg, C. A. (2007). *Groepsgedragstherapie bij agressie, gevalsbeschrijvingen uit de behandelkamer*. Uit de serie Psychotherapie in Praktijk. Houten: Bohn Stafleu van Loghum.
Van Dam, A., Van Tilburg, C. A., Steenkist, P., & Buisman, M. (2009). *Niet meer door het lint, Handleiding*. Houten: Bohn Stafleu van Loghum.
Warnaar, B. & Wegelin, M. (2005). Behandeling van daders van relationeel geweld. In C. De Ruiter & M. Hildebrand (Red.), *Behandelingsstrategieën bij forensisch psychiatrische patiënten*. Houten: Bohn Stafleu van Loghum.

Deel II Specifieke problemen

Hoofdstuk 6 Agressiebehandeling bij cliënten met antisociaal
gedrag – 123
Drs. C.A. (Carola) van Tilburg

Hoofdstuk 7 Antisociale persoonlijkheidsstoornis en
middelengebruik – 157
Dr. F.L. (Fleur) Kraanen

Hoofdstuk 8 Omgaan met suïcidaliteit bij de antisociale
persoonlijkheidsstoornis – 181
Dr. L.M.C. (Wies) van den Bosch

Hoofdstuk 9 Behandeling van trauma bij de antisociale
persoonlijkheidsstoornis – 205
Drs. C.A. (Carola) van Tilburg

Agressiebehandeling bij cliënten met antisociaal gedrag

Drs. C.A. (Carola) van Tilburg

6.1 Samenvatting – 124

6.2 Dilemma – 124

6.3 Inleiding – 125

6.4 De behandeling van agressief gedrag – 126
6.4.1 Behandeltechnieken bij reactieve agressie – 129
6.4.2 Behandeltechnieken bij instrumentele agressie – 130

6.5 Casus – 131
6.5.1 Aanmelding – 131
6.5.2 Betrekken van de partner – 135
6.5.3 Bewustwording – 137
6.5.4 Technieken om agressie te verminderen – 140
6.5.5 Cognitieve therapie – 142
6.5.6 Kosten-batenanalyses van instrumenteel agressiegedrag – 146
6.5.7 Groepsbehandeling van agressie: Specifieke valkuilen bij antisociale persoonlijkheidsproblematiek – 148
6.5.8 Terugvalpreventie – 151

6.6 Conclusie – 152

Literatuur – 152

© Bohn Stafleu van Loghum is een imprint van Springer Media B.V., onderdeel van Springer Nature 2020
M. J. N. (Madeleine) Rijckmans, A. (Arno) van Dam en L. M. C. (Wies) van den Bosch (Red.), *Praktijkboek antisociaal gedrag en persoonlijkheidsproblematiek*, https://doi.org/10.1007/978-90-368-2295-4_6

6.1 Samenvatting

In de behandeling van agressieproblematiek is sprake van twee vormen van agressie: reactieve, ook wel emotionele agressie genoemd, en instrumentele agressie. Bij reactieve agressie ervaren cliënten hun eigen gedrag als problematisch en zijn ze vaak gemotiveerd voor behandeling. Behandelaren worden echter ook geconfronteerd met instrumentele agressie bij cliënten, die agressie bewust inzetten om doelen te bereiken. De verschillende vormen van agressie vragen ieder een andere aanpak. In dit hoofdstuk zetten we uiteen waarom het zinvol is beide vormen van agressie bij antisociale persoonlijkheidsproblematiek te behandelen en geven we behandeladviezen voor de aanpak van zowel reactieve als instrumentele agressie. Reactieve agressie kan het beste worden behandeld door ontlokkers en signalen van spanningsopbouw te leren herkennen, responspreventie, cognitieve therapie en sociale en probleemoplossingsvaardigheden aan te leren. Bij instrumentele agressie richt de behandeling zich op kosten-batenanalyses en toepassen van andere, effectievere, probleemoplossingsvaardigheden.

6.2 Dilemma

Gert is een man van 38 jaar. Hij is aangemeld door de huisarts in verband met agressieproblematiek. Gert is thuis met name verbaal agressief, hij verheft snel zijn stem tegen zijn vriendin wanneer ze het ergens met elkaar over oneens zijn. Hij gaat dan vloeken en schelden. Buitenshuis is sprake van fysieke agressie. Dit laatste komt bij Gert voor in het uitgaansleven, maar het kan ook voorkomen bij het winkelen of in de supermarkt. Gert heeft al diverse mensen ernstig verwond en redeneert achteraf dat zijn slachtoffers zelf aanleiding hebben gegeven tot zijn geweld. Hij vertelt zelden spijt te hebben van zijn gedrag en geen medelijden te hebben met zijn slachtoffers. Gert ervaart buitenshuis continu een verhoogde staat van arousal en voelt zich op straat zelden ontspannen. Hij is alert, schat voortdurend in of er mensen zijn die in zijn ogen slechte bedoelingen hebben en trekt vergaande conclusies hierover op basis van louter oogcontact: 'Als iemand op de verkeerde manier naar mij kijkt, dan denk ik dat die persoon met mij op de vuist wil. Ik lijk dat soort mensen ook wel aan te trekken, ze moeten altijd mij hebben.' Gert zegt op straat te hebben geleerd dat je de ander altijd een stap voor moet zijn. Wanneer Gert iemand in elkaar heeft geslagen, bedreigt hij deze persoon en zijn naasten om te voorkomen dat ze aangifte tegen hem doen. Ook is sprake van forse agressie naar instanties, zoals het UWV en parkeerbeheer. Gert zet die in omdat hij geen sollicitatieplicht wil of wanneer hij het niet eens is met een bekeuring die hij heeft gekregen.

Omdat hij zo alert is, heeft Gert slaapproblemen en om hiermee om te gaan is hij soms meerdere etmalen achter elkaar aan het gamen zonder te slapen, totdat hij heel moe is en dan in een diepe slaap valt.

Gert stelt zich bij zijn behandelaren aanvankelijk vijandig op. Hij vertelt in het eerste gesprek niets op te hebben met 'geitenwollensokkentypes die in je jeugd gaan zitten graven'. Hij verheft zijn stem vaak en maakt soms oogcontact op een manier die op de behandelaren intimiderend overkomt. Gert zegt er niet van te houden dat hem verteld wordt wat hij moet doen en dat hij niet van plan is huiswerkopdrachten te gaan uitvoeren. Tegelijkertijd maakt Gert duidelijk dat het zo niet zijn hele leven door kan gaan, hij wordt er moe van steeds maar op iedereen te moeten letten, zelfs bij het boodschappen doen of de hond uitlaten, en hij wil voorkomen dat hij door zijn uitbarstingen opnieuw in de gevangenis belandt. Ook is Gert bang zijn vriendin kwijt te raken als hij steeds tegen haar tekeer blijft gaan.

Wanneer we kijken naar de vorm van geweld wordt duidelijk dat er bij Gert zowel sprake is van reactieve agressie als van instrumentele agressie: reactieve agressie vindt met name plaats naar mensen in zijn kring van naasten, instrumentele agressie naar onbekenden en instanties. De instrumentele agressie bij Gert heeft de functie om negatieve consequenties van zijn gedrag te beperken. Gert ervaart hierbij geen spijt als hij is uitgebarsten en vergoelijkt waarom dit gedrag nodig is. Is dit gedrag wel te veranderen als het zo'n duidelijke functie heeft en als iemand het weloverwogen, gepland en zonder gewetensbezwaren toepast?

6.3 Inleiding

Agressief gedrag wordt gedefinieerd als 'het welbewust gebruiken van fysieke kracht of macht dan wel het dreigen daarmee, gericht tegen een andere persoon of een andere groep van personen, hetgeen resulteert of waarschijnlijk zal resulteren in fysiek letsel, de dood of psychische schade' (Erpecum 2005). De World Health Organization (Krug et al. 2002) beschrijft agressie in drie vormen, te weten agressie gericht op zichzelf, agressie gericht op de ander en collectieve agressie die meestal gericht is van de ene groep op de andere. Dit hoofdstuk is vooral gericht op interpersoonlijke agressie, dus agressie gericht vanuit het ene individu op de ander. Interpersoonlijke agressie is ieder gedrag dat op een ander individu gericht is en als onmiddellijk doel heeft de ander schade te berokkenen. De dader moet hierbij de overtuiging hebben dat zijn gedrag de ander schade toebrengt en het slachtoffer moet gemotiveerd zijn om deze schade te voorkomen (Anderson en Bushman 2002).

Interpersoonlijke agressie kan bestaan uit:
- fysieke agressie, zoals slaan, schoppen, wapengebruik en opsluiten.
- verbale agressie, zoals bedreigen, schelden, kleineren en chanteren.
- seksuele agressie, dat wil zeggen een ander dwingen tot het ondergaan of uitvoeren van seksuele handelingen tegen diens zin.
- materiële agressie, bedoeld om schade toe te brengen aan goederen van anderen.

Interpersoonlijke agressie is op zijn beurt weer onder te verdelen in twee vormen, te weten huiselijk geweld en publiek geweld.

Met huiselijk geweld bedoelen we 'fysieke, mentale of seksuele mishandeling, waarbij een inbreuk wordt gedaan op de persoonlijke integriteit van het slachtoffer door een persoon uit de directe sociale kring van het slachtoffer. Het kan hierbij gaan om de (ex-)partner, directe familie, of om vrienden van de familie van het slachtoffer' (Van Dijk et al. 1997). Huiselijk geweld is de meest voorkomende geweldsvorm in onze samenleving en kan forse vormen aannemen; zo vindt een derde van de moord- en doodslagincidenten plaats in de huiselijke kring (Zoomer 2001). De World Health Organization (WHO 2017) schat dat wereldwijd 30 % van de vrouwen te maken heeft gehad met enige vorm van huiselijk geweld. De meest recente cijfers over Nederland laten zien dat het aantal meldingen van huiselijk geweld oploopt; zo waren er in de eerste helft van 2016 1185 meldingen, tegenover 1440 meldingen in de tweede helft van 2016 (Ministerie van VWS 2017). Het gaat hier enkel om zaken die gemeld zijn bij de politie, de werkelijke cijfers zijn waarschijnlijk hoger. Van der Veen en Bogaerts (2010) schatten dat jaarlijks minstens 200.000 personen slachtoffer worden van huiselijk geweld, dat door 100.000 à 110.000 personen wordt gepleegd. Mannen zijn als dader in de meerderheid (83 % tegenover 17 % vrouwen als pleger van huiselijk geweld), waarbij de groep van daders die voor huiselijk geweld worden veroordeeld voor 93 % uit mannen bestaat en voor 7 % uit vrouwen.

Publiek geweld betreft agressie die zich op straat en in semipublieke ruimten afspeelt, waarbij we geweld tussen (ex-)partners, gezinsleden, familieleden en huisvrienden buiten beschouwing laten, omdat dit valt onder huiselijk geweld (Lünnemann en Bruinsma 2005). Geweld in de openbare ruimte komt vooral voor in woonwijken, het verkeer en in het uitgaansleven (Terlouw et al. 2000). Twee derde van de werknemers met een publieke taak krijgt te maken met agressief gedrag door externen: denk aan gerechtsdeurwaarders, trein-, tram- en jeugdzorgmedewerkers, gevangenispersoneel, en medewerkers van de sociale dienst (Jacobs et al. 2009).

In het algemeen is er een stabilisatie of zelfs een afname te zien in het aantal geweldsdelicten in de maatschappij. Het aantal geweldsdelicten is in 2010 ten opzichte van 2006 met 19 % gedaald, delicten zijn minder ernstig en er worden minder vaak wapens gebruikt (Driessen et al. 2008; Lünnemann en Bruinsma 2005), wat niet wegneemt dat de cijfers nog altijd hoog zijn. De prevalentie van publiek geweld is afhankelijk van de urbanisatiegraad van het gebied waarin mensen zich bevinden (in grotere steden is er meer geweld), de leeftijd van geweldplegers speelt mede een rol (er vindt weinig straatgeweld plaats waarbij mannen van boven de 45 betrokken zijn) en publiek geweld speelt zich voornamelijk af tussen mannen onderling (Bakker et al. 2010; Beke et al. 1999; Lünnemann en Bruinsman 2005).

6.4   De behandeling van agressief gedrag

Behandelingen voor agressieregulatie zijn ontwikkeld vanuit verschillende invalshoeken. De eerste invalshoek is die van de feministische psycho-educatie, vooral bekend als het Duluth model (Pence en Paymar 1993). Binnen dit model wordt getracht mannen een andere visie te laten krijgen op 'hun recht op dominantie en controle' en hen ander gedrag aan te leren ten opzichte van de partner. Een tweede vorm van agressiebehandeling is ontwikkeld vanuit de cognitieve gedragstherapie (CGT), waarbij het uitgangspunt is dat agressie aangeleerd gedrag is. Er is in deze benadering veel aandacht voor het verlagen van spanning, veranderen van cognities over agressie en aanleren van sociale vaardigheden (Murphy en Eckhardt 2005; Sonkin et al. 1985). Cognitieve gedragstherapie kan zowel in groepen als individueel worden toegepast.

Effectonderzoek naar de Duluth-methode en cognitieve gedragstherapie laat zien dat de effecten van beide behandelvormen beperkt zijn met effectgroottes variërend van zeer laag tot gemiddeld (Babcock et al. 2004), waarbij de CGT-behandeling, hoewel dus beperkt effectief, de beste optie lijkt te zijn (Barner en Mohr-Carney 2011). Aangetekend dient te worden dat studies die tot nu toe gedaan zijn methodologisch zwak zijn. Zo zijn er maar weinig gerandomiseerde studies gedaan, hetgeen ethisch gezien ook lastig is bij (huiselijk) geweld (Eckhardt et al. 2006; Gondolf 2004; Sartin et al. 2006), en het meeste onderzoek dat is verricht is gedaan binnen een forensische setting of bij veteranen (De Ruiter en Veen 2005).

In Nederland zijn verschillende behandelmethoden op basis van CGT beschreven die zowel individueel als in groepsvorm kunnen worden toegepast. Zo beschrijven Deneer (2001, 2004) en Hakstege (2004) groepsbehandelingen voor agressiebeheersing en voor plegers van huiselijk geweld voor de ambulante forensische praktijk. Hornsveld (2004) maakte een Nederlandse bewerking van de Aggression Replacement Training (ART; Goldstein et al. 1998) en vertaalde deze naar een protocol. In 2003 stelden Bernard en collega's richtlijnen op voor de behandeling van de periodieke explosieve stoornis (Bernard et al. 2003). Van Dam en collega's (2007, 2009) schreven de methode 'Niet meer door het Lint', een behandelmethode voor mannen met agressie die zowel individueel als in groepen kan worden ingezet en die is ontwikkeld vanuit de reguliere GGZ. De in dit hoofdstuk beschreven technieken zullen voornamelijk uit het laatstgenoemde protocol komen, omdat dit specifiek is gericht op behandelen in een vrijwillig, in de GGZ gesitueerd kader.

Bij de behandeling van huiselijk geweld is het belangrijk om, wanneer mogelijk, het gehele systeem te behandelen om het huiselijk geweld goed te kunnen verminderen (Kroes en Trijsburg 2006). In veel CGT behandelingen voor agressie zijn nadrukkelijk systeemelementen en -technieken geïntegreerd, zo ook bij de methode 'Niet meer door het Lint' (Van Dam en Van Tilburg 2007; Van Dam et al. 2009). Er zijn specifieke modules ontwikkeld die zich richten op de behandeling van koppels en van partners/slachtoffers, met name gebaseerd op het aanleren van sociale vaardigheden (Stover et al. 2009). Ook is er in de behandeling van agressie in de thuissituatie aandacht nodig voor kinderen die in een gezin te maken hebben gehad met huiselijk geweld of hier getuige van zijn geweest. Voor hen is de behandelmodule 'Let op de kleintjes' ontwikkeld, waarbij kinderen psycho-educatie krijgen over huiselijk geweld (Ruiter en Van Middelkoop 1999).

Naar de effectiviteit van de behandeling van agressie bij ASPS is nauwelijks onderzoek gedaan, en dan slechts binnen kleine en specifieke steekproeven (Davidson et al. 2009; Hornsveld et al. 2008; Marshall et al. 2010; Serie et al. 2015). Deze cliënten, met agressieproblematiek en ASPS, worden echter wel aangemeld voor behandeling en zijn dat voor een belangrijk deel ook vrijwillig (Serie et al. 2017). Dit vraagt om een pragmatische aanpak die theoretisch goed is onderbouwd.

Geadviseerd wordt te werken volgens de 'what works'-principes (Andrews en Bonta 2014), dat wil zeggen dat per persoon gekeken wordt naar onder andere de zwaarte en vorm van de agressie, de psychopathologie, de omgevingsfactoren en het ontwikkelingsniveau van de cliënt en daar de behandeling op aan te passen, dus een multimodaal behandelprogramma te hanteren (Babcock et al. 2014; Capaldi en Hyoun 2007;

De Ruiter en Veen 2006; Thijssen en De Ruiter 2010). Om een agressiebehandeling effectiever te maken worden de volgende aanbevelingen gedaan (Dixon en Graham-Kevan 2011; Eckhardt et al. 2006; Graham-Kevan 2007; De Ruiter en Veen 2006; Saini 2009; Sartin et al. 2006; Stover et al. 2009):

- behandelingen met als basis CGT die 'multimodaal' zijn, dus waarbij een basisprogramma naar indicatie kan worden uitgebreid met verschillende modules;
- onderdelen die in een behandeling van belang zijn: leren herkennen van ontlokkers, leren onderscheiden van verschillende emoties, bijstellen van cognitieve vertekeningen, technieken gericht op verminderen van lichaamsspanning, vergroten van probleemoplossingsvaardigheden en sociale vaardigheden;
- een goede intake, gericht op 'risks, needs en responsivity' (zie voor een uitgebreide uitleg hiervan ►H. 3), dat wil zeggen dat de intensiteit van de behandeling moet worden aangepast aan het risiconiveau, dat de behandeling gericht moet zijn op het veranderen van dynamische risicofactoren en dat de manier waarop de behandeling wordt gegeven moet aansluiten bij de mogelijkheden en de kenmerken van de cliënt;
- aandacht voor motivatie;
- gebruik van een werkboek voor cliënten en een behandeldraaiboek of protocol voor behandelaren;
- aandacht voor de partner en de kinderen, dus systeemgericht werken;
- aandacht voor psychotrauma en middelengebruik (zie hiervoor de ►H. 7 en 9, over respectievelijk middelengebruik en psychotrauma);
- effectmetingen bij de behandeling, waarbij niet alleen zelfrapportagelijsten worden gebruikt, maar ook partners en behandelaren vragenlijsten invullen over het agressieve gedrag van en het contact met de cliënt.

We maken daarbij een duidelijk onderscheid tussen reactieve en instrumentele agressie. Reactieve agressie is agressie die plotseling opkomt, gestuurd wordt vanuit frustratie, waarbij emoties hoog oplopen en die een reactie is op een prikkel of situatie. Reactieve agressie kan bijvoorbeeld opkomen in een situatie waarin iemand in een discussie terechtkomt en hij verbaal niet tegen de ander op kan, of in een situatie waarin een traumatische ervaring uit het verleden wordt getriggerd en iemand zich machteloos voelt. Instrumentele agressie is agressie die iemand bewust inzet om iets voor elkaar te krijgen of de controle te verkrijgen over een situatie, waarbij emoties juist afwezig zijn en hij de agressie eerder onderkoeld en gewetenloos uit (Chase et al. 2001; Merk et al. 2005; Swogger et al. 2010).

Hoewel steeds wordt geadviseerd goed te inventariseren of sprake is van instrumentele dan wel reactieve agressie, worden vooral voor reactieve agressie positieve adviezen gegeven voor behandeling (Swogger et al. 2010; Glenn et al. 2013). Voor instrumentele agressie worden in de literatuur minder adviezen gevonden voor behandeling dan voor reactieve agressie. Bij instrumentele agressie is het van belang niet alleen de negatieve gevolgen van de agressie in de behandeling te belichten, maar ook de positieve gevolgen die een in stand houdende factor zijn voor het instrumenteel agressieve gedrag (Hornsveld et al. 2008). De behandelfocus dient bij instrumentele agressie te liggen op sociale vaardigheden en het verbeteren van het probleemoplossingsvermogen (Fite et al. 2010;

Kempes et al. 2005; Merk et al. 2005; Ross en Babcock 2009). Er kan dan worden benadrukt hoe problemen opgelost kunnen worden zonder de relatie met de ander te schaden en er kunnen beslissingen worden genomen die geen of minder risico's kennen dan het bewust inzetten van agressie (Kuin et al. 2015).

Het komt maar zeer zelden voor dat alleen sprake is van instrumentele agressie. Wanneer beide vormen van agressie voorkomen, wordt geadviseerd de focus eerst te leggen op de reactieve agressie en pas daarna extra interventies aan te bieden gericht op instrumentele agressie (Merk et al. 2005; Ross en Babcock 2009). Het voordeel van deze volgorde is dat bij het behandelen van reactieve agressie probleemoplossingsvaardigheden worden aangeleerd die ook kunnen worden ingezet bij de behandeling van instrumentele agressie, en dat de cliënt hiermee alvast succeservaringen op kan doen.

Kenmerkend bij instrumentele agressie is dat cliënten geneigd zijn hun gedrag en het effect ervan op anderen te bagatelliseren en agressief gedrag te accepteren (Oostermeijer et al. 2017). In een groepsbehandeling is het belangrijk dat behandelaren zich ervan bewust zijn dat dit het groepsklimaat kan beïnvloeden (Van Dam et al. 2009).

Naast het gebruik van specifieke behandeltechnieken, is bij de behandeling van agressie een aantal procesfactoren van belang voor het slagen ervan. Factoren die genoemd worden, zijn: therapeutvariabelen, de perceptie die de cliënt heeft van de behandeling, de werkalliantie tussen de behandelaar en de cliënt, en wanneer het een groepsbehandeling betreft, het groepsklimaat (Marshall en Burton 2010).

6.4.1 Behandeltechnieken bij reactieve agressie

Zoals al eerder werd beschreven, vraagt de behandeling van reactieve agressie een andere aanpak dan die van instrumentele agressie. Bij het behandelen van reactieve agressie staat bewustwording van spanningsopbouw centraal, met als logisch vervolg het aanleren van technieken en vaardigheden om spanning te verminderen, disfunctionele cognities bij te stellen en problemen anders op te lossen. Wanneer sprake is van reactieve agressie, kunnen de volgende technieken in de behandeling worden ingezet:

- stimulusherkenning; de cliënt leert zijn ontlokkers herkennen: wat zijn gebeurtenissen, situaties of triggers die de eerste aanzet geven tot spanningsopbouw?
- onderscheiden van emoties ten behoeve van het vroegtijdig herkennen van ontlokkers; veel cliënten hebben niet geleerd stil te staan bij emoties. Door zich bewust te worden van lichamelijke signalen die gepaard gaan met oplopende emoties kunnen cliënten zich bewust worden van spanningsopbouw en deze opbouw al in een vroeg stadium leren herkennen, zodat ze een uitbarsting kunnen voorkomen.
- responspreventie (time-out); wanneer een cliënt zich bewust is van oplopende spanning, kan hij een uitbarsting voorkomen door een time-out te nemen, waarbij hij de situatie waarin spanningsopbouw plaatsvindt verlaat. Het doel van de time-out is geweld te voorkomen, waarbij moet worden aangetekend dat daarmee de frustratietolerantie nog niet meteen is versterkt en de aanleiding voor het conflict nog niet automatisch is opgelost. Een uitgebreide beschrijving van de time-outprocedure is te vinden in ▶ H. 13.

- bijstellen van cognitieve vertekeningen van het gedrag van anderen; cliënten interpreteren het gedrag van andere mensen vaak anders dan hoe het bedoeld is. Vaak is sprake van wantrouwen, dat is ontstaan door negatieve ervaringen die cliënten eerder in hun leven hebben opgedaan in het contact met anderen. Cognities die daarbij een rol spelen kunnen betrekking hebben op zichzelf, op anderen of kunnen gaan over iemands kijk op de wereld. Voorbeelden van dergelijke cognities zijn: 'je kunt niemand vertrouwen', 'in de wereld geldt het recht van de sterkste' of 'ze moeten altijd mij hebben'. Disfunctionele cognities kunnen worden bijgesteld door middel van gedachtenschema's.
- verlagen van spanning gericht op ombuigen van de opbouwfase; wanneer een cliënt geleerd heeft te herkennen wanneer hij zich in de opbouwfase bevindt, is het belangrijk dat hij technieken aanleert die de spanning kunnen verlagen om zo een uitbarsting te voorkomen. Technieken die kunnen worden ingezet om de spanning te verlagen zijn bijvoorbeeld progressieve relaxatie (ontspanningsoefeningen), ademhalingsoefeningen, mindfulnessvaardigheden en het ondernemen van ontspannende activiteiten.
- aanleren van probleemoplossings- en sociale vaardigheden; veel cliënten ervaren in hun leven problemen, bijvoorbeeld met instanties, complexe sociale relaties en werk. Onder druk van een omgeving die aanstuurt op snelle probleemoplossing raken cliënten vaak het overzicht kwijt. Meestal leidt dit tot vermijdende en verzachtende copingstrategieën met op de langere termijn spanningsopbouw en agressie als gevolg, omdat daarmee problemen niet opgelost raken. Door cliënten inzicht te geven in verschillende copingstijlen en ze een model aan te reiken waarbinnen problemen gestructureerd, geanalyseerd en opgelost kunnen worden, hervinden cliënten het overzicht en zakt de spanning. Bij het oplossen van een probleem horen ook goede communicatievaardigheden. Zich bewust worden van het effect van verbale en non-verbale communicatie alsmede het aanleren van (nieuwe) sociale vaardigheden (bijvoorbeeld vaardigheden gebaseerd op de methode van Goldstein (Goldstein et al. 1998)) dragen bij aan zonder agressie oplossen van problemen en conflicten.

6.4.2 Behandeltechnieken bij instrumentele agressie

Waar bij reactieve agressie veel aandacht wordt besteed aan bewustwording van spanningsopbouw en verminderen van spanning is dit bij instrumentele agressie niet zinvol, omdat er geen sprake is van spanningsopbouw als reactie op een ontlokker, maar juist van vooraf gepland gedrag. Bij instrumentele agressie gaat het er om de cliënt zich bewust te laten worden van de mogelijke gevolgen van zijn gedrag, met als doel de cliënt zijn gedrag te laten heroverwegen, waarna hij alternatieve keuzes kan maken. Hierbij is het van belang dat cliënten vaardigheden aanleren waarmee ze hun doel kunnen bereiken op een functionele, niet-agressieve manier:

- kosten-batenanalyses maken; door stil te staan bij de consequenties van agressief gedrag kan voor de cliënt duidelijk worden wat zijn gedrag hem oplevert en wat het hem kost. Met name het benadrukken van de langetermijngevolgen is belangrijk, de positieve consequenties van agressie volgen het gedrag meestal snel op, de negatieve consequenties komen meestal later. Wanneer cliënten zich dit bewust worden, kunnen ze overwegen om een andere keuze te maken. Hierbij dienen niet alleen de negatieve gevolgen te worden benadrukt, maar ook het positieve wat het gedrag in stand houdt wordt in ogenschouw genomen, zodat cliënten daar inzicht in krijgen. Zo mogelijk wordt het positieve effect van het gedrag ook 'vergiftigd', bijvoorbeeld door te bekijken of het wel zo positief is als mensen doen wat je zegt, maar liever niet meer met je willen omgaan. Kosten-batenanalyses kunnen op verschillende manier worden gemaakt, onder andere door een functieanalyse te maken van het gedrag.

- aanleren van alternatieve probleemoplossing- en sociale vaardigheden; hoewel deze technieken ook worden toegepast bij de behandeling van reactieve agressie is er een verschil in aanpak bij de behandeling van instrumentele agressie. Bij instrumentele agressie wordt de nadruk niet gelegd op andere copingmethoden aangezien geen sprake is van spanningsopbouw. Er wordt met name samen met de cliënt gekeken of er alternatieve, minder schadelijke manieren zijn om je doel te bereiken, zodat de positieve bekrachtiging blijft, maar volgt op functioneel gedrag in plaats van op agressief gedrag. Gedragsexperimenten om nieuw gedrag in de praktijk te brengen geven de gelegenheid om nieuw gedrag te evalueren en de positieve consequenties hiervan te benadrukken. Vaak is dit voor cliënten een enorme eyeopener, omdat ze hier weinig ervaring mee hebben en ze dit in hun omgeving vaak ook niet als voorbeeld hebben gezien. Wanneer ze een gebrek hebben aan vaardigheden kunnen deze uiteraard ook hier met cliënt worden geoefend.

6.5 Casus

6.5.1 Aanmelding

Gert woont samen met Patricia, zij hebben geen kinderen. Gert leeft van een uitkering en zorgt ervoor dat de uitkering 'prettig aangevuld' wordt met 'klussen', zoals hij het zelf noemt. In het verleden handelde Gert in drugs en heeft hij gewapende overvallen gepleegd. Hij heeft hiervoor meermaals in detentie gezeten. Op het moment van aanmelding zegt Gert wel te weten hoe hij ervoor moet zorgen dat hij niet weer in detentie terecht komt. Gert brengt zijn tijd voornamelijk door met gamen en uitgaan, waarbij het vaak tot forse vechtpartijen komt. Soms komt ook geweld in zijn relatie of naar bekenden voor. Gert vindt dit wel lastig, hij verliest steeds mensen en is al vaak verhuisd. Hij wil wat doen aan zijn agressie naar bekenden omdat hij weinig vrienden meer over heeft en al veel verschillende relaties heeft gehad. Gert is minder gemotiveerd om zijn agressieve gedrag te verminderen buiten de vriendenkring en de huiselijke setting. Vreemden met wie hij in het uitgaansleven in conflict raakt, vragen er volgens hem om 'om op hun bek geslagen te worden'. Gert zit soms 48 uur aan een stuk door te gamen. In het verleden heeft Gert veel gedronken en speed gebruikt, hiermee is hij gestopt omdat hij 'anders niet oud zou worden'. Als Gert gaat drinken of gebruiken, neemt het risico op agressief gedrag toe en hij wil niet opnieuw in contact komen met politie en justitie. Bij vechtpartijen zorgt Gert ervoor dat er geen aangifte tegen hem zal worden gedaan door zijn slachtoffers te dreigen hen op te zullen zoeken als ze aangifte tegen hem doen.

In de intakefase heeft Gert verteld in zijn jeugd 'meer te hebben meegemaakt dan hulpverleners bij elkaar kunnen verzinnen', maar hij wilde hier verder niet op ingaan. Wel vertelde hij dat hij op veertienjarige leeftijd uit huis is gezet en daarna een aantal jaar op straat heeft geleefd. Er is geen contact meer met het gezin van herkomst. 'Ik zou ze wel kunnen vermoorden', zegt hij als hij familieleden tegen zou komen. Om die reden is hij verhuisd naar een andere regio. Gert heeft wat kennissen, maar geen vrienden want 'niemand is te vertrouwen' volgens hem. Gert heeft geen middelbare schoolopleiding afgemaakt, is veelvuldig van school gestuurd en definitief met school gestopt toen hij op zijn veertiende op straat terecht kwam.

Het is duidelijk dat Gert vooral extern gemotiveerd is om in behandeling te gaan en dat hij de verantwoordelijkheid voor behandeling (nog) niet bij zichzelf legt. Het is belangrijk om voldoende tijd te nemen voor het motivatieproces (zie ▶H. 5), maar het feit dat iemand gemotiveerd is voor behandeling is voldoende om een behandeling te starten, interne motivatie is geen vereiste (Van Dam en Mulder 2008; Van Dam en Van Tilburg 2007).

Wanneer cliënten met agressieproblematiek worden aangemeld voor behandeling is de motivatie vrijwel altijd extern, cliënten komen meestal in behandeling omdat er negatieve consequenties kunnen volgen op hun gedrag. De functionaliteit van de agressie en dus ook de functionaliteit van behandeling doet zich aldus meteen voor. Omdat de motivatie bij Gert beperkt is en extern gestuurd, is het belangrijk snel een eerste gesprek te plannen. Dit om te voorkomen dat de negatieve consequenties van het gedrag al zijn opgelost of uitgedoofd en hij niet op komt dagen voor behandeling (zie ook ▶H. 5 hierover).

Het doel van het eerste gesprek is om te onderzoeken of er behandelmogelijkheden zijn en hoe de cliënt hiervoor te motiveren is. Hierbij is het van belang dat de agressie bespreekbaar wordt gemaakt, dat deze tot in detail geëxploreerd wordt, dat nagegaan wordt of er enige zelfcontrole is en wat de motivatie voor verandering is. De toon van het gesprek dient open en constructief te zijn. Cliënten zijn gewend snel be- of veroordeeld te worden op hun gedrag en stellen zich doorgaans defensief en wantrouwend op. Dit betekent voor de behandelaar ook dat zij het eigen morele oordeel zeker in de beginfase van de behandeling opzij dient te zetten. Dit wordt het principe van de onvoorwaardelijke acceptatie genoemd. Tevens wordt geadviseerd in dit stadium geen diepgaande anamnese te doen waarin de voorgeschiedenis uitgebreid wordt doorgenomen, werken vanuit het hier en nu en kijken naar het probleemgedrag en de voor- en nadelen ervan wordt aanbevolen. De behandeldoelen moeten de cliënt aanspreken en haalbaar zijn.

> B: Hallo Gert, welkom, we zitten bij elkaar voor een kennismakingsgesprek. Ik lees in de rapportage van de huisarts dat je wordt aangemeld in verband met agressieproblemen. Zou je mij daar wat over kunnen vertellen?
> C: Ja, agressieprobleem, agressieprobleem, ik heb er vooral last van dat anderen dingen doen die je bij mij niet moet doen. En dan kan ik weleens uit de hoek komen ja.

6.5 · Casus

B: Kun je mij een voorbeeld geven van een situatie waarbij anderen iets doen wat jij niet prettig vindt?
C: Ja, ze moeten gewoon niet moeilijk doen, daar kan ik niet tegen. Jemig, een voorbeeld, het gebeurt zo vaak.
B: Wanneer was de laatste keer dat het gebeurde?
C: Dat was afgelopen weekend, bij het uitgaan. Ik kom een tent binnen met een paar maten, staat daar zo'n vent die zegt dat ik mijn jas uit moet doen. Ik doe mijn jas nooit uit, nergens, dus ik zeg ik hou mijn jas aan. Zegt hij nog een keer dat het verplicht is je jas uit te doen en op te hangen in de garderobe. Zeg ik weer ik hou mijn jas aan, zoek het lekker uit met je garderobe. Begint ie daar een heel verhaal af te steken dat het het beleid is daar dat je je jas uit moet doen en dat hij me anders niet binnen kan laten. Doe niet zo moeilijk, ik wil gewoon wat komen drinken en ik doe nooit mijn jas uit als ik binnenkom. Gaat hij door met zeuren, ik heb hem nog gewaarschuwd van stop nou maar anders gaat het niet goed, maar hij ging door en toen heb ik hem tegen de vlakte geslagen. Ik ben maar gauw weggegaan, voordat ze wisten wie ik was, ik heb geen zin om door zo'n zeikerd opgepakt te worden. Dat geouwehoer over een jas, kom op man, dan vraag je erom.
B: Wat gebeurde er precies toen je hem neersloeg?
C: Hij bleef maar zeggen dat ik mijn jas uit moest doen en toen trok hij me aan mijn mouw. Dat was het moment dat ik doorsloeg, je moet niet aan me zitten. Ik heb hem een vuistslag in zijn gezicht gegeven. Ik hoorde via via dat hij een gebroken kaak heeft.
B: Hoe kijk je erop terug?
C: Ik was gelukkig op tijd weg, dus het maakt me niet uit. Hij vroeg erom hoor. Hij deed moeilijk. Als je me gewoon binnenlaat is er niets aan de hand. Ik ga daar niet mee zitten dat hij die gebroken kaak heeft.
B: Ik begrijp dat je het er niet mee eens was dat je je jas uit moest doen.
C: Ja inderdaad, wat een slap gezeik zeg. Ik was ook nog niet eerder in die tent geweest. Ik ga er ook niet meer heen ook. Ze laten me ook niet meer binnen nu natuurlijk, nou sta ik op de zwarte lijst.
B: Is het op meer plaatsen zo dat je op de zwarte lijst staat?
C: In het uitgaanscircuit wel in elk geval. En bij het UWV hoef ik nooit op een afspraak te komen, ik heb daar alleen maar telefonische afspraken mee. Ze durven me natuurlijk niet meer te laten komen.
B: Begrijp je dat ze dat niet durven?
C: Ja dat snap ik wel, maar zij moeten ook gewoon hun werk doen en als ze dat niet doen dan kan ik daar niet tegen en dat moeten ze ook snappen, toch?
B: Wel een duidelijk voorbeeld dat je hebt gegeven en je vertelt me dat dit vaker voorkomt. Nu zitten we vandaag bij elkaar voor een kennismakingsgesprek voor een agressiebehandeling, wat zou je zelf graag willen veranderen in een behandeling?
C: Het maakt me echt niet uit voor die ander of die pijn heeft of problemen daarna, daar zit ik niet mee, ze moeten me gewoon met rust laten. Ik ga niet als een soort watje ineens alles goedvinden en doen wat anderen tegen me zeggen.

B: Dat vraag ik ook niet van je, ik ben vooral benieuwd wat jij voor jezelf uit een behandeling zou willen halen. Komt het ook weleens voor dat je iets duidelijk kunt maken aan de ander zonder dat daar agressie bij komt kijken?

C: Ja soms lukt dat wel, maar weet je, ik heb geen idee hoe ik het anders zou moeten doen, zo doe ik het altijd al en ik heb in het verleden nog veel ergere dingen gedaan dan dit. Ik heb al vaak vastgezeten en dat is niet echt Center Parcs zullen we maar zeggen. Ik heb er eigenlijk geen zin in om weer vast te komen zitten, ik zorg er wel voor dat ze geen aangifte doen of dat ze niet weten wie ik ben, maar dat gaat natuurlijk een keer mis. Dat er dan wel eentje het in zijn hoofd haalt om aangifte te doen of dat ik herkend wordt op camerabeelden of zo. Maar ik zou echt niet weten hoe jullie dat voor elkaar moeten gaan krijgen, ik hou ook niet van al dat slappe gepraat over vroeger en zo, daar kan ik niets mee.

B: Fijn dat je dat duidelijk maakt, daar zullen we dan voor nu ook nog niet mee beginnen. Ik snap dat je liever niet meer vast wil komen te zitten, dat lijkt me een mooi streven. Ik hoor je dus zeggen dat je niet lastig wil worden gevallen door andere mensen, maar dat je zelf ook niet meer agressief wil zijn.

C: Ja dat zou ik wel willen, maar ik heb geen kórt lontje, ik heb helemáál geen lontje, dus ik wens jullie veel succes …

B: Ik wil je graag wat uitleg geven over wat een agressiebehandeling inhoudt en hoe we te werk gaan, dan kun je kijken of het je wat lijkt, de beslissing of je wel of niet in behandeling komt laat ik bij jouzelf.

De behandeling is erop gericht om je zelf meer controle te laten hebben over je gedrag en daarmee dus de agressie te verminderen. Je krijgt meer inzicht in wat jou gespannen maakt en hoe je kunt merken dat je gespannen aan het worden bent. Vervolgens leer je technieken om te voorkomen dat je verder gaat in de opbouw van spanning en om dus ook te voorkomen dat je agressief wordt. We doen dit aan de hand van verschillende technieken, het is dus niet alleen praten over je gedrag, maar vooral ook oefenen met het toepassen van nieuw gedrag. We zullen vooral stilstaan bij het hier en nu en steeds bespreken wat er in de tussenliggende periode is voorgevallen.

C: Het klinkt als iets wat nog heel ver weg is voor me, me kunnen inhouden, maar ik wil het wel proberen. Alleen praat ik er niet graag over, als er gedonder is geweest ga ik liever gewoon door en wil ik er niet meer mee bezig zijn.

B: Juist door terug te kijken naar wat er is gebeurd kun je inzicht krijgen in hoe het anders kan of wat er niet goed is gegaan. Misschien is het goed om te weten dat ik er ben om je daarbij te helpen, je hoeft het niet alleen te doen en je hoeft het ook niet meteen allemaal te kunnen. Het kan natuurlijk gebeuren dat je een uitbarsting krijgt. Ik zit dan niet hier om daar een oordeel over te geven of een vinger naar je op te heffen, maar juist om samen met jou te kijken wat er precies is gebeurd, hoe de spanning zich heeft opgebouwd en of je het op een bepaald moment anders had kunnen doen.

C: De meeste mensen kijken er niet zo naar hoor, die vinden me gewoon een aso. Maar als jij het zo zegt dan wil ik het wel een kans geven …

- **Reflectie**

De uitdaging bij een eerste gesprek is om enerzijds goed door te vragen naar de agressie, maar tegelijkertijd het gesprek in het hier en nu te houden en je niet te laten verleiden om verbanden te leggen naar het verleden en verklaringsmodellen te maken omdat dit niet aansluit bij de beleving van de cliënt en de kans op drop-out vergroot. Ook is het goed om je rol als behandelaar te benadrukken, cliënten hebben de ervaring dat hun gedrag wordt afgekeurd en veroordeeld.

6.5.2 Betrekken van de partner

In de motiverende gesprekken dient de partner betrokken te worden. Dit is nodig om in te schatten hoe het gesteld is met de veiligheid van de partner en om een goede inschatting te kunnen maken van de mate en ernst van geweld in de thuissituatie; Gert zegt dat er geen huiselijk geweld meer is, maar het is belangrijk om na te gaan of Patricia dit ook zo ziet. Ook is het belangrijk om te weten dat de behandeling vanuit de thuissituatie gesteund wordt. In ▶H. 13 wordt uitgebreid beschreven hoe het systeem kan worden betrokken bij de behandeling van cliënten met ASPS.

Gert brengt zijn partner Patricia (P) mee naar het gesprek:

» B: Welkom Patricia, fijn dat je mee wilde komen.
[Patricia knikt, maar neemt niet het woord. Ze kijkt naar Gert, lijkt af te willen wachten wat Gert gaat doen].
C: Ja zeg het maar hoor, ze moest mee van jullie, dus wat willen jullie weten?
B: Gert, we hebben al een paar gesprekken met elkaar gehad, ik wilde graag met jullie samen in gesprek over hoe het thuis gaat. Hoe gaat het samen?
C: Goed. Zij begrijpt mij tenminste, ze zorgt goed voor me, ze doet niet moeilijk, ik mag echt niet klagen hoor. Zij heeft gewoon werk en zo, ik breng haar altijd weg en dan haal ik haar ook weer op, dat is gewoon goed zo. Ik ga daar dan niet naar binnen hoor, want ze zijn daar niet zo gewend aan types zoals ik, ze heeft echt een goede baan, tussen de nette mensen, haha.
B: Wat voor werk doe je Patricia?
P: Ik ben verkoopster in een slagerij.
B: Bevalt het werk je, is het leuk?
P: Ja heel leuk, leuke collega's en zo, ik heb het daar naar mijn zin.
B: En hoe gaat dat als je thuiskomt, wat doen jullie samen?
P: Ik maak dan eten en we eten samen, daarna gaat hij meestal gamen en ik ga tv kijken.
C: Ja zij kijkt naar programma's waar ik niets aan vind, dus ik doe liever mijn eigen ding.

Non-verbaal valt bij Patricia goed af te lezen dat zij gespannen is; ze maakt weinig oogcontact, kijkt naar de vloer, zit met haar handen te wringen en ze zit op het puntje van haar stoel, alsof ze zo weg zou kunnen lopen. Ook hier is weer belangrijk om goed door te vragen naar de feiten zonder te gaan veroordelen en in te zetten op toewerken naar een behandeldoel. Het is van belang in een dergelijk gesprek te taxeren hoe het thuis verder gaat na het gesprek en of het veilig genoeg is om met elkaar te spreken over eventueel geweld dat plaatsvindt.

> B: We zitten bij elkaar om meer te weten te komen over de momenten waarop Gert de controle over zichzelf verliest en agressief wordt. In iedere relatie zijn er weleens woorden of onenigheden, hoe gaat het bij jullie in zijn werk als er ruzie is?
> P: Nou meestal is het niet zo dat wij ruzie hebben, maar dan gebeurt er iets van buitenaf en dan is hij in alle staten. Ik weet dat ik dan niet moeilijk moet gaan doen, ik moet hem dan laten doen.
> B: Wat betekent dit praktisch, wat doe je dan precies?
> P: Als hij zo opgefokt is ga ik liever even de deur uit met de hond of bij een vriendin langs tot hij een beetje afgekoeld is.
> B: Dus je verlaat dan de situatie.
> P: Ja dat is beter want anders gaat het niet goed tussen ons en ik weet niet wat er dan zou kunnen gebeuren.
> B: Herken je dit Gert? Dat je boos wordt over dingen die gebeuren en dat Patricia dan niet teveel moet zeggen?
> C: Ik ben niet boos op haar hoor, maar ik kan dan inderdaad niet veel hebben. En dan is het wel handiger dat ik even niemand in de buurt heb, dat is ook veiliger denk ik. Ik wil haar in principe niets doen, maar als ik zo ben kun je maar beter wegwezen.

In het geval van Patricia lijkt het dat ze goed zorgt voor haar eigen veiligheid, maar mogelijk is er thuis meer aan de hand dan in het gesprek naar voren komt. Bij voorkeur krijgt de partner een aanbod voor een partnertraject, waarbij de partner in een-op-eengesprekken kan vertellen wat er precies aan de hand is en hoe ze hiermee kan omgaan. Het kan dan prettig zijn om beide partners hun eigen traject te laten volgen bij verschillende behandelaren en eens in de zoveel tijd een gesprek te hebben met beide partners en behandelaren.

- Reflectie

In de beginfase van de behandeling is het van belang om met beide partners door te nemen hoe ze voor hun veiligheid kunnen zorgen. Dit kan bijvoorbeeld door de time-outprocedure te introduceren, waarbij beide partners verantwoordelijkheid hebben voor de veiligheid in de situatie.

Bij het bespreken van de time-outprocedure is het voor mannen vaak lastig te aanvaarden dat ze zelf verantwoordelijk zijn voor het nemen van een time-out. Het voelt als bakzeil halen of laf zijn, ze willen niet weglopen uit de situatie. Het kan dan van belang zijn om de partner te leren door middel van de time-out te laten zorgen voor haar eigen veiligheid, waarbij de regel dat de time-out door de ander gerespecteerd wordt een voorwaarde is. Aanbieden van meerdere partnergesprekken wordt aanbevolen, ook gedurende het verloop van de behandeling.

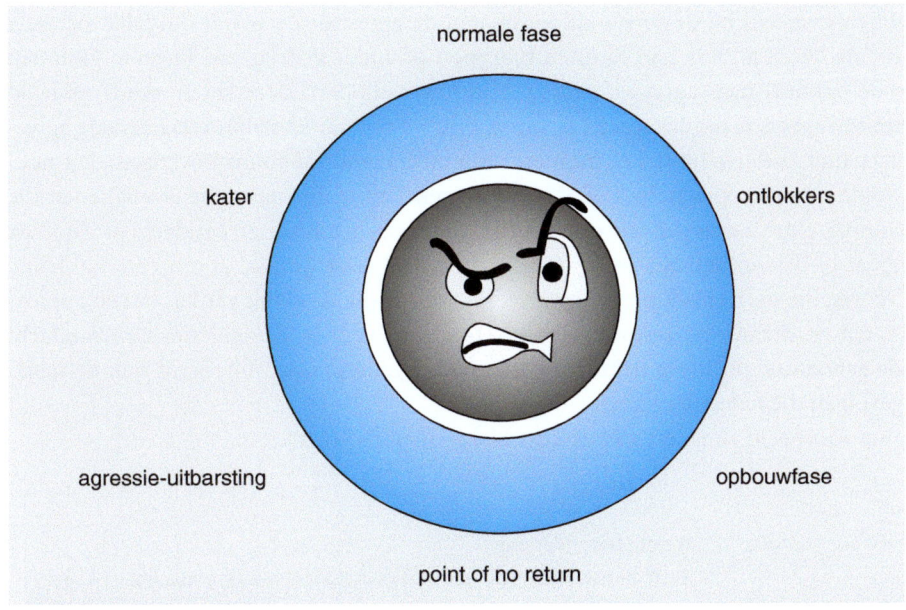

◘ **Figuur 6.1** De agressiecirkel (Van Dam et al. 2007)

6.5.3 Bewustwording

In de behandeling van agressie is het belangrijk dat de cliënt zicht krijgt op signalen, gevoelens en gedragingen die voorafgaan aan de agressie-uitbarsting. Agressief gedrag levert met name op de korte termijn een gevoel van bevrediging op, niet alleen spanningsontlading, maar juist bij mannen met ASPS soms ook lustgevoelens. Door zich bewust te worden van wat er aan een uitbarsting vooraf gaat, en wat het oplevert maar ook wat het hen kost, kunnen mannen eerder leren ingrijpen en kiezen voor alternatief gedrag. Waar het gaat over bewustwording zijn er verschillen tussen reactieve en instrumentele agressie. Bij reactieve agressie kan de agressiecirkel inzichtelijk maken wat aan een uitbarsting voorafgaat, met nadruk op lichamelijke signalen van spanningsopbouw; bij instrumentele agressie is er weinig spanningsopbouw en kan beter een kostenbatenanalyse van de in stand houdende factoren van het gedrag worden gemaakt.

Bij reactieve agressie kan zoals hierboven genoemd, een uitbarsting in beeld worden gebracht aan de hand van de agressiecirkel waarin het cyclische aspect van agressie wordt benadrukt (Walker 1979). In de agressiecirkel (◘fig. 6.1) komt naar voren wat de aanleiding is geweest voor spanningsopbouw (de ontlokker), hoe signalen van spanningsopbouw eruitzien (de opbouwfase), op welk moment iemand de controle verloor (*point of no return*), hoe de uitbarsting eruitzag en wat de negatieve gevolgen zijn geweest (de kater):

Aanvullend kan een agressieketen de cliënt specifieker inzicht geven in wat maakt dat hij de controle verliest (Deneer 2001; Mulder 1995). Hierin wordt gedetailleerder uitgewerkt welke ontlokker, gevoelens, gedragingen en in stand houdende factoren een rol hebben gespeeld bij de totstandkoming van de agressie. Zo wordt duidelijk op welk moment de cliënt anders had kunnen ingrijpen of ander gedrag had kunnen vertonen om zo de opbouw naar agressief gedrag te kunnen stoppen. Deze keten wordt gebruikt bij reactieve agressie, omdat sprake is van opbouw naar een kantelpunt waarna de agressie plaatsvindt. Belangrijk is het moment waarop iemand de controle verliest. Dit noemen we de 'situatie op scherp' (SOS), waarbij gekeken wordt naar omstandigheden die de spanning extra verhogen en eventueel middelengebruik en er aandacht is voor de 'schijnbaar onbelangrijke beslissing' (SOB). Een SOB is de beslissing om een handeling uit te voeren die op zichzelf niet belangrijk lijkt, maar die de cliënt verder van een oplossing brengt en dichter bij een uitbarsting. Daarnaast is er in de agressieketen aandacht voor de genoemde positieve bekrachtigers van het gedrag, naast uiteraard ook de negatieve gevolgen die het gedrag heeft.

In het voorbeeld van Gert ziet de agressieketen er als volgt uit:

situatie

Wat ging eraan vooraf? — Weinig bijzonderheden.

stemming — Zin in een avondje stappen met mijn maten, wel de gedachte of ik niet weer ga vechten vanavond.

ontlokker

gebeurtenis — Bij het uitgaan word ik gesommeerd om mijn jas uit te doen en op te hangen in de garderobe.

gewaarwording — Irritatie, warm, gespannen spieren.

opbouwfase

remmers en ontremmers — Remmers: geen.
Ontremmers: alcohol gedronken.

gedachten — Niemand zegt mij wat ik moet doen, ik bepaal zelf wat ik met mijn jas doe.

gedrag — Vuisten ballen, blik focussen.

situatie op scherp (SOS)

schijnbaar onbelangrijke beslissingen (SOB) — De man blijven aankijken en een stap naar hem toe zetten.

omstandigheden — Het is warm en druk, mijn vrienden staan te lachen als ik zeg dat ik mijn jas niet uit wil doen. De man raakt me aan.

middelen — Geen, ik heb geen wapens bij me.

uitbarsting — Ik geef de man een vuistslag op zijn kaak, hij gaat meteen neer.

terugblik op de situatie

gevolgen korte termijn — Negatief: ik kan niet naar de discotheek, avond stappen gaat niet door.
Positief: ontlading, gevoel mijn recht te halen, me niets te laten vertellen.

gevolgen lange termijn — Positief: geen.
Negatief: ik kan niet meer naar die discotheek, mogelijke herkenning op camera's, daarmee mogelijke vervolging door de politie.

6.5 · Casus

Bij het bespreken van een uitbarsting aan de hand van de agressieketen is het niet alleen van belang om te kijken welke factoren hebben geleid tot een uitbarsting, maar ook waar in de keten iemand had kunnen ingrijpen om een uitbarsting te voorkomen. Gert had ervoor kunnen kiezen om uit de situatie weg te gaan. De negatieve gevolgen benadrukken en cognitief herstructureren kunnen hierbij helpen:

» B: Gert, waar in de keten had je nog controle?
C: Aan het begin van de opbouwfase, voordat ik die kerel ging aankijken.
B: Is er iets wat je anders had kunnen doen zodat je een uitbarsting had kunnen voorkomen?
C: Ik zou het niet weten, die kerel had mij gewoon naar binnen moeten laten gaan en niet moeten zeiken over mijn jas.
B: Op het moment dat je nog controle had, had je toen zelf kunnen beslissen om weg te gaan?
C: Dat ik weg zou lopen bedoel je? Nee nou nog mooier, die ander doet moeilijk en dan zal ik moeten weglopen. En wat denk je dat mijn maten daarvan vinden, die kennen mij als iemand die niet opgeeft en die keihard doorgaat. Moet ik het veld gaan ruimen voor zo'n zeikerd?
B: Het is niet aan mij om te zeggen wat je wel en niet moet doen, ik wil met je kijken naar mogelijkheden die er zijn om het anders aan te pakken en te voorkomen wat er nu is gebeurd. Hoe is het voor jou dat je nog geen zekerheid hebt of je gefilmd bent of niet?
C: Ja dat is niet fijn, dat is helemaal niet fijn. Ze kennen me al bij de politie hè, als ze zien dat ik het ben dan word ik gegarandeerd opgehaald.
B: Dat voelt dus niet prettig en het geeft spanning. Heb je een idee van wat je boven het hoofd hangt als je opgepakt wordt?
C: Ik heb nog een voorwaardelijke straf openstaan, dus dan krijg ik sowieso een celstraf.
B: Ik ga ervan uit dat je daar niet op zit te wachten.
C: Niet echt nee.
B: Laten we eens teruggaan naar het moment dat je al wel boos was, maar nog wel controle had. Wat is er makkelijk op dat moment, uitbarsten of weggaan?
C: Ja uitbarsten natuurlijk, kan ik me afreageren.
B: Dus ik begrijp dat uitbarsten de makkelijkste weg is. Daarnet zei je dat weglopen laf voelt voor jou. Maar je vertelt me ook dat uitbarsten makkelijker is dan weglopen, is het dan laf om iets te kiezen dat moeilijker is?
C: Nou zo denken mijn vrienden er wel over. Maar ja, als ik weer vast kom te zitten kan ik helemaal geen kant op, dus ik snap wel waar je heen wilt. Maar ik weet nog niet of ik dat nou meteen ga doen de volgende keer.
B: Overweeg het in elk geval, het is goed dat we er nu naar kijken en dat je weet dat je keuzes hebt op zo'n moment, keuzes om zelf de controle over de situatie te behouden, zonder dat het negatieve gevolgen voor je heeft.

- **Reflectie**

Nu Gert zich meer bewust is van zijn spanningsopbouw en gemotiveerd is om zijn gedrag te veranderen merkt hij dat hij weinig vaardigheden heeft om anders met mensen om te gaan en om zijn conflicten op een andere manier op te lossen. Dit is een volgende stap in de behandeling: agressief gedrag voorkomen, andere sociale vaardigheden aanleren en problemen anders leren oplossen.

6.5.4 Technieken om agressie te verminderen

Wanneer een cliënt meer inzicht krijgt in signalen van spanningsopbouw, kan verder gewerkt worden met technieken om agressie te voorkomen. Technieken die kunnen worden ingezet zijn onder andere stimulusherkenning en responspreventie (waaronder de time-outprocedure), aanleren van (andere) sociale vaardigheden die in een rollenspel kunnen worden geoefend, werken met ontspanningstechnieken en mindfulness om spanning te verlagen bij niet te vermijden ontlokkers, probleemoplossingsvaardigheden en cognitieve therapie om gedachten te veranderen en daarmee spanning te verlagen.

Het gebruik van ontspanningstechnieken en mindfulness kan bij reactieve agressie worden ingezet om de spanning te verlagen en daarmee impulsiviteit te verminderen. Bij instrumentele agressie kunnen mindfulness-oefeningen helpen om afstand te nemen van een situatie, de situatie te kunnen beschouwen en na te kunnen denken over gevolgen van het gedrag op de langere termijn.

Oefenen met sociale vaardigheden zorgt ervoor dat een cliënt leert zaken bespreekbaar te maken op een andere manier dan hij gewend is. Het is opvallend hoeveel moeite cliënten met ASPS hebben met het (beheerst) stellen van grenzen naar anderen toe. Cliënten hebben vaak geen adequate sociale vaardigheden aangeleerd en vanuit hun leergeschiedenis hebben ze louter voorbeelden gehad van het inzetten van agressie in het sociale verkeer. Rollenspellen zijn cruciaal zodat ze ook het effect van nieuw gedrag ervaren. Dit geldt tevens voor het oplossen van problemen waarbij agressie instrumenteel wordt ingezet. Cliënten hebben vaak niet de ervaring dat problemen op een rustige manier kunnen worden opgelost met respect voor de ander. De coping die cliënten laten zien is sterk actiegericht, cliënten hebben moeite met afwachten of zichzelf geruststellen.

De behandelaar maakt samen met Gert een schema voor een probleem dat hij wil oplossen waarin de voor- en nadelen van de verschillende oplossingen worden belicht (Van Dam et al. 2007):

6.5 · Casus

Wat is het probleem?
Het UWV wil mij korten op mijn uitkering omdat ik niet op een gesprek ben verschenen. Ik wil hier bezwaar tegen maken.

Op welke zaken heb ik invloed en op welke niet?
Ik kan mijn bezwaar kenbaar maken.
Ik kan uitleggen hoe het komt dat ik niet op gesprek ben verschenen, ik ben bang dat ik mijn controle verlies en daar agressief word, daarom ben ik niet naar de afspraak gegaan.
Ik kan overleggen of ik op een andere manier gesprekken kan hebben dan ter plekke face-to-face.
Ik heb geen invloed op de reactie van de UWV-ambtenaar.
Ik heb geen invloed op de beslissing van de UWV-ambtenaar.

Wat wil ik bereiken?
Primair doel: dat mijn uitkering niet wordt gekort.
Secundair doel: een oplossing voor het feit dat ik niet weet of ik mezelf in een gesprek onder controle kan houden.

Welke manieren zijn er om dit doel te bereiken?
1. Ik zou geneigd zijn de auto te pakken, naar het UWV rijden en daar mensen over de balie te trekken en ze te bedreigen.
2. Ik kan een telefonische afspraak plannen en uitleggen waarom ik niet ben gekomen en overleggen of er een andere mogelijkheid is voor reguliere controles dan alleen bij het UWV op kantoor te komen.

Wat zijn de voor- en nadelen van de verschillende manieren?
1. Voordelen: ik ben van mijn spanning en boosheid af, mensen zijn zo bang dat ze me mijn zin geven.
Nadelen: ik kan worden aangehouden en opgepakt, riskeer een straf en dat mijn uitkering volledig wordt stopgezet vanwege wangedrag.
2. Voordelen: ik houd het contact met de ander goed, wellicht komt het goed met mijn uitkering. Ook komt er misschien een oplossing voor het feit dat ik mezelf niet voldoende onder controle heb om naar het UWV toe te gaan.
Nadelen: ik weet niet zeker of ik in het gelijk gesteld zal worden en of ze bij het UWV bereid zijn om voor mijn controles een uitzondering te maken.

Welke manier kies ik?
Ik kies ervoor om eerst telefonisch contact te zoeken met het UWV. Ik vraag mijn vriendin om erbij te zijn en de telefoon op speakerstand te zetten zodat ze mee kan luisteren en me kan helpen als het me te veel wordt.

Heeft het gewerkt?
Ik heb gebeld met het UWV en uitgelegd waarom ik niet naar de afspraak ben gekomen. Ze vroegen of ik iets met die agressie doe, ik heb gezegd dat ik daar therapie voor volg. Ze kunnen het voor afgelopen maand niet meer terugdraaien dat ik ben gekort op mijn uitkering, maar voor komende maand zorgen ze dat het niet weer gebeurt. Ze hebben gezegd dat wanneer ik van tevoren had aangegeven wat er aan de hand is, de korting niet had hoeven plaatsvinden. Ik heb de spanning een paar keer voelen oplopen, mijn vriendin zag dit ook en kon me kalmeren tijdens het gesprek. Ik heb met het UWV afgesproken dat ik mijn controles voorlopig telefonisch mag doen, zij zitten ook niet op agressie te wachten daar, mits ik wel werk aan mijn agressie en therapie volg.

Reflectie
Het is niet altijd eenvoudig om cliënten nieuw gedrag te laten oefenen. Vaak hebben cliënten bij niet-agressief gedrag het idee dat ze minderwaardig zijn in het contact met anderen of dat ze zich opstellen als een watje. Met behulp van cognitieve therapie kunnen dergelijke gedachten tegen het licht gehouden worden en bijgesteld.

6.5.5 Cognitieve therapie

Zoals eerder genoemd is cognitieve therapie een belangrijk element in het behandelen van agressie bij cliënten met ASPS. Het is belangrijk om gedachtenschema's te maken wanneer sprake is van probleemgedrag (Van Dam et al. 2007; Murphy en Eckhardt 2005). Vaak komen in de gedachtenschema's cognities naar voren die betrekking hebben op het gedrag van anderen, waarbij het gedrag van de ander wordt geïnterpreteerd op een manier die wantrouwen wekt. Het is belangrijk om deze gedachten te onderzoeken en te vervangen door rationele cognities. Vervolgens kan met de cliënt gekeken worden of rationele cognities leiden tot andere emoties en daarmee ander gedrag. Een gedachtenschema van Gert als voorbeeld:

Wat is de situatie?
Ik sta in de supermarkt in de rij voor de kassa. In een andere rij staat een man die naar mij kijkt.

Wat is mijn gevoel?	**Sterkte gevoel (0–100)**
wantrouwen, boosheid	75
Wat zijn mijn automatische gedachten?	**Geloofwaardigheid (0–100)**
Die kerel moet wat van mij.	85
Hij zoekt ruzie.	
Hij is erop uit om mij te provoceren.	
Ik sta toch al niet graag in de rij en dan gebeurt het mij altijd dat ik uitgelokt word.	
Wat is mijn gedrag?	**Effect gedrag**
De man strak aan blijven kijken.	De man blijft terugkijken, de spanning bij mij loopt op. Risico op een confrontatie.
Kritische vragen over mijn gedachten	**Antwoord op de kritische vragen**
Moet die man wat van mij?	Dat weet ik niet, maar ik ken hem niet dus het is niet waarschijnlijk dat hij iets van mij wil.
Zoekt de man ruzie?	Dat weet ik niet, ik kan zijn gedachten niet lezen. Ik ga ervan uit dat hij hier is om boodschappen te doen, niet om ruzie te zoeken.
Is hij erop uit om mij te provoceren?	Dat weet ik niet, ik kan zijn gedachten niet lezen. Het is niet waarschijnlijk dat iemand in de supermarkt problemen zoekt, zeker niet als het een onbekende is.
Gebeurt het mij altijd dat ik word uitgelokt?	Dat gebeurt zeker niet altijd. Het is waarschijnlijk zo dat ik heel alert ben op signalen van andere mensen en dat ik die niet juist interpreteer. Ik krijg dan de gedachte dat ik word uitgelokt en dat hoeft niet zo te zijn. Wel is het zo dat ik het lastig vind om in de rij te moeten staan met mensen om me heen.

Rationele gedachte	Geloofwaardigheid (0-100)
Als mensen naar mij kijken weet ik niet waarom ze dit doen, ik kan niet in hun hoofd kijken. Het is niet waarschijnlijk dat mensen erop uit zijn om problemen te veroorzaken of te krijgen. Het is belangrijk dat ik let op signalen van spanningsopbouw, omdat ik bij oplopende spanning sneller wantrouwend word naar andere mensen.	70
Resultaat: geloofwaardigheid automatische gedachten	Resultaat: sterkte gevoel bij rationele gedachte
45	40
Nieuw gedrag bij rationele gedachte	Effect nieuw gedrag
In de rij voor de kassa blijven staan, een andere kant op kijken of even op mijn telefoon kijken.	Ik voel me rustiger, ga gewoon naar huis met mijn boodschappen, er ontstaan geen problemen.

Bij het toepassen van cognitieve therapie bij agressie komt een aantal typische denkfouten naar voren die kenmerkend zijn voor de cliëntengroep met agressieproblematiek (Van Dam et al. 2009). Deze denkfouten kunnen hardnekkig zijn en het gedrag in stand houden. Het is goed om ze met de cliënt in kaart te brengen en 'tegengif' te bieden tegen de denkpatronen, dat wil zeggen rationele argumenten te bieden die duidelijk kunnen maken dat deze denkpatronen niet helpend zijn en agressie in stand houden. Enkele typische denkfouten:

- *slachtoffergedachten*: gedachten waarmee de cliënt zich slachtoffer voelt van een bepaalde situatie of het gedrag van anderen;

    » C: Ze moeten altijd mij hebben, ze kennen mij en ik krijg nooit een kans. Waarom houden mensen geen rekening met mij?
    B: Het is goed om je te realiseren dat andere mensen andere doelen hebben en er meestal niet op uit zijn om je doelbewust te kwetsen. Woorden als 'altijd' en 'nooit' zijn niet realistisch, meestal is iets niet absoluut en zijn er altijd uitzonderingssituaties te vinden. Je kunt geen gedachten lezen van anderen en je weet niet wat de bedoelingen van anderen zijn.

- *zwartmakers*: gedachten die de ander voorstellen als helemaal slecht;

    » C: Hij is erop uit mij kapot te maken, hij gunt mij nooit iets.
    B: Geen enkel mens is helemaal goed of slecht. Je stelt de ander nu voor als iemand die helemaal slecht is, is dit realistisch? Ook mensen die nare dingen doen kunnen positieve eigenschappen hebben.

– *bommetjes*: gedachten die iemand onredelijk kwaad maken. Dit heeft vaak te maken met eisen die men aan de wereld of aan andere mensen stelt;

> C: Niemand heeft het recht mij te beledigen, ze moeten mij met respect behandelen.
> B: Het is niet zo zinvol om je boos te maken over zaken waar je geen invloed op hebt, je kunt het gedrag van anderen niet beïnvloeden, net zomin als iemand het kan laten stoppen met regenen. De wereld is niet rechtvaardig, er gebeuren nu eenmaal dingen die niet eerlijk zijn of die niet in orde zijn. Je hebt geen invloed op een betere wereld, alleen binnen je eigen kleine kring. Heb je een idee hoe je dat binnen je eigen netwerk zou kunnen aanpakken?

– *de vermoorde onschuld*: gedachten waarmee de cliënt geen verantwoordelijkheid neemt voor zijn eigen gedrag. In de denkpatronen van Gert komt regelmatig de vermoorde onschuld naar voren:

> C: Weet je, die mensen die werken bij het UWV en parkeerwachters en zo, die vragen gewoon om problemen.
> B: Waarom vragen ze daarom, ze doen toch gewoon hun werk?
> C: Ja, maar het is de manier waarop, dat ze dan zo tegen je doen van kijk eens, ik zit hier achter dit bureau of ik heb een pak aan en dan moet jij naar mij luisteren. Dan gaan ze zich boven mij stellen en dan vraag je erom. Als je zulk werk doet dan weet je dat je met agressie te maken krijgt.
> B: En wie is er dan agressief?
> C: Ja ze stellen zich al zo op van ik zal het jou wel eens even vertellen mannetje, ik ben hier degene die het uitmaakt.
> B: Is dat agressief of is dat hun werk?
> C: Nou het kan ook anders hoor, als ik te laat terug ben bij mijn auto en mijn parkeertijd is verlopen, dan hoef je niet het mannetje uit te gaan hangen als parkeerwachter zijnde.
> B: Maar is dat agressief of doet die persoon dan zijn werk? Ik begrijp dat het niet leuk is als je te laat terug bent bij je auto en je krijgt een boete. Maar is dat agressie van die parkeerwachter of doet die wat zijn baas van hem verwacht?
> C: Nee als je het zo bekijkt niet. Maar hij lokt het wel bij mij uit.
> B: Vraagt die ander jou om agressief te worden of is dat iets wat je zelf doet?
> C: Ja uiteindelijk doe ik dat wel zelf natuurlijk, hij kan ook niet anders dan die boete uitschrijven.
> B: Precies, die man doet ook maar zijn werk. Hoe kun je je gedachten veranderen?
> C: Dat hij gewoon zijn werk doet en dat hij doet wat zijn baas van hem verlangt.
> B: En hoe zit het met de gedachten over jezelf?
> C: Ja ik ben degene die daar uit zijn stekker gaat natuurlijk, dat is niet iets waar hij om gevraagd heeft in zijn werk. En als ik agressief word dan zit ik zelf met de gebakken peren later.

B: Hoe zou je het een volgende keer anders kunnen aanpakken als je parkeertijd is verlopen en je wordt daarop aangesproken?
C: Misschien zou ik kunnen voorstellen dat ik geld bijgooi in de automaat voor de tijd die ik te laat ben?
B: Goed idee!

- **Reflectie**

Een aantal elementen van cognitieve therapie is bij cliënten met agressieproblematiek en ASPS soms moeilijk uit te voeren. Cliënten hebben vaak moeite emoties en cognities te ervaren en te benoemen, ze zijn minder gemotiveerd om zich aan huiswerkafspraken en behandelprocedures te houden, en een therapeutische relatie aangaan kost veel tijd en energie. Daarnaast heeft de vaak extern bepaalde motivatie een negatieve invloed op het behandelproces: cliënten hebben meestal slechts een beperkte bereidheid om na te denken over hun beeld van de wereld en van de anderen en hoe die zich verhoudt tot de realiteit. Dit heeft een negatief effect op het voeren van de zogenaamde socratische dialoog (Van Dam en Van Tilburg 2007). Dit is een manier van doorvragen waarbij de cliënt zich bewust wordt van zijn manier van denken en de vertekeningen in zijn gedachten die kunnen leiden tot probleemgedrag:

» C: Zo'n vent bij die discotheek die moet gewoon op zijn nummer worden gezet, de bemoeial!
B: Wat voor gedachten heb je daarbij?
C: Zo iemand is er gewoon op uit om mensen te zieken.
B: Hoe weet je dat hij mensen wil zieken?
C: Dat is gewoon zo, dat is altijd zo bij dat soort lui, of ze nou beveiliger zijn, of politie, of bij het UWV achter een balie zitten, ze voelen zich heel wat en daarom doen ze moeilijk tegen anderen.
B: Hoe weet je dat zo zeker, kun je in hun hoofd kijken of hun gedachten lezen?
C: Nee dat is gewoon zo, zo zijn die lui, dat weet toch iedereen, het zijn gewoon etters.
B: Kan het zo zijn dat die mensen hun werk doen en dit proberen goed te doen?
C: Kan me niet schelen, ze zijn er gewoon op uit om te zieken, zulk soort mensen die mag ik niet. Ze verdienen het om voor hun bek geslagen te worden.

Het heeft weinig zin om deze discussie voort te zetten. De behandelaar moet niet in de rol komen van overtuiger of moralist, dit zou vooral wantrouwen en spanning geven in het gesprek. Ook hier is het zinvol de cliënt te confronteren met de gevolgen van zijn gedrag, zo kun je bekrachtigers van disfunctioneel gedrag verminderen en nadelige consequenties van agressie benadrukken. Het is dan wel van belang niet alleen de negatieve gevolgen van het gedrag te benadrukken, maar ook alternatief gedrag voor te stellen waarbij de negatieve consequenties uitblijven:

» B: Wat heb je nodig van die beveiliger bij de discotheek?
C: Niks, wat moet ik van die vent, eikel, ik hoef daar niks van.
B: Wat gebeurt er als je een beveiliger bij een discotheek op zijn bek slaat?

C: Ik mag niet meer bij die discotheek komen.
B: Dus heb je je doel bereikt met agressie?
C: Nee, dat niet, ik wilde gaan stappen en ik heb al een verbod bij een paar andere zaken, dus ik heb weinig plaatsen meer over.
B: Dus er zijn weinig plaatsen meer waar je kunt uitgaan?
C: Ja, dat klopt.
B: Agressief worden helpt je dus niet om dit doel te bereiken. Wat zou wel werken?
C: Weet ik veel, ik heb toch al een naam.
B: Heb je als eens geprobeerd om met de bedrijfsleider van de disco en de beveiliger in gesprek te gaan?
C: Nee, dat heb ik nog nooit gedaan. Waar is dat goed voor dan?
B: Is het een idee om in een gesprek eens rustig met elkaar terug te komen op wat er is gebeurd? Dat je jouw kant van het verhaal vertelt en dat jullie misschien samen tot goede afspraken of een oplossing komen. Misschien kun je iemand meenemen naar dit gesprek, een vriend bijvoorbeeld? Wellicht dat dan je verbod wel wordt opgeheven.
C: Geen idee hoe ik dat moet aanpakken. Ik ben geen loser hoor, ik ga daar geen zoetsappig verhaal op zitten hangen.
B: Dat hoeft ook niet, er zijn verschillende manieren waarop je je verhaal kan doen, zolang je dit maar doet zonder agressie in te zetten. Zullen we dit eens uitproberen in een rollenspel?

Later in de therapie kan ruimte worden gemaakt om inzicht in de eigen leergeschiedenis te verkrijgen en het effect hiervan op het eigen probleemgedrag. Hierbij kan ook geïnventariseerd worden of bijvoorbeeld een traumabehandeling geïndiceerd is na de agressiebehandeling.

6.5.6 Kosten-batenanalyses van instrumenteel agressiegedrag

In ▶ par. 6.5.3 is beschreven hoe een agressieketen kan worden ingezet bij reactieve agressie en hoe negatieve gevolgen van het gedrag kunnen worden benadrukt. Wanneer sprake is van instrumentele agressie kan het benadrukken van de gevolgen en de cliënt daarbij een heroverweging laten maken van zijn gedrag nog verder worden uitgebouwd:

» B: Je vertelde me dat je regelmatig iemand opzoekt als je denkt dat die jou schade wil berokkenen. Wat levert dat jou op?
C: Nou dan weet die ander waar die aan toe is en dan zal die me niet verlinken bij de politie. Dat geeft rust hè, dat ik zeker weet dat ze dat niet zullen doen.
B: Dat is wat het meteen voor je oplevert, geruststelling. Heeft het ook negatieve gevolgen?
C: Nou, dat weet ik niet hoor, het maakt me echt niet uit wat zo iemand van mij denkt, daar zit ik niet mee.
B: Maar zijn er dan helemaal geen negatieve gevolgen, ook niet op de lange termijn?

6.5 · Casus

C: Ik denk dat ik snap wat je bedoelt, ik ben naar deze regio verhuisd omdat het in mijn oude omgeving niet meer veilig was. Ik had daar een hoop vijanden gemaakt, ik stond bekend als iemand met wie je niet moet fucken, maar je loopt natuurlijk ook het risico dat er eentje wraak wil nemen.
B: Dus regelmatig uitbarsten leidt ertoe dat mensen boos op je worden en er steeds dreiging is om je heen. Waren er ook mensen die anders reageerden dan alleen boos worden?
C: Mijn buurjongetjes mochten van hun moeder niet meer bij mij komen gamen, ze was bang dat ik ze wat aan zou doen of dat ze verkeerde dingen van me zouden leren. Mijn buurvrouw was wel echt bang van mij, ze vond mij een onderwereldfiguur.
B: Hoe vond je dat?
C: Niet leuk natuurlijk, ik heb zelf wel geen kinderen, maar ik vond het toch leuk om die gastjes over de vloer te hebben, een beetje gezelligheid in huis. En dat mensen bang voor je worden, dat voelt niet tof.
B: Dus als ik het goed begrijp, hebben de uitbarstingen duidelijke nadelen: er ontstaat dreiging om je heen doordat mensen boos op je zijn of wraak willen nemen en je raakt sociale contacten kwijt doordat mensen bang voor je zijn.
C: Ik sta daar eigenlijk nooit zo bij stil, maar nu je het zo zegt, ja ...
B: Zitten er voordelen aan om geen agressie in te zetten om iets voor elkaar te krijgen?
C: Ja die zijn er zeker. Ik heb geen zin om steeds te verhuizen en als de boeman te worden gezien. En eerst woonde ik in een grote stad, maar nu in een dorp dus daar heb je dat nog eerder. Eigenlijk zou ik willen zeggen dat ik daar schijt aan heb, maar het is toch fijn om een beetje normaal met je buren om te kunnen gaan en zo en dat niet iedereen met een grote boog om je heen gaat.
B: Dat denk ik ook, sociale contacten hebben kan een goede reden zijn om je agressie in te gaan dammen.
C: Maar ik weet niet goed hoe ik het anders moet doen, in de wereld waar ik uit kom heb ik nooit anders gezien, dit was de normale manier als je iets wilde regelen.

Om de gevolgen van beoogd agressief gedrag goed duidelijk te maken wordt aanbevolen om de kosten-batenanalyse op papier of op het bord te zetten. Voor bovenstaand voorbeeld van Gert ziet dit er als volgt uit:

Gedrag: iemand bedreigen die aangifte tegen mij zou kunnen doen	Positieve gevolgen	Negatieve gevolgen
	Er wordt geen aangifte tegen me gedaan.	Iemand kan wraak willen nemen.
	Geruststelling	Mensen zijn bang van me en willen niet met me omgaan.
		Verlies van sociale contacten
		Onveiligheid in woonomgeving, eventueel moet ik verhuizen.

Door te bekijken hoe lang een gevolg aanhoudt en hoe bepalend het is voor de kwaliteit van leven kunnen de verschillende gevolgen verder tegen elkaar worden afgewogen, bijvoorbeeld door elk gevolg een gewicht te geven op een schaal van 0 tot 10. Een negatieve 'score' kan een cliënt doen besluiten af te zien van agressie:

Gedrag: iemand bedreigen die aangifte tegen mij zou kunnen doen	Positieve gevolgen		Negatieve gevolgen	
	Er wordt geen aangifte tegen me gedaan.	+5	Iemand kan wraak willen nemen.	−2
	Geruststelling	+2	Mensen zijn bang van me en willen niet met me omgaan.	−4
			Verlies van sociale contacten	−6
			Onveiligheid in woonomgeving, eventueel moet ik verhuizen.	−4
Gewicht		+7		−16

6.5.7 Groepsbehandeling van agressie: Specifieke valkuilen bij antisociale persoonlijkheidsproblematiek

Tot nu toe hebben we vooral beschreven hoe een individuele behandeling van agressie bij cliënten met ASPS eruit kan zien, een groepstherapie gericht op verminderen van agressie kan eveneens geïndiceerd zijn. Een groepsbehandeling is geïndiceerd wanneer er enige motivatie is voor gedragsverandering en agressieproblematiek de primaire klacht is. Groepsbehandeling biedt belangrijke voordelen ten opzichte van een individuele behandeling. Zo is het functioneren in een groep al een oefening in sociale vaardigheden op zich. Ook komt therapie ondermijnend gedrag zoals liegen of informatie achterhouden eerder aan het licht doordat groepsleden elkaar hiermee kunnen confronteren (Deneer 2001; Warnaar en Wegelin 2005). Ook nemen groepsleden doorgaans meer van elkaar aan dan van de behandelaren en ook dit kan een voordeel zijn van groepstherapie, er is begrip en erkenning en ze kunnen elkaar goed adviseren (Van Dam et al. 2009).

Behandelen binnen een groepssetting kent meerdere voordelen, zo ben je met twee behandelaren en kun je de groep inzetten om de motivatie te versterken of gedragsalternatieven te suggereren. Ook kunnen groepsleden worden ingezet bij rollenspellen of als 'critici' functioneren bij het onderzoeken van disfunctionele cognities. Daarnaast is er een groepsaspect van herkenning en erkenning dat de behandeling ten goede komt.

6.5 · Casus

Een cognitief gedragstherapeutische groepsbehandeling die specifiek is beschreven voor de ambulante GGZ is het programma 'Niet meer door het lint', bestaande uit een werkboek voor cliënten en een bijbehorende handleiding voor behandelaren (Van Dam et al. 2007; Van Dam et al. 2009).

Werken met groepstherapie gericht op agressie kent aldus voordelen, maar er zijn bij cliënten met ASPS ook een aantal specifieke valkuilen om rekening mee te houden.

Geweld als statusverhoger in de groep

Tegen cliënten die uitgebreid vertellen over geweld of het bezit en gebruik van wapens wordt in een groep vaak opgekeken. Door hier niet te veel aandacht aan te schenken ebt het meestal wel weer weg. Als er in de groep een baas-boven-baascultuur dreigt te ontstaan is het belangrijk om als behandelaren deze beweging te keren. Bijvoorbeeld door groepsleden die positieve voorbeelden hebben waarin ze zichzelf goed in de hand hebben weten te houden positief te bekrachtigen en veel tijd te gunnen en de mensen die veel praten over geweld en wapens in tijd en aandacht te beperken:

> C: Ik zeg altijd de eerste klap is een daalder waard, mij pakken ze niet, ik sla eerst.
> C2: Ja zo is dat, ik ook hoor, dan weten ze meteen met wie ze te maken hebben.
> B: Laten we eens kijken naar de voor- nadelen van als eerste slaan. Wat levert het op om als eerste te slaan?
> C: Dat jij niet gepakt wordt en je krijgt wat je wilt.
> C2: Je laat zien dat er niet met je te sollen valt, ik waarschuw altijd één keer en de tweede keer is het meteen raak.
> B: Zitten er ook nadelen aan als eerste slaan?
> C3: Als er aangifte wordt gedaan, dan is het zo dat degene die als eerste heeft geslagen de dader is, dan ben jij degene die fout zit.
> B: Kun je hier wat meer over vertellen Rob, heb je hier ervaring mee?
> C3: Eigenlijk wel ja, ik wilde mijn auto parkeren op een parkeerplaats en iemand anders draaide zijn auto op een plekje waar ik al op stond te wachten. Toen ben ik uitgestapt en ik heb die vent in elkaar geslagen.
> C: Dan moet ie wel aangifte doen natuurlijk, hij kent je toch niet?
> C3: Mijn auto stond daar natuurlijk ook en hij had dus mijn kenteken. Dus een dag later kreeg ik politie aan de deur. En dat heeft me behoorlijk wat gekost die boete, daar heb ik geen zin meer in.
> B: Rob, hoe pak jij dat tegenwoordig aan als er zoiets gebeurd?
> C3: Ik vind het heel moeilijk, natuurlijk voel ik dan de neiging om die andere te pakken, maar je kan zo herleiden wie ik ben en dat kost me daarna gewoon te veel. Dat heb ik er niet voor over, dan baal ik twee keer, dat is die ander me gewoon niet waard hoor.

Tips voor een voorspoedige loopbaan in de criminaliteit

Bespreken van lastige situaties in een groep kan ertoe leiden dat groepsleden elkaar adviezen gaan geven die een crimineel karakter hebben, bijvoorbeeld hoe je aan wapens kunt komen, hoe je de politie kunt misleiden of hoe je uitkeringsfraude kunt plegen. Helaas is dit niet helemaal te voorkomen, groepsleden kunnen dit met elkaar bespreken tijdens de pauzes of voor of na de groep. Door er serieus of moralistisch op in te gaan, zorg je ervoor dat het niet meer in de groep besproken wordt en heb je er als behandelaar geen zicht meer op. Ook hier is een groepsgedragstherapeutische aanpak de beste keuze, namelijk door kort te reageren, eventueel met humor, en de discussie af te kappen. Zo wordt het gedrag niet positief en niet negatief bekrachtigd:

> C2: Ik moet binnenkort weer naar het UWV, ik moet opnieuw gekeurd worden. Ik ben bang dat ik weer moet gaan werken.
> C: Weet je wat ik kan regelen voor je, een maat van mij kan zo een brief schrijven alsof hij een arts is, dat lijkt helemaal echt, als je dan nog even doet alsof je ziek bent kom je er zo doorheen.
> C2: Wie is die maat van jou, kan je me zijn nummer geven?
> B: Heren, dat klinkt allemaal creatief en veelbelovend, maar ik denk niet dat we daarvoor hier zitten. Zullen we weer even overgaan tot de orde van de dag?

Agressief gedrag tijdens de groepssessie

Bij de behandeling van agressie in een groep kan het voorkomen dat in de groep sprake is van oplopende spanning tussen groepsleden onderling. Hoewel daadwerkelijke agressie in de groepen weinig voorkomt, is het wel zaak hierop voorbereid te zijn en te weten hoe te handelen.

Er is een aantal interventies mogelijk wanneer een cliënt zich agressief opstelt in de groep. Als iemand zich niet bewust is van zijn gedrag kun je hem confronteren met het gedrag en groepsleden vragen of zij hetzelfde ervaren:

> B: Gert, ik heb het idee dat je gespannen raakt en ik merk dat ik voorzichtig ben in wat ik wel en niet tegen je zeg, omdat ik bang ben dat je de controle gaat verliezen. Herken je dit?
> C: Ik weet niet hoor, ik zit toch gewoon mijn verhaal te doen?
> B: Hoe is dat voor anderen, merken jullie iets op?
> C2: Nou Gert, ik zie wel aan je gezicht dat de spanning oploopt, ik snap het ook wel hoor gezien wat je bespreekt. Maar misschien lig het aan mij?
> B: Gert, herken je wat Rob zegt?
> C: Ja, ik herken het wel, maar ik vind het lastig om toe te geven, dat doe ik nu eenmaal niet graag weet je.

Wanneer een cliënt agressief wordt tegen een groepsgenoot of een behandelaar zal het voorstel worden gedaan om een time-out te nemen. Wanneer de cliënt hier geen gehoor aan wil geven kan de behandelaar besluiten om samen met de groep een time-out te nemen. Als behandelaar heb je een modelfunctie, ook waar het gaat om zorgen voor veiligheid in de groep.

> C: Johan, ik ben helemaal klaar met jou. Je zit altijd maar te zeiken en je weet het altijd beter dan iedereen hier, waarom zit jij hier eigenlijk?
> C2: Ik probeer gewoon mee te denken en de ander een advies te geven, ik wil gewoon helpen.

C: Je bent een beterweter en ik kan die kop van jou niet meer zien hier, ik zou je eens goed te grazen willen nemen.
B: Gert, ik merk dat de spanning bij jou hoog oploopt, ik denk dat het belangrijk is om een time-out te nemen.
C: Ik ga hier niet weg hoor, hij zit me uit de tent te lokken met zijn praatjes en dan moet ik weglopen zeker, echt niet, ik blijf hier.
B: OK, dan nemen wij een time-out, we gaan allemaal even naar buiten en over een kwartier komen we weer bij elkaar terug.

Wanneer het een patroon wordt dat een cliënt in de groep grenzen overschrijdt en agressief wordt, is een groepsbehandeling niet langer geïndiceerd en is het verstandig met de cliënt te bekijken of een individuele behandeling meer passend is.

- **Reflectie**

Gert heeft goed kunnen profiteren van de therapie. Hij heeft geleerd signalen van spanningsopbouw te herkennen, anders om te gaan met problemen en zich op een andere manier uit te drukken naar mensen om hem heen. Het lukt hem meestal om in de opbouwfase van spanning zijn gedrag om te buigen en zo een agressieve uitbarsting te voorkomen. In de groep heeft hij gemerkt dat hij niet de enige is die agressieproblemen heeft en heeft hij een plek gevonden om te bespreken wat hem bezighoudt. Ook heeft hij geleerd momenten waarop de spanning oploopt bespreekbaar te maken en het advies van anderen ter harte te nemen. Hoewel hij over zichzelf zegt dat hij 'nooit echt de ideale schoonzoon zal worden' heeft hij zijn gedrag met succes weten aan te passen, hij gebruikt onder andere de time-out en komt op een later moment terug op het probleem wanneer de spanning bij hem is gezakt. Waar het gaat over bedreigen van mensen om iets voor elkaar te krijgen, is Gert in gaan zien dat het vooral negatieve gevolgen voor hem heeft op de lange termijn en dat hij zijn doel er niet altijd mee kan bereiken.

6.5.8 Terugvalpreventie

Wanneer de verschillende behandeltechnieken zijn toegepast en herhaald, de agressie minder wordt en de cliënt meer inzicht heeft in in stand houdende factoren en ontlokkers, is het tijd voor het maken van een terugvalpreventieplan. De ervaring leert dat agressief gedrag sterk kan verminderen, maar dat er altijd enig risico aanwezig blijft op een terugval. Door een terugvalpreventieplan te maken (Van Dam et al. 2007) is een cliënt beter voorbereid op het opnieuw ontstaan van agressie, kan hij hierop anticiperen en een terugval voorkomen. Gert maakt een terugvalpreventieplan waarin hij een aantal zaken op een rijtje zet:
- wat zijn doelen waren voor therapie;
- wat hij heeft bereikt;
- welke ontlokkers nog moeilijk zijn;
- welke gevoelens en situaties voor hem een risico vormen;
- wat risicogedrag is;

- wat risicoplaatsen zijn;
- wat lichamelijke signalen van spanningsopbouw zijn;
- wie hij kan inschakelen als hij het moeilijk heeft;
- welke onderwerpen uit het werkboek hem hebben geholpen om zijn agressie te verminderen;
- welke maatregelen hij kan treffen om een agressieuitbarsting te voorkomen.

Naast een terugvalpreventieplan kan ook een zelfhulpgroep helpen, waarin oud-cliënten bij elkaar komen om elkaar te motiveren voor blijvende gedragsverandering. Een voorbeeld daarvan is het programma 'Mannen tegen Agressie' (MTA; Van Dam et al. 2015), dat is opgezet voor en door ervaringsdeskundigen op het gebied van agressie en agressiebehandeling en waarin aan de hand van een 12-stappenplan, vergelijkbaar met programma's van de AA (Anonieme Alcoholisten) en NA (Anonieme Verslaafden), de stof die eerder is aangeboden in een agressiebehandeling actueel wordt gehouden.

6.6 Conclusie

Het dilemma dat aan het begin van dit hoofdstuk werd geschetst betrof de vraag of instrumentele agressie bij ASPS wel effectief te behandelen is, met name omdat het zo'n duidelijke functie heeft en de pleger er zelf weinig last en vooral profijt van lijkt te hebben. In dit hoofdstuk zijn verschillende behandeltechnieken beschreven voor het behandelen van enerzijds reactieve agressie en anderzijds instrumentele agressie. Ook beschreven we hoe een behandeling in een groep kan plaatsvinden en schonken we aandacht aan eventuele valkuilen waar je in de behandeling tegenaan kunt lopen. We concluderen dat zowel instrumentele als reactieve agressie bij ASPS effectief kan worden behandeld. Belangrijk hierbij is je als behandelaar te realiseren dat het doel van de behandeling is om agressief gedrag te verminderen. Het is zinvoller om te werken aan agressief gedrag dat de cliënt zelf wil verminderen dan veel tijd te besteden aan het overtuigen van de cliënt om ook ander, door de cliënt wel geaccepteerde agressie, te verminderen. Wanneer haalbare doelen worden gesteld en het effect van de behandeling zichtbaar en merkbaar wordt, geeft dit veel voldoening, zowel voor de cliënt als voor de behandelaar.

Literatuur

Anderson, C. A., & Bushman, B. J. (2002). Human aggression. *Annual Review of Psychology, 53*, 27–51.
Andrews, D. A., & Bonta, J. (2014). *The psychology of criminal conduct.* Abingdon-on-Thames: Routledge.
Babcock, J. C., Green, C. E., & Robie, C. (2004). Does batterers' treatment work? A meta-analytic review of domestic violence treatment. *Clinical Psychology Review, 23*, 1023–1053.
Babcock, J. C., Tharp, A. L., Sharp, C., Heppner, W., & Stanford, M. S. (2014). Similarities and differences in impulsive/premeditated and reactive/proactive bimodal classifications of aggression. *Aggression and Violent Behavior, 19*(3), 251–262.
Bakker, I., Drost, L., Roeleveld, W., & Nap, E. J. (2010). *Wat hebben geweldplegers gemeen? Een typologie van plegers van geweld tegen de publieke taak en van publiek geweld.* Utrecht: Verwey Jonker Instituut.

Barner, J. C., & Mohr Carney, M. (2011). Interventions for intimate partner violence: A historical review. *Journal of Family Violence, 26,* 235-244.

Beke, B. M. W. A., De Haan, W. J. M., & Terlouw, G. J. (1999). *Geweld: Gemeld, geteld en geanalyseerd. Een inventarisatie van geweld op straat.* Den Haag: WODC/Ministerie van Justitie.

Bernard, J., Appelo, M., Scholing, A., & Kok, F. (2003). De periodieke explosieve stoornis: Richtlijnen voor de behandeling. *Directieve Therapie, 23,* 9-24.

Capaldi, D. M., & Hyoun, K. K. (2007). Typological approaches to violence in couples: A critique and alternative conceptual approach. *Clinical Psychology Review, 27,* 253-265.

Chase, K. A., O'Leary, K. D., & Heyman, R. E. (2001). Categorizing partner-violent men within the reactive-proactive typology model. *Journal of Consulting and Clinical Psychology, 69*(3), 567.

Davidson, K. M., Tyrer, P., Tata, P., Cooke, D., Gumley, A., Ford, I., et al. (2009). Cognitive behaviour therapy for violent men with antisocial personality disorder in the community: An exploratory randomized controlled trial. *Psychological Medicine, 39*(4), 569-577.

Deneer, B. (2001). Groepstraining in agressiebeheersing. *Handboek Groepspsychotherapie,* 14.3-14.36.

Deneer, B. (2004). *Gevaarlijke groepen. Groepsbehandeling in de ambulante forensische praktijk.* Houten: Bohn Stafleu van Loghum.

De Ruiter, C., & Veen, V. C. (2005). *Terugdringen van recidive bij drie typen geweldsdelinquenten: Werkzame interventies bij relationeel geweld, seksueel geweld en algemeen geweld.* Utrecht: Trimbos Instituut.

De Ruiter, C., & Veen, V. C. (2006). Voorkomen van recidive bij geweldsdelinquenten: Wat werkt. *Directieve therapie, 26,* 51-60.

Dixon, L., & Graham-Kevan, N. (2011). Understanding the nature and etiology of intimate partner violence and implications for practice and policy. *Clinical Psychology Review, 31,* 1145-1155.

Driessen, F. M. H. M., Ester, T. J., & Spel, L. (2008). *Geweld in Nederland. Een verkenning van de aard en omvang van geweldsdelicten in de Nederlandse samenleving.* Utrecht: Bureau Driessen.

Eckhardt, C. I., Murphy, C. M., Black, D., & Suhr, L. (2006). Intervention programs for perpetrators of intimate partner violence: Conclusions from al clinical research perspective. *Public Health Reports, 121,* 369-381.

Fite, P. J., Raine, A., Stouthamer-Loeber, M., Loeber, R., & Pardini, D. A. (2010). Reactive and proactive aggression in adolescent males: Examining differential outcomes 10 years later in early adulthood. *Criminal Justice and Behavior, 37*(2), 141-157.

Glenn, A. L., Johnson, A. K., & Raine, A. (2013). Antisocial personality disorder: A current review. *Current Psychiatry Reports, 15*(12), 427.

Goldstein, A. P., Glick, B., & Gibbs, J. C. (1998). *Aggression replacement training.* Illinois: Research Press.

Gondolf, E. W. (2004). Evaluating batterer counseling programs: A difficult task showing some effects and implications. *Aggression and Violent Behavior, 9,* 605-631.

Graham-Kevan, N. (2007). Domestic violence: Research and implications for batterer programmes in Europe. *European Journal on Criminal Policy and Research, 13,* 213-225.

Hakstege, B. (2004). Het leed gaat keurig gekleed over straat. Groepsbehandeling van plegers van relationeel geweld. In B. Deneer (Red.), *Gevaarlijke groepen. Groepsbehandeling in de ambulante forensische praktijk.* Houten: Bohn Stafleu van Loghum.

Hornsveld, R. (Red.). (2004). *Held zonder geweld. Behandeling van agressief gedrag.* Amsterdam: Boom.

Hornsveld, R. H., Nijman, H. L., & Kraaimaat, F. W. (2008). Aggression control therapy for violent forensic psychiatric patients: First results. *Psychology, Crime & Law, 14*(1), 1-18.

Jacobs, M. J. G., Jans, M. E. W., & Roman, B. (2009). *Aard en omvang van ongewenst gedrag tegen werknemers met een publieke taak: Een vervolgonderzoek.* Tilburg: IVA.

Kempes, M., Matthys, W., De Vries, H., & Van Engeland, H. (2005). Reactive and proactive aggression in children A review of theory, findings and the relevance for child and adolescent psychiatry. *European Child & Adolescent Psychiatry, 14*(1), 11-19.

Kroes, S., & Trijsburg, W. (2006). Naar een integratieve behandeling op maat bij partnergeweld. *Tijdschrift voor Psychotherapie, 32*(6), 243-254.

Krug, E. G., Mercy, J. A., Dahlberg, L. L., & Zwi, A. B. (2002). The world report on violence and health. *The Lancet, 360*(9339), 1083-1088.

Kuin, N., Masthoff, E., Kramer, M., & Scherder, E. (2015). The role of risky decision-making in aggression: A systematic review. *Aggression and Violent Behavior, 25,* 159-172.

Lünnemann, K. D., & Bruinsma, M. Y. (2005). *Geweld binnen en buiten, aard, omvang en daders van huiselijk geweld en publiek geweld.* Den Haag: Ministerie van Justitie, WODC.

Marshall, W. L., & Burton, D. L. (2010). The importance of group processes in offender treatment. *Aggression and Violent Behavior, 15,* 141-149.

Marshall, A. D., Martin, E. K., Warfield, G. A., Doron-Lamarca, S., Niles, B. L., & Taft, C. T. (2010). The impact of antisocial personality characteristics on anger management treatment for veterans with PTSD. *Psychological Trauma: Theory, Research, Practice, and Policy, 2*(3), 224.

Merk, W., Orobio de Castro, B., Koops, W., & Matthys, W. (2005). The distinction between reactive and proactive aggression: Utility for theory, diagnosis and treatment? *European Journal of Developmental Psychology, 2*(2), 197–220.

Ministerie van Volksgezondheid, Welzijn en Sport (2017). *Cijfers kindermishandeling en huiselijk geweld 2016.*
▶ https://www.huiselijkgeweld.nl/feiten/landelijk/cijfers-kindermishandeling-en-huiselijk-geweld-2016.

Mulder, J. (1995). Het terugvalpreventiemodel als behandelingsmethode in een forensische dagbehandelingskliniek. *Tijdschrift voor Psychotherapie, 21,* 119–133.

Murphy, C. M., & Eckhardt, C. I. (2005). *Treating the abusive partner: An individualized cognitive-behavioral approach.* New York: Guilford Press.

Oostermeijer, S., Smeets, K. C., Jansen, L. M., Jambroes, T., Rommelse, N. N., Scheepers, F. E., et al. (2017). The role of self-serving cognitive distortions in reactive and proactive aggression. *Criminal Behaviour and Mental Health, 27*(5), 395–408.

Pence, E., & Paymar, M. (1993). *Education groups for men who batter: The Duluth model.* New York: Springer Publishing Company.

Ross, J. M., & Babcock, J. C. (2009). Proactive and reactive violence among intimate partner violent men diagnosed with antisocial and borderline personality disorder. *Journal of Family Violence, 24*(8), 607–617.

Ruiter, A. M., & Van Middelkoop, J. (1999). *Let op de kleintjes: Handleiding voor psycho-educatie aan kinderen die getuige zijn (geweest) van geweld in relaties.* Utrecht: TransAct.

Saini, M. (2009). A meta-analysis of the psychological treatment of anger: Developing guidelines for evidence-based practice. *The Journal of the American Academy of Psychiatry and Law, 37,* 473–488.

Sartin, R. M., Hansen, D. J., & Huss, M. T. (2006). Domestic violence treatment response and recidivism: A review and implications for the study of family violence. *Aggression and Violent Behavior, 11,* 425–440.

Serie, C., Van Tilburg, C. A., Van Dam, A., & De Ruiter, C. (2015). Agressieregulatiegroepstherapie voor relationeel geweldplegers – Een open trial. *Gedragstherapie, 48,* 265–281.

Serie, C. M., Van Tilburg, C. A., Van Dam, A., & De Ruiter, C. (2017). Spousal assaulters in outpatient mental health care: The relevance of structured risk assessment. *Journal of interpersonal violence, 32*(11), 1658–1677.

Sonkin, D. J., Martin, D., & Walker, L. E. A. (1985). *The male batterer: A treatment approach.* New York: Springer-Verlag.

Stover, C. S., Meadows, A. L., & Kaufman, J. (2009). Interventions for intimate partner violence: Review and implications for evidence-based practice. *Professional Psychopathology, Research and Practice, 40,* 223–233.

Swogger, M. T., Walsh, Z., Houston, R. J., Cashman-Brown, S., & Conner, K. R. (2010). Psychopathy and axis I psychiatric disorders among criminal offenders: Relationships to impulsive and proactive aggression. *Aggressive Behavior, 36*(1), 45–53.

Terlouw, G. J., De Haan, W. J. M., & Beke, B. M. W. A. (2000). *Geweld: Gemeld en geteld: Een analyse van aard en omvang van geweld op straat tussen onbekenden.* Arnhem: Bureau Beke.

Thijssen, J., & De Ruiter, C. (2010). De relatie tussen subtypen relationeel geweldplegers en de adviezen van reclassering. *Proces, 89,* 416–428.

Van Dam, A., Baselier, B., Bosse, W., Dingemans, B., Hermes, F., Verdult, J., et al. (2015). *Mannen tegen agressie, 12-stappenplan.* Bergen op Zoom: GGZ WNB.

Van Dam, A., & Mulder, N. (2008). *Motivatie en mogelijkheden van moeilijke mensen.* Houten: Bohn Stafleu van Loghum.

Van Dam, A., & Van Tilburg, C. A. (2007). *Groepsgedragstherapie bij agressie, gevalsbeschrijvingen uit de behandelkamer.* Houten: Bohn Stafleu van Loghum.

Van Dam, A., Van Tilburg, C. A., Steenkist, P., & Buisman, M. (2007). *Niet meer door het Lint, werkboek.* Houten: Bohn Stafleu van Loghum.

Van Dam, A., Van Tilburg, C. A., Steenkist, P., & Buisman, M. (2009). *Niet meer door het Lint, handleiding.* Houten: Bohn Stafleu van Loghum.

Van der Veen, H. C. J., & Bogaerts, S. (2010). *Huiselijk geweld in Nederland: Overkoepelend synthese-rapport van het vangst-hervangst-, slachtoffer- en daderonderzoek 2007–2010.* The Hague: WODC.

Van Dijk, T., Flight, S., Oppenhuis, E., & Duesmann, B. (1997). *Huiselijk geweld. Aard, omvang en hulpverlening.* Den Haag: Ministerie van Justitie, Dienst Preventie, Jeugdbescherming en Reclassering.

Van Erpecum, I. (2005). *Van afzijdigheid naar betrokkenheid: Preventieve strategieën tegen geweld.* Den Haag: Ministerie van Justitie: CCV.
Walker, L. E. (1979). *The battered woman.* New York: Harper and Row.
Warnaar, B., & Wegelin, M. (2005). Behandeling van daders van relationeel geweld. In: C. De Ruiter & M. Hildebrand (Red.), *Behandelingsstrategieën bij forensisch psychiatrische patiënten.* Houten: Bohn Stafleu van Loghum.
World Health Organization (2017). *Violence against women; Intimate partner and sexual violence against women.*
Zoomer, O. J. (2001). *Huiselijk geweld.* Den Haag: WODC.

Antisociale persoonlijkheidsstoornis en middelengebruik

Dr. F.L. (Fleur) Kraanen

7.1 Samenvatting – 158

7.2 Dilemma – 158

7.3 Theoretisch kader antisociale persoonlijkheidsstoornis, antisociaal gedrag en middelengebruik – 158
7.3.1 Inleiding – 158
7.3.2 De relatie tussen middelengebruik en het plegen van verschillende delicten – 159
7.3.3 Behandeling van cliënten met antisociaal gedrag en (problematisch) middelengebruik – 161

7.4 Therapeutisch proces: de eerste stappen in de behandeling van (problematisch) middelengebruik bij antisociaal gedrag – 162
7.4.1 Stap 1: Assessment, diagnostiek en indicatiestelling – 162
7.4.2 Stap 2: Motiveren tot verandering van middelengebruik – 165
7.4.3 Stap 3: Formuleren van een behandeldoel – 168
7.4.4 Zelfcontrolemaatregelen – 171
7.4.5 Functieanalyse van middelengebruik – 174

7.5 Tips, aanbevelingen, en handvatten – 177

Literatuur – 179

© Bohn Stafleu van Loghum is een imprint van Springer Media B.V., onderdeel van Springer Nature 2020
M. J. N. (Madeleine) Rijckmans, A. (Arno) van Dam en L. M. C. (Wies) van den Bosch (Red.), *Praktijkboek antisociaal gedrag en persoonlijkheidsproblematiek*, https://doi.org/10.1007/978-90-368-2295-4_7

7.1 Samenvatting

Antisociale persoonlijkheidsstoornis en antisociaal gedrag, zoals het plegen van delicten, gaan vaak samen met problematisch middelengebruik. Middelengebruik en delictgedrag kunnen op verschillende manieren aan elkaar gerelateerd zijn. Wanneer een cliënt in behandeling komt vanwege antisociaal gedrag en er is tevens sprake van middelengebruik, dan is een analyse nodig van de aard van de relatie tussen deze variabelen. Op basis hiervan wordt een individueel behandelplan opgesteld met als belangrijkste aandachtspunt of het al dan niet noodzakelijk is het middelengebruik te behandelen om het delictgedrag te doen stoppen. Wanneer besloten is middelengebruik te behandelen, is een eerste stap de cliënt te motiveren dit behandeldoel na te streven. Vervolgens kan verslavingsbehandeling het beste plaatsvinden door cognitieve gedragstherapie. Een en ander illustreren we in dit hoofdstuk met voorbeelden van dialogen tussen behandelaar en cliënt.

7.2 Dilemma

De huisarts heeft Sander naar jou verwezen nadat hij en zijn vrouw Marieke bij haar op het spreekuur kwamen met de mededeling dat een ruzie onlangs behoorlijk uit de hand is gelopen. De aanleiding was dat Sander, in de ogen van Marieke, voor de zoveelste keer te veel dronk en vervolgens op Marieke begon te vitten. Zij moet van hem het huishouden beter doen, meer gaan werken zodat zij meer geld te besteden hebben, en zich eens wat leuker kleden voor hem. Marieke was hier niet van gediend, ging hier tegenin en stelde het alcoholgebruik van Sander ter discussie, waarna Sander haar een klap verkocht, duwde en door elkaar schudde. Sander is het namelijk helemaal niet met Marieke eens dat hij te veel en te vaak drinkt. Dit is niet de eerste keer dat een ruzie tussen Sander en Marieke zo escaleert en Marieke dreigt bij Sander weg te gaan als hij geen hulp zoekt. Sander en Marieke hebben samen twee zoons van drie en vijf jaar.

Het dilemma waar je als behandelaar voor komt te staan, is wat je nu doet met het middelengebruik van Sander. Hij is helemaal niet gemotiveerd om te minderen met het gebruik van alcohol, omdat hij dit niet als probleem ziet. Echter, jij als behandelaar vraagt je af of wat Sander zegt klopt en vermoedt bovendien dat er een relatie is tussen zijn alcoholgebruik en de escalerende ruzies.

7.3 Theoretisch kader antisociale persoonlijkheidsstoornis, antisociaal gedrag en middelengebruik

7.3.1 Inleiding

De diagnose antisociale persoonlijkheidsstoornis (ASPS) komt vaak voor in combinatie met problematisch middelengebruik (Van den Bosch en Verheul 2007). Dit geldt eveneens voor antisociaal gedrag. Een specifiek voorbeeld van antisociaal gedrag, dat onderdeel kan zijn van de diagnose antisociale persoonlijkheidsstoornis, is het plegen van delicten, zoals agressie, partnermishandeling, zedendelicten, diefstal et cetera. Uit onderzoek blijkt dat (problematisch) middelengebruik een belangrijke dynamische risicofactor is voor het plegen van delicten en het stoppen van problematisch middelengebruik wordt gezien als voorwaarde voor het verminderen van recidiverisico voor antisociaal gedrag (Andrews en Bonta 2010). Hieronder gaan we specifiek in op de relatie tussen het gebruik van middelen en het plegen van verschillende delicten, namelijk partnermishandeling, algemeen geweld en zedendelicten.

7.3.2 De relatie tussen middelengebruik en het plegen van verschillende delicten

Middelengebruik en partnermishandeling

Zoals hierboven beschreven, komt (problematisch) middelengebruik en het plegen van verschillende delicten, wat vaak onderdeel is van de antisociale persoonlijkheidsstoornis, vaak samen voor. Dit geldt ook voor partnermishandeling. Deze paragraaf beschrijft de relaties tussen respectievelijk het gebruik van alcohol, cannabis en cocaïne en het plegen van partnermishandeling.

Wanneer het gaat om de relatie tussen alcoholgebruik en partnermishandeling, dan beschrijven Leonard en Quigley (1999) drie verklarende modellen. Allereerst is er het proximale-effectenmodel, dat ervan uitgaat dat directe farmacologische effecten van alcohol leiden tot controleverlies hetgeen kan leiden tot het plegen van partnermishandeling (Foran en O'Leary 2008). Dit model wordt ondersteund door verschillende studies waaruit is gebleken dat wanneer problematisch alcoholgebruik succesvol behandeld wordt bij alcoholverslaafde plegers van partnermishandeling, het partnergeweld ook stopt (voor reviews, zie: Murphy en Ting 2009; Stuart et al. 2009). Daarnaast liet een studie zien dat wanneer abstinentie van alcohol gehandhaafd bleef, partnermishandeling eveneens uitbleef. Wanneer deelnemers echter terugvielen in alcoholgebruik, vielen zij ook terug in het plegen van partnermishandeling (O'Farrell et al. 1999).

Het tweede model dat Leonard en Quigley (1999) aandragen als mogelijke verklaring voor de relatie tussen alcoholgebruik en partnermishandeling is het indirecte-effectenmodel. Dit model gaat ervan uit dat langdurig alcoholgebruik de partnerrelatie beschadigt en dat er conflicten *over* het alcoholgebruik ontstaan. Het derde model is het 'misleidende model' (*spurious model*) dat stelt dat zowel het gebruik van alcohol als het plegen van partnermishandeling verklaard wordt door een derde variabele (Leonard en Quigley 1999). Een voorbeeld hiervan is dat impulsiviteit zowel positief geassocieerd is met middelengebruik als met het plegen van partnermishandeling. Hoewel in de literatuur meestal gesteld wordt dat voor het eerste model (het proximale-effectenmodel) de meeste bewijzen zijn gevonden (Leonard 2005), kunnen we concluderen dat het ene model het andere niet uitsluit en er dus meerdere verschillende verklaringen voor de relatie tussen middelengebruik en partnermishandeling tegelijkertijd kunnen gelden in een individu (Kraanen 2014). Bovendien kan de relatie per individu anders zijn (Kraanen 2014). Dit rechtvaardigt daarom een op maat gemaakte probleemanalyse per cliënt.

Naar de relatie tussen het gebruik van andere middelen dan alcohol en het plegen van partnermishandeling is minder uitvoerig onderzoek gedaan. In het kort kunnen we concluderen dat voor cannabis geldt dat niet het onder invloed zijn van het middel bijdraagt aan het plegen van partnermishandeling, maar de ontwenning ervan (Moore et al. 2008). Wanneer iemand afhankelijk is van cannabis, is een mogelijk ontwenningsverschijnsel prikkelbaarheid, wat de drempel tot het plegen van partnermishandeling kan verlagen. Wanneer we kijken naar de relatie tussen het gebruik van cocaïne en partnermishandeling, kunnen we stellen dat deze vergelijkbaar is met het proximale-effectenmodel: het gebruik van cocaïne is van invloed op het serotonerge neurotransmittersysteem (bijvoorbeeld Patkar et al. 2006), wat kan leiden tot agressief gedrag.

Middelengebruik en algemene agressie

Onderzoek naar de relatie tussen middelengebruik en algemene agressie is schaarser dan naar de relatie tussen middelengebruik en partnermishandeling. Er zijn echter verschillende studies die hebben aangetoond dat er een temporele en mogelijk zelfs een causale relatie is tussen alcoholgebruik en algemene agressie (e.g., Boles en Miotto 2003; Chermack en Giancola 1997; Hoaken en Stewart 2003). Wanneer het gaat om de relatie tussen drugsgebruik en algemene agressie, is het artikel van Goldstein (1985) informatief. Goldstein (1985) beschreef drie mogelijke paden die een verklaring bieden voor deze relatie. Het eerste pad is het psychofarmacologische pad dat ervan uitgaat dat het gebruik van drugs leidt tot opwinding, wat weer kan leiden tot agressie. Het tweede pad is het economisch compulsieve pad dat stelt dat drugsgebruikers vermogensdelicten plegen om aan geld te komen voor hun drugs. En het derde pad is het systemische pad dat stelt dat de interactie tussen drugsgebruikers en dealers per definitie vaak agressief verloopt en er binnen deze context makkelijk conflicten kunnen ontstaan over bijvoorbeeld territorium of de kwaliteit van verkochte drugs.

Het gebruik van cocaïne, amfetamines, opiaten, en benzodiazepines blijkt positief geassocieerd te zijn met het plegen van algemene agressie (e.g., Hoaken en Stewart 2003). Het gebruik van cannabis blijkt negatief geassocieerd te zijn met het plegen van algemene agressie, terwijl ontwenning van dit middel wel positief gerelateerd blijkt te zijn aan het gebruik van geweld (Boles en Miotto 2003).

Middelengebruik en zedendelicten

Tot slot wordt het gebruik van middelen geassocieerd met het plegen van zedendelicten. Seto en Barbaree (1995) formuleerden een verklarend model voor de relatie tussen alcoholgebruik en het plegen van zedendelicten met ontremming als gevolg van middelengebruik als belangrijkste component. Zij gaan ervan uit dat alcoholgebruik op drie manieren leidt tot ontremming: (1) hoe meer een zedendelinquent ervan overtuigd is dat het gebruik van alcohol leidt tot ontremming, des te meer dat daadwerkelijk gebeurt; (2) alcoholgebruik leidt tot het hanteren van meer liberale normen ten aanzien van sociaal niet-geaccepteerd gedrag, wat ontremming in de hand werkt, en (3) de farmacologische effecten van alcohol leiden tot moeite met het verwerken van inhibitoire aanwijzingen, zoals de weigering van vrouwen om seks te hebben. Er is weinig onderzoek gedaan naar de relatie tussen het gebruik van drugs en het plegen van zedendelicten.

Middelengebruik en psychische stoornissen

Naast het feit dat middelengebruik vaak in verband wordt gebracht met antisociaal gedrag, zoals het plegen van delicten, is er ook veel comorbiditeit tussen middelengebruik en psychische stoornissen. In het algemeen worden de volgende drie verklarende modellen genoemd voor de comorbiditeit tussen middelengebruik en psychische stoornissen (Emmelkamp en Vedel 2006). (1) Het gemeenschappelijke-oorzakenmodel dat stelt dat beide stoornissen voortkomen uit dezelfde onderliggende genetische kwetsbaarheid of omgevingsfactor, zoals het meemaken van seksueel misbruik. (2) Het secundaire verslavingsmodel dat ervan uitgaat dat een psychische stoornis leidt tot verslaving doordat middelen worden gebruikt als zelfmedicatie, zoals bij angststoornissen soms het geval is (e.g., Kessler 2004). En (3) de toxiciteitshypothese die stelt dat de psychische stoornis veroorzaakt wordt door middelengebruik, zoals bij depressie het geval kan zijn (Schuckit et al. 1997).

7.3.3 Behandeling van cliënten met antisociaal gedrag en (problematisch) middelengebruik

De noodzaak van het behandelen van (problematisch) middelengebruik

Middelengebruik en antisociaal gedrag komen vaak samen voor en middelengebruik is daarnaast gerelateerd aan verschillende psychische stoornissen. Om vier redenen is het van groot belang om middelengebruik zo vroeg mogelijk in de behandeling aan te pakken.

1. Er is in veel gevallen (mogelijk) sprake van een oorzakelijk verband tussen middelengebruik en antisociaal gedrag en het antisociale gedrag zal (waarschijnlijk) niet verminderen als de oorzaak of katalysator (het middelengebruik) niet wordt aangepakt, of het nu gaat om intoxicatie door het middel of de ontwenning ervan.
2. Problematisch middelengebruik gaat vaak hand in hand met overige psychische stoornissen (er is sprake van veel comorbiditeit) en deze stoornissen worden mogelijk veroorzaakt door het gebruik van middelen.
3. Middelengebruik is van invloed op de behandelresponsiviteit. Als cliënten voortdurend onder invloed zijn en bij de therapeut in de spreekkamer zitten terwijl zij een kater hebben van middelengebruik de dag ervoor of onder invloed zijn van bijvoorbeeld cannabis, zullen zij onvoldoende van een behandelsessie opsteken om daar werkelijk van te profiteren.
4. Een laatste reden om middelengebruik aan te pakken is dat middelengebruik interfereert met executief functioneren: wanneer een cliënt onder invloed is van middelen, is het veel moeilijker nieuw geleerde vaardigheden toe te passen.

Het is van belang op te merken dat het niet per definitie noodzakelijk is dat sprake is van een aan een middel gebonden stoornis, volgens de DSM-5. Ook (overmatig) gebruik van middelen zonder dat sprake is van een volledige DSM-5-stoornis kan in relatie staan tot het plegen van delicten, het ontwikkelen of in stand houden van psychische stoornissen, het verminderen van de behandelresponsiviteit of interfereren met executief functioneren. Wanneer besloten wordt dat het noodzakelijk is om middelengebruik te behandelen om antisociaal gedrag in de toekomst te voorkomen, wordt bij voorkeur cognitief gedragstherapeutisch behandeld in combinatie met motiverende gespreksvoering. In de volgende paragraaf werken we een aantal belangrijke interventies uit uit een dergelijke behandeling en illustreren die met voorbeelden van dialogen tussen behandelaar en cliënt.

7.4 Therapeutisch proces: de eerste stappen in de behandeling van (problematisch) middelengebruik bij antisociaal gedrag

7.4.1 Stap 1: Assessment, diagnostiek en indicatiestelling

Wanneer een cliënt zich aanmeldt (of aangemeld wordt) voor de behandeling van antisociaal gedrag, zoals het plegen van delicten, is het altijd van groot belang om middelengebruik goed in kaart te brengen. In de eerste plaats moet het gebruikspatroon uitgevraagd worden. Dit kan bijvoorbeeld met behulp van module 1 van de MATE (Meten van Addicties voor Triage en Evaluatie; Schippers en Broekman 2012) of de QDS-R-S (Revised Quick Drinking Screen – Self Report; Kraanen, Hilhorst, en Nentjes 2014). Het is belangrijk om alcoholgebruik uit te vragen in standaardeenheden. Een standaardeenheid staat gelijk aan 10 gram alcohol (12 ml). Voor een omrekentabel, zie ▶ https://tinyurl.com/hoeveel-alcohol. Bij het uitvragen van de gebruikte hoeveelheid cannabis, cocaïne of amfetamine, kan gevraagd worden naar het aantal gram dat iemand gebruikt. Bij XTC is het gebruikelijk te vragen naar het aantal gebruikte pillen en bij GHB naar het aantal milliliter dat hij gebruikt. Ook is het van belang om aan de hand van de DSM-5 (American Psychiatric Association 2013) te classificeren of sprake is van een aan een middel gebonden stoornis, want dit kan niet opgemaakt worden louter op basis van de hoeveelheid middelen die iemand gebruikt.

Daarnaast dient zorgvuldig nagegaan te worden of de cliënt wel eens onder invloed van middelen is geweest op het moment dat het antisociale gedrag zich voordeed of de dag ervoor wellicht gedronken of gebruikt heeft. Ook het tijdstip waarop het antisociale gedrag plaatsvond is van belang om te kunnen bepalen of ontwenning of een kater mogelijk van invloed is geweest. Vervolgens dient aan de hand van de vier criteria die beschreven zijn in ▶ par. 'De noodzaak van het behandelen van (problematisch) middelengebruik' bepaald te worden of het nodig is om het middelengebruik aan te pakken wanneer verminderen van antisociaal gedrag het doel van de behandeling is. Een instrument dat een hypothese kan helpen stellen wat betreft de aard van de relatie tussen middelengebruik en antisociaal gedrag voor een individuele cliënt is de vrij verkrijgbare Nexus, onderdeel van de MATE-Crimi (Schippers en Broekman 2012), een uitbreiding van de MATE voor mensen bij wie naast middelengebruik sprake is van delictgedrag. Met de Nexus kan stapsgewijs nagegaan worden of bijvoorbeeld sprake is van een oorzakelijk verband tussen middelengebruik en delictgedrag of dat (vermogens)delicten worden gepleegd om middelengebruik te financieren et cetera. Wanneer de behandelaar heeft besloten dat middelengebruik dient te veranderen om antisociaal gedrag te stoppen, is de volgende stap het *motiveren* van de cliënt om middelengebruik te veranderen. Hieronder volgt een voorbeeld van het uitvragen van middelengebruik.

> B: Drink je wel eens alcohol?
> C: Ja, wel eens, maar echt niet meer dan anderen, ik drink gewoon sociaal, zo noemen ze dat toch?
> B: Dat is inderdaad een term die wel eens wordt gebruikt. Hoeveel dagen per week drink je?
> C: Alleen in het weekend.
> B: En welke dagen zijn voor jou weekenddagen? (De behandelaar vraagt hier nadrukkelijk naar welke dagen de cliënt 'weekend' noemt. Een valkuil is dat je aannames maakt op basis van je eigen referentiekader.)
> C: Vrijdag, zaterdag en zondag.
> B: Zijn er wel eens uitzonderingen? Dat je toch ook op andere dagen drinkt dan deze drie dagen? (De behandelaar neemt niet te snel genoegen met een antwoord van een cliënt, maar blijft toch oordeelvrij en neemt een open, nieuwsgierige houding aan).
> C: Ja, soms ga ik met de jongens op donderdag wel eens poolen, dan drink ik ook wel een biertje. Maar echt niet zoveel dat ik dronken word, hoor!
> B: En hoeveel drink je op een gemiddelde dag dat je drinkt?
> C: Meestal iets van vijf biertjes.
> B: En wat voor biertjes zijn dat? Zijn dat gewone biertjes met 5 % alcohol of zijn dat zwaardere biertjes? (De behandelaar checkt het alcoholpercentage van de biertjes om straks het aantal standaardeenheden alcohol te kunnen berekenen).
> C: Meestal biertjes met 5 % alcohol, soms ook wel zwaarder, maar dat komt maar een of twee keer per jaar voor.
> B: En hoe groot zijn de biertjes die je drinkt? Zijn dat blikjes of flesje van 33 cc of drink je halve liters? (De behandelaar vraagt naar het formaat van de biertjes om straks standaardeenheden te kunnen berekenen.)
> C: Meestal halve liters.
> B (berekent): OK, dat betekent dat je per drinkgelegenheid ongeveer tien standaardeenheden alcohol drinkt. (Een halve liter bier met 5 % alcohol wordt geteld als twee standaardeenheden alcohol).
> [De behandelaar legt uit hoe het berekenen van standaardeenheden in zijn werk gaat.]
> B: Drink je ook wel eens wat anders dan bier?
> C: Ja, soms wijn, als ik samen met mijn vrouw aan het eten ben.
> B: Hoeveel drink je dan?
> C: Meestal drie glazen.
> B: En hoeveel glazen haal je een uit fles wijn? (De behandelaar vraagt hoeveel glazen cliënt uit een fles wijn haalt, omdat veel cliënten minder dan zeven glazen wijn (1/7 fles wijn is een standaardeenheid alcohol) uit een fles halen.)
> C: Vier ofzo? Maar dan drink ik daarna nog maar twee biertjes, hoor! Niet vijf.
> B (berekent): OK, drie glazen is dan ongeveer driekwart fles wijn, dus dat zijn dan ruim vijf standaardeenheden alcohol. Daar komen dan nog vier standaardeenheden bier bij.

Dan kom je dus ook uit op die ongeveer tien standaardeenheden. Als we eens kijken hoeveel alcohol je dan gemiddeld per week drinkt, dan kom ik uit op in ieder geval drie dagen per week tien eenheden alcohol en soms komt daar nog een extra dag bij. Dat betekent dat je dertig tot veertig eenheden alcohol per week drinkt.
B: Gebruik je wel eens andere middelen, zoals cannabis, cocaïne, XTC, GHB, of andere drugs? (De behandelaar vraagt specifiek naar verschillende middelen; als wordt gevraagd naar drugs in het algemeen hebben cliënten soms de neiging om cannabisgebruik buiten beschouwing te laten, omdat ze dit niet zien als een drug.)
C: Nee.
B: En gebruik je wel eens medicatie anders dan door een arts voorgeschreven, zoals valium? (De behandelaar vraagt nadrukkelijk eventueel misbruik van medicatie na.)
C: Nee, daar moet ik echt niks van hebben! Ik voel me echt een zombie als ik dat soort pillen gebruik!

Vervolgens gaat de behandelaar na, bij voorkeur met een semi-gestructureerd interview zoals het Gestructureerd Klinisch Interview voor DSM-5 Syndroomstoornissen (SCID-5-S; Arntz et al. ▶ in press), of sprake is van een aan een middel gebonden stoornis.

Tot slot gaat de behandelaar na of mogelijk sprake is van een relatie tussen het gebruik van het middel en het antisociale gedrag waarvoor cliënt bij haar komt.

» B: Je bent hier vandaag bij me, omdat de ruzies met je vrouw de laatste tijd regelmatig uit de hand zijn gelopen. Gebeurde dat ook wel eens op een moment dat je onder invloed was van alcohol?
C: Ja … Dat is heus wel eens gebeurd, maar dat is echt niet de reden dat het uit de hand liep! Mijn vrouw zeurt altijd zo, als ze niet zo zou zeuren, zou ze me ook niet zo boos maken en zou er niks aan de hand zijn!
B: En 'zeurt' je vrouw ook wel eens over je alcoholgebruik?
C: Ja, zo vaak, alsof zij zelf nooit drinkt!

Op basis van bovenstaande formuleert de behandelaar de hypothese dat bij cliënt alcoholgebruik leidt tot controleverlies (primaire effectenmodel) en dat het middelengebruik zelf ook onderwerp is van discussie met de partner, hetgeen leidt tot een verslechtering van de relatie en een toename van conflicten (indirecte-effectenmodel). De behandelaar bepaalt op basis hiervan dat om de partnermishandeling te laten stoppen, het noodzakelijk is om allereerst het middelengebruik te behandelen. Omdat middelengebruik zowel invloed heeft op het antisociale gedrag als op de behandelresponsiviteit, is het belangrijk om het middelengebruik in een zo vroeg mogelijk stadium van de behandeling aan te pakken.

Wat hierbij opgemerkt dient te worden, is dat cliënten in eerste instantie vaak niet gemotiveerd zijn om hun middelengebruik te veranderen. Dit doet echter niets af aan de indicatiestelling. De behandelaar beoordeelt of middelengebruik al dan niet behandeld moet worden om antisociaal gedrag te stoppen. Om het doel te bereiken is het vanzelfsprekend onontbeerlijk dat de cliënt medewerking verleent. Of een cliënt middelengebruik al dan niet wil veranderen mag echter geen invloed hebben op het professionele oordeel van de behandelaar. Hoewel dit op gespannen voet lijkt te staan met *shared decision making*, is dit toch niet het geval. *Shared decision making* gaat over samen overeenstemming bereiken over een *passende* behandeling, wat niet hetzelfde is als meegaan in de wensen van een cliënt. Als de analyse van de behandelaar is dat er een causaal verband is tussen middelengebruik en antisociaal gedrag dient middelengebruik behandeld te worden om antisociaal gedrag te doen stoppen. Wanneer een cliënt bijvoorbeeld alleen wil focussen op antisociaal gedrag en middelengebruik buiten beschouwing wil laten, is dit géén passende behandeling.

Hierna neemt de behandelaar de beslissing een cliënt ofwel zelf te behandelen of te verwijzen naar de verslavingszorg. Deze beslissing wordt vooral gestuurd door de vraag of medische begeleiding noodzakelijk is tijdens de behandeling van het verslavingsprobleem (Vedel en De Wildt 2013). Hiervoor overweegt de behandelaar een aantal zaken, waaronder: (1) de ernst van de verslaving, (2) de mate van sociale integratie, (3) de ernst van de comorbiditeit en (4) de eigen expertise met betrekking tot verslavingsbehandeling. Wanneer iemand bijvoorbeeld dagelijks grote hoeveelheden alcohol drinkt, kan het risicovol zijn om iemand in één keer te laten stoppen met drinken. De kans bestaat dat iemand dan een onthoudingsinsult krijgt dat in het ergste geval levensbedreigend kan zijn. Ook wanneer iemand dagelijks GHB gebruikt is het absoluut noodzakelijk iemand te verwijzen naar de verslavingszorg voor ontwenning onder medisch toezicht. Zie Vedel en De Wildt (2013) voor een meer gedetailleerde uiteenzetting met betrekking tot het al dan niet verwijzen van een cliënt naar de verslavingszorg.

7.4.2 Stap 2: Motiveren tot verandering van middelengebruik

Om middelengebruik succesvol te veranderen, is het in de eerste plaats noodzakelijk dat een cliënt hiertoe gemotiveerd is. Een cliënt motiveren tot gedragsverandering kan met motiverende gespreksvoering, een methodiek ontwikkeld door Miller en Rollnick (2012). Deze techniek kun je zowel inzetten om een cliënt te motiveren bij jou zijn verslavingsprobleem aan te pakken of om een cliënt te motiveren zich aan te melden bij de verslavingszorg. Een eerste stap om motivatie te vergroten is om met de cliënt de nadelen van middelengebruik en de voordelen van het veranderen van middelengebruik in kaart te brengen, zowel op korte als lange termijn. Merk op dat we hier niet spreken over *stoppen* met het gebruik van middelen, maar over *veranderen* van middelengebruik. Pas in tweede instantie wordt met een cliënt bekeken of het behandeldoel zal bestaan uit minderen of stoppen.

Er is een aantal aandachtspunten bij het uitvoeren van deze motiveringsmethodiek. (1) Het is belangrijk om bij het in kaart brengen van de nadelen van gebruik en de voordelen van verandering nadrukkelijk stil te staan bij de relatie tussen middelengebruik en het antisociale gedrag. (2) De verhouding tussen zogenaamde 'behoudtaal' (alcohol helpt me ontspannen) en 'verandertaal' (ik ben die katers 's ochtends wel zat!) dient te verschuiven in de gewenste richting. Om de motivatie te vergroten om middelengebruik te veranderen, is het de bedoeling dat een cliënt steeds meer verandertaal en steeds minder behoudtaal gebruikt. Echter, cliënten zullen vaak ook nadelen van verandering en voordelen van gebruik noemen, behoud taal dus. Valideer dergelijke uitspraken kort, maar besteed hier niet te veel aandacht aan. (3) Het is raadzaam om alleen zaken op te nemen in de voor- en nadelenbalans die werkelijk betekenisvol zijn voor een cliënt. Cliënten rapporteren soms op sociaal wenselijke manier, zoals dat middelengebruik slecht is voor hun gezondheid, zonder dat dit op zo'n moment echt betekenisvol is voor de cliënt. (4) Waar tot slot naar gestreefd wordt, is dat een cliënt inzicht krijgt in het feit dat het veranderen van middelengebruik op de lange termijn vrijwel alleen maar voordelen met zich meebrengt en geen of nauwelijks nadelen. Hieronder geven we een voorbeeld van een gesprek waarin een behandelaar samen met de hierboven beschreven cliënt de nadelen van zijn alcoholgebruik en de voordelen van het veranderen ervan op korte en lange termijn in kaart brengt.

> B: We hebben afgesproken om samen eens te kijken naar wat mogelijke nadelen van alcoholgebruik voor jou zijn en wat de voordelen voor jou zijn als je je alcoholgebruik zou veranderen.
> C: Ik vind alles prima, als je maar niet denkt dat ik ga stoppen met drinken!
> B: Daar heb ik het ook helemaal niet over, ik wil alleen met je kijken naar wat je alcoholgebruik je kost en wat het je zou opleveren als je dat verandert. Als jij hierna de beslissing neemt om te stoppen, is dat natuurlijk prima. Maar misschien dat je na het in kaart brengen van deze voor- en nadelen beslist dat er wat jou betreft helemaal niets hoeft te veranderen aan je gebruik of dat je beslist niet te willen stoppen, maar wel te willen minderen. (Merk op dat de behandelaar de beslissing om gebruik te willen veranderen bij de cliënt zelf legt. Het is belangrijk dat de cliënt zijn gevoel van autonomie behoudt, zeker wanneer sprake is van een antisociale persoonlijkheidsstoornis bij cliënt.) Vind je het goed om eens naar de voor- en nadelen te kijken? (De behandelaar vraagt cliënt om toestemming).
> C: Ja, best.
> B: OK. Wat zijn voor jou op dit moment nadelen van je alcoholgebruik?
> C: Nou, ik vind het wel vervelend dat ik 's ochtends een kater heb als ik heb gedronken de dag ervoor.
> B: Is dat een nadeel op korte of lange termijn? (Korte termijn wordt gezien als binnen 24 uur na inname van het middel, lange termijn als alles dat daarna komt.)
> C: Korte termijn
> B: [Schrijft op: 'kater'] Waarom is het zo vervelend voor je om een kater te hebben? (De behandelaar weidt uit op een nadeel van alcoholgebruik.)
> C: Tja, ik kom dan m'n bed niet zo goed uit en kom wel eens te laat op mijn werk als ik de dag ervoor gedronken heb. Dat is ook een nadeel op korte termijn.
> B: [Schrijft op 'te laat op werk'] En waarom is het een nadeel voor je om te laat op je werk te komen? (De behandelaar weidt verder uit.)
> C: Ik sta op scherp! Ik ben al een paar keer te laat gekomen en straks verlies ik mijn baan nog!
> B: Is dat een korte- of langetermijnnadeel?
> C: Lange termijn.
> B: [Schrijft op: 'Kans ontslagen te worden']

Zo gaat de behandelaar nog even door met uitweiden. Vervolgens vraagt ze expliciet naar de relatie met het antisociale gedrag.

B: En hoe zit dat met de conflicten met je vrouw? Lopen die sneller uit de hand als je gedronken hebt?

C: Ja, dat zeg jij de hele tijd, maar dat is echt niet zo.

B: Tja, daar zijn we het niet met elkaar over eens, hè? De reden dat ik dat zeg, is omdat uit onderzoek gebleken is dat er een duidelijk verband bestaat tussen het gebruik van alcohol en het uit de hand lopen van conflicten. Dit betekent dat als er geen aanleiding is voor een conflict, er ook niets uit de hand loopt. Maar het drinken van alcohol kan er wel voor zorgen dat je net iets sneller je zelfbeheersing verliest dan je anders zou doen als je je ergens boos over maakt. Zou dat bij jou ook het geval kunnen zijn?

C: Ja, als je het zo zegt, misschien is dat wel zo.

B: [Schrijft op: 'conflicten met partner lopen sneller uit de hand'] En de ruzies met je partner, gaan die ook wel eens over je alcoholgebruik? (De behandelaar vraagt het indirecte-effectenmodel na.)

C: Ja, mijn vrouw zeurt daar wel over.

B: [Schrijft op: 'conflicten met vrouw over alcohol'.] En vind je dat vervelend? Dat je vaak conflicten hebt met je vrouw en ze soms zelfs uit de hand lopen? (De behandelaar vraagt naar de importantie van de nadelen.)

C: Ja! Ik hou echt heel veel van mijn vrouw, zij is de enige die er echt voor me is en die ik vertrouw. Ik wil haar helemaal geen pijn doen! En ze dreigt wel eens bij me weg te gaan en dat wil ik natuurlijk ook helemaal niet.

B: Duidelijk. Kunnen we bij nadelen op de lange termijn schrijven dat je vrouw mogelijk bij je weggaat en bij nadelen op de korte termijn dat je je vrouw pijn doet als conflicten uit de hand lopen?

C: Ja. Maar nu klinkt het allemaal wel heel erg negatief, meestal is er helemaal niks aan de hand als ik een biertje drink en raak ik er vrolijk en ontspannen van.

B: Ja, ik snap dat je dat zegt. Op de korte termijn heeft alcoholgebruik natuurlijk ook voordelen, anders zou je wel gek zijn als je alcohol dronk! (De behandelaar valideert de cliënt: alcoholgebruik heeft ook positieve gevolgen. Vervolgens gaat zij meteen verder met een ander onderwerp, zodat de cliënt geen ruimte krijgt om hierover uit te weiden.)

B: We hebben nu een aantal nadelen van het drinken van alcohol genoemd, noem nu eens een aantal voordelen die zouden optreden wanneer je je alcoholgebruik zou veranderen.

C: Dan heb ik geen katers meer.

B: Probeer dat eens positief te formuleren? (Het is krachtiger om voordelen van verandering positief te formuleren dan negatief, dus wat heb je wel in plaats van wat je niet meer hebt.)

C: Dan word ik fris en uitgerust wakker?

B: Ja, precies! En is dat een voordeel op de korte of lange termijn? (Enzovoorts.)

Wanneer behandelaar en cliënt geen nadelen van gebruik of voordelen van verandering meer kunnen opnoemen, maken ze de overstap naar het formuleren van het behandeldoel. De behandelaar dient zich te realiseren dat de motivatie gedurende de behandeling vaak fluctueert (zie ▶H. 5 over Motivatie). Het vergroten of versterken van de motivatie middelengebruik te veranderen zal dus in de meeste gevallen een onderwerp zijn dat regelmatig op de agenda terugkeert.

7.4.3 Stap 3: Formuleren van een behandeldoel

Wanneer de cliënt gemotiveerd is om zijn middelengebruik aan te gaan pakken, is de volgende stap een behandeldoel te formuleren. Dit beschrijft welk doel hij nastreeft: minderen (en als hij hiervoor kiest, hoe gaat het gebruik er dan precies uitzien?) of stoppen met het gebruik van een of meerdere middelen. Dit doel wordt altijd 'SMART' geformuleerd, oftewel het doel is Specifiek, Meetbaar, Acceptabel, Reëel en Tijdgebonden. Met specifiek bedoelen we dat gespecificeerd dient te zijn op welk middel of welke middelen het doel betrekking heeft. Meetbaar wil zeggen dat exact geformuleerd wordt hoeveel standaardeenheden, grammen, of pillen van het middel de cliënt maximaal per gebruiksgelegenheid gebruikt. Er wordt een minimaal aantal middelenvrije dagen per week afgesproken en een maximum aantal standaardeenheden, grammen, of pillen van het middel per week. Het doel dient verder acceptabel te zijn. In het geval van antisociaal gedrag dat vermoedelijk versterkt wordt door middelengebruik, is het belangrijk dat de behandelaar goed nagaat of het middelengebruik dat de cliënt als behandeldoel voorstelt inderdaad zal leiden tot vermindering van het recidiverisico. Ook kan gekeken worden naar omstandigheden waarin wel of niet gebruikt kan worden. In het geval van partnermishandeling waarbij de partners niet samenwonen kan bijvoorbeeld worden afgesproken dat een cliënt niet drinkt als hij zijn partner ziet.

Het doel moet bovendien reëel zijn, dat wil zeggen dat het een doel is dat haalbaar is voor de cliënt. Als een cliënt bijvoorbeeld al een aantal keer tevergeefs heeft geprobeerd te minderen met het gebruik van alcohol, dan ligt het voor de hand ditzelfde niet nog een keer te proberen, maar abstinentie na te streven, iets wat soms makkelijker is dan gecontroleerd gebruik. Tot slot dient het behandeldoel tijdgebonden te zijn. Het is belangrijk om met de cliënt een periode af te spreken waarin hij zich aan een bepaald behandeldoel houdt, zodat een doel ook daadwerkelijk bereikt kan worden. Dit kunnen zowel langere (bijvoorbeeld een half jaar) als kortere (bijvoorbeeld een week) tijdsintervallen zijn. Na afloop van de periode neemt een cliënt opnieuw een beslissing of hij het behandeldoel nog een periode wil voortzetten of niet, al dan niet in aangepaste vorm. Het is voor sommige cliënten overzichtelijker en minder bedreigend om voor een kortere periode een behandeldoel af te spreken dan voor langere tijd. Verder wordt vaak geadviseerd dat wanneer een cliënt wil minderen met het gebruik van een middel en niet wil stoppen, toch een periode van rond de twee tot vier weken abstinentie na te streven alvorens te minderen met middelengebruik om zo het gebruikspatroon duidelijk te doorbreken en vervolgens opnieuw op te bouwen.

Hieronder volgt een voorbeeld van een 'onderhandeling' over een behandeldoel met betrekking tot cannabisgebruik.

> B: Je zegt dat je cannabisgebruik je enerzijds helpt te ontspannen en dat je het fijn vindt jezelf ermee te belonen na een dag hard werken. Aan de andere kant heb je vaak ruzie met je vrouw over je gebruik, kost het geld dat je eigenlijk niet kunt missen, word je chagrijnig wakker, kun je slecht opstaan 's ochtends, kom je vaak te laat op je werk en heb je 's ochtends vaak geen geduld met de kinderen. (De behandelaar geeft een samenvatting van een aantal voor- en nadelen van gebruik.) De volgende stap is te kijken hoe je gebruik eruit zou moeten zien om deze voordelen te bereiken en de nadelen te doen stoppen. Heb je er zelf al over nagedacht wat je zou willen doen met je gebruik?
> C: Nou, ik ga echt niet stoppen! Ik vind het ook zo hypocriet! Iedereen die ik ken, drinkt alcohol en dat moet allemaal maar kunnen, maar als je blowt dan wordt daar moeilijk over gedaan!
> B: Ja, dat ben ik wel met je eens. En van mij hoef je ook helemaal niet te stoppen. We hebben samen de voor- en nadelen van gebruik en verandering van gebruik in kaart gebracht en het is nu aan jou een beslissing hierover te nemen. Het kan zijn dat je wilt stoppen met blowen, wilt minderen, dat je het eigenlijk wel goed vindt zoals het nu is en niets wilt veranderen, of dat je beslist dat je nog wel meer kan gaan blowen. (De behandelaar neemt een oordeelvrije houding aan en gebruikt humor door te zeggen dat de cliënt ook meer kan gaan blowen. Het is belangrijk hier niet sturend te zijn, onderzoek heeft aangetoond dat van buiten opgelegde abstinentie een voorspeller is van terugval; Matzger et al. 2005.)
> C: [glimlacht] Nou, ik hoef niet meer te gaan blowen. Ik wil wel minderen, maar ik ga echt niet helemaal stoppen!
> B: Prima. (De behandelaar gaat ermee akkoord om in te zetten op minderen met cannabisgebruik aangezien de cliënt dit nog niet eerder geprobeerd heeft.) Aan het begin van de behandeling hebben we berekend dat je dagelijks ongeveer driekwart gram wiet rookt. Wat stel je voor als maximale hoeveelheid per keer?
> C: Ik maak van die driekwart gram drie jointjes. Ik zou wel terug willen naar een jointje per dag.
> B: OK, dat is dus een kwart gram per gebruiksgelegenheid. (De behandelaar maakt het doel meetbaar. Wanneer je zou afspreken met de cliënt dat hij een jointje rookt, kan hij daar ook meer wiet in stoppen dan de kwart gram die hij er nu in doet.) Wat ik verder belangrijk vind, is dat we ook een aantal dagen afspreken dat je niet blowt. Op die manier voorkom je namelijk dat je lichamelijk afhankelijk raakt van het middel.
> C: OK. Misschien kunnen we dan afspreken dat ik niet blow op dagen voordat ik moet werken?
> B: Je werkt vier dagen per week, toch, en bent woensdag vrij? Dat lijkt mij een goede afspraak. Het zou betekenen dat je drie dagen per week een kwart gram wiet rookt, namelijk op vrijdag, zaterdag en dinsdag. Wat vind je daarvan?
> C: Dat wil ik wel, gewoon alleen die dagen blowen. En niet te veel.

B: En als we dan kijken naar de voordelen van verandering, zou het je met deze afspraak lukken om ook inderdaad van die voordelen te profiteren? (De behandelaar gaat met de cliënt na of het doel acceptabel is en inderdaad zal leiden tot het terugbrengen van het recidiverisico.)

C: Ja, dat denk ik wel. De meeste voordelen gaan over dat ik fris wakker word en moet werken en dat ik dan een betere verstandhouding krijg met mijn baas en hopelijk promotie kan maken. Als ik niet blow de dagen voordat ik moet werken, zal ik altijd fris op het werk verschijnen, dus dat zal wel lukken.

B: En de voordelen met betrekking tot je partner? Dat je relatie een stuk harmonieuzer zal zijn? Bij de nadelen van gebruik heb je opgeschreven dat je 's ochtends soms erg prikkelbaar bent en ruzies met haar uit de hand lopen en ook dat zij het niet leuk vindt dat jij blowt en jullie daar onenigheid over hebben. En ook vertelde je dat het in de weekenden soms niet goed lukt om een leuke vader te zijn voor je kinderen, omdat je chagrijnig bent.

C: Ik denk dat mijn vrouw heel blij is als ik nog maar drie dagen per week een jointje rook, dus dat we geen ruzie meer hebben over mijn gebruik. En als ze daar wel over gaat zeiken, dan moet ze zelf eerst maar stoppen met drinken, want dat doet zij dan weer in de weekenden en ik niet! En als ik zo weinig blow word ik ook minder moe wakker, dus ben ik ook een leukere vader en echtgenoot. Ik denk niet dat ruzies met mijn vrouw dan nog uit de hand lopen.

B: OK, daar wil ik wel met je aan gaan werken, het behalen van dat behandeldoel. Maar laten we goed in de gaten houden of het ook inderdaad zo is dat je niet meer prikkelbaar bent 's ochtends als je mindert. Vind je dat goed? (De behandelaar formuleert met de cliënt een te toetsen hypothese die verband houdt met het verminderen van het recidiverisico: een kwart gram wiet roken, drie dagen per week zorgt ervoor dat de cliënt 's ochtends niet prikkelbaar is).

C: Ja, prima.

B: En hoe lang wil je dit doel volhouden? (De behandelaar formuleert hier het criterium 'tijdgebonden'.)

C: Gewoon, altijd toch?

B: Dat kan, maar het is vaak ook goed om voor een bepaalde periode af te spreken hoe lang je iets volhoudt. Dan bereik je je doel en dat geeft een goed gevoel. Bovendien kunnen we daarna evalueren hoe het je bevallen is en nagaan of je ook inderdaad niet meer prikkelbaar bent 's ochtends. Aan de hand van die uitkomst kunnen we beslissen hoe verder. Het kan zijn dat het doel goed bevalt en je dit nog een bepaalde periode vol wil houden, maar het kan ook zijn dat je misschien nog minder wil blowen of helemaal stoppen. Of het kan blijken dat het niet lukt dit behandeldoel te bereiken en dan kunnen we onderzoeken hoe het je wel gaat lukken het doel te bereiken. Vind je het goed om een periode van een maand af te spreken?

C: Ja hoor.

B: En wanneer wil je beginnen?

C: Na het weekend?

B: Wat mij betreft is dat goed. Denk je dat het gaat lukken om van de ene op de andere dag je gebruik zo drastisch aan te passen? (Zeker wanneer er sprake is van cannabisgebruik is het soms moeilijk om in één keer te minderen of te stoppen aangezien de periode van ontwenning lang duurt, namelijk zo'n twee tot vier weken. Wanneer dit zo is, kan de behandelaar met de cliënt ook een afbouwschema opstellen.)
C: Ja, ik ben een man van mijn woord, als ik zeg dat ik iets doe dan doe ik dat ook!
B: Dat is goed om te horen! Ik ben heel benieuwd hoe het je zal vergaan.

Het hierboven beschreven voorbeeld gaat over het veranderen van het gebruik van een middel. Wanneer een cliënt meerdere middelen gebruikt, dient voor elk middel een apart behandeldoel geformuleerd te worden, ook wanneer sprake is van niet-problematisch gebruik. Het kan namelijk gebeuren dat een cliënt gaat compenseren met een tweede middel wanneer hij het gebruik van het eerste middel vermindert of stopt.

Daarnaast wordt geadviseerd om met de cliënt af te spreken dat hij middelengebruik gaat registreren. Je vraagt een cliënt dagelijks zijn gebruik bij te houden en te noteren in welke situaties hij gebruikte en hoeveel van het middel hij nam. Deze registraties bespreek je aan het begin van iedere zitting met de cliënt.

7.4.4 Zelfcontrolemaatregelen

Een eerste hulpmiddel om het doel minderen of stoppen met het gebruik van een middel te bereiken, zijn zelfcontrolemaatregelen. Er worden drie typen zelfcontrolemaatregelen onderscheiden, namelijk stimuluscontrolemaatregelen, stimulusresponsmaatregelen, en responsconsequentiemaatregelen (Smeerdijk en Schippers 2014). Na het formuleren van het behandeldoel met betrekking tot middelengebruik is de volgende stap om met cliënt na te gaan welke zelfcontrolemaatregelen hij kan toepassen om het gebruikspatroon te doorbreken. De eerste categorie zelfcontrolemaatregelen, stimuluscontrolemaatregelen, bestaat uit het vermijden van externe risicofactoren, zoals bepaalde plekken waar een cliënt gewoonlijk drinkt of gebruikt of bepaalde mensen die geassocieerd zijn met middelengebruik. Je kunt dan denken aan het vermijden van de stamkroeg, het gangpad met bier en wijn in de supermarkt, zorgen dat er geen alcohol of drugs in huis zijn, alleen een beperkte hoeveelheid cash op zak hebben, niet afspreken met mensen met wie hij gewoonlijk gebruikt et cetera. De tweede categorie zelfcontrolemaatregelen betreft het vertonen van alternatief gedrag voor het gebruik van het middel (stimulusresponsmaatregelen). Voorbeelden hiervan zijn: iets anders drinken in plaats van alcohol, gaan wandelen, een douche nemen, en sporten. Tot slot omvat de derde categorie zelfcontrolemaatregelen jezelf belonen wanneer het de cliënt lukt zich voor een bepaalde periode aan het behandeldoel te houden (stimulusconsequentiemaatregelen). Voorbeelden zijn: uit eten gaan, iets lekkers kopen, naar de bioscoop gaan, enzovoorts.

Hieronder volgt een voorbeeld van een behandelaar die samen met een cliënt een zelfcontroleplan maakt dat hem moet helpen bij het minderen van alcoholgebruik. Bij voorkeur gebeurt dit in dezelfde sessie als de sessie waarin het behandeldoel wordt geformuleerd, zodat een cliënt meteen handvatten ter beschikking heeft die het gebruikspatroon helpen doorbreken. De cliënt wil minderen van dagelijks een halve tot een hele sixpack bier (vier tot acht standaardeenheden alcohol) naar twee dagen per week maximaal twee blikjes bier (2,67 standaardeenheden alcohol). Af en toe zijn er ook nog uitschieters naar boven in zijn gebruik, de cliënt heeft in zijn behandeldoel opgenomen dat deze niet meer voorkomen.

> B: We hebben zojuist besproken hoe je je alcoholgebruik zou willen veranderen. Wat ik nu met je wil doen is een zelfcontroleplan maken. Dat is een plan waarin maatregelen beschreven staan die je kunt toepassen om je gebruik daadwerkelijk te veranderen. Het heet zelfcontrole, omdat je de maatregelen zelf zult moeten gaan toepassen. Het is dus eigenlijk een afspraak die je met jezelf maakt. Zullen we daar eens naar kijken?
> C: Ja, dat is goed.
> B: OK. We kunnen eerst kijken naar wat je voorlopig het beste kunt vermijden, omdat deze een risico vormen om alcohol te gaan drinken. Heb je daar zelf ideeën bij? (De behandelaar probeert in eerste instantie de cliënt zelf zaken op te laten noemen die hij het beste kan vermijden de komende tijd.)
> C: Ehmm. Ik weet het niet zo goed. Ik drink meestal gewoon thuis, en mijn huis kan ik moeilijk vermijden.
> B: Ja, dat klopt. En zijn er misschien bepaalde plekken in je huis waar je vaak drinkt? Het kan namelijk soms helpen om daar dan niet te gaan zitten, omdat die plek geassocieerd is geraakt met het gebruik van alcohol. Of soms veranderen mensen hun inrichting, zodat het huis minder lijkt op de plek waar je gewoonlijk drinkt. (De behandelaar wijst de cliënt hier op het klassieke conditioneringsprincipe, namelijk dat er een referentiële associatie is ontstaan tussen een plek en het drinken van alcohol.)
> C: Ik drink vaak als ik op de bank lig tv te kijken. Ik zou misschien aan tafel kunnen gaan zitten in plaats van op de bank hangen. Is dat wat je bedoelt?
> B: Ja, dat bedoel ik precies! En dat is zeker iets wat je in je zelfcontroleplan kunt opnemen. Wat kun je nog meer bedenken?
> C: Altijd als Max bij mij is of ik bij hem drinken we heel veel. En ook als ik in mijn stamkroeg ben op vrijdag. Dan vind je zeker dat ik dat ook niet meer moet doen?! Maar dat gaat echt niet gebeuren, Max is mijn beste vriend, die ga ik echt niet opgeven! En ik kom al twintig jaar op vrijdag in mijn stamkroeg! Dat is mijn beloning na een week hard werken! Daar speelt mijn sociale leven zich af. Echt niet dat ik dat opgeef!
> B: Nee, ik snap dat je dat niet wilt opgeven. Ik ben blijkbaar niet duidelijk geweest. Een zelfcontroleplan maak je om het je de eerste tijd makkelijker te maken om je aan je behandeldoel te houden, als je nog niet zoveel vaardigheden hebt ontwikkeld om op een andere manier met risicosituaties om te gaan. (De behandelaar gaat nadrukkelijk niet met de cliënt in discussie en blijft oordeelvrij.)
> C: Nou, dat zal wel zo zijn, maar ik ga het ook niet voor korte tijd afspreken om Max niet te zien en niet naar de kroeg te gaan!
> B: OK. Het zelfcontroleplan is er om je te helpen, het is ook belangrijk om daar alleen maatregelen in op te nemen waarvan jij het ziet zitten om deze uit te voeren. Het is goed als je zegt dat je bepaalde dingen niet wil, anders zouden we maar onzin

opschrijven in dit plan. (De behandelaar blijft een accepterende houding aannemen naar de cliënt en blijft nog steeds uit de discussie.)
C: OK, dan is het goed.
B: Zou je iets anders kunnen doen met Max dan thuis zitten en bier drinken, zodat het je niet te moeilijk wordt gemaakt om je aan je eigen doel te houden?
C: Ja, dat kan misschien wel. Max wil altijd dat ik met hem mee ga voetballen op zondagmiddag, dus misschien kan ik dat een keer doen?
B: Dat lijkt me een heel goed idee.
C: Maar ik ga Max echt niet verbieden om bij mij thuis te komen. Hij is mijn beste vriend en je deur moet altijd open staan voor je beste vriend!
B: Ik merk dat dit heel belangrijk voor je is. Is er misschien een andere manier waarop je ervoor kunt zorgen dat als Max toch bij je thuis is, je niet te veel drinkt?
C: Ik kan zorgen dat ik niet te veel bier in huis heb? Gewoon één sixpack, dan heeft Max vier biertjes en heb ik er twee.
B: Dat vind ik een heel goed idee.
C: OK, dat kan ik wel doen dan.
B: En is het sowieso misschien een goed idee om te zorgen dat je niet te veel bier in huis hebt? Dat je steeds in huis haalt wat je die dag kan drinken volgens je doel?
C: Ja, dat is denk ik ook wel handig.
B: En wat vind je lekker om te drinken als je geen bier drinkt? (De behandelaar vraagt naar mogelijk alternatief gedrag voor het drinken van bier.)
C: Hmmm, ik weet eigenlijk niet. Gewoon frisdrank denk ik, cola en sinas.
B: OK. Dan lijkt het me belangrijk om ervoor te zorgen dat je dat steeds in huis hebt. Dan hebben we nu al verschillende zelfcontrolemaatregelen afgesproken. Je zorgt dat je alleen alcohol in huis hebt op zogenoemde drinkdagen, je gaat aan tafel zitten in plaats van languit op de bank liggen, als Max komt heb je maximaal een sixpack bier in huis, je stelt voor om andere dingen te doen met Max, zoals voetballen, in plaats van thuis afspreken. Wat kun je nog met jezelf afspreken over het bezoeken van je stamkroeg?
C: Ik zei toch al dat ik daar echt niet wegblijf!
B: Ja, dat heb ik gehoord. En wat kun je daar doen, zodat het je toch lukt om niet meer dan de afgesproken twee biertjes te drinken? (De behandelaar stelt hier nadrukkelijk een open vraag.)
C: Cola drinken? Wat later daarheen gaan dan ik normaal doe en wat eerder weggaan?
B: Dat vind ik allemaal goede voorstellen. Hoe zullen je vrienden in de kroeg erop reageren als jij opeens veel minder drinkt? (De reactie van de sociale omgeving op het minderen of stoppen met middelengebruik kan zorgen voor grote druk bij een cliënt. In de praktijk blijkt vaak dat anderen aan zullen dringen op gebruik, waardoor het voor een cliënt nóg moeilijker wordt om zich aan het behandeldoel te houden dan dit al is.)
C: O, daar heb ik nog niet over nagedacht. Geen idee. Ik denk wel gek.
B: En zullen ze het respecteren wanneer je minder drinkt? Of zullen ze het 'niet gezellig' vinden en er bij je op aandringen om toch te gaan drinken?
C: Ja, die kans zit er wel in. Dat deden ze ook toen Simon een tijdje gestopt was met drinken.

B: En hoe kun je daar het beste mee omgaan?
C: Ik weet het niet. Misschien kan ik van tevoren tegen ze zeggen dat ik minder ben gaan drinken en of ze daar rekening mee willen houden?
B: Dat lijkt me een goed idee. Een laatste categorie zelfcontrolemaatregelen bestaat uit jezelf belonen wanneer het je een bepaalde periode, bijvoorbeeld een week, gelukt is om je aan je behandeldoel te houden. Hoe kun jij jezelf belonen?
C: Wat een onzin! Ik ga mezelf toch niet belonen?
B: Ik krijg deze reactie vaak terug wanneer ik het heb over jezelf belonen. Ik ben daar eerlijk gezegd altijd een beetje verbaasd over, aangezien mensen zich in het verleden vaak beloonden met alcohol drinken, bijvoorbeeld na een dag hard werken. En zichzelf belonen voor niet-drinken vinden ze dan vaak maar belachelijk!
C: Ja, dat is het toch ook?
B: Tja, zo kun je denken. En van mij hoef je jezelf niet te belonen. Het is iets dat ik je aanreik, omdat uit onderzoek is gebleken dat jezelf belonen voor gewenst gedrag helpt om het gewenste gedrag vol te houden. Als je er niets mee wil doen, dan is dat natuurlijk prima. Het is immers jouw behandeling en jezelf belonen is maar een van de hulpmiddelen die je kunt inzetten om je te ondersteunen bij het behalen van je behandeldoel. (De behandelaar blijft opnieuw nadrukkelijk oordeelvrij en laat de beslissing bij de cliënt.)
C: OK. Maar hoe belonen mensen zichzelf dan?
B: Dat is heel verschillend. Sommige mensen belonen zichzelf met een tijdschrift, uit eten gaan, een dagje naar de sauna. Het is maar net wat jij een prettige beloning vindt en het helpt als je iets kiest dat je jezelf anders niet zou gunnen.
C: Nou, ik hou wel van naar de bioscoop gaan, maar vind dat vaak te duur. Zoiets?
B: Dat vind ik een hele mooie manier om jezelf te belonen. En het helpt vaak ook je te realiseren dat je een hoop geld uitspaart wanneer je je middelengebruik vermindert, dus je hebt ook meer geld over om dit soort dingen te doen.
C: Ja, dat is natuurlijk zo. Dus dan spreken we af dat als ik me een week aan mijn behandeldoel houd, ik mezelf trakteer op de bioscoop?
B: Ja, dat spreek je met jezelf af. (De behandelaar benadrukt dat het gaat om *zelf*controle.)

Op deze manier probeert de behandelaar met een cliënt zoveel mogelijk zelfcontrolemaatregelen te formuleren die hem kunnen helpen het behandeldoel te bereiken.

7.4.5 Functieanalyse van middelengebruik

Nadat de behandelaar met de cliënt een behandeldoel en zelfcontroleplan heeft opgesteld, maakt ze samen met de cliënt een functieanalyse van het middelengebruik. Het doel hiervan is dat zowel de behandelaar als de cliënt inzicht krijgt in zowel de antecedenten (risicosituaties) als consequenties van middelengebruik en de samenhang hiertussen. Op basis van de functieanalyse kan de behandelaar vervolgens interventies kiezen met als doel copingvaardigheden te verbeteren om met risicosituaties om te gaan,

Tabel 7.1 Voorbeeld van een ingevulde functieanalyse

externe risicosituaties	interne risicosituaties	gedrag	effecten/gevolgen	
			korte termijn	lange termijn
met wie? alleen Max vrienden kroeg	gedachten voor gebruik? lekker ontspannen ik heb het verdiend	welk middel? bier (5 %)	vrolijk ontspannen roes tijd gaat snel ruzie met vrienden in de kroeg boetes voor verstoring openbare orde kater te laat op werk kost geld	ruzie met baas over te laat komen kans op ontslag problemen met vrienden problemen met justitie schulden verslaving
waar? thuis stamkroeg	lichamelijk gevoel voor gebruik (trek)? onrust klamme handen	hoeveel? thuis: 4–8 eenheden kroeg: 12+ eenheden		
wanneer? bijna dagelijks vrijdagavond	emoties voor gebruik? blij	hoe lang? thuis: 18–23 uur kroeg: 18–2 uur		

zodat risicosituaties niet meer leiden tot (overmatig) gebruik. Er wordt geadviseerd om bij het opstellen van de functieanalyse aan de cliënt te vragen een ondersteunend persoon mee te nemen. Deze heeft mogelijk inzichten in het gebruik van de cliënt die hij zelf niet heeft. Hieronder volgt een voorbeeld van een gesprek dat een behandelaar met een cliënt heeft waarin een functieanalyse wordt opgesteld. In tab. 7.1 staat een voorbeeld van een ingevulde functieanalyse weergegeven.

» B: Wat ik nu graag met je wil doen, is een functieanalyse maken van jouw middelengebruik. We gaan ervan uit dat ieder gedrag dat we vertonen – behalve als iets een reflex is – een functie heeft. We doen de dingen die we doen niet voor niets, daar streven we altijd een bepaald doel mee na. Dit geldt ook voor alcohol drinken. Als het ons niets zou opleveren dan zouden we het ook niet doen, toch? (De behandelaar geeft psycho-educatie over wat een functieanalyse is.)
C: (knikt)
B: Met behulp van een functieanalyse gaan we in kaart brengen wat middelengebruik uitlokt, dus wat risicofactoren zijn die de kans op gebruik doen toenemen, en wat de in stand houdende factoren zijn van gebruik. Wanneer je hier inzicht in hebt, vergroot het de kans dat het je lukt je doel te bereiken. We maken onderscheid tussen twee typen risicofactoren, namelijk externe en interne risicofactoren. Externe risicofactoren bevinden zich buiten jezelf en zijn waarneembaar voor anderen, zoals bepaalde plekken waar je gewend bent om te drinken of bepaalde mensen met wie je vaak drinkt. Interne risicofactoren bevinden zich binnenin jezelf en zijn niet waarneembaar voor anderen. Je kunt dan denken aan gedachten die je hebt voordat je gaat drinken, zoals: ik heb het verdiend. Een andere interne risicofactor is het ervaren van bepaalde emoties. Zo gaan sommige mensen vooral drinken als ze zich bedroefd voelen. En een laatste interne risicofactor is een lichamelijk gevoel dat kan optreden voordat je gaat gebruiken. Dit noemen we 'trek'. Zo merken sommige mensen bijvoorbeeld dat

ze zich onrustig voelen, doordat hun hart wat sneller gaat kloppen of dat ze klamme handen krijgen. (De behandelaar neemt de tijd om de functieanalyse uit te leggen aan de cliënt en eventuele ondersteunende persoon. Het is een voor cliënten vaak lastig te begrijpen interventie.) Begrijp je wat ik bedoel met interne en externe risicofactoren?
C: Ja.
B: Als je niet op een juiste manier omgaat met deze risicofactoren, is de kans groot dat je gaat drinken of meer drinkt dan je van plan was. Dit drinken heeft dan weer bepaalde gevolgen. We maken onderscheid tussen gevolgen op korte termijn en gevolgen op lange termijn. Deze gevolgen, met name die op korte termijn, worden vervolgens weer gezien als in stand houdende factoren. Als je je bijvoorbeeld ontspannen voelt als je alcohol hebt gedronken, iets dat je als prettig ervaart, neemt de kans toe dat je opnieuw alcohol drinkt om dit effect te bereiken.
C: OK, ik snap het.
B: Zullen we eens beginnen met in kaart te brengen wat voor jou de functie is van alcoholgebruik?
C: (knikt)
B: Het is de bedoeling dat we beginnen met het invullen van de middelste kolom, dat is de kolom waarin we je middelengebruik beschrijven. Ik weet dat je bier drinkt met 5 % alcohol. En je drinkt nooit wat anders, heb ik gezien in de registratieformulieren. Klopt dat? (De behandelaar wil de cliënt niet naar de bekende weg vragen, dit leidt vaak tot irritatie.)
C: Ja.
B: En als je thuis drinkt, hadden we berekend, drink je vier tot acht eenheden bier. En als je in de kroeg bent zijn dat twaalf eenheden alcohol of meer. Kijk, dat kunnen we in het vakje daaronder invullen.
C: (vult in)
B: En van hoe laat tot hoe laat drink je, wanneer je drinkt? Ik kan me voorstellen dat het handig is om onderscheid te maken tussen wanneer je in de kroeg drinkt en wanneer je thuis drinkt.

De behandelaar vult op deze manier samen met cliënt de middelste kolom in. Daarna gaat de behandelaar verder met het invullen van de interne en externe risicosituaties. Met wie ben je gewend te drinken? Waar drink je zoal? Wanneer drink je? Welke gedachten heb je voordat je gaat drinken (hierbij kun je onderscheid maken tussen anticiperende gedachten over de effecten van het middel en toestemmingsgedachten, oftewel gedachten die een cliënt heeft waarmee hij zichzelf toestemming geeft om te drinken of te gebruiken)? Wat voel je in je lichaam voordat je gaat gebruiken, ervaar je lichamelijke trek? (Cliënten rapporteren regelmatig geen trek te hebben, respecteer dit dan en ga niet in discussie.) Welke emoties lokken gebruiken uit of gaan vooraf aan gebruik?

Hierna brengt de behandelaar met de cliënt de gevolgen van middelengebruik op korte en lange termijn in kaart. Deze kunnen gedeeltelijk overgenomen worden uit de voor- en nadelenanalyse. Benadruk hier opnieuw het antisociale gedrag dat (mogelijk) versterkt wordt door middelengebruik of hier op een andere manier verband mee houdt. Daarnaast worden ook de positieve gevolgen van middelengebruik met de cliënt in kaart gebracht. Waar de behandelaar de cliënt op kan wijzen is dat middelengebruik op korte termijn voordelen heeft, maar op lange termijn eigenlijk alleen maar nadelen. De voordelen van middelengebruik op korte termijn kunnen gezien worden als in stand houdende factoren. Als je van middelengebruik bijvoorbeeld ontspannen wordt en dit als prettig ervaart, is de kans groot dat je opnieuw gaat drinken om dit effect te bereiken.

De functieanalyse kan worden gezien als de rode draad van de behandeling gericht op verminderen van middelengebruik. Als deze is opgesteld is duidelijk welke situaties het risico op middelengebruik doen toenemen. Vervolgens richt de behandelaar zich met de cliënt op het ontwikkelen van copingvaardigheden om met de interne risicosituaties (gedachten voor gebruik, lichamelijke trek in het middel, en emoties voorafgaand aan gebruik) om te gaan. Omgaan met externe risicosituaties (mensen met wie je gebruikt, plekken waar je gebruikt, en momenten waarop je gebruikt) is al besproken in het zelfcontroleplan.

7.5 Tips, aanbevelingen, en handvatten

In dit hoofdstuk staat een aantal onderdelen beschreven uit een cognitief gedragstherapeutische behandeling gericht op problematisch middelengebruik. Dit is echter geenszins een volledig behandelprotocol. Het is nadrukkelijk bedoeld om enkele handvatten te geven voor het behandelen van verslavingsproblemen bij cliënten met een antisociale persoonlijkheidsstoornis of cliënten die antisociaal gedrag vertonen. Voor een uitgebreide handleiding voor het behandelen van verslavingsproblemen verwijzen we naar Schippers et al. (2014).

Andere zaken die aandacht verdienen zijn de volgende: wanneer bij cliënten sprake is van antisociaal gedrag en zij zich melden bij de GGZ, hebben zij vaak nog nooit stilgestaan bij hun middelengebruik en als zij dat al wel hebben gedaan, zijn zij vaak niet van plan dit te veranderen. Het is belangrijk om eerst te investeren in de therapeutische relatie en vervolgens het middelengebruik onderwerp van gesprek te maken. Waar je voor dient te waken, is dat wanneer je er als behandelaar van overtuigd bent dat de behandeling van problematisch middelengebruik noodzakelijk is om recidive in antisociaal gedrag te voorkomen, dit niet onderhandelbaar is. Een cliënt hoeft niet onmiddellijk gemotiveerd te zijn om middelengebruik te veranderen, maar als het na verschillende behandelsessies nog steeds niet het geval is, zal de behandelaar op een gegeven ogenblik de beslissing moeten nemen om te stoppen met de behandeling. De behandeling draagt dan immers niet bij aan het vergroten van veiligheid. In tegendeel, doorgaan met een behandeling waarbij niet aan een belangrijke risicofactor voor antisociaal gedrag gewerkt mag of kan worden, kan de illusie in de hand werken dat antisociaal gedrag verminderd en er dus gewerkt wordt aan een veiliger situatie, terwijl dit niet het geval is. Er kan in dergelijke gevallen sprake zijn van een schijnbehandeling en dit dient te allen tijde voorkomen te worden.

Iets vergelijkbaars gebeurt wanneer een cliënt in behandeling komt vanwege antisociaal gedrag en ontkent dat er sprake is van (problematisch) middelengebruik, terwijl de behandelaar vermoedt dat daar wel degelijk sprake van is. Probeer ook in dergelijke gevallen eerst een goede therapeutische relatie op te bouwen met een cliënt en in een later stadium middelengebruik opnieuw op de agenda te zetten. Een handigheidje dat je kunt gebruiken wanneer je het idee hebt dat een cliënt middelengebruik minimaliseert is om, wanneer je vraagt naar hoeveelheden, een voorzet te geven en als het ware te 'overbieden', alsof dergelijk gebruik 'normaal' is. Vervolgens wordt het voor de cliënt vaak gemakkelijker om toe te geven dat er inderdaad behoorlijk veel gedronken wordt op een dergelijke uitgaansavond. Een voorbeeld van zo'n dialoog:

> B: En als je dan met je vrienden in de kroeg zit, hoeveel biertjes drink je dan? Vijfentwintig?
> C: Nee, niet zoveel! Een stuk of tien à vijftien, denk ik.

Een andere optie is een naaste uit te nodigen om haar visie te geven op het middelengebruik van de cliënt. Het is wel belangrijk om hier transparant in te zijn en een naaste niet 'onder valse voorwendselen' naar de sessie mee te laten nemen. Anders is de kans groot dat dit ten koste gaat van de therapeutische relatie en je verder van huis bent.

In het geval van Sander en Marieke, de casus waar dit hoofdstuk mee begon, wordt dan ook geadviseerd om eerst te investeren in het opbouwen van een goede behandelrelatie met Sander en hem te proberen te motiveren zijn alcoholgebruik te veranderen. Het is zinnig hierbij zijn vrouw Marieke te betrekken, ook om na te gaan of zij en de kinderen voldoende veilig zijn en om haar te adviseren waar zij eventueel hulp voor zichzelf kan zoeken, zoals bij Veilig Thuis of de Blijfgroep (de vroegere blijf-van-mijn-lijfhuizen). Wanneer het niet lukt Sander te motiveren zijn gebruik aan te pakken, is het raadzaam de behandeling af te breken en bij Marieke te benadrukken dat zij verantwoordelijk is voor haar eigen veiligheid en die van de kinderen en passende maatregelen te nemen wanneer de veiligheid in het geding is.

Behandelen van middelengebruik is op zichzelf een belangrijk doel, maar wordt hier in de eerste plaats ingezet om antisociaal gedrag te doen stoppen. Het advies is dan ook om elke sessie te beginnen met het navragen van antisociaal gedrag in de periode sinds de laatste zitting.

Verder kan het gebeuren dat cliënten onder invloed verschijnen op afspraken. Vroeger werd geadviseerd om dan in alle gevallen de bijeenkomst niet door te laten gaan. Tegenwoordig wordt daar anders over gedacht (Merkx 2014). Merkx (2014) adviseert dat wanneer het vermoeden bestaat dat een cliënt tijdens de behandelsessie onder invloed is van een middel, op oordeelvrije wijze na te vragen of dit inderdaad het geval is. Wanneer de cliënt dit bevestigt, bespreek dan met de cliënt of hij in staat is tot leren. Zo ja, laat de sessie dan doorgaan. Zo nee, bespreek dan hoe hij ervoor kan zorgen dat dit niet nogmaals gebeurt. Wanneer een cliënt ontkent onder invloed te zijn, accepteer dit dan als de waarheid en laat de sessie zoals gebruikelijk doorgang vinden.

Tot slot wordt regelmatig genoemd dat bij het behandelen van problematisch middelengebruik urinecontroles uitgevoerd zouden moeten worden. Bij een ambulante behandeling lijkt dit echter meestal niet nodig. Uit onderzoek is namelijk gebleken dat zelfrapportage van middelengebruik over het algemeen betrouwbaar en valide is (Del Boca en Darkes 2003). Bovendien is het een voorspeller van terugval in middelengebruik wanneer cliënten onder dwang zijn gestopt met middelengebruik (Matzger et al. 2005). Hieruit kan opgemaakt worden dat het beter is energie te steken in het vergroten van de intrinsieke motivatie van een cliënt om middelengebruik te veranderen dan in externe pressiemiddelen. Een uitzondering is wanneer een cliënt zelf vraagt om urinecontroles bij wijze van stok achter de deur. In dat geval is het geen probleem om urinecontroles uit te voeren.

Literatuur

American Psychiatric Association (2013). *Diagnostic and statistical manual of mental disorders* (5th ed.). Washington DC: Author.
Andrews, D. A., & Bonta, J. (2010). *The psychology of criminal conduct* (5th ed.). New Providence, NJ: LexisNexis.
Arntz, A. Kamphuis, J. H., & Derks, J. (in druk). *SCID-5-S. Gestructureerd klinisch interview voor DSM-5 Syndroomstoornissen*. Amsterdam: Boom.
Boles, S. M., & Miotto, K. (2003). Substance abuse and violence: A review of the literature. *Aggression and Violent Behavior, 8,* 155–174.
Chermack, S. T., & Giancola, P. R. (1997). The relation between alcohol and aggression: An integrated biopsychosocial conceptualization. *Clinical Psychology Review, 17*(6), 621–649.
Del Boca, F. K., & Darkes, J. (2003). The validity of self-reports of alcohol consumption: State of the science and challenges for research. *Addiction, 98*(s2), 1–12.
Emmelkamp, P. M. G., & Vedel, E. (2006). *Evidence-based treatment for alcohol and drug abuse*. New York/London: Routledge.
Foran, H. M., & O'Leary, K. D. (2008). Alcohol and intimate partner violence: A meta-analytic review. *Clinical Psychological Review, 28*(7), 1222–1234.
Goldstein, P. J. (1985). The drugs/violence nexus: A tripartite conceptual framework. *Journal of Drug Issues, 39,* 143–174.
Hoaken, P. N. S., & Stewart, S. H. (2003). Drugs of abuse and the elicitation of human aggressive behavior. *Addictive Behaviors, 28,* 1533–1554.
Kessler, R. C. (2004). Impact of substance abuse on the diagnosis, course, and treatment of mood disorders: The epidemiology of dual diagnosis. *Biological Psychiatry, 56,* 730–737.
Kraanen, F. L. (2014). *When things are getting out of hand: Prevalence, assessment, and treatment of substance use disorder(s) and violent behavior*. Amsterdam: Universiteit van Amsterdam.
Kraanen, F. L., Hilhorst, Y., & Nentjes, L. (2014). Assessment van alcohol- en drugsgebruik. Onderzoek naar de validiteit van de Revised Quick Drinking Screen – Self-report (QDS-R-S). *Verslaving, 10*(4), 45–61.
Leonard, K. E. (2005). Alcohol and intimate partner violence: When can we say that heavy drinking is a contributing cause of violence? *Addiction, 100,* 422–425.
Leonard, K. E., & Quigley, B. M. (1999). Drinking and marital aggression in newlyweds: An event-based analysis of drinking and the occurrence of husband marital aggression. *Journal of Studies on Alcohol, 60,* 537–545.
Matzger, H., Kaskutas, L. A., & Weisner, C. (2005). Reasons for drinking less and their relationship to sustained remission from problem drinking. *Addiction, 100*(11), 1637–1646.
Merkx, M. J. M. (2014). *Handleiding 2. Individuele cognitieve gedragstherapie bij middelengebruik en gokken*. Amersfoort: Resultaten Scoren.
Miller, W. R., & Rollnick, S. (2012). *Motivational Interviewing* (3rd ed.). Preparing people for Change. New York: The Guilford Press.
Moore, T. M., Stuart, G. L., Meehan, J. C., Rhatigan, D. L., Hellmuth, J. C., & Keen, S. M. (2008). Drug abuse and aggression between intimate partners: A meta-analytic review. *Clinical Psychology Review, 28,* 247–274.
Murphy, C. M., & Ting, L. (2009). The effects of treatment for substance abuse problems on intimate partner violence: A review of empirical data. *Aggression and Violent Behavior, 15,* 325–333.
O'Farrell, T. J., Van Hutton, V., & Murphy, C. (1999). Domestic violence before and after alcoholism treatment: A two year longitudinal study. *Journal of Studies on Alcohol, 60,* 317–321.
Patkar, A. A., Mannelli, P., Peindl, K., Hill, K., Gopalakrishnan, R., & Berrettini, W. H. (2006). Relationship of disinhibition and aggression to blunted prolactin response to meta-chlorophenylpiperazenine in cocaine-dependent patients. *Psychopharmacology, 185*(1), 123–132.

Schippers, G. M., & Broekman, T. G. (2012). *MATE-Crimi 2.1. Handleiding en protocol. Nederlandse bewerking: G. M. Schippers & T. G. Broekman*. Nijmegen: Bêta Boeken.

Schippers, G. M., Smeerdijk, M., & Merkx, M. J. M. (2014). *Handboek cognitieve gedragstherapie bij middelengebruik en gokken*. Amersfoort: Resultaten Scoren.

Schuckit, M., Tipp, J., Bergman, M., Reich, W., Hesselbrock, V., & Smith, T. (1997). Comparison of induced and independent major depressive disorders in 2,945 alcoholics. *American Journal of Psychiatry, 154*, 948–957.

Seto, M. C., & Barbaree, H. E. (1995). The role of alcohol in sexual aggression. *Clinical Psychology Review, 15*(6), 545–566.

Smeerdijk, M., & Schippers, G. M. (2014). *Interventies in de cognitieve gedragstherapie van problematisch middelengebruik en gokken. Achtergronden, evidentie, theorie, doelen, en toepassing*. Amersfoort: Resultaten Scoren.

Stuart, G. L., O'Farrell, T. J., & Temple, J. R. (2009). Review of the association between treatment for substance abuse and reductions in intimate partner violence. *Substance Use and Misuse, 44*(9–10), 1298–1317.

Van den Bosch, L. M. C, & Verheul, R. (2007). Patients with addiction and personality disorder: Treatment outcomes and clinical implications. *Current Opinions in Psychiatry, 20*, 67–71.

Vedel, E., & De Wildt, W. (2013). Behandeling van patiënten met een stoornis in het gebruik van een middel. In: P. Emmelkamp & K. Hoogduin (Red.), *Van mislukking naar succes in de psychotherapie* (pag. 313–333). Amsterdam: Boom.

Omgaan met suïcidaliteit bij de antisociale persoonlijkheidsstoornis

Dr. L.M.C. (Wies) van den Bosch

8.1 Samenvatting – 182

8.2 Dilemma – 182

8.3 Inleiding – 182
8.3.1 Suïcidaliteit en het stresskwetsbaarheidsmodel – 183
8.3.2 Factoren die suïciderisico verhogend zijn bij persoonlijkheidsstoornissen – 184
8.3.3 Factoren die suïciderisico beschermend zijn bij persoonlijkheidsstoornissen – 185

8.4 Suïcidaliteit bij ASPS – 185
8.4.1 Het stresskwetsbaarheidsmodel bij ASPS – 186
8.4.2 Factoren die suïciderisico verhogend zijn bij ASPS – 186
8.4.3 Factoren die suïciderisico beschermend zijn bij ASPS – 187

8.5 Belangrijke aandachtspunten bij eerste contact en aanzet tot behandeling – 188
8.5.1 Attitude behandelaar – 188
8.5.2 Onderscheid acute en chronische suïcidaliteit – 188
8.5.3 Suïciderisico-assessment – 189
8.5.4 Commitment/suïcidepreventie – 189

8.6 Eerste gesprek – 190

8.7 Behandeling – 199

8.8 Tips, aanbevelingen, handvatten – 202

Literatuur – 203

© Bohn Stafleu van Loghum is een imprint van Springer Media B.V., onderdeel van Springer Nature 2020
M. J. N. (Madeleine) Rijckmans, A. (Arno) van Dam en L. M. C. (Wies) van den Bosch (Red.), *Praktijkboek antisociaal gedrag en persoonlijkheidsproblematiek*, https://doi.org/10.1007/978-90-368-2295-4_8

8.1 Samenvatting

De overheersende gedachte is dat mensen met een antisociale persoonlijkheidsstoornis (ASPS) vooral gericht zijn op nastreven van eigen gewin. Dat zij ook depressief kunnen zijn, en wanhopig, met suïcidaliteit als gevolg, is veel minder bekend. Hoe behandel je dat? Nadat we gegevens over suïcidaliteit bij persoonlijkheidsstoornissen in het algemeen hebben besproken, komen de gegevens bij ASPS aan bod en geven we een overzicht van risico verhogende en risico beschermende factoren.

Een goede werkrelatie en commitment van de cliënt ten aanzien van in leven blijven is bij behandeling van suïcidaliteit van het grootste belang. Een verbatim verslag toont hoe suïciderisico getaxeerd kan worden, de relatie gevestigd en de cliënt tot commitment gebracht. Daarbij staat centraal dat de behandelaar zelf moet geloven in de haalbaarheid van behandeling, onbevooroordeeld en nieuwsgierig de cliënt tegemoet moet kunnen treden en moet kunnen invoegen in de wereld van de cliënt. Tot slot wordt het kader geschetst voor verdere behandeling.

8.2 Dilemma

Dennis, een jonge man van 28, wordt verwezen naar de GGZ vanwege bedreiging van zijn ex-vriendin en vanwege een suïcidepoging. Hij is eerder in contact geweest met justitie wegens agressief gedrag, maar daarbij ging het om geweld na afloop van wedstrijden als lid van het 'legioen' van de voetbalclub. Het relationele geweld, in de vorm van bedreigingen, is twee jaar geleden begonnen. De relatie kent een knipperlichtkarakter. Aan-uit-aan, waarbij zij vaak de relatie verbreekt nadat hij jaloers gedrag vertoond heeft. Er is ook sprake van automutilatie (vuisten tegen de muur slaan, schoppen) en suïcidaal gedrag. Hij heeft wel vaker gedreigd met suïcide, zeker in relatiecrises. Dennis is eerder in contact gekomen met justitie en de reclassering en daarbij is vastgesteld dat hij geen verslavingsproblematiek kent, maar uitgebreider diagnostisch onderzoek naar depressiviteit en dergelijke is nooit uitgevoerd. De reclassering en betrokken behandelaren hebben zijn problematische (suïcidale) gedrag steeds als manipulatie en uiting van instrumentele agressie aangemerkt. Maar ongeveer vier maanden geleden heeft hij een suïcidepoging gedaan door de loop van een luchtbuks in zijn mond te steken en de trekker over te halen. Nadat hechtingen aangebracht waren is hij naar huis gestuurd.

De vraag vanuit de reclassering is behandelen van het agressieve gedrag, en van de relatieproblematiek, maar cliënt zelf wil er niets van weten. In zijn ogen is het de schuld van zijn vriendin en zou alles opgelost worden als zij zich 'normaal' zou gedragen.

8.3 Inleiding

Per jaar sterven wereldwijd ongeveer 1 miljoen mensen ten gevolge van suïcide. Verwacht wordt dat dit aantal oploopt tot 1,5 miljoen in 2020. Globaal berekend is bij mannen sprake van 18 suïcides per 100.000, en bij vrouwen 11 per 100.000 (WHO 2016).

De leeftijdsgroep waarin de meeste suïcides optreden, ligt tussen de 35 en 44 jaar voor beide seksen. Suïcide is de op twee na hoogste doodsoorzaak bij adolescenten, maar suïcide komt vrijwel niet voor de puberteit voor (Klomek et al. 2009). De schatting is dat aan iedere voltooide suïcide ongeveer 10 tot 40 pogingen voorafgaan (Bertolote et al. 2006). Het aantal suïcidepogingen lijkt vanaf de adolescentie met de leeftijd af te nemen. De belangrijkste reden om suïcide te plegen is ontsnappen aan onverdraaglijke psychische pijn en hopeloosheid wanneer iemand niet in staat is de problemen het hoofd te bieden die zijn leven ernstig inperken. Ongeveer 50 % van de impulsieve suïcidepogingen resulteert in afname van de doodswens (Baca-Garcia et al. 2001). Dit zou het gevolg kunnen zijn van de intentie van het individu op het moment van de poging. Minder dan 50 % van degenen die suïcidepogingen doen, wil werkelijk sterven (Hjelmeland 1995).

Van degenen die suïcide plegen voldoet 90 % aan de criteria van een persoonlijkheidsstoornis (Cheng et al 1997; Hawton et al. 2003; Lonnqvist 2009), terwijl 44 tot 62 % van degenen die een suïcidepoging doen, voldoet aan de diagnose van een persoonlijkheidsstoornis (Cheng et al. 1997).

8.3.1 Suïcidaliteit en het stresskwetsbaarheidsmodel

Negentig procent van degenen die suïcide plegen voldoet aan de criteria van een psychische stoornis (stemmingsstoornis, middelenmisbruik, psychose of persoonlijkheidsstoornis). In de meeste gevallen is suïcide het eindresultaat van een proces dat beïnvloed is door interactie tussen genetische, psychologische, omgevings- en situationele factoren (Wasserman et al. 2009). De *Multidisciplinaire Richtlijn Diagnostiek en behandeling van suïcidaal gedrag* (MRDB 2012) plaatst deze factoren in een model van stress, kwetsbaarheid en entrapment ('in een val opgesloten zitten'). Het stresskwetsbaarheidsmodel gaat ervan uit dat suïcidaliteit voortkomt uit factoren die de individuele kwetsbaarheid vergroten of verminderen, in combinatie met stressoren die aanleiding geven tot het actuele gedrag. Het entrapmentmodel geeft vervolgens het psychologische proces weer waarlangs kwetsbare individuen onder invloed van stressoren tot suïcidaal gedrag kunnen komen. Suïcidaliteit kunnen we als volgt omschrijven: "Bij iemand die kwetsbaar is voor het intens en heftig ervaren van gebeurtenissen in termen van 'vernedering', 'verlies' of 'afwijzing', kan verlies van zelfrespect en eigenwaarde optreden. Als dit wordt versterkt door een gebrek aan probleemoplossend vermogen, kan dit leiden tot een toestand van wanhoop en uitzichtloosheid. Er ontstaat een situatie [ ] van entrapment (in een val opgesloten zitten). De persoon komt in een situatie waarin hij of zij zelf geen ontsnapping meer ziet en redding door anderen ook niet mogelijk acht, met suïcidaal gedrag tot gevolg." (pag. 51 van de MRDB).

Het stresskwetsbaarheidsmodel (MRDB 2012) is inmiddels algemeen geaccepteerd als het theoretische kader waarbinnen de ontwikkeling van suïcidaal gedrag begrepen kan worden (zie fig. 8.1).

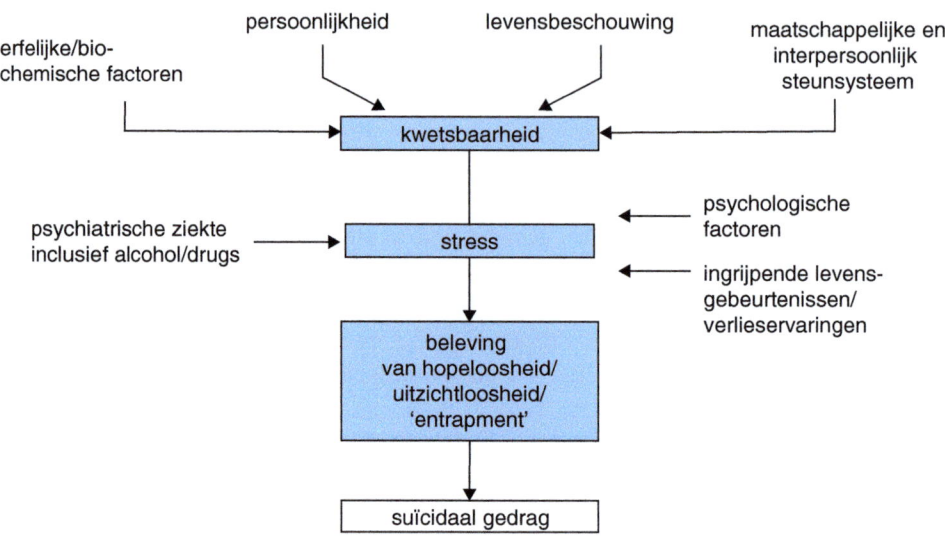

Figuur 8.1 Het stresskwetsbaarheidsmodel

8.3.2 Factoren die suïciderisico verhogend zijn bij persoonlijkheidsstoornissen

Een suïcidepoging is veruit de sterkste voorspeller van suïcide (Tidemalm et al. 2008). Risico op suïcidaal gedrag wordt verhoogd als binnen de *familie* een geschiedenis van suïcidaal gedrag bestaat (Roy en Janal 2005). *Leeftijd* is een belangrijke factor in het bepalen van het risico. Jongeren suïcideren zich minder vaak dan volwassenen, maar doen in verhouding wel meer pogingen. Een specifieke uitingsvorm van suïcidaliteit op jongere leeftijd is bijvoorbeeld roekeloosheid; een aantal verkeersdoden in deze leeftijdsgroep is waarschijnlijk toe te schrijven aan suïcidale gevoelens. De kans op suïcidegedachten en een suïcidepoging is bij *bi- en homoseksuele* jongeren groter dan bij heteroseksuele jongeren. Maar ook het *geslacht* is van belang om het risico vast te stellen. Het aantal suïcidepogingen met dodelijke afloop ligt bij jongens hoger dan bij meisjes. Daar staat tegenover dat het aantal pogingen bij meisjes vele malen hoger ligt (MRDB 2012).

De multidisciplinaire richtlijn (2012) laat zien dat het risico toeneemt bij:
- een geschiedenis van misbruik in de kindertijd of volwassenheid en PTSS.
- getreiterd of gepest zijn, slachtoffer zijn, of buitengesloten zijn op school of werk.
- traumatisch verlies geleden hebben (dood van een geliefde, scheiding van een partner).
- verlies van verbinding met een culturele of nationale groep.
- verlies van bezit of van autonomie ten gevolge van gevangenschap of opname, van werk of studiemogelijkheden.

Belangrijke *veranderingen in leefomstandigheden* (levensstadia als puberteit, menopauze, pensionering) kunnen bij kwetsbare individuen het risico verhogen. Immigranten uit landen met een hoog aantal suïcides of uit andere culturen (zoals de islamitische populatie in Europa) lopen een verhoogd risico (MRDB 2012).

Onopgeloste *relationele* problemen en geweld binnen het gezin verhogen het risico als er al een kwetsbaarheid bestaat. De mate van agressie daarbij blijkt wel een belangrijke factor te zijn in de toename van suïcidaliteit (Anestis 2016).

Somatische ziektes (verlies van gezondheid) die pijn met zich meebrengen of fysieke belemmeringen en misbruik van medicatie ten gevolge van geleden pijn, verhogen het risico. De periode voor en nadat een ernstige somatische diagnose wordt gesteld, geldt als risicoperiode, zeker als iemand al langere tijd ziek is en de gezondheid afneemt (MRDB 2012).

Verhoogde waakzaamheid is noodzakelijk als mensen (veel) in *contact* geweest zijn *met de GGZ*, zeker wanneer de cliënt teleurgesteld is over het resultaat van de behandeling of wanneer een klinische opname eerder afgebroken is (bijvoorbeeld omdat de cliënt grenzen overschreden heeft en met een 'time-out' naar huis gestuurd is, of zelf besloten heeft eerder te vertrekken). De periode na een klinische opname moet als risicovol gezien worden: 25 % van degenen die suïcide plegen doet dat binnen drie maanden na ontslag en met name gedurende de eerste week (Appleby et al. 1999). Blootgesteld worden aan voltooide zelfmoord of pogingen daartoe (met name bij jongeren) verhoogt het gevaar (Taiminen et al. 1998). Tussen 1 % en 5 % van de suïcides van adolescenten lijkt in clusters op te treden.

8.3.3 Factoren die suïciderisico beschermend zijn bij persoonlijkheidsstoornissen

Vrijwel alle factoren die genoemd zijn als risico verhogend kunnen in tegengestelde vorm risico verlagend of beschermend tegen suïciderisico zijn: cognitieve flexibiliteit, een actieve copingstijl die helpt alternatieve oplossingen te vinden voor moeilijke situaties, een gezonde levensstijl die gepaard gaat met sociaal contact met mensen die geen alcohol of drugs gebruiken, goede voeding, een goed dag-nachtritme, voldoende fysieke beweging en een actief leven. Zelfvertrouwen en vertrouwen in de ander, hulp kunnen zoeken als problemen optreden en moeilijke keuzes gemaakt moeten worden, goede communicatieve vaardigheden, aansluiting in aanbod op behandelings- en werkgebied, werken beschermend. Maar vooral goede banden met familie, sociale steun, gelovig zijn en kinderen hebben zijn krachtige beschermende factoren.

8.4 Suïcidaliteit bij ASPS

Er is weinig recent onderzoek te vinden dat uitsluitend over suïcidaliteit bij mensen met een antisociale persoonlijkheidsstoornis (ASPS) gaat. En bij het onderzoek dat gedaan is, is sprake van veel methodologische problemen zoals weinig semigestructureerd onderzoek bij vaststellen van de diagnose, verschillend instrumentarium, et cetera (Decoene et al. ▶submitted). Onderzoeksgegevens benadrukken echter de ernst van het probleem en het belang van goede diagnostiek en behandeling. Frances et al. (1986) schatten het percentage geslaagde suïcides bij individuen met ASPS op 5 %, en van pogingen op 11 %. De cijfers laten zien dat mensen met ASPS aanzienlijk meer kans hebben te overlijden aan suïcide dan mensen uit de algemene bevolking (geslaagde suïcide: 0.01 % en suïcidepogingen: 1 tot 2 %).

8.4.1 Het stresskwetsbaarheidsmodel bij ASPS

Twee persoonlijkheidsstoornissen die tot het cluster B behoren, bevatten de DSM-criteria impulsiviteit en aan agressie gerelateerde items. Bij ASPS gaat het om het onvermogen vooruit te plannen, prikkelbaarheid en agressie, herhaaldelijk bij fysiek geweld betrokken raken, roekeloos veronachtzamen van eigen veiligheid of die van anderen en consistente onverantwoordelijkheid (onvermogen werk vast te houden, financiële verplichtingen na te komen). Bij borderline persoonlijkheidsstoornis (BPS) speelt impulsiviteit op tenminste twee gebieden die betrokkene kunnen schaden: affectieve instabiliteit ten gevolge van stemmingswisselingen (als reactie op gebeurtenissen) en ongepaste intense woede of problemen in het controleren van die woede. Beide persoonlijkheidsstoornissen kennen hoge comorbiditeit met suïcidaliteit, depressie en met verslaving of middelenmisbruik. De basis voor de verbinding tussen ASPS en suïcidaliteit ligt in emotionele kwetsbaarheid of een temperament dat tot een vergroot risico ten aanzien van destructief en zelfbeschadigend gedrag op verschillende vlakken kan leiden (Verona et al. 2001; Linehan 2002, 2016). Echter, in tegenstelling tot bij BPS lijkt suïcidaliteit bij ASPS niet gebaseerd op wanhoop maar op agressie (Verona et al. 2001). Verhoogde niveaus van boosheid hangen samen met het gebruik van gewelddadige methodes bij zelfmoordpogingen (Held et al. 1998). Bij ASPS is suïcidaliteit een op zichzelf gerichte uiting van reactieve agressie, gebaseerd op hogere impulsiviteit en een vijandige, negatieve emotie of stemming (Apter et al. 1995; Verona et al. 2001).

8.4.2 Factoren die suïciderisico verhogend zijn bij ASPS

Eerdere suïcidepogingen verhogen het risico op suïcide aanzienlijk bij ASPS (Verona et al. 2001). Persoonlijkheidstrekken die geassocieerd zijn met suïcidaal gedrag en zelfdestructief gedrag (Stanley en Jones 2009) en die ook bij ASPS voorkomen zijn: ineffectieve copingstrategieën, impulsiviteit, grillig en agressief gedrag en vijandigheid (Verona et al. 2001). Ook reactieve gewelddadigheid (Patrick et al. 1997) en middelenmisbruik (Verona en Patrick 2000) hangen samen met suïcidaliteit. In een onderzoek naar genetisch risico op suïcide werd gevonden dat suïcidaal gedrag bij kinderen samen zou kunnen hangen met een ASPS-diagnose en met agressiviteit en middelenmisbruik bij eerstegraadsverwanten (Pfeffer et al. 1994). Bij adolescenten met een geslaagde suïcide kon bij ongeveer 43 % de diagnose gedragsstoornis of ASPS gesteld worden (Marttunen et al. 1994). Cognitieve stoornissen en belemmeringen in denken over de toekomst zijn bij ASPS eveneens geassocieerd met suïcidaliteit.

Bij ASPS lijkt een duidelijk verhoogd risico te bestaan op suïcidepogingen, maar het is niet duidelijk of dat te maken heeft met bijkomende persoonlijkheidsstoornissen of met depressie en angststoornissen (Ansell et al. 2015). In een onderzoek van Goodwin en Hamilton (2003) werd vastgesteld dat volwassenen met ASPS en comorbide angststoornissen veel meer risico lopen op het ontwikkelen van depressie, alcoholafhankelijkheid en middelenmisbruik en uiteindelijke suïcidegedachten en -pogingen.

Een ernstige depressie (zeker als deze gepaard gaat met slapeloosheid, agitatie, angst, verlies van eetlust en gewicht, ernstige hopeloosheid, doodsgedachten en terugkerende suïcidale ideatie die niet verandert door externe interactie), verhoogt het risico zeer. In het hoofdstuk over psychofarmacologie in dit boek (▶ H. 12) wordt gesproken over samengaan van ASPS met depressie en suïcidaliteit. Daarbij komt aan bod dat bij ASPS een depressie zich kan uiten in sterker dominant en dwingend gedrag, gepaard gaand met ruzie zoeken en de ander verwijten maken. Deze wijze van uiten maakt het herkennen van depressie bij ASPS moeilijk, maar zeker ook de inschatting van suïcidaliteit.

Het gegeven dat ASPS, ook als het om suïcidaliteit gaat, vaak gepaard gaat met agressie schrikt behandelaren af. Daar komt nog bij dat de externaliserende houding van de cliënt, die anderen de schuld geeft van zijn wanhoop, een empathische houding en het opbouwen van een effectieve werkrelatie bemoeilijkt. ASPS presenteert zich als de antithese van de 'ideale' cliënt. Tegenoverdracht bij behandelaren, gevoed door een soms incorrect beeld van wat een ASPS precies inhoudt, is een belangrijke factor om niet in deze doelgroep te investeren (Djadoenath en Decoene 2015). Afwijzing van cliënten met ASPS is zo ingeburgerd dat bijvoorbeeld in de MINI, een instrument dat systematisch de criteria van vijftien DSM-IV-as-I- en ICD-10-diagnosen uitvraagt, de mate van de antisociale persoonlijkheidsstoornis specifiek nagevraagd wordt, omdat deze diagnose regelmatig een exclusiecriterium voor participatie aan behandelonderzoek en behandeling is (Lecrubier et al. 1997).

8.4.3 Factoren die suïciderisico beschermend zijn bij ASPS

De literatuur geeft voor ASPS geen beschermende factoren aan anders dan degenen die voor andere persoonlijkheidsstoornissen benoemd worden (Stanley en Jones 2009). Een recent verschenen artikel over ontwikkelen van behandelmogelijkheden voor ASPS (Van den Bosch et al. 2018) staat stil bij de vraag hoe deze cliënten te motiveren voor behandeling. Meer nog dan bij BPS is de conclusie dat opbouwen van een werkrelatie op basis van aansluiten op de belevingswereld van de cliënt cruciaal is, wil de behandelaar de cliënt tot behandeling 'verleiden'. Daarbij kan verwerven van steun vanuit de familie van doorslaggevend belang zijn.

8.5 Belangrijke aandachtspunten bij eerste contact en aanzet tot behandeling

8.5.1 Attitude behandelaar

Bij behandeling van ASPS-cliënten die suïcidaal zijn, is het van belang dat de behandelaar op beide terreinen (ASPS en suïcidaliteit) kundig is. Het is belangrijk om te onderkennen dat mensen met ASPS zich wel verbonden kunnen voelen met anderen en lijdensdruk kunnen ervaren, maar er tevens vaak toe geneigd zijn relaties als iets instrumenteels te zien. Zij gaan relaties aan, omdat je daardoor iets krijgt wat je wilt hebben (status, zorg, kinderen). Bovendien zijn zij wantrouwend en zijn zij er alert op niet benadeeld te worden. Een ASPS-cliënt zal eerder de uitspraak doen: als niemand in mij geïnteresseerd is, ben ik het ook niet in hen. Mensen met ASPS melden zich vaak niet zelf aan: zij worden verwezen na een suïcidepoging of mislukte behandeling (inclusief grensoverschrijdend gedrag binnen een instelling en met name agressief gedrag), of zijn gestuurd door anderen (vaak reclassering of algemene GGZ). Tevens hebben zij vaak al het predicaat 'moeilijk' gekregen en lijken ze dat label te gebruiken om de behandelaar op afstand te houden. Mensen met ASPS zijn er meesters in (vermeende) dreiging te ontdekken en direct actie te ondernemen. Zij zullen eerder zorg afwijzen ('ik ben geen watje'), of het aan de wereld wijten wat gebeurd is ('het is hun eigen schuld'). In wezen kan gezegd worden dat ASPS-cliënten 'zorg-fobisch' zijn. Hulp krijgen maakt je immers kwetsbaar.

Alleen oprechte nieuwsgierigheid in combinatie met een neutrale houding, naast oprecht geloof in de behandelbaarheid van deze problematiek, kan de angst van de cliënt (voor ervaren van zorg) verlagen waardoor het mogelijk wordt de gebeurtenissen in kaart te brengen en suïciderisico verhogende en beschermende factoren op tafel te krijgen. Daarbij is het aan te raden de suïcidale toestand systematisch te onderzoeken, zoals met behulp van de case-benadering.

8.5.2 Onderscheid acute en chronische suïcidaliteit

In het eerste gesprek moet ook nagegaan worden wat de functie is van het (zelf)destructieve en suïcidale gedrag, waarbij onderscheid gemaakt wordt tussen acute en chronische suïcidaliteit. De term 'suïcidaal gedrag' verwijst naar het geheel aan gedachten, voorbereidingshandelingen en pogingen die een zekere intentie uitdrukken om zichzelf te doden. Acute suïcidaliteit kan gedefinieerd worden als suïcidaliteit die binnen 24–48 uur kan optreden onder invloed van factoren die nu spelen. Bij chronische suïcidaliteit is sprake van aanhoudende suïcidale gedachten en wensen, zoals bij borderline problematiek. De suïcidaliteit 'sluimert'. Behandeling moet dan volgens de geldende richtlijnen plaatsvinden (MDRB 2012).

Bij het bepalen van het suïciderisico is het verder van belang na te gaan of het suïcidale gedrag 'klassiek geconditioneerd' gedrag is (het gedrag is een reactie op een eerder voorval, bijvoorbeeld een herbeleving van een traumatische gebeurtenis) of dat het 'operant' van aard is (de gedragingen worden in stand gehouden door het verwachtingspatroon dat in de loop van de tijd bij de cliënt ontstaan is (bijvoorbeeld 'verzoening' na suïcidedreiging).

8.5.3 Suïciderisico-assessment

Om acuut en chronisch suïcidaal gedrag van elkaar te kunnen onderscheiden, is het van belang de directe en indirecte aanwijzingen te kennen, maar ook de omstandigheden die geassocieerd kunnen worden met suïcidaal gedrag in de komende uren of dagen.

De meest directe aanwijzing dat er acuut suïciderisico dreigt, is het plannen van suïcide of voorbereidingen treffen. Andere directe aanwijzingen, zoals suïcide-ideatie (gedachten die zich in het hoofd van de suïcidale persoon afspelen; er zijn nog geen duidelijk zichtbare zelfdodingsgedragingen), dreigen met suïcide en vooral zelfbeschadigend gedrag in het afgelopen jaar waarbij de intentie uitgesproken is suïcide te plegen, verhogen weliswaar het risico op suïcide, maar maken het niet noodzakelijkerwijs acuut.

Iemand met ASPS kan een verhoogd risico op suïcidaliteit hebben. Het is bij de inschatting van het risico noodzakelijk informatie in te winnen over de mogelijkheden van de cliënt om contact te leggen wanneer dat nodig is. Vragen stellen over het vermogen een wederkerige relatie te hebben zijn dan van belang. Maar ook bepalen van de aanwezigheid van (verhoogde) emotionele reactiviteit geeft noodzakelijk informatie over de mogelijkheden van de cliënt over zijn situatie te praten. Verder is het van belang de indirecte aanwijzingen na te gaan die op verhoging van het risico kunnen duiden (zie ook risicofactoren), zoals recente verstoring van psychisch evenwicht, opmerkingen over zijn naderende dood of voorbereidingen die getroffen zijn voor de begrafenis of het overlijden, bij de hand hebben van middelen om suïcide te plegen (pistool in huis, spijker aan de muur, pillen op het nachtkasje, rubberen slang voor om de uitlaat ligt klaar in de garage), toename van gevoelens van hopeloosheid, toename van alcohol- en medicatiegebruik, sociale isolatie, contact uit de weg gaan of gedetineerd geraakt zijn (eerste 24 uur).

De laatste categorie aanwijzingen wordt gevormd door symptomen die geassocieerd zijn met een depressie: heftige agitatie, psychische angst, paniekaanvallen, ernstig obsessief rumineren, dwangmatig gedrag, slapeloosheid, ernstige anhedonie (geen bevrediging meer vinden in bezigheden die anders wel als plezierig werden ervaren), afgenomen concentratievermogen en tot slot besluiteloosheid.

Onderzoek lijkt aan te tonen dat juist het gericht aandacht besteden aan deze gedragingen tot vermindering van het risico leidt (Kliem et al. 2010; Linehan et al. 2006; McMain et al. 2009) en dat is dan ook het uitgangspunt van de behandeling.

8.5.4 Commitment/suïcidepreventie

Behandeling van suïcidaliteit kan pas starten als de cliënt werkelijk kiest voor leven (als hij daartoe in staat is), uitgedrukt in willen verminderen van suïcidale (en destructieve) gedragingen. Wanneer een cliënt niet kiest voor leven zal een arts een inschatting moeten maken van de wilsbekwaamheid op basis van de vraag of deze cliënt nog zelf besluiten kan nemen. Indien dat niet zo is, zal ingegrepen worden en worden beveiligende maatregelen genomen, zoals uitschrijven van een inbewaringstelling (IBS), (gedwongen) opname en dergelijke.

Suïcidaal gedrag bij persoonlijkheidsstoornissen wordt als copinggedrag gezien, en een suïcidepoging heeft als functie emotionele spanning op korte termijn af te laten vloeien (Kleindienst et al. 2008). Wanneer de cliënt blijft twijfelen over wel of niet suïcide plegen, als hij met andere woorden suïcide als mogelijke oplossing blijft zien, is de kans groot dat hij bij oplopende spanning suïcide inzet als reële mogelijkheid om spanning te reguleren en is behandeling onmogelijk. In het eerste gesprek probeert de behandelaar dan ook direct om tot commitment ten aanzien van het stoppen met suïcidepogingen te komen. Daarbij is het van belang om in kaart te brengen hoe lang de cliënt suïcidaal en (zelf)destructief gedrag kan tegenhouden, en wat hij daarbij nodig heeft, zodat commitment aan verandering van het probleemgedrag getoond en ervaren wordt. Er wordt dus op basis van gegevens direct een zo concreet mogelijk suïcidepreventieplan opgesteld en afgesproken, als start van een behandeltraject.

Een dergelijk plan maakt in de volgende fase deel uit van het behandelcontract. Voordat de behandeling werkelijk start, weten behandelaar en cliënt dus al over welk gedrag het gaat, welke risicofactoren er zijn en welke maatregelen genomen (moeten) worden in geval van een crisis. Helderheid over en haalbaarheid van afspraken maken bij cliënt en behandelaar samenwerken mogelijk, waarbij het vanzelfsprekend van uiterst belang is dat de behandelaar zich aan het plan houdt. De afspraken worden samengevat en (indien mogelijk) vastgelegd. Het gaat hier niet om een anti-suïcidecontract. Juist niet. De behandelaar erkent suïcide als effectieve maar disfunctionele vaardigheid die bij het repertoire van de cliënt hoort, en de afspraken behelzen het verdragen van de spanning die aan de suïcidepoging vooraf gaat. Zij zijn gebaseerd op de inschatting die de cliënt maakt van zijn vermogen spanning te verdragen, waarbij de behandelaar direct hulp aanbiedt (het repertoire vergroot). Het is de start van de samenwerking. In een later stadium, bijvoorbeeld bij een crisis of wanneer de cliënt de hoop op een beter leven dreigt te verliezen, kan de behandelaar referen aan deze afspraken, en dus aan het feit dat de cliënt al eerder een crisis het hoofd heeft kunnen bieden.

8.6 Eerste gesprek

Het volgende deel laat aan de hand van een verbatim verslag van een eerste gesprek tussen een behandelaar (B) en haar cliënt Dennis (C) zien hoe risicofactoren uitgevraagd kunnen worden. Om helder te maken wat zich in het proces voltrekt, wordt in reflecties aangegeven of het om een risico- of een beschermende factor gaat, welke strategieën gebruikt worden om contact te leggen (zoals validatie), en welke interventies specifiek ingezet worden om tot commitment of een risicopreventieplan te komen.

> B: Hallo meneer Van Dongen, wat kan ik voor u doen?
> C: Ik zou het niet weten. Die forensische kliek vindt het noodzakelijk dat ik hier kom. Ik moet blijkbaar 'behandeld' worden. Dus als je iets wilt weten moet je ze maar bellen.

B: OK, goed dat je het zegt. Zullen we elkaar dan met jou en jij aanspreken? (cliënt knikt) Hoe heet je? (Dennis zegt zijn naam, en de behandelaar die van haar.) En met die forensische kliek bedoel je de reclassering denk ik.
C: Ja zo heet dat.
B: En jij hebt nergens last van, behalve dan van de reclassering?
C: Nee niet echt. Zoals ik al zei, als je wilt weten waarom ze het zo nodig vinden, vraag het aan hun.
B: Als jij het idee hebt dat er niets aan de hand is, snap ik je opmerking. Maar de reclassering is nu niet hier, dus ik kan jou beter vragen wat er gebeurd is.
C: Niks!!!
B: (op neutrale toon) Niks.

- Reflectie

Al in dit eerste moment van de kennismaking valideert de behandelaar de uitspraak van de cliënt door te laten merken letterlijk gehoord te hebben wat hij zegt en zich al te verplaatsen in zijn zienswijze. Oordelen worden daarbij vermeden en de behandelaar gebruikt een no-nonsens houding om contact te maken. De behandelaar weigert zich op afstand te laten zetten zonder de neutrale positie op te geven.

- Vervolg gesprek

» C: Nou ja, ik heb weer eens gedoe gehad met dat mokkel van me, en toen heb ik een loop in mijn waffel gestoken.
B: Zeg je nu dat je een pistool in je mond gestoken hebt?
C: Geen pistool, een luchtbuks. Belachelijk ja, alsof dat iets doet.
B: Heb je een luchtbuks in je mond gestoken en afgevuurd? Voor iemand die dat gedaan heeft zie je er wel nog goed uit.
C: Ja ik heb echt geschoten, en omdat het maar zo'n klein kogeltje is zie je ook niets. Maar het is alsof je je vullingen uit je kiezen schiet.
B: Dat lijkt me nogal pijnlijk.
C: Het deed pijn als de hel, en bloedde als een rund. Maar ja, verder …
B: Wat wilde je ermee bereiken?

- Reflectie

In haar reacties toont behandelaar dat zij wil weten wat er gebeurd is. En zij laat zien dat zij zich niet laat afschrikken door de bagatelliserende houding van de cliënt door haar nieuwsgierigheid te koppelen aan humor. Maar zij valideert ook de emotie door naar de pijn te vragen, waarmee zonder omwegen de taxatie van het suïciderisico gestart wordt. Zonder oordeel wordt naar de functie van het gedrag gevraagd, een directe risicofactor.

- Vervolg gesprek

» C: Ik was zo boos op dat mokkel. Ze was weer eens vertrokken en ik dacht ik zal het je laten merken.
B: Heb je nu die loop in jouw mond gestoken of in die van haar?

- **Reflectie**

Opnieuw stelt behandelaar haar vragen rechtstreeks en durft zaken bij de naam te noemen, wat tot vertrouwen moet leiden. Een niet-oordelende directieve benadering kan de angst van de cliënt om afgewezen te worden doen afnemen, en geeft voldoende ruimte om de cliënt niet het gevoel te geven klem te zitten of iets te moeten. Te dicht op de huid van de cliënt komen door bijvoorbeeld zorg te tonen kan bij cliënten met ASPS gemakkelijk tot agressie of afbreken van het gesprek leiden, omdat zorg verzwakking van de afweer kan veroorzaken, met andere woorden kwetsbaar maakt. Omdat het om het eerste gesprek gaat, en de behandelaar geen beschikking heeft over diagnostische gegevens is het van belang om te weten welk karakter de suïcidaliteit van de cliënt heeft. Is het gedrag dat hoort bij factor 1 van de PCL-R (gepland, wraakzuchtig, manipulatief), of bij factor 2 (impulsief, gevolg van lijdensdruk). Behandeling van suïcidaliteit bij factor-1-cliënten is anders van die bij factor 2. De functie van het gedrag bij de eerste categorie is immers niet om spanning op te heffen.

- **Vervolg gesprek**

> C: In die van mij natuurlijk. Ik ben geen mietje, ik doe vrouwen geen pijn.
> B: Dus je wilde jezelf wat aandoen. Wat ik dan niet snap is dat de reclassering je naar mij gestuurd heeft. Meestal doen ze dat niet na een zelfmoordpoging. Want dat was het toch?
> C: Nou dat weet ik niet hoor. Ik heb wel bedacht dat ik de volgende keer een echte klapper ga gebruiken, niet zoiets kinderachtigs.
> B: Heb je al een klapper?
> C: Nee, maar dat zou ik ook niet aan jou gaan vertellen. Ik zal gek zijn, want dan komt het direct bij die kliek terecht en zit ik in de bak. Nou en dan hoeft het helemaal niet meer.
> B: Even voor alle zekerheid: alles wat jij me nu vertelt zal ik bij mij houden zolang jij of iemand anders er niet door in gevaar komt. Want het is niet mijn doel dat jij, of iemand anders dood gaat. Maar ik begrijp dat in de bak komen nog erger zou zijn dan kwijtraken van je vriendin.
> C: Dan heb ik niets meer over.
> B: Omdat je dan geen kant meer op kunt!
> Maar voordat we verder praten vertel me eens wat meer van jezelf. Hoe oud ben je, wat heb je tot nu toe zoal gedaan, wat wil je bereiken in je leven, heb je nog familie?

- **Reflectie**

De behandelaar gaat door met feiten benoemen, vermijdt subjectieve uitspraken en vraagt naar directe risico verhogende factoren zoals over een pistool beschikken. De te begrijpen reactie van de cliënt, dat hij niets gaat zeggen als het hem schade op kan leveren, neemt ze serieus en beantwoord ze. De behandelaar gaat ook op zoek naar onderliggende oorzaken van deze suïcidepoging en vraagt zich af wat deze man wanhopig maakt. In de reactie van de behandelaar blijkt dat zij zijn gezichtspunt kan volgen, hem daarin kan erkennen en begrijpen. De laatste vraag is een vraag naar beschermende factoren.

8.6 · Eerste gesprek

- **Vervolg gesprek**

» C: Dat zijn wel heel veel vragen.
B: Je hebt gelijk, laten we ze één voor één gaan doen.

Dennis is 28, heeft langere tijd werk gehad (na zijn mbo afgemaakt te hebben), maar is door het faillissement van het bedrijf werkloos. Hij heeft geen familie waar hij contact mee heeft, alleen nog met een zus in het buitenland. De relatie is al jaren een knipperlichtrelatie, waarbij zij het meestal uitmaakt (en hem weer terugneemt na verloop van tijd als zij in de problemen komt). Er is sprake van af en toe middelengebruik, vooral alcohol. Hij is bovendien eerder aanhanger van een voetbalclub geweest waarbij nogal wat agressief gedrag optreedt en hij vaker met justitie in contact geweest is.

- **Reflectie**

Nu zijn een aantal risicofactoren helder: werkloosheid, vrijwel geen sociale contacten, alcoholgebruik. Maar ook een beschermende factor: hij heeft blijkbaar het inzicht om geen lid meer te zijn van een club waarbij hij tot agressie kan komen, heeft een opleiding afgemaakt en gewerkt. De behandelaar realiseert zich dat het suïciderisico nog steeds aanwezig is. De situatie is niet veranderd en mogelijk zelfs verergerd. De gebeurtenissen lijken hem terug te hebben gebracht naar een eerder stadium in zijn leven waarin hij zijn geweld niet onder controle had. Een andere risico verhogende factor is de dreiging die uitgaat van het contact met de reclassering, in die zin dat hij zo benauwd is om in de gevangenis te komen. Het gegeven dat er nauwelijks een sociaal steunnetwerk is, maakt de situatie nog meer precair. Het is helder dat in het vervolg van het gesprek aandacht besteed moet worden aan het verlagen van de risico verhogende factoren, en dat voor de veiligheid van de ex-vriendin aandacht moet zijn.

- **Vervolg gesprek**

» B: Wat ik dan niet snap is dat de reclassering je naar mij gestuurd heeft. Meestal doen ze dat niet na een zelfmoordpoging.
(terug naar de risicotaxatie)
C: Nou ja, ik heb ook wel wat dingetjes geroepen toen ze weer geen contact meer wilde. En toen zei ze dat ik op moest rotten of dat ze anders naar de politie zou gaan. En dan staan er altijd van die idioten bij die de politie bellen. Circus.
B: Heb je haar bedreigd?
C: Een beetje, ach zoals je soms dingen zegt. En nu denken ze dat ik echt een gevaar ben.
B: En als ik je goed begrijp ben je zo wanhopig geworden dat je dan maar dood wilde.

- **Reflectie**

De belangrijke vraag is nu of zijn suïcidepoging reactief of instrumenteel van aard was. Met andere woorden: wilde hij zijn spanning verlagen door dood te gaan of wilde hij zijn ex-vriendin manipuleren of straffen.

- **Vervolg gesprek**

> C: Hmmm
> B: Wil je dat nog steeds? Heb je eigenlijk ooit eerder geprobeerd zelfmoord te plegen? Heb je al stappen genomen om een pistool te kopen?
> C: Nee niet eerder, nee. Ik heb nog niemand opgezocht. Want ik moet dan wel de goeie hebben. Anders lappen ze me erbij en dan gaat het toch mis.
> B: Maar wat wil je nou. Wil je dood of wil je leven? Ergens heb ik het idee dat je gewoon niet weet hoe je uit deze ellende moet komen.
> C: Natuurlijk wil ik niet dood, zij is alles wat ik heb. Maar als het zo doorgaat raak ik haar kwijt en dat allemaal omdat zij … (boosheid stijgt)

- **Reflectie**

Het risico is onverminderd aanwezig. De spanning bij cliënt stijgt direct als hij uitspreekt hoezeer hij deze relatie nodig heeft. Voor de behandelaar is dit het moment om een aanzet te geven in de richting van verandering. Kan hij zijn spanning binnen de sessie controleren? Is hij bereid te veranderen, en heeft hij vaardigheden die daarbij kunnen helpen zoals het vermogen om hulp te vragen en sociale vaardigheden? Kan hij daarbij steun krijgen uit zijn sociale omgeving? Willen met hem afspraken gemaakt kunnen worden over controleren van zijn gedrag dan is van belang om een idee te hebben over wat hij 'buiten' zal doen in een dergelijke situatie als de spanning oploopt. Zijn er nog risico verhogende factoren die een belemmerende rol kunnen spelen, zoals middelenmisbruik?

- **Vervolg gesprek**

> B: Ik geloof dat je haar nu weer wat dingetjes toe zou roepen als ze hier was. Maar eigenlijk zit je helemaal klem. Je hebt geen manier meer om haar te bereiken. En je bent gefrustreerd en boos. Kun je anders met je boosheid omgaan dan haar bedreigen of jezelf voor je hoofd schieten? Ik bedoel, heb je nog andere mensen over waar je iets bij kwijt kunt?
> C: Nou ik heb een zus. Die begrijpt het ook wel, maar ik zie haar maar weinig. Voor de rest niet, nee. Mijn oude kameraden wil ik niet meer. Dan wordt het toch alleen maar vechten. En 'gesprekjes' zijn eigenlijk alleen maar voor vrouwen.
> B: Denk je dat echt? Hoewel … misschien niet zo'n goede vraag, want dan denk je nog dat ik ook zo'n gesprekje wil. Van de andere kant vraag ik me wel af waar je het dan laat als de stoom je oren uit komt. Ik hoef volgens mij maar te beginnen over 'dat mokkel' van je en dan gaat je bloeddruk omhoog. Of ga je dan drinken?
> C: Als ik aan de zuip ga, ga ik helemaal los.
> B: Maar dat hoeft niet te betekenen dat je het niet doet. Er zullen wel meer dingen zijn in je leven waarvan je weet dat ze niet erg helpen die je toch doet.
> C: Ja.
> B: Dus: drink je?

8.6 · Eerste gesprek

C: Nauwelijks meer, zeker in vergelijking met vroeger, en alleen maar als ik thuis ben. Ik wil niet in nog meer ellende terechtkomen.
B: Blijft mijn vraag waar je het laat.
C: Geen idee.
B: Weet je, ik zou wel samen met je willen uitzoeken wat je daaraan kunt doen. Lijkt me moeilijk als je zo opgejut wordt en vervolgens niets kunt doen. Behalve wat dingetjes roepen … en dan ook nog opgepakt worden … zelfmoord die niet lukt …

- **Reflectie**

De behandelaar ziet voorzichtig samenwerking ontstaan. Dennis heeft zijn dominante en contactvermijdende gedrag gestopt, geeft antwoord op de vragen die gesteld worden. Het is inmiddels duidelijk dat de suïcidepoging van reactieve aard is. De spanning is hoog opgelopen en cliënt heeft geprobeerd zijn spanning te verlagen met een impulsieve daad. Mogelijk dat hij deze daad ziet als een terugval in agressie en als teken van falen van zijn kant. Zijn houding lijkt niet uit te drukken dat hij wraak wil nemen op zijn ex-vriendin, al zit de gedachte dat zij zich schuldig zal voelen als zij het hoort mogelijk wel in zijn hoofd. Maar het is ook duidelijk dat cliënt zich hopeloos voelt in de situatie. Daarom besluit zij een meer paradoxale kant uit te gaan en te kijken of deze aanpak de cliënt ertoe brengt zelf mogelijkheden aan te dragen eruit te komen, en daarin afstand te nemen van suïcidaliteit als oplossing.

- **Vervolg gesprek**

» C: Maar dan moet zij mij ook met rust laten!
B: Lijkt me niet meer dan eerlijk. Als jij bij haar uit de buurt blijft, moet zij het ook doen. Lijkt me ook iets om over te praten, want als jij het zelf gaat vertellen …
C: Geen goed idee.
B: Mooi, maar dan heb ik wel een probleem.
C: Wat voor probleem? Ga je me vertellen dat ik naar iemand anders toe moet. (begint zich op te winden)
B: Als je dreigend wordt wel. Nee, ik wil wel met je samenwerken, maar dan moet je wel in leven blijven.
C: Met een dooie is het moeilijk praten.
B: Precies, dus als wij met elkaar in zee gaan, moet je wel in leven blijven. Lukt je dat? Nou ja, je hebt het nu ook al een tijdje volgehouden toch? Hoe lang is dat geleden van die luchtbuks?
C: Vijf weken.
B: Hoe lang kun je de garantie geven dat je in leven blijft? Vier weken?
C: Ja.
B: Weet je het zeker?
C: Als ik mijn woord geef houd ik het ook.
B: Dat geloof ik. Zullen we dan afspreken elkaar volgende week, over vijf dagen, weer te zien? Maar wacht even …
C: Huh?

B: Dan moet je volgende week dus ook niet achter de tralies zitten, want ik werk niet in de bajes. Hoe zorg je ervoor dat je uit haar buurt blijft? Hoe ga je stoom afblazen?
C: Ik zou mijn zus kunnen bellen …
B: … maar die zit in het buitenland.
C: Ze komt eind van de week voor een paar weken naar Nederland …
B: … dat zou helpen dus. Maar hoe kom je dan de dagen door tot eind van de week? Zou het helpen als je je zus belt en vraagt of ze voor jou telefonisch bereikbaar wil zijn?
C: Dat wil ik wel doen. Denk je dat het zo nodig is?
B: Als ik jouw verhaal zo hoor dan leef je al een tijdje op een vulkaan wat je vriendin betreft. Dus het lijkt me dat als je niet wilt ontploffen, of jezelf vermoorden, dat we iets aan die spanning moeten doen. Ik wil wel samen met je bekijken hoe je dat kunt doen.

- Reflectie

Terwijl de behandelaar de directe aanpak handhaaft, duidelijk haar grenzen aangeeft en nog navraagt of er direct risico bestaat (hoe lang geleden vond de TS (tentamen suïcide) plaats?), start zij met de opzet van een suïcidepreventieplan. Daarbij is het van belang om met cliënt samen na te gaan hoe hij zelf denkt over zijn impulsbeheersing, waarbij de beheersing zowel over zijn zelfdestructieve impulsen als over die naar anderen toe moet gaan. Behandelaar straalt daarbij uit dat zij gelooft dat hij die beheersing bezit, maar eveneens dat het niet vanzelfsprekend is dat het hem lukt zich te beheersen gezien de situatie waarin hij zich bevindt (opnieuw in contact met justitie, gedwongen behandeling, opnieuw agressief geworden, en dergelijke). Met andere woorden, zij maakt duidelijk dat zijn situatie serieus genomen moet worden en dat hij steun nodig heeft. Zij laat hem nadenken over de vraag hoe hij die steun kan mobiliseren, maar zegt ook hem bij te willen staan. Het lijkt erop dat cliënt in de richting van commitment gaat, maar om werkelijke commitment te bereiken is het noodzakelijk ook die factoren op het spoor te komen die het in de praktijk toepassen van commitment in de weg zouden kunnen staan, zoals verborgen gedachten als: als dit niet lukt dan kan ik altijd nog wel zelfmoord plegen.

- Vervolg gesprek

» C: …… (knikt)
B: En voor alle zekerheid, wat ga je doen als je haar niet bereikt?
C: Geen idee.
B: Dan wil ik dat je mij belt. Ik zal je zo mijn nummer geven. Laat me even weten of je haar bereikt hebt, dan weet ik waar we aan toe zijn.
C: Geef jij me dan jouw gewone nummer? Kan ik jou dan bellen? Doe je dat bij al je patiënten? Lekker leven zul je hebben dan.
B: Ja dan kun je me bellen, want dan denk ik dat je weer gaat denken aan zelfmoord, of haar opzoeken. Die dingen die je niet meer wilt, omdat ze je achter de tralies brengen. En wij gaan het zo wat nauwkeuriger hebben over dat bellen. Ik wil eerst weten of we een deal hebben: jij gaat je zus bellen en om steun vragen, en de afspraak dat je in leven blijft.

8.6 · Eerste gesprek

Leuk dat je ook in mijn leven geïnteresseerd bent. Ik heb wel een prettig leven. In ieder geval kan ik zelf bepalen wat ik doe, en als ik jou zo hoor ben ik daar meer in geslaagd dan jij.
C: Oei daar heb je gelijk in.

- **Reflectie**

Uit de uitspraken van cliënt blijkt dat het risico op een nieuwe uitbarsting aanwezig is. Als bij suïcidaliteit de kans bestaat op herhaling is het van belang over kortere tijdsperiodes heen contact te houden met de cliënt. In deze situatie kan de behandelaar ervoor kiezen hem een dergelijk vangnet aan te bieden door met hem af te spreken dat hij haar indien nodig kan bereiken. Een krachtige strategie daarbij is hem telefonisch contact aan te bieden, nadat cliënt toegezegd heeft in leven te willen blijven en zichzelf te willen beheersen. Vanzelfsprekend zal een behandelaar dat alleen maar doen als zij zich daar veilig bij voelt en onder strikte voorwaarden. Maar het is ook mogelijk hem contact op te laten nemen met verpleegkundigen van een afdeling of de crisisdienst. Als het gevoel van opgevangen kunnen worden maar overgedragen wordt.

Cliënt zegt in deze sessie toe gedurende vijf dagen geen suïcidepogingen te zullen doen en evenmin zijn ex op te zoeken, noch haar te bedreigen. Na deze dagen zal cliënt de behandelaar bellen om te vertellen hoe het gegaan is. En hij zal als hij zijn zus niet bereikt heeft dat aan haar laten weten.

Tot slot stelt de behandelaar voor om direct een paar mindfulness-oefeningen te doen, zodat hij wat grip krijgt op zijn spanning.

» B: Mooi dus we zijn het eens over de komende week.
C: Denk ik wel.
B: Dan is er nog maar één ding over waar ik het over wil hebben. Wij hebben een afspraak gemaakt over in leven en buiten de bak blijven en ik denk dat je een goede kans maakt uit de ellende te komen. Wij gaan samenwerken. Maar ik denk dat als jij zo naar buiten gaat en weer buiten staat, je gedachtes over zelfmoord mogelijk terug zullen komen, of je boosheid over haar. Misschien dat je hopeloosheid weer terugkomt. Goed beschouwd is je probleem nog niet helemaal opgelost. Wat ik zou willen doen nu is een paar oefeningen met je doen, zodat je zelf die spanning naar beneden kunt krijgen. Heb je ooit mindfulness gedaan?
C: Mindfulness watte? Nee. Is dat zoiets vaags?
B: Ja dat weet ik, dat het vaag klinkt, maar mindfulness-oefeningen of concentratie-oefeningen maken jezelf rustiger. Als je je op iets concentreert, bijvoorbeeld op je ademhaling, dan wordt het rustiger in je hoofd. Wil je met me meedoen?
C: Ik weet niet of …
B: Ik doe gewoon mee dus als ik het kan, kun jij het ook. En het is zeker minder gevaarlijk dan een luchtbuks in je mond afschieten.
C: OK.

Reflectie

Er zijn afspraken gemaakt die preventief zullen werken, maar het blijft een gegeven dat deze cliënt veel spanning bij zich draagt. Behandelaar maakt van het toegenomen vertrouwen gebruik door cliënt direct mee te nemen in oefeningen die hemzelf de mogelijkheid geven zijn spanning te reguleren. En zij benadrukt daardoor ook dat hij niet zo hulpeloos is als hij misschien vreest. Tot slot versterkt zij zijn motivatie mee te doen door ze met hem samen te doen.

Vervolg gesprek

> B: Wat we gaan doen is ons concentreren op de ademhaling. Maar laten we eerst starten met deze oefening. Kun je je stoel voelen, kun je de zitting voelen?
> C: Ja.
> B: Zit je zo goed? Als dat zo is dan zou ik je willen vragen om eens te kijken waar je je ademhaling het duidelijkst voelt. En dan terwijl we elkaar aan blijven kijken gedurende een paar ademteugen onze adem te volgen………. En?
> C: Ik vind het maar raar.
> B: Dat snap ik, het is ook een beetje raar. Maar kun je me vertellen hoe het ging. Kon je je adem volgen?
> C: Moeilijk hoor, want ik zat steeds te denken aan wat er nu verder gaat gebeuren. Met de reclassering en jou en zo.
> B: Dat is zo bijzonder. Als we ons op onze ademhaling concentreren komen er direct gedachtes. Die waren er al, maar wij merken dat soort dingen niet als we aan het praten zijn. En die gedachtes brengen dan automatisch emoties met zich mee en voor je het weet zit je in je spanning en denk je: als ik ….
> C: (knikt)
> B: En nog meer bijzonder is dat je door even op je adem te letten direct merkt waar je mee bezig bent in je hoofd, je ervan bewust wordt. Dat is al een hele stap. De volgende stap zou zijn dat je je hartslag naar beneden krijgt door ademhalingsoefeningen te doen. Laten we nog maar een keer proberen. Maar nu wil ik je vragen om terwijl je je adem volgt, steeds twee tellen langer uit te ademen dan in. Dus bij vier tellen in, zes tellen uit, bij twee tellen in vier tellen uit. Helder? En dat gaan we dan vijf minuten doen. Ik zet een timer zodat ik ook mee kan doen.
> C: Vijf minuten????
> B: Ja want ik denk dat het wel de kans moet krijgen te werken. OK? Word je weer bewust van je stoel en houding. Zet je voeten maar naast elkaar op de grond … En kijk nu eens waar je adem zit … En als je dat prettiger vindt doe dan je ogen dicht, of kijk voor je op de grond.
> (na een minuut)
> B: En als je merkt dat er weer zoveel gedachtes komen of emoties. Zeg dan goed zo, want je bent je ervan bewust, en ga terug naar je adem en tel.
> (na vijf minuten als de timer afgaat)
> B: Zo vertel eens hoe dat was.
> C: Moeilijk, maar ik werd er wel wat rustiger van.

B: Goed zo. Ik zou je willen vragen om deze oefening een paar keer per dag te doen. En nog eentje, maar die gaan we niet oefenen. Weet je wat het best helpt als je heel opgenaaid bent? Koud water op je polsen. Tien minuten je polsen onder koud water houden en je bloeddruk is naar beneden. Hou die in gedachten want dat helpt nog meer.

- Reflectie

Sommige mindfulness-oefeningen, zoals die hier beschreven (gecontroleerde ademhaling, maar ook gebruiken van kou), werken direct en brengen de hartslag omlaag (Linehan 2016). Het is van belang hem dit soort oefeningen mee te geven, omdat een lagere spanning hem meer mogelijkheid geeft na te denken over zijn gedrag en de consequenties ervan.

Nu herhaalt de behandelaar nogmaals de afspraken en maakt een afspraak voor de volgende week.

De sessie wordt afgesloten.

- Reflectie op het eerste gesprek

In vogelvlucht is geschetst hoe een eerste gesprek er uit kan zien. Getoond is: dat (1) niet om de zaken heen draaien, (2) uitspreken wat de cliënt ook al gedacht heeft maar misschien niet durft uit te spreken, (3) invoegen in zijn wereld en perspectief en (4) laten merken dat je werkelijk hoort wat hij zegt, het vertrouwen in de behandelaar versterkt.

Het is bij deze cliënt duidelijk dat zijn gedrag reactief is en niet primair gericht is op wraaknemen. Bij de cliënt lijkt het ertoe te leiden dat hij bereid is zijn suïcidale gedrag aan te pakken, maar ook begrijpt dat de dreiging naar zijn ex-partner toe bij de afspraken meegenomen moet worden. Voortzetten van zijn gedrag doet hem in de gevangenis belanden en dat is in zijn ogen het grootste onheil dat hem kan overkomen. Dan is er niets anders meer mogelijk dan suïcide plegen. Door expliciet aan de orde te stellen dat hij niet alleen zijn suïcidale neigingen moet aanpakken, maar ook het spanning verhogende contact met zijn ex moet reguleren, neemt het risico op destructief gedrag af.

Door de mogelijkheid te creëren dat cliënt met de behandelaar contact op kan nemen en door een vangnet te scheppen, wordt actie ondernomen die op zich al spanning verlagend zal werken. Door direct een aantal oefeningen met cliënt te doen, waarin hij kan ervaren dat hij ook bij spanning zijn hartslag naar beneden kan brengen, ontdekt hij dat hij een alternatief heeft voor ontploffen. Een dergelijke 'quick win' motiveert hem mogelijk ook tot verdere behandeling. En door hem direct actie te laten ondernemen wordt in wezen direct met de (voor)behandeling gestart.

8.7 Behandeling

Het is belangrijk om in het eerste stadium van de behandeling, waarin suïcidaal en (zelf) destructief gedrag het leven van de cliënt nog reguleren, systematisch in iedere sessie van de therapie aandacht te besteden aan (het terugdringen van) levensbedreigend gedrag, voordat over andere probleemgedragingen gesproken kan worden. Noodzakelijk omdat het suïcidale gedrag voor de cliënt effectief probleemoplossend gedrag is, terwijl het voor de behandelaar juist het te behandelen hoofdprobleem vormt. Voor de cliënt is suïcidaal gedrag de logische oplossing van het probleem, want de andere opties die hij kan bedenken ('ik draai haar nek om en draai dan de bak in' of 'ik koop een pistool maar loop dan de kans dat ik verlinkt word, en zit dus dan in de bak'), werken niet, terwijl door het suïcidale gedrag de spanning wél wegvloeit.

Algemene stelregels bij de behandeling van suïcidaal gedrag zijn (MRDB 2012):
- De behandelaar moet zich flexibel opstellen bij het bepalen van haar reactie.
Meebewegen met de cliënt is van groot belang. In eerste instantie moet vooral ingezet worden op contact maken, op overwinnen van weerstand. Door mee te bewegen en niet een tegengestelde positie of positie van bovenaf in te nemen, wordt de kans op leggen van contact vergroot.
- Zij moet actiever worden wanneer het risico toeneemt.
In het bovenstaande is beschreven dat de behandelaar vanwege het aanhoudende risico kortere periodes tussen de contactmomenten laat vallen, meer de vinger aan de pols houdt. Maar ook dat het van belang is oefeningen op te dragen als de cliënt geen antwoord meer heeft. Een cliënt activeren in de richting van op leven gerichte handelingen biedt de meeste bescherming.
- Zij moet onorthodoxe reacties geven wanneer orthodoxe reacties niet werken.
Als algemene stelregel geldt dat alles toegestaan is als het om een mensenleven gaat. Een onorthodoxe reactie kan bijvoorbeeld de reactie zijn van de behandelaar die zegt 'ik wil dat je me belt als je je zus niet kunt bereiken', bij iemand die gewend is dat iedereen op afstand blijft als hij zijn tanden laat zien.
- Zij moet accepteren dat een behandelaar nooit suïcide kan voorkomen.
Suïcide is niet te voorkomen, maar er kan wel geprobeerd worden om samen met een cliënt tot een andere keuze te komen. Als de behandelaar denkt dat zij de verantwoordelijkheid heeft over het leven van de ander, is er geen sprake van een keuzemogelijkheid.
- Zij moet ervan overtuigd zijn dat 'leven' mogelijk is voor deze cliënt.
Wanneer een behandelaar niet gelooft dat de cliënt tot een ander leven kan komen, zal zij dat ook overdragen, met verhoging van het suïciderisico tot gevolg.
- Zij moet altijd open en eerlijk zijn over de basis van haar reacties. Deze cliënten zijn alert en wantrouwend en dus zo sensitief dat zij het direct weten wanneer de behandelaar iets niet zegt wat zij wel denkt of voelt. En zij zullen daar meestal een negatieve conclusie aan verbinden.

Bij alle behandelprogramma's voor persoonlijkheidsstoornissen wordt ervan uitgegaan dat het niet voldoende is als cliënten begrijpen dat het probleemgedrag hen weliswaar op de korte termijn wel, maar op de lange termijn niet helpt. Zij weten vaak niet wat ze anders zouden kunnen doen of hoe ze hun gedrag zouden kunnen veranderen. In behandeling, zeker van gedrag dat zo effectief is in het ontladen van spanning als suïcidaal gedrag, moet inzicht gecombineerd worden met het ontwikkelen en toepassen van nieuwe vaardigheden. De cliënt moet daadwerkelijk hulp krijgen in het oplossen van actuele problemen. Zoals in het geval van de casus waarbij de behandelaar niet alleen stil moet staan bij het suïciderisico, maar ook aandacht zal moeten besteden aan contingentiemanagement. Met contingentiemanagement wordt bedoeld dat het van belang is ervoor te zorgen dat nieuw gedrag van de cliënt ook door zijn omgeving beloond wordt. Als hij bijvoorbeeld leert om hulp te vragen en zijn omgeving hem vervolgens voor 'watje' uitmaakt, is het te verwachten dat hij terugvalt in oud gedrag (stoer zijn). Betrekken van de omgeving bij de behandeling helpt dan, zoals ook in andere hoofdstukken van dit boek getoond wordt. Naar deze casus vertaald betekent het dat het van belang is ervoor te zorgen dat snel overleg plaatsvindt met cliënt en ex-vriendin, wat op concrete en hanteerbare afspraken moet uitmonden (zoals bijvoorbeeld relatietherapie).

In vrijwel alle behandelprogramma's wordt gesteld dat de effectiviteit van de behandeling stijgt wanneer meerdere modaliteiten tegelijk aangeboden worden. Uit onderzoek bij persoonlijkheidsstoornissen blijkt ook dat het gelijktijdig behandelen van comorbide problematiek én de persoonlijkheidsstoornis goed werkt en terugval in problematiek kan voorkomen (Van den Bosch en Verheul 2007). Goede behandeling combineert dan bijvoorbeeld individuele therapie zodat de cliënt meer gemotiveerd wordt voor verandering van gedrag, en een vaardigheidstraining, zodat hij ook de beschikking krijgt over andere en minder destructieve gedragingen en vaardigheden. Vastleggen van de afspraken in een gezamenlijk behandelcontract, dat de cliënt mede-eigenaar maakt van de behandeling, geeft het geheel vervolgens de basis mee waarop altijd teruggevallen kan worden mocht de cliënt van mening veranderen. Het maakt tevens helder aan alle andere betrokken instanties wat er gaat gebeuren.

Dat er ook structureel aandacht moet zijn voor de motivatie van de behandelaar spreekt voor zich, maar is helaas niet altijd vanzelfsprekend (Van den Bosch et al. 2018).

- **Vervolg behandeling Dennis**

In het vervolg van de behandeling is suïcidaliteit prioriteit gebleven, vanuit het model dat suïcidaal gedrag en (zelf)destructief gedrag bij deze man manieren zijn waarop hij zich staande heeft gehouden in de wereld. Uiteindelijk heeft hij na twaalf maanden de behandeling regulier beëindigd. In de eerste maanden speelde naast de suïcidaliteit vooral de dreiging van de reclassering en de rechtszaak wegens bedreiging een belangrijke spanning verhogende rol. Zijn ex-vriendin had aangifte gedaan. De behandelaar heeft hem tijdens de rechtszaak gecoacht, vooral in de wijze waarop hij de rechtbank te woord stond. De taakstraf die hij kreeg was eigenlijk een opluchting voor hem, want hij had erger verwacht. Hij had, na een paar maanden vrijwilligerswerk te hebben gedaan (op aandringen van de therapeut), werk gekregen waarbij hij in eerste instantie geen openheid wilde geven over zijn behandeling. De behandelaar heeft dit geproblematiseerd, tot aan mogelijke beëindiging van de therapie toe, waarna hij met zijn werkgever ging praten en tot zijn verrassing steun aangeboden kreeg. De relatie met zijn ex-vriendin was inmiddels wel definitief beëindigd, zonder hulp van een relatietherapeut omdat zij geen gesprek wilde aangaan. In de loop van het jaar werd naast contact met zijn zus, contact met nieuwe kennissen geïntensiveerd, en verhuisde hij uit zijn oude wijk.

Bij het afscheid vertelde hij de behandelaar dat hij nooit gedacht had ooit over emoties te zullen praten, maar dat was gebeurd omdat zij geen 'echte' behandelaar was, maar een gewoon mens.

Het afscheid was hartelijk.

8.8 Tips, aanbevelingen, handvatten

In het algemeen is de conclusie van dit hoofdstuk dat er consistent aandacht besteed moet worden aan management van suïcidaliteit binnen de (Geestelijke) Gezondheidszorg (zie ook Multidisciplinaire richtlijn 2012). Een andere belangrijke conclusie is dat training van professionals in de GGZ en binnen het gevangeniswezen in herkennen van suïcidaliteit, met name van degenen die binnen de klinische zorg werken, noodzakelijk is en niet als aanwezig verondersteld mag worden (De Beurs et al. 2013; Diagle et al. 2007).

Wanneer bij een cliënt sprake is van ASPS en comorbide suïcidaliteit moet in de behandeling prioriteit gegeven worden aan terugdringen van het suïciderisico. Dat kan echter alleen als er commitment ontstaat over in leven blijven. Deze commitment kan bereikt worden als de behandelaar oprecht geïnteresseerd is in de cliënt en zijn geschiedenis, een niet-oordelende houding ten opzichte van de cliënt en zijn problematiek heeft en gelooft in de haalbaarheid van behandeling. Van belang is om in iedere sessie van de therapie systematisch aandacht te besteden aan (het terugdringen van) levensbedreigend gedrag, gebaseerd op de overtuiging dat dit gedrag voor de cliënt levensreddend is. Voor de cliënt is suïcidaal gedrag de logische oplossing van het probleem. Voor de omgeving is het suïcidale gedrag juist het probleem.

Niet om de zaken heen draaien, uitspreken van wat de cliënt ook al gedacht heeft maar misschien niet durft uit te spreken, invoegen in zijn wereld en perspectief en laten merken dat je werkelijk hoort wat hij zegt, dragen eraan bij dat de cliënt, zeker als er eerdere negatieve ervaringen zijn met de hulpverlening, samenwerking durft aan te gaan. Een zeer belangrijk hulpmiddel in het creëren van een werkrelatie is concrete problemen aanpakken (zoals financiële en huisvestingsproblemen en relatieproblematiek) en de cliënt letterlijk nieuwe vaardigheden leren en laten toepassen. Individuen met ASPS vermijden bepaalde emoties die geassocieerd zijn met kwetsbaarheid, zijn alert op afwijzing en zij willen (zo snel mogelijk) resultaat zien. Het kan dan ook soms enige tijd duren voordat zij zichzelf werkelijk laten zien. Ook betrouwbaarheid is daarnaast van groot belang. Afspraken die de behandelaar maakt, moeten nagekomen worden. Zeker in het begin van een behandelrelatie zal een kleine afwijking (tien minuten later starten met een sessie zonder excuus) grote gevolgen kunnen hebben ('niet geïnteresseerd, weer zo'n behandelaar'). Dit geldt zeker wanneer het om begrenzing van de cliënt gaat. Afspraken over grensoverschrijdend gedrag moeten nagekomen worden, ook als dat het einde van de behandeling betekent. Ervoor zorgen dat snelle successen in de behandeling optreden (onder andere door haalbare doelen te stellen), versterkt de relatie en het geloof in de behandeling. En tot slot: open zijn over eigen grenzen (en ze kennen) helpt niet alleen de cliënt zich bewust te worden van interpersoonlijke normen en waarden, het is de beste wijze om een open, niet-oordelende houding te kunnen handhaven.

Literatuur

Anestis, M. D. (2016). Prior suicide attempts are less common in suicide decedents who died by firearms relative to those who died by other means. *Journal of Affective Disorders, 189*, 106–109.
Ansell, E. B., et al. (2015). Personality disorder risk factors for suicide attempts over 10 years of follow-up. *Personality Disorders: Theory, Research, and Treatment, 6.2*, 161.
Appleby, L., Shaw, J., Amos, T., et al. (1999). Suicide within 12 months of contact with mental health services: National clinical survey. *BMJ, 318*, 1235–1239.
Apter, A., Gothelf, D., Orbach, I., Weizman, R., Ratzoni, G., Har-Even, D., et al. (1995). Correlation of suicidal and violent behavior in different diagnostic categories in hospitalized adolescent patients. *Journal of the American Academy of Child and Adolescent Psychiatry, 34*, 912–918.
Baca-Garcia, E., et al. (2001). A prospective study of the paradoxical relationship between impulsivity and lethality of suicide attempts. *The Journal of Clinical Psychiatry.*
Bertolote, J. M., Fleischmann, A., Butchart, A., & Besbelli, N. (2006). Suicide, suicide attempts and pesticides: A major hidden public health problem. *Bulletin of the World Health Organization, 84*, 260.
Cheng, A. T., Mann, A. H., & Chan, K. A. (1997). Personality disorder and suicide. A case-control study. *British Journal of Psychiatry, 170*, 441–446.
De Beurs, D. P., De Groot, M. H., Bosmans, J. E., De Keijser, J., Mokkenstorm, J., Verwey, B., et al. (2013). Reducing patients' suicide ideation through training mental health teams in the application of the Dutch multidisciplinary practice guideline on assessment and treatment of suicidal behavior: Study protocol of a randomized trial. *Trials, 14*, 372.
Decoene, S., Kaasenbrood, A., Rijckmans, M., Van den Bosch, L. M. C., & Huygen, T. (submitted). Antisociale persoonlijkheidsstoornis: concepten, diagnostiek, en prevalentie.
Diagle, M. S., Daniel, A. E., Dear, G. E., Frottier, P., Hayes, H. M., Kerkhof, A. J. F. M., et al. (2007). Preventing suicide in prisons, part II international comparisons of suicide prevention services in correctional facilities. *Crisis., 28*(3), 122–130.
Djadoenath, A., & Decoene, S. (2015). De antisociale-persoonlijkheidsstoornis en psychopathie in de reguliere ambulante geestelijke gezondheidszorg (pag. 199–220). In W. Canton, D. Van Beek, L. Claes, L. Gijs, I. Jeandarme & E. Klein Haneveld (Red.), *Handboek psychopathie en de antisociale persoonlijkheidsstoornis.* Utrecht: De Tijdstroom.
Frances, Allen, Fyer, Minna, & Clarkin, John. (1986). Personality and suicide. *Annals of the New York Academy of Sciences, 487*(1), 281–295.
Goodwin, R. D., & Hamilton, S. P. (2003). Lifetime comorbidity of antisocial personality disorder and anxiety disorders among adults in the community. *Psychiatry Research, 117.2*, 159–166.
Hawton, K., Houston, K., Haw, C., Townsend, E., & Harriss, L. (2003). Comorbidity of axis I and axis II disorders in patients who attempted suicide. *American Journal of Psychiatry, 160*, 1494–1500.
Held, T., Hawellek, B., Dickopf-Kaschenbach, K., Schneider-Axmann, T., Schmidtke, A., & Möller, H. J. (1998). Violent and non-violent methods of parasuicide: What determines the choice? *Fortschritte der Neurologie-Psychiatrie, 66*, 505–511.
Hjelmeland, H. (1995). Verbally expressed intentions of parasuicide: I. Characteristics of patients with various intentions. *Crisis, 16.4*, 176–181.
Kleindienst, N., et al. (2008). Motives for nonsuicidal self-injury among women with borderline personality disorder. *The Journal of Nervous and Mental Disease, 196.3*, 230–236.
Kliem, Sören, Kröger, Christoph, & Kosfelder, Joachim. (2010). Dialectical behavior therapy for borderline personality disorder: A meta-analysis using mixed-effects modeling. *Journal of Consulting and Clinical Psychology, 78*(6), 936.
Klomek, A. B., Krispin, O., & Apter, A. (2009). Suicidal behaviour in children and adolescents in different clinical settings. In D. Wasserman & C. Wasserman (Eds.), *Oxford textbook of suicidology and suicide prevention: A global perspective* (pp. 629–632). Oxford: Oxford University Press.
Lecrubier, Y., Sheehan, D., Weiller, E., et al. (1997). The Mini International Neuropsychiatric Interview (M.I.N.I.): A short diagnostic structured interview: Reliability and validity according to the cidi. *European Psychiatry, 12*, 224–231.
Linehan, M. M. (2002). *Dialectische gedragstherapie bij borderline persoonlijkheidsstoornis: Theorie en behandeling.* Lisse: Swets & Zeitlinger.
Linehan, M. M. (2016). *Borderline persoonlijkheidsstoornis. Handboek voor training en therapie.* Lisse: Swets & Zeitlinger.

Linehan, M. M., Comtois, K. A., Murray, A. M., Brown, M. Z., Gallop, R. J., Heard, H. L., et al. (2006). Two-year randomized controlled trial and follow-up of dialectical behavior therapy vs. therapy by experts for suicidal behaviors and borderline personality disorder. *Archives of General Psychiatry, 63,* 757–766.

Lonnqvist, J. (2009). Major psychiatric disorders in suicide and suicide attempters. In D. Wasserman & C. Wasserman (Eds.), *Oxford textbook of suicidology and suicide prevention: A global perspective* (pp. 275–286). Oxford: Oxford University Press.

Marttunen, M. J., Aro, H. M., Henriksson, M. M., & Lonnqvist, J. K. (1994). Antisocial behaviour in adolescent suicide. *Acta Psychiatrica Scandinavica, 89,* 167–173.

McMain, S. F., et al. (2009). A randomized trial of dialectical behavior therapy versus general psychiatric management for borderline personality disorder. *American Journal of Psychiatry, 166.12,* 1365–1374.

Patrick, C. J., Zempolich, K. A., & Levenston, G. K. (1997). Emotionality and violent behavior in psychopaths: A biosocial analysis. In A. Raine, D. Farrington, P. Brennan & S. A. Mednick (Eds.), *The biosocial bases of violence* (pp. 145–161). New York: Plenum.

Pfeffer, Cynthia R., Normandin, Lina, & Kakuma, Tatsuyuki. (1994). Suicidal children grow up: Suicidal behavior and psychiatric disorders among relatives. *Journal of the American Academy of Child and Adolescent Psychiatry, 33*(8), 1087–1097.

Roy, A., & Janal, M. (2005). Family history of suicide, female sex, and childhood trauma: separate or interacting risk factors for attempts at suicide? *Acta Psychiatrica Scandinavica, 112,* 367–371.

Stanley, B., & Jones, J. (2009). Risk for suicidal behaviour in personality disorders. In D. Wasserman & C. Wasserman (Eds.), *Oxford textbook of suicidology and suicide prevention: A global perspective* (pp. 287–292). Oxford: Oxford University Press.

Taiminen, T. J., Kallio-Soukainen, K., Nokso-Koivisto, H., Kaljonen, A., & Helenius, H. (1998). Contagion of deliberate self-harm among adolescent inpatients. *Journal of the American Academy of Child and Adolescent Psychiatry, 37,* 211–217.

Tidemalm, D., Langstrom, N., Lichtenstein, P., & Runeson, B. (2008). Risk of suicide after suicide attempt according to coexisting psychiatric disorder: Swedish cohort study with long-term follow-up. *BMJ, 337,* a2205.

Van den Bosch, L. M. C., Rijckmans, M. J. N., Decoene, S., & Chapman, A. L. (2018). Treatment of antisocial personality disorder: Development of a practice focused framework. *International Journal of Law and Psychiatry, 58,* 72–78.

Van den Bosch, L. M. C., & Verheul, R. (2007). Patients with addiction and personality disorder: treatment outcome and clinical implications. *Current Opinions in Psychiatry, 20,* 67–71.

Van Hemert, A. M., Kerkhof, A. J. F. M., De Keijser, J., Verwey, B., Van Boven, C., Hummelen, J. W., et al. (2012). *MRDB Multidisciplinaire richtlijn diagnostiek en behandeling van suïcidaal gedrag.* Utrecht: De Tijdstroom.

Verona, E., & Patrick, C. J. (2000). Suicide risk in externalizing syndromes: Temperamental and neurobiological underpinnings. In T. E. Joiner & D. Rudd (Eds.), *Suicide science: Expanding the boundaries.* Boston: Kluwer Academic Publishers.

Verona, E., Patrick, C. J., & Joiner, T. E. (2001). Psychopathy, antisocial personality, and suicide risk. *Journal of Abnormal Psychology, 110*(3), 462.

Wasserman, D., Sokolowski, M., Wasserman, J., & Rujescu, D. (2009). Neurobiology and the genetics of suicide. In D. Wasserman & C. Wasserman (Eds.), *Oxford textbook of suicidology and suicide prevention: a global perspective* (pp. 165–182). Oxford: Oxford University Press.

World Health Organization (2016). WHO mortality database. ▶ http://www.whoint/healthinfo/morttables.

Geraadpleegde literatuur

The European Psychiatric Association (EPA) (2012). Guidance on suicide treatment and prevention.

Kerkhof, A., & Van Luyn, B. (Eds.). (2016). *Behandeling van suïcidaal gedrag in de praktijk van de GGZ.* New York: Springer.

Behandeling van trauma bij de antisociale persoonlijkheidsstoornis

Drs. C.A. (Carola) van Tilburg

9.1 Samenvatting – 206

9.2 Dilemma – 206

9.3 Inleiding – 207
9.3.1 De relatie tussen ASPS en traumatisering – 207
9.3.2 Mechanismen in het ontstaan van agressie na trauma – 208

9.4 De behandeling van PTSS bij ASPS – 210

9.5 De behandeling (van Chantal) – 213
9.5.1 Diagnose en indicatiestelling – 213
9.5.2 Signaleringsplan – 214
9.5.3 PTSS en agressie – 217
9.5.4 Focale PTSS-behandeling – 221
9.5.5 Integratie – 230

9.6 Tips, aanbevelingen, handvatten – 231

Literatuur – 232

© Bohn Stafleu van Loghum is een imprint van Springer Media B.V., onderdeel van Springer Nature 2020
M. J. N. (Madeleine) Rijckmans, A. (Arno) van Dam en L. M. C. (Wies) van den Bosch (Red.), *Praktijkboek antisociaal gedrag en persoonlijkheidsproblematiek*, https://doi.org/10.1007/978-90-368-2295-4_9

9.1 Samenvatting

Aan de ontwikkeling van een antisociale persoonlijkheidsstoornis (ASPS) ligt vaak vroegkinderlijke, complexe traumatisering ten grondslag. Veel cliënten met ASPS zijn in hun kindertijd slachtoffer of getuige geweest van mishandeling, agressie, (be)dreiging of seksueel misbruik. Daarnaast hebben cliënten met ASPS door hun impulsieve levensstijl een verhoogde kans om later in hun leven trauma's mee te maken. In dit hoofdstuk zetten we uiteen welke keuzes kunnen worden gemaakt in de behandeling van psychotrauma bij ASPS en hoe de behandeling het beste kan worden opgezet en uitgevoerd, waarbij er in het bijzonder aandacht is voor het behandelen van een posttraumatische stressstoornis (PTSS) bij agressieproblematiek. Dilemma's die behandelaren kunnen weerhouden van traumabehandeling bij ASPS zijn onder andere bezorgdheid over toename van agressie, geen goede werkrelatie kunnen opbouwen, de schijnbare afwezigheid van spanning, angst voor terugval in middelengebruik en moeite de eigen boosheid of verontwaardiging over het gedrag van de cliënt te hanteren. We illustreren hoe deze dilemma's kunnen worden omgezet naar behandelmogelijkheden.

9.2 Dilemma

Chantal is een vrouw van 27 jaar die wordt aangemeld met klachten van suïcidaliteit en somberheid; ze trekt het allemaal niet meer volgens eigen zeggen, alles wordt haar te veel. Chantal woont samen met haar vriend, ze hebben samen een zoontje van drie en Chantal heeft een dochter van acht uit een eerdere relatie. De reden van de overbelasting is dat Chantal verweven zit in haar gezin van herkomst, waar vrijwel dagelijks een sterk beroep op haar wordt gedaan om allerlei zaken te regelen of te helpen bij criminele activiteiten. De ouders van Chantal verkeren in een crimineel circuit, hebben beiden al meermaals in detentie gezeten voor drugshandel. Chantal heeft twee broers, en een halfzus uit een eerdere relatie van vader, ze is een nakomertje. In de thuissituatie was er voortdurend geweld: ouders gingen elkaar te lijf, er was veel fysieke agressie naar de kinderen toe en soms werden wapens gebruikt. Regelmatig kwamen mensen die de ouders kenden uit het criminele circuit aan de deur of over de vloer en waren er vaak conflicten waar vuurwapens bij ingezet werden. Op dit moment is de situatie bij haar ouders thuis nog altijd hetzelfde, Chantal wordt geregeld ingezet om te bemiddelen tussen haar ouders en externe partijen of om criminele zaken voor de ouders af te handelen. Anderhalf jaar geleden is de opa van Chantal met wie ze een goede band had, overleden. Chantal vluchtte regelmatig naar opa als het thuis te onrustig was.

Chantal zegt veel moeite te hebben om mensen te vertrouwen. Ze raakt snel met mensen in conflict en gaat dan schelden. Chantal kan zich erg somber voelen en voelt zich voortdurend opgefokt. Zodra ze buitenshuis is, of wanneer haar telefoon gaat, is ze heel alert. Chantal valt uit naar haar vriend of de kinderen, soms ook bij instanties zoals het UWV of het consultatiebureau. Chantal gebruikt geen drugs meer, maar drinkt af en toe. Wanneer ze drinkt is het fors, omdat ze bang is anders 'compleet uit haar stekker te gaan'.

PTSS-klachten gaan bij een ASPS meestal gepaard met agressie, achterdocht en hostiliteit. De agressie kan fors zijn en instrumenteel van aard. Er kan twijfel ontstaan of een openleggende traumabehandeling geïndiceerd is wanneer de arousal hoog is en er sprake is van woede-uitbarstingen na triggers. Bovendien wordt vanuit de literatuur soms gepleit voor een stabilisatiefase voorafgaand aan een PTSS-behandeling (Stöfsel en Mooren 2010), terwijl andere inzichten dit weer tegenspreken (Bicanic et al. 2015). Tegelijkertijd kan het voorkomen dat de arousal juist heel laag is en er geen behandeling gericht op trauma wordt ingezet, terwijl dit wel is geïndiceerd. Het dilemma in een traumabehandeling bij ASPS is, zoals het klachtenbeeld zelf, verre van enkelvoudig. Meerdere dilemma's kunnen een behandelaar ervan weerhouden, terwijl PTSS-klachten positief correleren met verhoogd antisociaal gedrag, hetgeen een traumabehandeling sterk rechtvaardigt (Sher et al. 2015). Dilemma's die in de literatuur over de behandeling van trauma bij ASPS worden genoemd zijn acting out of sociale onaangepastheid, onverschilligheid en een gebrek aan wederkerigheid in het therapeutisch contact, het instrumenteel inzetten van de therapeutische relatie, impulsief en risicovol gedrag (Martens 2005).

9.3 Inleiding

In de literatuur over ASPS wordt veelvuldig een relatie gelegd met het ontstaan van de stoornis en traumatisering in de voorgeschiedenis (Stöfsel en Mooren 2017; Dykstra et al. 2015; Van den Berg 2015; Bierer et al. 2003). Opvallend daarbij is dat weinig gedegen onderzoek is gedaan naar traumabehandeling bij ASPS (Wilson et al. 2009) en dat in de behandelpraktijk ook terughoudend wordt omgegaan met traumabehandeling bij complexe persoonlijkheidsproblematiek (Stuyling de Lange et al. 2009; Van Minnen et al. 2012). Meer is bekend over de behandeling van PTSS bij agressieproblematiek (Van Tilburg en Van Dam 2013; Taft et al. 2012).

Hieronder lichten we toe hoe ASPS en agressie met PTSS samenhangen, welke keuzes er kunnen worden gemaakt in een behandeling, hoe een PTSS-behandeling bij de ASPS kan worden toegepast en welke behandelvormen het beste aansluiten.

9.3.1 De relatie tussen ASPS en traumatisering

Uit onderzoek komt naar voren dat er een sterk verband is tussen traumatisering en ASPS (Lauterbach en Vrana 2001). Dit wordt zowel duidelijk uit onderzoek bij veteranen met traumatische ervaringen, als uit onderzoek naar delinquenten en huiselijk-geweldplegers. Hoewel de hoeveelheid gedegen onderzoek beperkt is, wordt een verband gevonden tussen de hoeveelheid en de heftigheid van vroege trauma's en het vóórkomen van ASPS en antisociaal gedrag (Bernstein et al. 1998; Booth-Kewley et al. 2010). Wilson en collega's (2009) stellen dat de verbanden die worden gevonden in studies met verschillende meetmomenten minder sterk zijn dan die in studies waarbij eenmalig een meting wordt gedaan, maar dat het verband zelf buiten kijf staat. Tevens noemen zij dat zelf slachtoffer zijn van geweld een groter risico vormt om antisociaal gedrag te ontwikkelen dan alleen getuige zijn geweest van geweld. Met name wie te maken heeft met fysiek geweld in de kindertijd heeft een verhoogd risico ASPS te ontwikkelen (Lobbestael 2008; Martens 2005), en het risico wordt nog groter wanneer hij daarnaast meervoudig trauma ervaart, bijvoorbeeld seksueel misbruik, trauma's na weglopen van huis, bij drugsgebruik et cetera. (Lauterbach 2001; Martens 2005).

Bij de ontwikkeling van ASPS na traumatisering is sprake van wederzijdse beïnvloeding: trauma leidt tot de ontwikkeling van meer antisociale persoonlijkheidstrekken en impulsiviteit. Verhoogde impulsiviteit zorgt ervoor dat risicosituaties worden opgezocht, met hertraumatisering als gevolg. Dit kan leiden tot een 'crisis-centered lifestyle' waarbij de cliënt continu aan het herstellen is van een of ander trauma. Sociale steun zal gaandeweg wegvallen wanneer de cliënt zich steeds opnieuw in heikele situaties begeeft (Lauterbach en Vrana 2001; Martens 2005; Schnurr en Vielhauer 2000). Gaandeweg vermindert bij de cliënt het inlevingsvermogen in potentiële slachtoffers. Het gebrek aan inlevingsvermogen en 'gewenning' aan risicosituaties leidt tot emotionele afvlakking die als het ware beschermt tegen het voelen van emoties (Van den Berg 2015).

Bij ASPS wordt een PTSS meestal gekenmerkt door agressie, samengaand met wantrouwen en hostiliteit. De volgende paragraaf beschrijft hoe dit kan ontstaan.

9.3.2 Mechanismen in het ontstaan van agressie na trauma

De relatie tussen traumatisering en agressie is met name onderzocht bij veteranen, waarbij een duidelijk verband wordt gevonden tussen PTSS en een verhoogd risico op het plegen van huiselijk geweld (Taft et al. 2011) en PTSS en agressief gedrag (Kivisto et al. 2009). Bij een geschiedenis van traumatisering zonder dat zich een PTSS heeft ontwikkeld worden geen verbanden gevonden met agressie. PTSS-klachten spelen dus een mediërende rol in het ontstaan van agressieproblematiek (Dyer et al. 2009; Kivisto et al. 2009).

De samenhang tussen PTSS en agressie wordt in verschillende modellen beschreven en verklaard vanuit een verhoogde fysiologische arousal en een verhoogde perceptie van dreiging (Frijda 1986; Sluyter 2011). De ervaren bedreiging leidt tot (een toename van) posttraumatische angst dan wel woede, met vlucht- of vechtgedrag als gevolg (Chemtob et al. 1997; Winkel 2007). Deze modellen worden ondersteund door onderzoek waaruit blijkt dat mensen met PTSS geneigd zijn om gevoelens van angst (opgeroepen door herbelevingen en nachtmerries) te vermijden. Woede kan als een welkome bliksemafleider fungeren, omdat woede als reactie op dreiging incompatibel is met angst en daarmee een gevoel van hulpeloosheid kan onderdrukken (Chemtob et al. 1997; Feeney et al. 2000; Foa et al. 1995). De rol van arousal bij de totstandkoming van agressie bij PTSS wordt het meest uitgebreid beschreven in een model van Chemtob et al. (1997) naar aanleiding van onderzoek bij oorlogsveteranen (zie ◘ fig. 9.1):

Het model van Chemtob en collega's beschrijft hoe een 'survival'-modus wordt geactiveerd. Deze modus wordt aangestuurd door twee systemen: een woedesysteem en een dreigingssysteem. Beide systemen beïnvloeden elkaar sterk: wanneer iemand meer

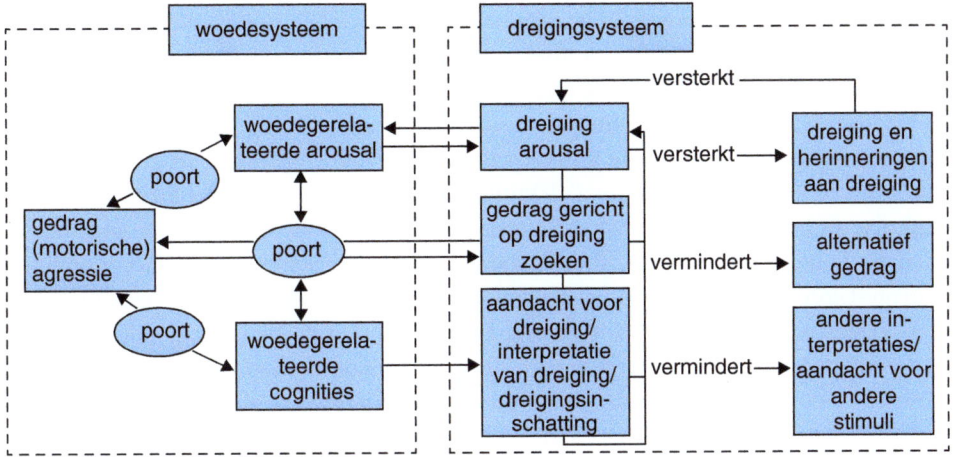

Figuur 9.1 Een regulatiemodel van posttraumatische woede (Chemtob et al. 1997)

(posttraumatische) woede ervaart, zal hij ook meer dreiging ervaren en vice versa. In beide systemen zijn drie domeinen te onderscheiden, te weten arousal, cognitie en actie/gedrag. Wanneer het domein arousal in het dreigingssysteem wordt geactiveerd, bijvoorbeeld wanneer iemand zich aangekeken voelt in een café, zal automatisch ook het domein arousal in het woedesysteem worden geactiveerd: iemand gaat zich kwaad voelen omdat hij aangekeken wordt. Domeinen in eenzelfde systeem beïnvloeden elkaar ook onderling: wanneer iemand zich aangekeken voelt en daar kwaad over wordt, zal hij zich fysiek al gaan voorbereiden op een eventuele aanval. Bij het woedesysteem fungeren tussen de domeinen 'poorten' die een drempel opwerpen tussen het ene domein en het andere; voordat een domein het andere kan activeren moet de activiteit in het betreffende domein boven een bepaalde drempel uitkomen. Vandaar dat iemand er niet meteen op los zal slaan als hij in het café aangekeken wordt op een voor hem als dreigend ervaren manier, maar wel als het aankijken langer aanhoudt. Hoe hoog de drempel binnen zo'n poort ligt om een volgend domein te activeren wordt beïnvloed door individuele verschillen, maar ook door eerdere ervaringen, waarbij traumatische ervaringen een sterke invloed kunnen hebben op de 'remkracht' van deze poorten. Binnen het dreigingssysteem zorgt activatie van de verschillende domeinen ervoor dat de mogelijkheden om alternatief gedrag te vertonen in plaats van agressie, en om stimuli anders te interpreteren, worden verminderd. Tegelijkertijd worden herinneringen aan eerder ervaren dreiging versterkt, bijvoorbeeld als iemand al eerder een vechtpartij in een café heeft meegemaakt. Ervaren dreiging en woede zullen elkaar dan steeds verder versterken, met agressief gedrag als uiteindelijk gevolg. Het arousalniveau is bij mensen met PTSS verhoogd; mensen met PTSS ervaren sneller dreiging dan mensen zonder PTSS (Stoppelbein et al. 2012). Dit maakt dat correctieve of remmende gedachten vanuit het cognitieve systeem minder effect hebben op de drie verschillende domeinen van het dreigingssysteem, bijvoorbeeld bedenken dat iemand in het café je misschien aankijkt omdat hij denkt je ergens van te kennen. Bij mensen met ASPS en PTSS zullen ervaren dreiging en woede elkaar dan ook steeds verder versterken, met agressief gedrag als gevolg (Chemtob et al. 1997; Shea et al. 2013).

Hoewel mensen met ASPS hoog arousal kunnen ontwikkelen (Popma et al. 2006) is er tevens een groep mensen die juist met opvallend weinig spanning reageren wanneer zich stressvolle situaties voordoen. Vanuit neuropsychologisch onderzoek wordt duidelijk dat als deze groep trauma's meemaakt en een gebrekkige mentalisatie ontwikkelt, de corticale arousal bij impulsiviteit en agressie eerder naar beneden gaat dan omhoog (Murray-Close et al. 2012; Martens 2005; Babcock et al. 2005), waar dit bij een 'reguliere' PTSS eerder andersom zal zijn. Ook wat betreft hartslag en bloeddruk valt op dat bij mensen met ASPS deze bij stress eerder lager zullen worden dan hoger, terwijl er tegelijkertijd op cognitief gebied juist een hyperresponsiviteit wordt gezien: mensen worden alert. Deze twee factoren samen leiden tot een soort gecontroleerde, roofdierachtige modus die lijkt voor te bereiden op vechten (Lobbestael et al. 2009) en waarbij weinig angst wordt gevoeld. In verschillende studies wordt bij een gedeelte van de proefpersonen met ASPS een ongevoeligheid van de amygdala gevonden voor aversieve, agressieve en angstopwekkende prikkels (Dolan 2010).

9.4 De behandeling van PTSS bij ASPS

Over het behandelen van PTSS bij ASPS specifiek is weinig beschreven. Stuyling de Lange, Dashorst en Mooren (2009) en Stöfsel en Mooren (2017) hebben een behandelmodel opgesteld voor de behandeling van PTSS bij persoonlijkheidsstoornissen in het algemeen. Zoals eerder genoemd beïnvloeden PTSS-klachten en persoonlijkheidsproblematiek elkaar over en weer (denk aan hertraumatisering door impulsief gedrag) en heeft dit ook invloed op de behandelmogelijkheden. Aangezien verschillende factoren een rol spelen in de relatie tussen PTSS en ASPS is het belangrijk een uitgebreide assessment te doen en goed in kaart te brengen wat nodig is om de behandeling adequaat te kunnen doen, hetgeen pleit voor matched care in plaats van stepped care en voor de integratie van verschillende modellen en behandeltechnieken.

Veel behandelaren zijn terughoudend wat betreft het behandelen van PTSS bij complexe persoonlijkheidsproblematiek of ernstige psychiatrische problematiek. Ook bij ASPS is dit vaak het geval, er kan bezorgdheid zijn of het antisociale gedrag of de agressie niet zullen toenemen bij een PTSS-behandeling. Hoewel geen specifiek onderzoek is gedaan naar PTSS-behandeling bij ASPS, is wel onderzoek gedaan naar PTSS-behandeling bij ernstige psychiatrische problematiek, waarbij is gebleken dat de behandeling niet alleen effectief is, maar zelfs een positief effect heeft op de comorbide stoornissen (Van den Berg et al. 2010; Van Minnen et al. 2015). De aanwezigheid van ASPS is geen contra-indicatie voor een traumabehandeling (Van Minnen et al. 2012). Ook is de noodzaak van een stabilisatietraject voorafgaand aan een traumabehandeling niet bewezen (Bicanic et al. 2015). Zoals eerder al werd genoemd kunnen PTSS-klachten een in stand houdende rol spelen bij agressie. Dit pleit juist voor het behandelen van PTSS bij agressie, met als doel zowel PTSS-klachten als agressie te verminderen (McHugh et al. 2012; Taft et al. 2012).

Er is geen specifieke behandelmethode beschreven voor het behandelen van PTSS bij ASPS. De vraag wat eerst moet worden behandeld beantwoorden we aan de hand van welke behandeling het meest aansluit bij het verhaal en de hulpvraag van de cliënt. Om de specifieke interventies succesvol te laten zijn, zal er ook een positieve uitkomstverwachting gecreëerd moeten worden over de behandeling. De keuze voor stabiliseren vooraf, of meteen starten met traumabehandeling, vloeit voort uit de aard van de problematiek, de ernst van de klachten en de setting waarin de behandeling wordt uitgevoerd (Van Tilburg en Van Dam 2013):

- de ernst van de PTSS-klachten;
Als de gevolgen van het trauma zeer ernstig zijn en de PTSS-klachten zeer sterk op de voorgrond staan, is het meer aangewezen om eerst aan traumaverwerking te doen, zeker wanneer door posttraumatische reacties de cognitieve en emotionele controle in meerdere situaties beperkt is. In verband met gevaar voor anderen moet dan wel overwogen worden of traumaverwerking het beste kan plaatsvinden in een ambulante of in een klinische setting.
- veiligheid van het systeem;
De mate waarin de partner of andere mensen in de directe omgeving van de cliënt in staat zijn met de agressie om te gaan en geweld te voorkomen is ook een factor die meeweegt in het kiezen van de behandelfocus. Wanneer het systeem van de cliënt een eventuele toename van emoties in het kader van traumaverwerking op kan en wil vangen, dient dit wel goed voorbereid te worden voordat de traumaverwerking van start gaat.
- recidivegevaar en kans op ernstig geweld;
De inschatting (bij voorkeur met behulp van een risicotaxatie-instrument) dat er een grote kans op (herhaling van) ernstig geweld in de nabije toekomst is, is een indicatie dat beter eerst de aandacht gericht kan worden op stabilisatie en verbetering van de impulscontrole dan op het oproepen van emoties door de aandacht op trauma's te richten.
- setting;
De setting waarin een behandeling plaatsvindt is van belang voor de behandelvorm die wordt gekozen; wanneer iemand is opgenomen in een (gesloten) klinische setting is er minder risico op geweld voor het systeem en de omgeving dan wanneer iemand ambulant in behandeling is. In een ambulante setting ligt starten met een (korte) behandeling gericht op zelfcontrole het meest voor de hand. Wanneer PTSS-klachten echter op de voorgrond staan en sterk ontregelend zijn, kan ook direct worden gestart met een traumabehandeling. Een stabilisatiefase is namelijk geen voorwaarde voor een effectieve traumabehandeling (Bicanic et al. 2015).

Wanneer gekozen wordt voor een traject voorafgaand aan een traumabehandeling zijn er methoden die met name werkzaam zijn gebaseerd op modellen die gericht zijn op persoonlijkheidsproblematiek en het versterken van zelfcontrole, zoals dialectische gedragstherapie (DGT; Linehan 1993), mentalisation based therapy (MBT; Bateman en Fonagy 2007), schema focused therapy (SFT; Young et al. 2005) en cognitieve gedragstherapie (CGT), bijvoorbeeld de module 'Vroeger en Verder' (Dorrepaal et al. 2008). Daarnaast wordt ervoor gepleit de impulscontrole te versterken en de agressie te verminderen. Methoden die hiervoor kunnen worden ingezet zijn bijvoorbeeld CGT gericht op agressie en agressieregulatietraining (Van Dam et al. 2008; Hornsveld et al. 2008; Murphy en Eckhardt 2005). Voor de specifieke toepassing van DGT, SFT en agressiebehandeling bij ASPS verwijzen we naar de betreffende hoofdstukken in dit boek.

Bij ASPS is het van belang in een eventuele stabilisatiefase aandacht te hebben voor arousal, waarbij zowel sprake kan zijn van verhoogde arousal als van verlaagde arousal. Het verlagen van de spanning en hartslag kan bij de ASPS juist een signaal zijn voor een toename van gedragsproblemen. Het 'window of tolerance' (Corrigan et al. 2011) is een model dat aangeeft wanneer iemand de optimale arousal ervaart om aan zijn klachten te kunnen werken, wanneer de spanning te hoog is en iemand emotioneel overspoeld wordt, of wanneer de spanning juist te laag is en iemand de verbinding tussen binnen- en buitenwereld verliest en weinig tot geen emoties meer voelt. Het window of tolerance biedt ruimte voor het registreren en waarnemen van hypoarousal, wat het tot een geschikt model maakt om te gebruiken bij de behandeling van trauma bij de ASPS. Het signaleren van onder- of overspanning is aldus van belang, hierbij kan bijvoorbeeld een signaleringsplan worden gebruikt (Van der Werf et al. 1998). Signaleringsplannen worden opgesteld door de cliënt en de behandelaar samen en in een signaleringsplan wordt vastgesteld wat signalen zijn van dreigende ontregeling en welke maatregelen er bij welk signaal kunnen worden getroffen. In het geval van PTSS bij ASPS kan het dus van belang zijn niet alleen signalen van overspanning, maar ook signalen van onderspanning mee te nemen in het signaleringsplan.

In de praktijk zal een traumabehandeling bij ASPS meestal geïntegreerd worden in een overkoepelende behandeling die gericht is op de persoonlijkheidsproblematiek. Methoden voor traumabehandeling die kunnen worden ingezet zijn imaginaire exposure, EMDR of narratieve therapie (Van Minnen en Arntz 2004; De Jongh en Ten Broeke 2013; Jongedijk 2014), waarbij de behandeling gericht zal zijn op complex trauma en het gebruik van imaginaire procedures de voorkeur heeft (McHugh et al. 2012).

Bij de toepassing van imaginaire exposure kan het gebruik van rescripting een nuttige toevoeging zijn (Hackmann 2011). Bij ASPS is vaak sprake van wantrouwen, door middel van rescripting kan een cliënt een nieuwe, corrigerende ervaring opdoen. Imaginaire rescripting is een techniek waarbij een belastende herinnering uit het verleden visueel wordt voorgesteld en waarbij de cliënt zelf of de behandelaar intervenieert in de herinnering waardoor de herinnering een andere betekenis krijgt. Zo wordt er een emotioneel verwerkingsproces op gang gebracht, is er zorg en aandacht voor het kind in de herinnering, kan het kind in de herinnering worden ontschuldigd en wordt duidelijk dat de omgeving waarin iemand is opgegroeid niet exemplarisch is voor de rest van de wereld (Arntz 2011).

Omdat er bij ASPS vrijwel altijd sprake is van complex en vroegkinderlijk trauma dient de PTSS-behandeling hierop aangepast te zijn. Van de behandelaar vraagt dit inzicht en flexibiliteit en een brede opleiding en ervaring in het behandelen van PTSS en persoonlijkheidsproblematiek.

9.5 De behandeling (van Chantal)

9.5.1 Diagnose en indicatiestelling

In de intake komen duidelijk PTSS-klachten naar voren en de behandelaar ziet een verband tussen de hoge arousal en getriggerd raken in het contact met anderen en de voorgeschiedenis.

Chantal groeide op in een ruige volksbuurt, de kinderen waren veel op straat te vinden, onderling was er veel ruzie en werd er geschopt en geslagen. Op de basisschool is Chantal gepest, onder andere met haar achternaam die van een familie is die als berucht bekend staat. Ze durfde geen kinderen mee naar huis te nemen om te spelen en werd bij andere kinderen niet uitgenodigd. Op de middelbare school is Chantal zelf gaan pesten, ze koos haar slachtoffers bewust uit op hun kwetsbaarheid, wachtte ze op na school, schold, bedreigde en sloeg andere kinderen en troggelde ze geld af.

Vanaf haar twaalfde is Chantal gaan blowen, op haar veertiende gebruikte ze voor het eerst XTC en toen ze vijftien was, begon ze met GHB. Chantal is op haar veertiende gestopt met school, ze spijbelde veelvuldig en kon school niet langer combineren met de thuissituatie. In die periode waren beide ouders regelmatig gedetineerd. Op momenten dat beiden in detentie zaten, was Chantal alleen thuis (haar broers waren al het huis uit) en moest ze voor zichzelf zien te zorgen. Om geld te verdienen nam Chantal het verhandelen van drugs over van haar ouders. Op haar vijftiende liep Chantal weg van huis en ging ze in kraakpanden wonen met verslaafden om haar heen. Om hun verslaving te kunnen bekostigen, pleegde Chantal met een groep anderen overvallen en brak ze in op bedrijventerreinen. Chantal bagatelliseert haar daden, vindt dat ze het geld nodig had. Chantal had relaties met mannen uit de groep waarmee ze samenwoonde, in die relaties was er geweld. Toen ze achttien was, raakte Chantal zwanger. Onder begeleiding is ze afgekickt van GHB en terechtgekomen bij een hulpverleningsinstantie voor tienermoeders. Ze wilde uit het circuit stappen om haar kind een andere toekomst te bieden dan ze zelf had gehad. Chantal kreeg na de bevalling een eigen woning en begeleiding bij het zelfstandig wonen samen met haar kind. Het contact met haar ouders werd hersteld, maar al snel werd Chantal weer ingezet als koerier voor drugs of geld. Toen ze haar huidige vriend leerde kennen, die een stabielere voorgeschiedenis kent, een baan en sociale contacten heeft, is ze bij hem gaan wonen in de hoop meer rust en stabiliteit te vinden. Echter, haar ouders doen nog altijd regelmatig een beroep op haar en bedreigen haar als ze weigert te helpen.

Duidelijk is dat Chantal als kind fors is mishandeld door haar ouders en dat de thuissituatie buitengewoon onveilig is geweest. Daarnaast vertelt Chantal dat ze al van jongs af aan veel op straat te vinden was en ook daar regelmatig getuige is geweest van agressie en 'heel nare dingen die met mensen werden gedaan'. Dit geldt ook voor de periode waarin ze in een kraakpand heeft gewoond. Wanneer ze hieraan wordt herinnerd, bijvoorbeeld door iets wat ze op tv ziet of wanneer ze oude bekenden tegenkomt, heeft Chantal last van herbelevingen en gaat ze spelletjes doen op haar telefoon om er niet over te hoeven nadenken.

De diagnose ASPS kan bij Chantal worden gesteld, omdat ze gedragsstoornissen had voor haar vijftiende jaar, ze erg prikkelbaar is waarbij ze verbaal en fysiek agressief kan worden naar anderen, ze regelmatig haar werk is kwijtgeraakt door haar agressieve gedrag en ze geen berouw voelt wanneer ze iemand heeft aangevallen. Ook van criminele activiteiten die ze heeft uitgevoerd heeft ze geen spijt, ze vindt dat dit noodzakelijk was om te kunnen overleven en ze is niet bezig met hoe dit voor anderen kan zijn geweest.

- Reflectie

Er is een indicatie voor traumabehandeling, maar je kunt je afvragen of het mogelijk is een goede werkrelatie met Chantal op te bouwen, of ze tijdens een traumabehandeling in de behandelkamer niet agressief wordt en of het bewerken van traumata de spanning en daarmee de agressie niet verhoogt in plaats van vermindert. Ook kan Chantal bij een openleggende traumabehandeling terugvallen in middelenmisbruik of acting out. Wanneer je als behandelaar in detail de verhalen gaat horen over mishandelingen die Chantal enerzijds zelf heeft ondergaan maar anderzijds later ook zelf heeft uitgevoerd, alsook over het criminele leven waarin zij zich heeft begeven, wat gepaard gegaan is met fors grensoverschrijdend gedrag aan haar kant, kan ervoor zorgen dat je zelf met beelden moet dealen die voorbijgaan aan eigen normen en waarden. Dit kan zorgen voor angst en wantrouwen ten opzichte van je cliënt en bij jou voor gevoelens van boosheid en onrecht. Ook het gedrag dat Chantal in het hier en nu laat zien, kan verontwaardiging en oordeel oproepen.

9.5.2 Signaleringsplan

De momenten waarop Chantal agressief wordt en de spanning hoog oploopt zijn vaak momenten die Chantal doen herinneren aan traumatische gebeurtenissen van vroeger. Chantal ervaart op dit soort momenten weinig controle over haar eigen handelen en vaak heeft ze daarbij herbelevingen. Het wordt aldus duidelijk dat de impulsdoorbraken van Chantal samenhangen met PTSS-klachten en dat, om de impulsproblemen te kunnen doorbreken, de PTSS tevens zal moeten worden behandeld. Chantal ziet het verband tussen haar klachten en de gebeurtenissen in haar jeugd en is gemotiveerd om dit nader te inventariseren. De behandelaar start met samen met Chantal in kaart brengen welke traumatische ervaringen er zijn geweest en waar de traumabehandeling zich op dient te richten. Ook wil de behandelaar zicht krijgen op het window of tolerance van Chantal en de signalen die kunnen wijzen op over- of onderspanning. De behandelaar kiest voor het maken van een signaleringsplan zodat Chantal zicht krijgt op signalen die wijzen op een toename van klachten en zodat ze alvast maatregelen kan treffen om impulsdoorbraken zoveel mogelijk voor te blijven. Middels een signaleringsplan kunnen ook signalen van hypoarousal in kaart worden gebracht, ook onderspanning kan een reden zijn om maatregelen te nemen en technieken in te zetten, omdat juist dan de kans op agressie en verlies van impulscontrole groter kan zijn.

9.5 · De behandeling (van Chantal)

» B: Waaraan merk je dat het minder goed gaat met je?
C: Jij zult het wel raar vinden, maar als er veel aan de hand is dan gaat het juist goed met mij, ik voel me vooral opgefokt als het rustig is om me heen.
B: Wat bedoel je daar precies mee?
C: Nou als ik gedonder met iemand heb, als ze me dwars willen zitten, bijvoorbeeld mensen van het UWV, dan denk ik wel: daar gaan we weer, maar ik voel er helemaal niets bij, ik word dan een soort van onderkoeld eigenlijk.
B: Want hoe gaat het verder als je bijvoorbeeld een conflict hebt bij het UWV?
C: Dan word ik heel rustig en dan kom ik voor mezelf op, ik laat me niet zomaar alles zeggen of voor hun karretje spannen.
B: En als ik het aan je vriend zou vragen, zou hij je dan ook beschrijven als rustig?
C: Dat denk ik niet, mijn vriend zegt dat ik dan heel afstandelijk ben, alsof ik er zelf niet helemaal bij ben. En dat ik dan alleen maar daarmee bezig ben, alsof ik geen aandacht meer heb voor andere dingen om mij heen. Ik ben dan alleen maar bezig met die persoon die tegenover me zit.
B: Hoe gaat dat dan verder?
C: Ik laat heel duidelijk merken wat ik ervan vind, als het niet goedschiks kan dan maar kwaadschiks.
B: Heb je het idee dat je jezelf op zo'n moment goed onder controle hebt?
C: Nee, dat denk ik niet. Want niemand moet me dan iets in de weg leggen, als iemand dat wel doet dan zal die het bezuren en dat kan me niet schelen.
B: Wat zou je dan doen als iemand je iets in de weg legt?
C: Ik word dan boos, maar daarna word ik eigenlijk van binnen heel rustig, alleen kan ik aan niets anders meer denken dan aan die persoon, die moet stoppen. Maar ik voel er niks bij, ik ben niet bang voor iemand, ik ben ook niet meer boos, ik wil gewoon niet dat iemand me voor de voeten loopt en hoe ik dat voor elkaar moet krijgen dat interesseert me niet, ook niet of dat vervelend is voor die ander hoe ik doe, dat is zijn probleem. Het lijkt wel of ik dan verder niets meer hoor of zie, ik denk nergens anders meer aan, het moet gewoon opgelost worden.
B: En wat doe je dan precies?
C: Meestal scheld ik zo iemand dan uit, ik maak hem uit voor alles wat mooi en lelijk is. Ik wil zo iemand dan echt raken. En ik ga niet weg voordat ik mijn zin heb.
B: Zullen we eens kijken hoe je daar meer controle over zou kunnen krijgen?

- **Reflectie**

Het wordt voor de behandelaar duidelijk dat bij Chantal naast overspanning ook onderspanning plaatsvindt. Het is belangrijk om hier goed op door te vragen en in kaart te brengen of het adequaat gedrag is of dat het juist een signaal kan zijn van dreigend impulscontroleverlies. Voor cliënten zelf is het soms lastig te herkennen, ook omdat ze er weinig last van ervaren. Het kan dan helpen om te vragen hoe een naaste het ervaart of, zoals hierboven beschreven, de cliënt door de ogen van een ander naar zichzelf te laten kijken.

Tabel 9.1 Signaleringsplan

Fase en signalen	Wat kan ik doen?
Fase groen: ik voel me goed, ik heb geen conflicten met mensen, ik doe mijn dagelijkse dingen, mijn stemming is positief.	Dagstructuur vasthouden, doen wat ik gepland heb. Zorgen voor de kinderen, leuke dingen doen.
Fase geel: irritatie, alert, scherper waarnemen, negatief denken.	Afleiding zoeken, praten met mijn vriend, ommetje maken met de hond, spelen met de kinderen, mindfulness-oefeningen doen, een bad of douche nemen.
Fase oranje: boos, schelden, onrustig bewegen. Neiging om te gaan drinken.	Time-out nemen, zo nodig medicatie gebruiken, ontspanning zoeken, praten met mijn vriend, zo nodig contact opnemen met hulpverlening.
Fase rood: geen emoties meer, niet denken, stil worden, uitsluitend op één punt of persoon gericht, niet meer nadenken over gevolgen van gedrag.	Weggaan bij het punt of de persoon waarop ik gericht ben, langer durende time-out nemen, contact opnemen met hulpverlening.

De behandelaar maakt een signaleringsplan samen met Chantal, daarbij worden niet alleen de signalen besproken, maar ook welke maatregelen zij kan treffen in de verschillende fasen. In tab. 9.1 is het signaleringsplan van Chantal weergegeven.

In de individuele gesprekken komt naar voren dat de familie van Chantal het niet zou accepteren dat ze in zorg is en dat ze naar de behandeling komt buiten medeweten van haar ouders om. Ze zegt dat het haar zelfs in gevaar kan brengen wanneer ze kenbaar zou maken dat ze hier komt, omdat haar ouders niet willen dat ze de vuile was buiten hangt. Tegelijkertijd eisen haar ouders dat ze beschikbaar is, dus er wordt gekeken naar hoe Chantal ruimte kan maken voor de afspraken met haar behandelaar. De vriend van Chantal is er wel van op de hoogte dat ze hier komt en steunt haar in het maken van tijd. Het lukt Chantal om haar ouders duidelijk te maken dat ze een aantal dagdelen per week niet beschikbaar is, ze vertelt daarbij niet wat de reden is van haar afwezigheid. Haar ouders zijn er niet blij mee, maar ze houdt voet bij stuk.

In de eerste gesprekken valt op dat Chantal huiswerkopdrachten wel doet, maar niet wil bespreken. Wanneer de behandelaar bij Chantal aandringt meer te vertellen over haar problematiek wordt ze boos en sluit ze zichzelf af. De behandelaar vraagt Chantal of dit een bekend patroon is, Chantal beaamt dit; ze heeft vroeger geleerd zich op de achtergrond te houden, geen emotie te tonen en geen kik te geven. Ze voelt zich ongemakkelijk wanneer ze in het middelpunt van de belangstelling staat met haar klachten. Het veranderen van dit patroon wordt tot extra therapiedoel gemaakt, naast het behandelen van de PTSS-klachten en verminderen van agressie.

Gaandeweg komt Chantal erachter dat het contact met haar ouders en dat met name de claim die zij op haar leggen haar eigen behandelproces fors in de weg staat. Chantal is gewend met verbaal geweld of dreigen zaken af te dwingen bij anderen, ze heeft niet geleerd om op een rustige manier voor zichzelf op te komen, om vanuit zichzelf te spreken en om 'nee' te zeggen. Ze wordt zich bewust van het feit dat de manier waarop haar ouders met haar omgaan destructief is en dat ze hier een grens aan wil stellen. Daarnaast voelt ze de behoefte om nieuwe, constructieve contacten op te bouwen, bijvoorbeeld met ouders van de school van haar kinderen, contacten die ze tot nu toe heeft afgehouden. Hierbij speelt een rol dat ze bang is dat anderen haar zullen afwijzen op basis van haar verleden en is ze om die reden terughoudend om te spreken over wat ze heeft meegemaakt.

9.5.3 PTSS en agressie

Zoals eerder genoemd speelt bij ASPS PTSS vaak een rol bij het ontstaan en in stand houden van agressie. Het is van belang de behandeling van posttraumatische woede en agressie verder toe te lichten. Voor het toepassen van interventies gericht op posttraumatische agressie maken wij gebruik van een zogenaamde 'stepped care'-benadering (Van Tilburg en Van Dam 2013). Soms is een minimale interventie voldoende om de invloed van het trauma op de agressie te verminderen, soms is meer nodig en soms zijn de op trauma gerichte interventies die geïntegreerd zijn in de agressiebehandeling niet toereikend en moet er naast de agressiebehandeling ook een specifieke behandeling gericht op het trauma worden opgestart. De volgende technieken kunnen worden gebruikt om trauma en de gevolgen ervan te behandelen in het kader van agressieregulatie.

Psycho-educatie

Voor mensen met agressieproblemen is het niet altijd duidelijk dat trauma's aanleiding kunnen zijn voor agressie of dat deze agressie in stand houden of versterken. Psycho-educatie over de functie van emoties en in het bijzonder boosheid en agressie heeft als doel om duidelijk te maken wanneer boosheid of agressie functioneel is en wanneer disfunctioneel. Aan Chantal zouden we dit als volgt kunnen uitleggen:

> B: Op wat voor momenten neemt je agressie toe?
> C: Wanneer ik bij instanties ben en ze niet doen wat ik zeg. Bijvoorbeeld bij het UWV, ik moet geld hebben, ik moet toch leven en anders moet je niet opkijken als ik 'andere manieren' zoek om aan geld te komen. En dan heb ik het weer gedaan natuurlijk.
> B: Je zet je agressie dus in om iets voor elkaar te krijgen, in het geval van het UWV dat je uitkering niet stopgezet wordt.
> C: Ja dat klopt.
> B: Mensen zijn uitgerust met verschillende emoties en bijpassend gedrag dat allemaal een bepaalde functie heeft. Angst zorgt er bijvoorbeeld voor dat je bepaalde situaties die gevaarlijk zijn uit de weg gaat. Omdat je bang bent om gewond te raken of dood te gaan, kijk je bijvoorbeeld uit met oversteken. Boosheid en agressie hebben ook een functie. In levensbedreigende situaties kan agressie ervoor zorgen dat je je eigen leven of dat van anderen redt. Boosheid kan de functie hebben dat je voor jezelf opkomt wanneer anderen over je grenzen willen gaan. Boosheid en agressie hebben dus een zelfbeschermende functie, maar dit moet wel in proportie staan tot wat er aan de hand is. Agressie kan zijn doel voorbijschieten als iemand ook agressief wordt

in situaties waarin geen bedreigingen aanwezig zijn, bijvoorbeeld als hij een opmerking van een ander verkeerd begrijpt. Als je vroeger bedreigende situaties of geweld hebt meegemaakt kan het zo zijn dat je extra alert bent op mogelijke bedreigingen in je omgeving. Dat is eigenlijk een gezonde reactie omdat je op die manier probeert te voorkomen dat je weer slachtoffer wordt. Doordat je zo alert bent, kan het voorkomen dat je een situatie die voor anderen neutraal is als bedreigend ervaart. Het is een soort 'vals alarm'. Je stresssysteem reageert terwijl er geen reden voor is. Ik kan me voorstellen dat je vroeger gewend was om agressie in te zetten in meningsverschillen, dat dit ook nodig was omdat je letterlijk niet veilig was. Toen was het nuttig om agressief te worden, zo kon je overleven en het heeft je geholpen om in leven te blijven. Daarbij komt nog dat wanneer je agressief wordt, je de angst die er eigenlijk is niet voelt. Doordat je dit vaak hebt moeten doen, heb je jezelf aangeleerd dat agressief worden effectief is, dat het je beter helpt dan angstig zijn en nu gebeurt het haast automatisch dat je agressief wordt als iemand het niet met je eens is. Herken je dit?
C: Ja, maar bij het UWV werkt het niet, want ik mag daar nu niet meer komen omdat ik steeds zo tekeerga. En het probleem is nog niet opgelost.
B: Precies, vroeger heeft de agressie je geholpen om te overleven, maar nu heb je het niet meer nodig, integendeel, het werkt nu tegen je. Wat zou een handiger strategie zijn om je doel te bereiken bij het UWV?
C: Rustig blijven gaat denk ik beter. Dan luisteren ze misschien wel naar me.
B: Hoe zou je dat kunnen doen?
C: Ik kan iemand meenemen of ik kan even weggaan uit het gesprek als het me te veel wordt.
B: Zou je dit willen oefenen in een rollenspel?

- Reflectie

Psycho-educatie kan Chantal helpen te begrijpen waarom ze in bepaalde situaties reageert zoals ze doet. Naast de uitleg die zij gaf, heeft de behandelaar ook stilgestaan bij de negatieve gevolgen van het gedrag, de behandelaar heeft deze bekrachtigd. Zo kan Chantal, naast het feit dat ze meer inzicht krijgt in haar gedrag, ook worden gemotiveerd om te gaan oefenen met nieuw, adequaat gedrag.

Verminderen van arousal

In het model van Chemtob et al. (1997) hebben we kunnen zien dat arousal een belangrijke rol speelt bij de informatieverwerking en het gedrag van getraumatiseerde mensen met agressieproblemen. Een hoge mate van arousal leidt tot minder cognitieve controle waardoor cliënten minder goed in staat zijn om cognitieve technieken, zoals het toetsen en corrigeren van niet-realistische gedachten of hanteren van geruststellende gedachten toe te passen (Ten Broeke et al. 2012). Een manier om arousal te verminderen is zo veel mogelijk stimuli (situaties of mensen) vermijden die de arousal oproepen. Deze vermijding kan tijdelijk zijn door een 'time-out' te nemen of door structurele vermijding van situaties.

Een andere interventie kan zijn de cliënt bewust te maken van diens eigen dreigende non-verbale gedrag als de arousal is toegenomen. Het komt vaak voor bij mensen met agressieproblemen dat als zij zich bedreigd voelen, ze zich imponerend naar anderen opstellen door lichaamshouding en oogcontact (Van Dam en Van Tilburg 2007; Winkel 2007). Dit kan vervolgens weer (agressieve) reacties bij anderen oproepen. Niet alle cliënten zijn zich daarvan bewust. Aanpassen van het eigen non-verbale gedrag kan veelal voorkómen dat anderen zich agressief naar hen opstellen en ze zodoende steeds weer in hun angst voor dreiging en geweld bevestigd worden. Vervolgens kunnen ook ontspanningstechnieken en cognitieve therapie helpen om de arousal te verlagen en situaties realistischer in te schatten. Psychomotore therapie of dramatherapie kan hierbij ondersteunend zijn.

Bewerken van wantrouwen

Veel mensen met ASPS zijn wantrouwend naar anderen. Dit wantrouwen uit zich meestal ook in de therapeutische relatie. Vaak zijn cliënten terughoudend in het geven van informatie aan hun behandelaar en kunnen ze afwijzend reageren op opmerkingen van die behandelaar. Gedachten over achterliggende motieven van de behandelaar spelen hierbij een rol. Deze gedachten bespreken en onderzoeken kan cliënten leren alternatieve verklaringen te zoeken voor de gedragingen van anderen.

> B: Chantal, ik zou graag wat meer willen weten over jouw tijd als kraker, wat heb je daar meegemaakt?
> C: Nou dat was gewoon een rottijd, klaar.
> B: Wat maakte dat het een rottijd was, wat gebeurde er?
> C: Dat hoef jij toch verder allemaal niet te weten, waar bemoei je je mee!
> B: Ik wil graag een overzicht hebben van nare gebeurtenissen in je leven zodat ik je daar goed mee kan helpen en over deze periode in je leven weet ik nog niet zoveel.
> C: Nou houden zo, dat hoef je ook niet te weten.
> B: Ik merk dat je er weinig over kwijt wilt, waar heeft dat mee te maken?
> C: Dat doet er niet toe, als mensen dingen weten komen er problemen van.
> B: Wat voor problemen zouden er kunnen komen als je me over die tijd vertelt, waar ben je bang voor dat er zal gebeuren?
> C: Ja, ik heb natuurlijk niet zulke mooie dingen gedaan in die tijd. En als ik dat tegen jou ga vertellen dan weet ik niet wat er met die informatie gaat gebeuren, die overvallen zijn destijds niet opgelost dus als jij dat weet, wie weet wat jij daarmee gaat doen, dan heb je mooi iets om mij mee onder druk te zetten.
> B: Ik wil je graag uitleggen hoe onze beroepscode werkt en hoe ons beroepsgeheim in elkaar zit. De dingen die wij hier met elkaar bespreken zijn vertrouwelijk. Dat betekent dat alles wat ik over jou te weten kom, ook de niet-medische informatie of dingen die ik buiten jou om te weten kom, valt onder het beroepsgeheim. Het beroepsgeheim is geen recht van mij als hulpverlener, maar van jou als cliënt en dit is vastgelegd in de wet. Ik heb een zwijgplicht tegenover iedereen over datgene wat je me vertelt in het behandelcontact. Ook is het zo dat wanneer instanties informatie willen hebben over jou, ik deze niet verstrek als jij daar niet zelf toestemming voor geeft. En als ik met

jouw toestemming informatie verstrek, dan laat ik je precies zien welke informatie dit is. Dit geldt ook wanneer bijvoorbeeld de politie of een officier van justitie informatie over jou wil hebben, ik kan me dan beroepen op het verschoningsrecht zoals dat heet, dat betekent dat ik geen vragen hoef te beantwoorden of een getuigenis hoef af te leggen als dat betekent dat ik het beroepsgeheim zou schenden. Enkel in heel zwaarwegende gevallen, en enkel als direct gevaar dreigt voor een cliënt of iemand anders, kan de zwijgplicht doorbroken worden. Een behandelaar mag dit niet zomaar in zijn eentje beslissen, de verschillende belangen moeten dan heel goed afgewogen worden en hij moet dit altijd overleggen met andere behandelaren en hier eerst een aantal stappen in zetten. Als je hier meer over wilt weten kan ik je er een folder over meegeven.

C: Dat wist ik eigenlijk ook wel, maar ik vind het gewoon lastig om daarover te praten met wie dan ook, je weet maar nooit wat met informatie gebeurt en wat dat voor gevolgen heeft. Ik wil ook niemand anders verlinken.

B: Dat hoeft ook helemaal niet, het gaat mij er vooral om hoe jij je in die periode hebt gevoeld en wat voor nare ervaringen je toen hebt meegemaakt.

- Reflectie

Het is belangrijk om wantrouwen bij een cliënt serieus te nemen. Chantal is gewend dat informatie vaak tegen haar wordt gebruikt en de angst dat misstappen uit het verleden alsnog negatieve gevolgen kunnen hebben is realistisch. Tegelijkertijd is het belangrijk dat Chantal vertelt over traumatische ervaringen zodat de behandelaar een inschatting kan maken van wat behandeld moet worden. Vertrouwen is in de behandelrelatie een voorwaarde en de zwijgplicht is hierbij essentieel.

Normale verwerking stimuleren

Het komt voor dat traumaverwerking niet op gang is gekomen doordat de cliënt nog nauwelijks over het trauma heeft gesproken. De betreffende cliënt kan worden uitgelegd dat praten over het trauma en het uiten van gevoelens moeilijk kan zijn maar ook kan leiden tot opluchting en vermindering van symptomen. Er kan ook samen met de cliënt onderzocht worden of er mensen zijn die hij in vertrouwen zou kunnen nemen en gestimuleerd worden om met hen over het trauma te praten. Als dit moeilijk gaat, kan de cliënt ook gestimuleerd worden om over het trauma te schrijven (Pennebaker en Chung 2007).

Confrontatie met de agressor

Onderzoek uit de victimologie laat zien dat begeleide confrontatie van een cliënt met de veroorzaker(s) van het trauma onder bepaalde voorwaarden gunstige effecten kan hebben op de verwerking van het trauma en het verminderen van posttraumatische woede (Winkel 2007). Veel cliënten met ASPS en agressieproblematiek zijn in hun jeugd in hun ouderlijk gezin slachtoffer geweest van huiselijk geweld (Dutton en Golant 2000; Ehrensaft et al. 2006). Vaak is er geen contact meer met de mishandelende ouder of wordt niet meer over het geweld gesproken. Een gesprek aangaan met de toenmalige agressor kan leiden tot opluchting omdat de mishandeling erkend wordt, excuses worden gemaakt of begrip ontstaat voor de situatie van de agressor. Omdat de uitkomst van het gesprek niet vaststaat (de dader kan het geweld ook ontkennen of bagatelliseren), is het verstandig met de cliënt diverse scenario's door te nemen en te oefenen in een rollenspel. Een dergelijke confrontatie kan ook worden gedaan nadat een traumabehandeling is gedaan.

9.5.4 Focale PTSS-behandeling

Inventariseren en ordenen van traumatische ervaringen

Wanneer een cliënt beschikt over voldoende draagkracht en controle over de agressie en impulsiviteit en cliënt voldoende weet over trauma's en over wat helpt om ze te verwerken, kan als de cliënt last blijft houden van herbelevingen en verhoogde arousal, gestart worden met focale traumabehandeling, zoals exposure of Eye movement desensitization and reprocessing (EMDR). Het in kaart brengen van specifieke trauma's is bij ASPS niet eenvoudig, er is meestal sprake van complexe traumatisering, vaak op meerdere gebieden en op meerdere momenten in het leven. Het is aan te bevelen voor het in kaart brengen en ordenen van de trauma's de tijd te nemen.

Als eerste moeten de trauma's worden geordend en moet een keuze worden gemaakt welke trauma's als eerste te behandelen. Bij enkelvoudige trauma's wordt in de regel gekozen om het meest schokkende trauma als eerste te behandelen, bij complexe PTSS wordt dit afgeraden en is een meer graduele blootstelling aan trauma's effectiever om te voorkomen dat de draaglast te groot wordt en de cliënt emotioneel ontregeld raakt. Vaak wordt ervoor gekozen om de trauma's waarbij iemand zich het meest machteloos voelt als eerste target te nemen (Ten Broeke et al. 2012). Daarnaast kunnen de archieven of lades van de archiefkast worden geclusterd op specifieke kernopvattingen. Dan kunnen binnen drie domeinen negatieve kernopvattingen worden beschreven: interpersoonlijk wantrouwen, negatief zelfbeeld en schuld (IW, NZ en S).

De behandelaar en Chantal komen tot de conclusie dat hoewel sprake is van meer stabiliteit en minder agressie, Chantal nog altijd heel alert is en last heeft van herbelevingen. Ze nemen de verschillende mogelijkheden voor traumabehandeling door en kiezen voor een behandeling met EMDR. Ze kiezen voor een model van EMDR dat gericht is op het behandelen van complexe PTSS. Bij Chantal wordt gekozen voor het ordenen van trauma's naar analogie van een archiefkast (Ten Broeke et al. 2012); elke lade staat voor een bepaald thema of periode in het leven en wordt als het ware gelabeld, in elke lade zitten drie tot vijf trauma's die bij dat thema of die periode horen.

De archiefkast van Chantal komt eruit te zien zoals beschreven in ◘ tab. 9.2:

Nadat de traumatische ervaringen zijn ingedeeld in periodes en domeinen, wordt aan de cliënt gevraagd om van elke traumatische ervaring een kort 'opstel' te maken, dat wil zeggen een kort verhaal over hoe zij zich de traumatische ervaring herinnert, dus hoe de film die zich afspeelt in haar beleving eruitziet. Dit kan zowel worden gebruikt bij EMDR als bij imaginaire exposure (Ten Broeke et al. 2012; Van Minnen en Arntz 2004).

In de casus van Chantal wordt bij het uitwerken van de ladekast duidelijk dat het voor Chantal moeilijk is om de trauma's te bespreken. De spanning loopt regelmatig hoog op, Chantal gaat vloeken, wil weg uit de kamer en wil de sessie stoppen. De behandelaar

Tabel 9.2 Ordening van trauma's

gepest worden (IW)	– opgewacht worden – geslagen worden – uitgelachen worden
verslavingsperiode (IW)	– agressie door ex-partner – verkrachting door ex-partner – anderen 'out' zien gaan na drugsgebruik – ernstig auto-ongeluk bij vlucht na inbraak
'ouders vroeger' (NZ)	– mishandeling – getuige zijn van criminele activiteiten door ouders – bedreiging – geweld van criminelen die over de vloer kwamen
'ouders recent' (S)	– bedreigingen – getuige zijn van agressie naar anderen

vraagt zich opnieuw af of doorgaan met de traumabehandeling wel verstandig is, als het inventariseren van trauma's al zoveel oproept, hoe zal het dan gaan wanneer de trauma's worden opengelegd?

Versterken

Hoewel Chantal al copingvaardigheden heeft aangeleerd om haar emotieregulatie te verbeteren wordt ervoor gekozen om te starten met een RDI-protocol (resource development and installation; Ten Broeke en De Jongh 2012) om zo de copingvaardigheden nog verder uit te breiden.

In een behandeling met imaginaire exposure of narratieve therapie kan ervoor worden gekozen contraconditionering (Korrelboom en Ten Broeke 2004) in te zetten, waarbij de cliënt een positieve emotionele lading kan oproepen die incompatibel is met negatieve emoties en die kan worden opgeroepen op momenten dat de spanning hoog oploopt.

Het doel van RDI is om hulpbronnen en positieve eigenschappen in te zetten op momenten dat de draagkracht van cliënten overschreden dreigt te worden. Hieraan wordt een specifieke situatie gekoppeld. Voor Chantal is dit als haar ouders een beroep op haar doen. Om de hulpbron beschikbaar te krijgen in het hier en nu wordt een positieve, door de cliënt als functioneel ervaren herinnering gekozen waarin de hulpbron of eigenschap beschikbaar was. Chantal kiest daarvoor het moment waarop ze net zelfstandig was gaan wonen met haar pasgeboren dochtertje en ze zich sterk voelde:

> B: Chantal, welke situatie vind je moeilijk en zou jou kunnen ontregelen?
> C: Dat mijn moeder belt en dat ik moet komen.
> B: Hoe zou dat er concreet uitzien?
> C: Mijn moeder belt op, ze zegt dat ik moet komen en dat ik mee moet naar een kennis van wie ze nog geld tegoed heeft. Ik durf geen nee tegen haar te zeggen.
> B: Wat voor eigenschap zou je nodig hebben om hier beter mee om te kunnen gaan?

9.5 · De behandeling (van Chantal)

C: Dan moet ik nee durven zeggen.
B: Wat is er voor nodig om nee te durven zeggen?
C: Dan moet ik sterk zijn?
B: Hoe noem je de eigenschap die hoort bij sterk zijn?
C: Kracht.
B: Ga eens zitten als iemand die kracht heeft.
C: (gaat rechtop zitten)
B: Sluit dan nu je ogen. Wanneer in jouw leven had je die eigenschap kracht het meest beschikbaar? Ga je herinneringen eens langs, welke situatie komt er bij je op?
C: Toen ik net mijn eigen huisje had gekregen met mijn dochtertje samen. Toen had ik het gevoel dat ik het allemaal anders zou gaan doen en een beter leven opbouwen.
B: Sluit je ogen en ga eens terug naar dat moment. Waar ben je, wat zie je?
C: Ik heb net de sleutel opgehaald bij de woningbouw en stap nu mijn huisje binnen.
B: Wat zie je?
C: Ik zie dat het een leuk huisje is, de woningbouw heeft het netjes opgeknapt.
B: Wat hoor je?
C: Helemaal niets, ja, de vogeltjes fluiten, de voordeur staat nog open.
B: Wat ruik je?
C: Het ruikt nog naar verbouwing, naar verf en zo.
B: Welke krachtige uitspraak over jezelf past bij deze situatie?
C: Eh …. 'ik kan dit' denk ik.
B: Welke positieve gevoelens voel je hierbij?
C: Ik ben heel blij.
B: Waar in je lichaam voel je dat het sterkst?
C: In mijn buik.
B: Ga weer zitten als iemand die kracht heeft, concentreer je op die herinnering, je staat in de deuropening van je huisje, je hebt net de sleutel gekregen. Je ziet hoe mooi het is opgeknapt, je hoort de vogeltjes fluiten en je ruikt de geur van verf, van een huis waar net verbouwd is. Zeg tegen jezelf 'ik kan dit' en wees je bewust van dat blije gevoel in je buik, concentreer daarop ….
B: Wat komt er op?
C: Ik ga mijn dochtertje een goede toekomst geven.
B: Concentreer daarop …
De behandelaar gaat hiermee door tot er geen nieuwe positieve associaties meer opkomen.
B: Neem nu de kracht mee en stap daarmee in het plaatje waarin je door je moeder wordt opgebeld. Voelt het alsof je daar nu beter mee om kunt gaan?
C: Ja, zeker.

Bewerken van traumatische ervaringen

Wanneer in een casus als deze gestart wordt met traumabehandeling kost het meerdere sessies om een traumatische ervaring te bewerken en de bijbehorende spanning te reduceren. Dit omdat trauma's meestal heel regelmatig hebben plaatsgevonden of zelfs aan de orde van de dag waren. Dit maakt dat de cliënt tijdens de behandeling vaak langdurig hetzelfde plaatje of hetzelfde gevoel rapporteert zonder dat hier verandering van associaties bij plaatsvindt. Een verklaring hiervoor zijn 'feeder memories' (Shapiro 2001), herinneringen die niet horen bij de herinnering die wordt bewerkt, maar die wel samenhangen met het thema en daarmee interfereren in de behandeling. Bij de uitvoering van traumabehandeling of bij complex trauma wordt daarom aanbevolen om te werken met 'cognitive interweaves' in het geval van EMDR (Ten Broeke et al. 2012) of 'rescripting' bij imaginaire exposure (Arntz 2011). Rescripting is eerder in dit hoofdstuk beschreven (▶ par. 9.4). Toepassen van cognitive interweaves (CI) bij EMDR is bedoeld om een verbinding aan te brengen tussen disfunctionele en functionele netwerken in het geheugen en om corrigerende ervaringen op te doen en daarmee disfunctionele opvattingen of schema's te kunnen bijstellen. Een CI is een korte gerichte vraag die tijdens de EMDR aan de cliënt wordt gesteld met als doel een verbinding aan te brengen tussen disfunctionele en functionele netwerken. Vaak doe je dit door bijvoorbeeld te vragen hoe iemand het op dit moment als volwassene zou aanpakken of wat iemand een goede vriend in dezelfde situatie zou adviseren. Het is vragen naar inzichten die iemand in principe wel heeft, iemand weet met zijn gezonde verstand hoe het in elkaar zit en wat realistisch is, maar kan er tijdens de EMDR en de daarbij behorende hevige emoties niet bij. CI's worden door Shapiro (2001) toegepast op drie gebieden: verantwoordelijkheid, veiligheid en nieuwe keuzes maken.

Chantal en haar behandelaar komen overeen om te starten met de pesterervaringen op school omdat Chantal zich hierbij machteloos voelt. Deze ervaringen vallen binnen het domein interpersoonlijk wantrouwen:

» B: Wat komt bij je op?
C: Ik zie dat ik geslagen en geschopt word en er staat een hele groep omheen.
B: Concentreer je daarop. (*desensitisatie*)
B: Wat komt er op?
C: Die hele groep staat erbij, ik kan niks doen.
B: Ga daarmee verder. (*desensitisatie*)
B: Wat komt er op?
C: Ik kan niets doen, ze slaan en schoppen me.
B: Concentreer daarop. (*desensitisatie*)
B: Wat komt er op?
C: Het blijft maar doorgaan, ik kan niets doen.
B: Ga daarmee verder. (*desensitisatie*)
In de desensitisatie van de pesterervaringen met EMDR wordt ook bij Chantal gebruik gemaakt van cognitive interweaves:
B: Wat komt er op?
C: Ze slaan en schoppen me.
B: Concentreer daarop. (*desensitisatie*)
B: Heb je nog steeds met deze klasgenoten te maken?
C: Nee, ik zie ze nooit meer.

9.5 · De behandeling (van Chantal)

Het is duidelijk dat de angst om aangevallen te worden bij Chantal ook in het hier en nu aanwezig blijft en dat deze angst niet spontaan afneemt. Dit fenomeen wordt 'looping' genoemd: de cliënt blijft de overtuiging houden in gevaar te zijn (Ten Broeke et al. 2012). Door de vraag te stellen of klasgenoten er nog steeds zijn, wordt een verbinding gemaakt tussen de kennis van nu en de traumatische belevingen van toen waardoor de spanning kan afnemen.

Ook kan een cognitive interweave worden ingezet om de cliënt een gevoel van controle in de situatie te geven. De cliënt kan dan zelf worden ingezet in de situatie, de behandelaar gebruikt deze techniek ook bij Chantal:

> B: Wat komt er op?
> C: Ik zie dat ik geslagen en geschopt word en er staat een hele groep omheen.
> B: Concentreer je daarop. (*desensitisatie*)
> B: Wat komt er op?
> C: Die hele groep staat erbij, ik kan niks doen.
> B: Ga daarmee verder. (*desensitisatie*)
> B: Wat komt er op?
> C: Ik kan niets doen, ze slaan en schoppen me.
> B: Concentreer daarop. (*desensitisatie*)
> B: Wat komt er op?
> C: Het blijft maar doorgaan, ik kan niets doen.
> B: Ga daarmee verder. (*desensitisatie*)
> B: Wat komt er op?
> C: Ze slaan en schoppen me.
> B: Concentreer daarop. (*desensitisatie*)
> B: Als je zou kunnen instappen in deze situatie zoals je nu bent, wat zou je dan willen doen?
> C: Ik zou ze allemaal een pak slaag geven en wegsturen.
> B: Doe dat maar.
> B: Wat komt er op?
> C: Ik heb ze allemaal weggestuurd.
> B: Ga daarmee verder. (*desensitisatie*)
> B: Is er nog meer nodig in deze situatie?
> C: Wat zou er nog meer nodig moeten zijn, ik heb ze hun vet gegeven toch?
> B: Hoe gaat het met kleine Chantal?
> C: Die is aan het huilen.
> B: Is er nog iets nodig voor de kleine Chantal?
> C: Ze wil getroost worden.
> B: Hoe zou je haar kunnen troosten?
> C: Ik sla mijn arm om haar heen en zeg dat ze haar geen kwaad meer zullen doen.
> B: Wat zou de kleine Chantal nu graag willen doen?
> C: Ze wil graag naar de speeltuin en daar een ijsje eten.
> B: Wil jij met haar naar de speeltuin gaan?
> C: Ja, dat wil ik wel.
> B: Doe dat maar.

■ **Reflectie**

Een voordeel van deze laatste vorm van rescripting is dat er tevens een vorm van limited reparenting kan plaatsvinden: de behandelaar neemt als het ware een deel van de ouderrol op zich. De behandelaar heeft niet alleen oog voor het stoppen van het gevaar, maar ook voor de behoeftes van 'het kind' in de situatie. Een en ander wordt uitgebreider beschreven in ▶H. 11 van dit boek. Wanneer het een cliënt niet lukt om zelf in te stappen in de situatie of het gevaar te stoppen, kan de behandelaar bij de desensitisatie ook voorstellen om zelf in te stappen in de situatie om de agressor toe te spreken en het kind te voorzien in zijn behoeftes.

De behandelaar merkt dat Chantal, op momenten waarop je zou verwachten dat de spanning heel hoog is, juist rapporteert dat ze weinig voelt. Is er dan wel echt sprake van PTSS en hoe moet je omgaan met een cliënt die triggers meemaakt, maar daar onderkoeld op lijkt te reageren?

Een bekend fenomeen bij de ASPS is, zoals al eerder in dit hoofdstuk werd genoemd, emotionele hyporesponsiviteit: bij de confrontatie met triggers of stress zal de cliënt eerder minder emoties hebben of deze uitschakelen dan dat emoties toenemen. Deze effecten vinden bij de ASPS ook plaats op fysiologisch gebied; bij oplopende stress zal zoals gezegd de hartslag eerder dalen en de bloeddruk afnemen. De ervaren stress wordt aldus minder wanneer mensen met een ASPS met herinneringen aan trauma's worden geconfronteerd. Bij de behandeling van complexe PTSS wordt geregeld waargenomen dat de ervaren spanning tijdens een desensitisatie toeneemt in plaats van afneemt. Aangenomen wordt dat emotionele en cognitieve vermijding hierin een rol spelen (Ten Broeke et al. 2012). Dit betekent dan niet dat de behandeling niet werkt. De cliënt lijkt de emoties en stress die verbonden zijn aan het trauma beter te kunnen verdragen en toelaten, hetgeen het verwerkingsproces juist in de hand werkt. Stijgingen in de ervaren spanning kunnen dus goed zijn!

Bij Chantal komen op enig moment in de behandeling de meest heftige traumatische ervaringen aan de orde. Hieronder beschrijven we hoe dit in een EMDR-sessie zou kunnen gaan. In een werkelijke sessie zal er veel meer tijd overheen gaan om bij de daadwerkelijke spanning te komen, hier wordt het samengevat weergegeven:

» B: Chantal, je hebt net als het ware de film verteld die hoort bij jouw herinnering aan het moment dat je vader je moeder bedreigde met een pistool en dat hij jou daarna met het pistool bedreigde toen je het voor je moeder wilde opnemen. Als je die film stil zou moeten zetten op het naarste moment, hoe ziet dat stilstaande plaatje er dan uit?
C: Ik zie mezelf in de woonkamer staan, mijn moeder staat tegen de muur gedrukt, mijn vader is heel dreigend en heeft het pistool op mij gericht.
B: Wat maakt dat dit plaatje nu nog steeds zo naar voor je is?
C: Dit kan misgaan, hij is in staat om mij te vermoorden nu.
B: Wat zegt dat over jou?
C: Dat ik in gevaar ben.
B: Wat zou je bij dit plaatje willen geloven over jezelf in plaats van 'ik ben in gevaar'?
C: Dat ik veilig ben.

9.5 · De behandeling (van Chantal)

B: Als je kijkt naar dat plaatje in je hoofd, hoe geloofwaardig voelt de uitspraak 'ik ben veilig' dan nu aan op een schaal van 1 tot en met 7?
C: 1, ik voel me nooit ergens veilig.
B: Als je het plaatje weer in gedachten neemt en tegelijkertijd tegen jezelf zegt 'ik ben in gevaar', welke emotie voel je dan op dit moment?
C: Ik voel niet zoveel.
B: Is het bang, boos, bedroefd?
C: Beetje boos misschien.
B: Als je kijkt naar het plaatje en je zegt tegen jezelf 'ik ben in gevaar', hoe naar voelt dat dan op een schaal van 0 tot en met 10?
C: Een 4?
B: Waar in je lichaam voel je die spanning het sterkst?
C: Ik voel bij dit soort dingen juist niet veel hoor.
B: Je noemt spanning 4, waar zit die 4 in je lichaam, kun je het aanwijzen?
C: In mijn borst dan denk ik.
B: Kijk naar de toppen van mijn vingers. Neem het plaatje in gedachten en zeg tegen jezelf 'ik ben in gevaar'. Wees je bewust van de spanning in je borst. Concentreer daarop en wacht af wat er komt. (*desensitisatie*)
B: Wat komt er op?
C: Niets.
B: Ga ermee door. (*desensitisatie*)
B: Wat komt er op?
C: Niets, het plaatje is weg.
B: Concentreer daarop. (*desensitisatie*)
B: Wat komt er op?
C: Nog steeds niets.
B: Ga weer terug naar het plaatje zoals het nu in je hoofd is opgeslagen. Op een schaal van 0 tot 10, hoe naar is het dan nu om naar dit plaatje te kijken?
C: Nog steeds een 4.
B: Wat in dat plaatje, welk detail zorgt ervoor dat de spanning 4 is?
C: De ogen van mijn vader, hij is echt in staat om te vuren.
B: Concentreer op die ogen. (*desensitisatie*)
B: Wat komt er op?
C: Ik zie nog steeds die ogen.
B: Concentreer daarop. (*desensitisatie*)
B: Wat komt er op?
C: Hij kan het gewoon zo doen, ik moet me heel rustig houden.
B: Ga daarmee door. (*desensitisatie*)
B: Wat komt er op?
C: Dat pistool is op mij gericht.
B: Concentreer daarop. (*desensitisatie*)
B: Wat komt er op?
C: Ik moet nu echt niets verkeerds zeggen of doen, hij is echt gek.
B: Ga daarmee door. (*desensitisatie*)

B: Wat komt er op?
C: Hij laat zijn hand zakken, hij doet het pistool naar beneden.
B: Ga weer terug naar het plaatje zoals het nu in je hoofd is opgeslagen. Op een schaal van 0 tot 10, hoe naar is het dan nu om naar dit plaatje te kijken?
C: Een 9.
B: Wat in dit plaatje zorgt ervoor dat de spanning 9 is?
C: Die blik in zijn ogen, echt doodeng.
B: Concentreer daarop. (*desensitisatie*)

- Reflectie

Inmiddels heeft Chantal voldoende affecttolerantie opgebouwd om de confrontatie met het traumatische materiaal en de bijbehorende emoties te kunnen hanteren. Doordat de ervaren spanning nu wel hoog is, kan de daadwerkelijke desensitisatie beginnen.

Bijzondere toepassingen van EMDR bij ASPS

Een bijzondere toepassing van EMDR die bij ASPS is geïndiceerd is het bewerken van eigen delicten. Hiermee is met name gewerkt binnen de forensische psychiatrie (Veerbeek 2010). Delicten die de cliënt zelf heeft gepleegd kunnen, wanneer de cliënt hieraan wordt herinnerd, een affectbrug leggen naar eigen traumatische herinneringen. EMDR kan hierbij helpen om de spanning te ontladen en om eigen herinneringen die een opmaat kunnen zijn geweest naar het delict in kaart te brengen. Bovendien wordt complexe traumatisering vaak in verband gebracht met woede en agressie en daarmee ook met eventuele delictpleging (Rodenburg et al. 2016).

Wanneer sprake is van posttraumatische woede of agressie en met EMDR wordt gewerkt, kan het nuttig zijn gebruik te maken van het 'woede-wrok-wraak'-protocol (www-protocol; Veerbeek en Ten Broeke 2016). Dit protocol is ontwikkeld vanuit de visie dat agressie bij PTSS niet goed gecontroleerd kan worden vanuit hogere corticale gebieden, door Veerbeek 'top-down processing' genoemd, omdat bij PTSS de agressie wordt aangestuurd vanuit emotionele en sensomotorische processen, door Veerbeek 'bottom-up processing' genoemd. Posttraumatische agressie staat dus niet onder invloed van de wil en er wordt geen rekening gehouden met de consequenties die het agressieve gedrag kan hebben. Het gevolg is dat agressie niet wordt afgeremd en de hoge arousal blijft bestaan. Daarnaast kunnen er ook wraakgevoelens bestaan ten aanzien van degene die de cliënt iets heeft aangedaan, hetgeen bij ASPS zeker een rol kan spelen. Bij de toepassing van het www-protocol krijgt de cliënt de gelegenheid boosheid en agressie te uiten naar degene die hem iets heeft aangedaan.

Bij Chantal worden de lades van haar 'archiefkast' systematisch doorgewerkt, waarbij de verschillende gebeurtenissen stuk voor stuk aan de orde komen. Een en ander kan een tijdrovend proces zijn, doordat er veel gebeurtenissen zijn en doordat de cliënt niet altijd goed in contact is met de lading die verbonden is aan een gebeurtenis en omdat de spanning tijdens de EMDR niet altijd snel zakt. Ook het woede-wrok-wraak-protocol wordt bij Chantal ingezet waarbij aan de hand van een levenslijn in kaart is gebracht wie de mensen zijn die het Chantal in haar leven moeilijk hebben gemaakt. Bij het woede-wrok-wraak-protocol is het target niet een bepaalde traumatische herinnering, maar het

9.5 · De behandeling (van Chantal)

target is een persoon. De behandelaar legt aan Chantal uit hoe de EMDR in zijn werk gaat en wat de 'spelregels' zijn van het protocol. Haar vader is degene die bij Chantal de meeste woede oproept:

> B: Chantal, je zegt dat je de meeste woede voelt bij je vader. Als je een film zou mogen maken waarvan jij de regisseur bent en waarin je mag afrekenen met de ander, waar zou je die ander willen tegenkomen, wat wil je meenemen en wie wil je meenemen?
> C: Ik zou hem helemaal alleen willen ontmoeten, ik heb daar niemand bij nodig.
> B: Waar zou je hem willen ontmoeten?
> C: Ik wil hem ontmoeten op een open plek ver weg in het bos, ver weg bij andere mensen.
> B: Wat wil je meenemen?
> C: Het pistool van hemzelf, dat hij altijd bij zich had.
> B: Kijk hem maar in de ogen. (*desensitisatie*)
> B: Wat komt er op?
> C: Ik loop naar hem toe.
> B: Ga daarmee door. (*desensitisatie*)
> B: Wat komt er op?
> C: Ik duw hem het pistool onder zijn neus, ik wil dat hij net zo bang is als wij vroeger waren.
> B: Ga daarmee door. (*desensitisatie*)
> B: Wat komt er op?
> C: Hij is bang, maar hij probeert zich groot te houden, hij zegt 'dat durf je toch niet' en ik zeg 'o jawel hoor, en er is hier in de hele wijde omtrek niemand die je hoort of die je kan helpen'.
> B: Concentreer daarop. (*desensitisatie*)
> B: Wat komt er op?
> C: Nou wordt ie echt bang, ik zeg tegen hem 'voel je nu wat je hebt gedaan, je deed dit bij mij toen ik nog geen tien jaar was, klootzak!'
> B: Ga daarmee door. (*desensitisatie*)

Het protocol wordt doorgewerkt totdat de cliënt geen woede meer voelt ten opzichte van de betreffende persoon.

■ Reflectie

De behandelaar merkt dat waar Chantal aan het begin van de behandeling weinig klachten rapporteerde behalve agressie, ze zich nu meer bewust is wanneer ze angst of somberheid ervaart. Dit kan de vraag oproepen of de behandeling eigenlijk wel werkt. Zoals eerder beschreven is dit juist een teken dat de traumabehandeling goed heeft gewerkt, de gevoelens kunnen fungeren als signaal en zijn toegankelijk en daarmee bewerkbaar.

Wanneer de lades doorgewerkt zijn, merkt Chantal dus dat ze meer voelt, ze vindt dat niet altijd prettig omdat het ook lijdensdruk geeft. Tegelijkertijd weet ze dat dit een gezondere manier is van terugkijken naar wat haar is overkomen dan toen ze er niets bij voelde. Hierover psycho-educatie geven is van groot belang in de behandeling, enerzijds zodat de cliënt begrijpt dat dit een noodzakelijk onderdeel is om haar ervaringen een plek te kunnen geven, anderzijds om te voorkomen dat de cliënt het gevoel heeft dat het alleen maar slechter gaat en daarmee de motivatie voor behandeling verliest.

9.5.5 Integratie

'Hoe verder met mijn leven?'

Nadat alle nare herinneringen van Chantal zijn behandeld volgt de behandelaar haar op en in die periode wordt vooral geoefend met de toepassing van gedragsalternatieven in plaats van agressie in situaties die Chantal lastig vindt.

Doordat ze minder klachten heeft, merkt Chantal dat ze meer ruimte heeft in haar hoofd en in haar dagen. Ze bespreekt samen met de behandelaar hoe ze in haar leven ruimte kan maken voor plezierige en voldoening schenkende activiteiten en hoe ze aandacht kan schenken aan haar dochtertje. Chantal is zich schuldig gaan voelen naar haar partner en dochtertje, omdat ze agressief naar hen toe is geweest. Door dit te kaderen in haar eigen traumatische voorgeschiedenis nemen haar schuldgevoelens af en kan ze haar zelfbeeld bijstellen.

Chantal vindt het erg spannend om meer onder de mensen te komen. Ze heeft zich tot nu toe altijd afgeschermd voor anderen en teruggetrokken om niet beoordeeld te worden op haar afkomst en haar verleden. Ze wordt nu echter steeds meer geconfronteerd met anderen; haar dochter spreekt graag af met vriendinnetjes van school en zo komt Chantal ook meer in contact met andere moeders. Als oefenstap meldt Chantal zich aan als hulpouder op de school van haar dochter, omdat ze het leuk vindt om mee te helpen op school en in de klas, maar ook om meer in contact te komen met andere ouders, op deze manier is het contact vooral functioneel en dat is voor Chantal een tussenstap naar meer persoonlijk contact. Daarnaast overweegt Chantal om met het UWV in gesprek te gaan over mogelijkheden om een opleiding te doen en zo toe te werken naar een baan. In therapeutische zin wordt cognitieve gedragstherapie ingezet om disfunctionele cognities bij te stellen waarbij Chantal vooral baat heeft bij het uitvoeren van gedragsexperimenten. Ook oefent ze regelmatig met het toepassen van sociale vaardigheden omdat ze merkt dat ze soms nog te direct is in haar manier van communiceren en ze vaak automatisch scheldwoorden gebruikt.

Terugval

Wanneer het een paar maanden heel goed gaat met Chantal, krijgt ze het bericht dat een neef van haar is geliquideerd. De ouders van Chantal zoeken toenadering en laten weten dat Chantal contact moet zoeken met de familie en zaken moet regelen rondom de dood van haar neef. Chantal komt in actie, 'want dat moet ik doen, dit is iets waar je geen nee tegen kunt zeggen', en doet alles bijzonder kalm en rustig. Ze vertelt aan de behandelaar dat dit altijd al haar kracht is geweest, dat ze zo rustig het voortouw kan nemen en dingen regelt voor iedereen. De behandelaar vraagt hierop door, waarna Chantal beseft dat het eigenlijk niet logisch is om bij een dergelijke heftige gebeurtenis weinig emoties te ervaren en dat ze eigenlijk helemaal niet het voortouw wil nemen in de familie, dat ze de afstand die er was juist heel prettig vond.

De behandelaar bekijkt samen met Chantal wat maakt dat er hypoarousal plaatsvindt bij een dergelijk heftig voorval. Chantal kan een koppeling maken naar de vroegere thuissituatie waarbij de dealers die aan de deur kwamen regelmatig dreigden met wapens en doodsbedreigingen deden. Wanneer het voor Chantal duidelijk is dat ze in een oud patroon is geschoten, kan ze er anders mee omgaan. Ze ervaart meer spanning en emoties en kiest ervoor om juist niet met haar familie in contact te gaan. Hoewel van haar geëist wordt dat ze de familie komt steunen, gaat ze niet naar de begrafenis van haar neef. Chantal bespreekt eerst met haar vriend wat de dood van haar neef met haar doet en neemt vervolgens een moeder van school in vertrouwen bij wie ze zich op haar gemak voelt. Ze doet een corrigerende ervaring op als ze merkt dat de moeder de tijd neemt voor haar verhaal en haar niet veroordeelt vanwege haar familie. Hoewel Chantal ervaart dat ze zich emotioneel waarschijnlijk nooit helemaal zal kunnen blootgeven, is dit een belangrijke stap in de goede richting en realiseert ze zich dat ze vooral moet opletten wanneer ze (te) rustig wordt op momenten waarbij het logischer is om gespannen te raken. Ze heeft vertrouwen in de tools die ze in de therapie heeft gekregen en neemt zich voor haar signaleringsplan regelmatig te blijven gebruiken.

9.6 Tips, aanbevelingen, handvatten

In dit hoofdstuk is beschreven hoe de behandeling van trauma kan worden gedaan bij mensen met ASPS, waarbij duidelijk is geworden dat het in kaart brengen van trauma's specifieke aandacht vraagt en dat investeren in de therapeutische relatie hierbij een voorwaarde is. Het onderkennen van over- maar zeker ook onderspanning is belangrijk om geen traumatische ervaringen over het hoofd te zien. Specifieke aandachtspunten en behandelvormen zoals traumabehandeling in het kader van agressie zijn aan bod gekomen.

Voor de hand ligt dat het van belang is om voldoende kennis te hebben van ASPS, eventueel psychopathie, en van vroegkinderlijke traumatisering. Een uitgebreide opleiding in traumabehandeling is tevens onontbeerlijk.

Trauma's die aan bod komen in de behandeling zijn vaak delicten met veel geweld. Het leren herkennen en erkennen van secundaire traumatisering is van belang, alsmede inzicht in tegenoverdrachtsprocessen. Als reactie op de extreme trauma's die de cliënt deelt, kan een behandelaar in de therapie 'mee-dissociëren', te empathisch worden of zelf grensoverschrijdend gedrag gaan vertonen (Nicolai 2008). Meer specifiek bij ASPS komt ook boosheid, verontwaardiging of zelfs minachting voor (Van den Berg 2015). Hierdoor kan het voorkomen dat in de therapeutische relatie de behandelaar vooral het manipulatieve gedrag ziet, terwijl zij de emotionele kwetsbaarheid die onder het antisociale en agressieve gedrag schuil gaat over het hoofd ziet (Van den Berg 2015; Veerbeek 2010). Wees je hiervan bewust, zowel van de heftigheid van de trauma's, als van datgene wat het bij je kan oproepen als behandelaar, of dit nu angst is, verontwaardiging of een sombere kijk op de wereld. Kunnen binnenlopen bij een collega en delen van je ervaringen in een team zijn voorwaarden voor behandeling van PTSS bij ASPS. Daarnaast is goede zelfzorg in het dagelijks leven van een behandelaar belangrijk; beweging, goede voeding, ontspanning en een persoonlijk steunsysteem helpen je jezelf in balans te houden.

Tegenoverdrachtsgevoelens bij de behandelaar kunnen tegelijkertijd een bron van informatie zijn over wat de cliënt als kind kan hebben ervaren en kan als zodanig worden ingezet in de behandeling. Als een trauma bij jouzelf angst en onbehagen oproept, stel je dan eens voor hoe de cliënt het als kind moet hebben ervaren.

Intervisie en supervisie zijn een onmisbaar onderdeel van de behandeling van vroegkinderlijke traumatisering en persoonlijkheidsproblematiek (Van Emmerik en Van den Bosch 2010; Nicolai 2008). Door productiedruk en overvolle agenda's valt het in de dagelijkse praktijk niet altijd mee om intervisie in te plannen terwijl het standaard deel moet uitmaken van traumabehandelingen. Het is een voorwaarde om een werkzame therapeutische relatie te creëren en een behandeling succesvol af te ronden (Stöfsel en Mooren 2017). Een specifiek risico bij intervisie voor traumabehandeling is de angst collega's te veel te belasten met het verhaal van het trauma. Dit mag geen belemmering zijn, er is immers ter plekke gelegenheid om emoties te uiten die erdoor worden opgeroepen. Collega's die deelnemen aan de intervisie dienen voldoende afstand te hebben tot de casuïstiek en ruimte te geven aan spontane associaties, beelden en gevoelens. Daarnaast dient een intervisie niet oordelend of competitief te zijn. Voor supervisie geldt eveneens dat het niet oordelend of competitief dient te zijn, hoewel hier wel ruimte is voor een oordeel over het functioneren van de behandelaar (Nicolai 2008).

Tenslotte, zoals dit ook voor de andere in dit boek beschreven behandelingen gericht op ASPS geldt, is het van belang om oog te hebben voor de onveilige gehechtheid van de cliënt. Als een cliënt niet meteen bereid is openheid over trauma's te geven, betekent dit niet dat iemand niet gemotiveerd is voor behandeling. Als behandelaar van mensen met ASPS is het belangrijk begrip te hebben voor wantrouwen bij een cliënt, iemand is niet anders gewend dan door anderen gebruikt of kwaadaardig behandeld te worden. Door veiligheid en betrouwbaarheid te bieden in de werkrelatie (bijvoorbeeld afspraken zoveel mogelijk door laten gaan) kan de behandelaar invoegen en verbinding maken waarmee voor de cliënt ruimte ontstaat voor verandering van denken, voelen en doen in het contact met anderen (Van den Berg 2015). Dit alles draagt uiteindelijk bij aan minder lijdenslast bij de cliënt en daardoor vaak ook afname van grensoverschrijdend en agressief gedrag. Kortom, een waardevolle behandeling voor zowel de cliënt als zijn omgeving.

Literatuur

Arntz, A. (2011). Imagery rescripting for personality disorders. *Cognitive and Behavioral Practice, 18*(4), 466–481.
Babcock, J. C., Green, C. E., Webb, S. A., & Yerington, T. P. (2005). Psychophysiological profiles of batterers: Autonomic emotional reactivity as it predicts the antisocial spectrum of behavior among intimate partner abusers. *Journal of Abnormal Psychology, 114*(3), 444–455.
Bateman, A. W., & Fonagy, P. (2007). *Mentaliseren bij de borderline persoonlijkheidsstoornis. Praktische gids voor hulpverleners in de GGZ*. Houten: Bohn Stafleu van Loghum.

Bernstein, D. P., Stein, J. A., & Handelsman, L. (1998). Predicting personality pathology among adult patients with substance use disorders: Effects of childhood maltreatment. *Addictive Behaviors, 23*(6), 855–868.

Bicanic, I. A. E., De Jongh, A., & Ten Broeke, E. (2015). Stabilisatie in traumabehandeling bij complexe PTSS: Noodzaak of mythe? *Tijdschrift voor Psychiatrie, 57*(5), 332–339.

Bierer, L. M., Yehuda, R., Schmeidler, J., Mitropoulou, V., New, A. S., Silverman, J. M., et al. (2003). Abuse and neglect in childhood: Relationship to personality disorder diagnoses. *CNS Spectrums, 8*(10), 737–754.

Booth-Kewley, S., Larson, G. E., Highfill-McRoy, R. M., Garland, C. F., & Gaskin, T. A. (2010). Factors associated with antisocial behavior in combat veterans. *Aggressive Behavior, 36*(5), 330–337.

Chemtob, C. M., Novaco, R. W., Hamada, R. S., Gross, D. M., & Smith, G. (1997). Anger regulation deficits in combat-related posttraumatic stress disorder. *Journal of Traumatic Stress, 10*(1), 17–36.

Corrigan, F. M., Fisher, J. J., & Nutt, D. J. (2011). Autonomic dysregulation and the window of tolerance model of the effects of complex emotional trauma. *Journal of Psychopharmacology, 25*(1), 17–25.

De Jongh, A. J. C. M., & Ten Broeke, E. (2013). *Handboek EMDR*. Amsterdam: Pearson.

Dolan, M. C. (2010). What imaging tells us about violence in anti-social men. *Criminal Behaviour and Mental Health, 20*(3), 199–214.

Dorrepaal, E., Thomaes, K., & Draijer, P. J. (2008). *Vroeger en verder: Stabilisatiecursus na een geschiedenis van misbruik of mishandeling: Werkboek*. Amsterdam: Harcourt Assessment.

Dutton, D. G., & Golant, S. K. (2000). *De partnermishandelaar, een psychologisch profiel*. Houten: Bohn Stafleu van Loghum.

Dyer, K. F., Dorahy, M. J., Hamilton, G., Corry, M., Shannon, M., MacSherry, A., et al. (2009). Anger, aggression, and self-harm in PTSD and complex PTSD. *Journal of Clinical Psychology, 65*(10), 1099–1114.

Dykstra, R. E., Schumacher, J. A., Mota, N., & Coffey, S. F. (2015). Examining the role of antisocial personality disorder in intimate partner violence among substance use disorder treatment seekers with clinically significant trauma histories. *Violence Against Women, 21*(8), 958–974.

Ehrensaft, M. K., Cohen, P., Brown, J., Smailes, E., Chen, H., & Johnson, J. G. (2006). Intergenerationele overdracht van partnergeweld: Een prospectief onderzoek van 20 jaar. *Gezinstherapie, 17*, 253–287.

Feeney, N. C., Zoellner, L. A., & Foa, E. B. (2000). Anger, dissociation, and posttraumatic stress among female assault victims. *Journal of Traumatic Stress, 13*, 89–100.

Foa, E. B., Riggs, D. S., Massie, E. D., & Yarczower, M. (1995). The impact of fear activation and anger on the efficacy of exposure treatment for posttraumatic disorder. *Behavior Therapy, 26*, 487–499.

Frijda, N. H. (1986). *The emotions*. Cambridge: Cambridge University Press.

Hackmann, A. (2011). Imagery rescripting in posttraumatic stress disorder. *Cognitive and Behavioral Practice, 18*(4), 424–432.

Hornsveld, R. H., Nijman, H. L., Hollin, C. R., & Kraaimaat, F. W. (2008). Aggression control therapy for violent forensic psychiatric patients: Method and clinical practice. *International Journal of Offender Therapy and Comparative Criminology, 52*(2), 222–233.

Jongedijk, R. A. (2014). *Levensverhalen en psychotrauma. Narratieve exposure therapie in theorie en praktijk*. Amsterdam: Boom.

Kivisto, A. J., Moore, T. M., Elkins, S. R., & Rhatigan, D. L. (2009). The effects of PTSD symptomatology on laboratory-based aggression. *Journal of Traumatic Stress, 22*(4), 344–347.

Korrelboom, C. W., & Ten Broeke, E. (2004). *Geïntegreerde cognitieve gedragstherapie: Handboek voor theorie en praktijk*. Bussum: Coutinho.

Lauterbach, D. (2001). Personality profiles of trauma survivors. *Traumatology, 7*(1), 5.

Lauterbach, D., & Vrana, S. (2001). The relationship among personality variables, exposure to traumatic events, and severity of posttraumatic stress symptoms. *Journal of Traumatic Stress, 14*(1), 29–45.

Linehan, M. M. (1993). *Cognitive-behavioral treatment of borderline personality disorder*. New York: Guilford Press.

Lobbestael, J. (2008). *Lost in fragmentation: Schema modes, childhood trauma, and anger in borderline and antisocial personality disorder*. Maastricht: Universitaire Pers Maastricht.

Lobbestael, J., Arntz, A., Cima, M., & Chakhssi, F. (2009). Effects of induced anger in patients with antisocial personality disorder. *Psychological Medicine, 39*, 557–568.

Martens, W. H. (2005). Multidimensional model of trauma and correlated personality disorder. *Journal of Loss and Trauma, 10*(2), 115–129.

McHugh, T., Forbes, D., Bates, G., Hopwood, M., & Creamer, M. (2012). Anger in PTSD: Is there a need for a concept of PTSD-related posttraumatic anger? *Clinical Psychology Review, 32*, 93–104.

Murphy, C. M., & Eckhardt, C. I. (2005). *Treating the abusive partner, an individualized cognitive-behavioral approach*. New York/London: The Guilford Press.

Murray-Close, D., Holland, A. S., & Roisman, G. I. (2012). Autonomic arousal and relational aggression in heterosexual dating couples. *Personal Relationships, 19*(2), 203-218.

Nicolai, N. J. J. (2008). Overdracht en tegenoverdracht bij vroegkinderlijke traumatisering. *Tijdschrift voor Psychotherapie, 34,* 431-449.

Pennebaker, J. W., & Chung, C. K. (2007). Expressive writing, emotional upheavals, and health. In H. Friedman & R. Silver (Eds.), *Handbook of health psychology* (pp. 263-284). New York: Oxford University Press.

Popma, A., Jansen, L. M., Vermeiren, R., Steiner, H., Raine, A., Van Goozen, S. H., et al. (2006). Hypothalamus pituitary adrenal axis and autonomic activity during stress in delinquent male adolescents and controls. *Psychoneuroendocrinology, 31*(8), 948-957.

Rodenburg, J., Heesink, L., & Drożdek, B. (2016). PTSD, anger, and aggression: Epidemiology, etiology and clinical practice. In: C. R. Martin, V. R. Preedy & V. B. Patel (Eds.), *Comprehensive guide to post-traumatic stress disorders,* (pp. 739-758). Switzerland: Springer International Publishers.

Schnurr, P. P., & Vielhauer, M. J. (2000). Personality as a risk factor for PTSD. In R. Yehuda (Ed.), *Risk factors for posttraumatic stress disorder* (pp. 191-222). Washington, DC: American Psychiatric Press.

Shapiro, F. (2001). *Eye movement desensitization and reprocessing: Basic principles, protocols and procedures.* New York: Guilford Press.

Shea, M. T., Lambert, J., & Reddy, M. K. (2013). A randomized pilot study of anger treatment for Iraq and Afghanistan veterans. *Behaviour Research and Therapy, 51*(10), 607-613.

Sher, L., Siever, L. J., Goodman, M., McNamara, M., Hazlett, E. A., Koenigsberg, H. W., et al. (2015). Gender differences in the clinical characteristics and psychiatric comorbidity in patients with antisocial personality disorder. *Psychiatry Research, 229*(3), 685-689.

Sluyter, F. (2011). Posttraumatische stress stoornissen. *Neuropraxis, 15,* 41-48.

Stöfsel, M., & Mooren, T. (2010). *Complex trauma; diagnostiek en behandeling.* Houten: Bohn Stafleu van Loghum.

Stöfsel, M., & Mooren, T. (2017). *Trauma en persoonlijkheidsproblematiek.* Houten: Bohn Stafleu van Loghum.

Stoppelbein, L., Greening, L., & Fite, P. (2012). The role of cortisol in PTSD among women exposed to a trauma-related stressor. *Journal of Anxiety Disorders, 26*(2), 352-358.

Stuyling de Lange, J. S., Dashorst, P., & Mooren, T. (2009). Trauma en persoonlijkheidsproblematiek. *Tijdschrift voor Psychotherapie, 35*(6), 396-412.

Taft, C. T., Creech, S. K., & Kachadourian, L. (2012). Assessment and treatment of posttraumatic anger and aggression: A review. *Journal of Rehabilitation Research and Development, 49*(5), 777-788.

Taft, C. T., Watkins, L. E., Stafford, J., Street, A. E., & Monson, C. M. (2011). Posttraumatic stress disorder and intimate relationship problems: A meta-analysis. *Journal of Consulting and Clinical Psychology, 79*(1), 22-33.

Ten Broeke, E., & De Jongh, A. (2012). Resource development and installation (RDI). In E. Ten Broeke, A. De Jongh & H. J. Oppenheim (Red.), *Praktijkboek EMDR.* Amsterdam: Pearson.

Ten Broeke, E., De Jongh, A., & Oppenheim, H. J. (2012). *Praktijkboek EMDR.* Amsterdam: Pearson.

Van Dam, A., & Van Tilburg, C. A. (2007). *Groepsgedragstherapie bij agressie, gevalsbeschrijvingen uit de behandelkamer.* Houten: Bohn Stafleu van Loghum.

Van Dam, A., Van Tilburg, C. A., Steenkist, P., & Buisman, M. (2008). *Niet meer door het lint, werkboek.* Houten: Bohn Stafleu van Loghum.

Van Emmerik, C. M., & Van den Bosch, L. M. C. (2010). Het therapeuten consultatieteam bij dialectische gedragstherapie. *Psychopraktijk, 2,* 18-21.

Van Minnen, A., & Arntz, A. (2004). Protocollaire behandeling van patiënten met een posttraumatische stressstoornis: Imaginaire exposure. In G. P. J. Keijsers, A. Van Minnen & C. A. L. Hoogduin (Red.), *Protocollaire behandelingen in de ambulante geestelijke gezondheidszorg ii* (pag. 1-31). Houten: Bohn Stafleu van Loghum.

Van Minnen, A., Harned, M. S., Zoellner, L., & Mills, K. (2012). Examining potential contraindications for prolonged exposure therapy for PTSD. *European Journal of Psychotraumatology, 3,* 18805.

Van Minnen, A., Zoellner, L. A., Harned, M. S., & Mills, K. (2015). Changes in comorbid conditions after prolonged exposure for PTSD: A literature review. *Current Psychiatry Reports, 17*(3), 17.

Van Tilburg, C. A., & Van Dam, A. (2013). Ook al heb ik angst, ik ben voor niemand bang. De behandeling van trauma in het kader van een agressiebehandeling. *Directieve Therapie, 33*(1), 31-50.

Van den Berg, A. (2015). Eerst connectie dan correctie. In: F. Koenraadt, K.'t Lam, L. Eurelings-Bontekoe & M. Lancel (Eds.), *Hechting of hechtenis.* Oisterwijk: Wolf Productions.

Van den Berg, D. P. G., Van der Vleugel, B. M., & Staring, A. B. P. (2010). Trauma, psychose, PTSS en de toepassing van EMDR. *Directieve Therapie, 30*(4), 303-328.

Van der Werf, L. J., Goedhart, A., & Huiberts, S. (1998). *Signaleringsplannen; naar minder agressie en dwang in de psychiatrie*. Lisse: Swets & Zeitlinger.
Veerbeek, H. (2010). *De rol van emdr bij behandeling van ernstig gewelddadig gedrag*. Lezing netwerkavond Vereniging emdr Nederland, 28 september 2010, Utrecht.
Veerbeek, H., & Ten Broeke, E. (2016). EMDR bij Boosheid. In H. J. Oppenheim, H. Hornsveld, E. Ten Broeke & A. De Jongh (Red.), *Praktijkboek EMDR deel II*. Amsterdam: Pearson.
Wilson, H. W., Stover, C. S., & Berkowitz, S. J. (2009). Research review: The relationship between childhood violence exposure and juvenile antisocial behavior: A meta-analytic review. *Journal of Child Psychology and Psychiatry, 50*(7), 769–779.
Winkel, F. W. (2007). *Post traumatic anger: Missing link in the wheel of misfortune*. Inaugural speech Tilburg University. Nijmegen, Netherlands: Wolf Legal.
Young, J. E., Klosko, J. S., & Weishaar, M. E. (2005). *Schemagerichte therapie. Handboek voor therapeuten*. Houten: Bohn Stafleu van Loghum.

Deel III Specifieke behandelmethoden

Hoofdstuk 10 Behandeling van cliënten met een antisociale persoonlijkheidsstoornis met dialectische gedragstherapie – 239
Dr. L.M.C. (Wies) van den Bosch

Hoofdstuk 11 Schemagerichte therapie bij cliënten met antisociaal gedrag en persoonlijkheidsproblematiek; werken met modi – 267
Dr. M.J.N. (Madeleine) Rijckmans

Hoofdstuk 12 Behandeling met psychofarmaca bij cliënten met antisociaal gedrag of een antisociale persoonlijkheidsstoornis – 295
Drs. P.J.S. (Philip) Michielsen

Hoofdstuk 13 Systemische behandeling van geweld in intieme partnerrelaties bij cliënten met antisociaal gedrag en persoonlijkheidsproblematiek – 321
Dr. A. (Arno) van Dam

Hoofdstuk 14 Outreachende en extern structurerende behandeling bij cliënten met antisociaal gedrag – 343
Dr. A. (Arno) van Dam en E.R.C. (Esther) Martens

Behandeling van cliënten met een antisociale persoonlijkheidsstoornis met dialectische gedragstherapie

Dr. L.M.C. (Wies) van den Bosch

10.1　Samenvatting – 240

10.2　Dilemma – 240

10.3　Inleiding – 241

10.4　Theoretische onderbouwing en standaard DGT-programma – 241

10.5　Kenmerkende interventies en strategieën – 243

10.6　DGT–ASPS: aanpassingen voor behandeling van ASPS – 245

10.7　De behandeling – 246

10.8　Conclusie, tips, centrale werkingsmechanismen – 264

　　　Literatuur – 264

© Bohn Stafleu van Loghum is een imprint van Springer Media B.V., onderdeel van Springer Nature 2020
M. J. N. (Madeleine) Rijckmans, A. (Arno) van Dam en L. M. C. (Wies) van den Bosch (Red.), *Praktijkboek antisociaal gedrag en persoonlijkheidsproblematiek*, https://doi.org/10.1007/978-90-368-2295-4_10

10.1 Samenvatting

In de dialectische gedragstherapie (DGT) wordt het probleemgedrag bij de antisociale persoonlijkheidsstoornis (ASPS) gezien als een manier waarop de cliënt emoties reguleert. Probleemgedrag is effectief gedrag op de korte termijn, maar veroorzaakt grote problemen op de lange termijn. In DGT laat de behandelaar de cliënt vanaf de start van het contact ervaren dat hij de keuze heeft tussen doorgaan met problematisch gedrag of ermee stoppen, ook binnen een gedwongen kader. De therapeutische relatie vormt daarbij het houvast voor de cliënt in het proces van veranderen van gedrag. Tegelijkertijd staat de behandelaar voor de taak haar eigen grenzen te bewaken.

Hier beschrijven we de behandeling van ASPS met DGT bij een 32-jarige man. We bespreken de theoretische basis van het DGT-behandelprogramma en de voor DGT specifieke strategieën en interventies. Dan volgen de aanpassingen voor ASPS. Verbatim verslagen, aangevuld met reflecties, laten het beloop van de behandeling zien, waarna een conclusie en enkele aanbevelingen volgen.

10.2 Dilemma

Sjef is een man van 32 die naar de forensische polikliniek is verwezen. Tijdens de detentie is bij hem ASPS vastgesteld. Hij staat op het punt om na een detentieperiode terug te keren in de maatschappij. Omdat het niet de eerste keer is dat hij in detentie terechtgekomen is, door een combinatie van gokken, drugsgebruik en (huiselijke) geweldsdelicten, is hem behandeling opgelegd, dat wil zeggen een verplicht hulpverlenerscontact. En hij ziet de hulpverlening ook als opgelegd. Hij ziet het gedwongen kader waarin hij zit als probleem. In zijn ogen is het allemaal eenvoudig: als hij met rust gelaten wordt, een baan heeft, een goede relatie, een huis en genoeg geld dan is er niets aan de hand. Dat het tot nu toe niet gelukt is, heeft hij volledig uit zijn hoofd verbannen.

Bij de behandeling van Sjef dienen zich twee dilemma's aan. Het eerste dilemma bestaat eruit dat de behandelaar de cliënt moet laten inzien dat zijn probleem niet extern van aard is (detentie en het gedwongen kader), maar dat het zijn problematische gedrag is (gokken, drugsgebruik en agressie) waardoor hij in detentie raakt. Hij zal in problemen blijven zitten (en in detentie) als hij niet leert op een andere wijze zijn werkelijke problemen (omgaan met spanning, relatieproblemen) op te lossen.

Deze cliënt heeft geleerd emoties en spanning op te lossen door ze te vermijden (niet voelen, uit zijn hoofd zetten). In relationeel opzicht betekent het dat hij bij problematische emoties en spanningen eerder contact zal vermijden door met agressie de ander op afstand te houden, of zich uit het contact terug te trekken door niet te komen of zich aan afspraken te onttrekken. Ook als hij de keuze voor behandeling gemaakt heeft, is te verwachten dat zijn ingesleten probleemgedrag nog een langere tijd de kop op zal steken. Het tweede dilemma waarvoor de behandelaar zich gesteld ziet is dan ook: de cliënt ook als het moeilijk wordt te houden aan de afspraak daadwerkelijk te stoppen met het probleemgedrag, met als resultaat oplopende spanningen in het hulpverlenerscontact, of bij oplopende spanning de-escalerend optreden met als gevolg dat gedragsverandering stagneert. Hoe bewaakt de behandelaar haar eigen grenzen en emoties?

10.3 Inleiding

Cliënten met cluster-B-persoonlijkheidsproblematiek en met name de borderline persoonlijkheidsstoornis (BPS) en de antisociale persoonlijkheidsstoornis (ASPS) lijden aan een gebrek in het reguleren van (emoties in) interpersoonlijke relaties of kunnen niet leren van interpersoonlijke relaties (Linehan 2002). De nadruk in behandeling ligt op creëren van een effectieve werkrelatie, want ook relaties met behandelaren worden gekenmerkt door wederzijdse frustraties en manipulaties, geringe therapietrouw en hoge drop-out (en push-out). Drop-out betekent dat de cliënt uit de behandeling stapt; push-out betekent dat de cliënt uit de behandeling stapt omdat de behandelaar erop aanstuurt. Door positieve behandelresultaten in tal van studies wordt BPS tegenwoordig als behandelbaar gezien (zie bijvoorbeeld MDR 2008). De negativistische attitude ten aanzien van de behandeling van BPS, zoals in de jaren negentig bestond, lijkt daardoor veranderd te zijn in een meer realistische (Van den Bosch en Verheul 2007), maar dit geldt (nog) niet voor de behandeling van ASPS.

10.4 Theoretische onderbouwing en standaard DGT-programma

Linehan ontwikkelde de DGT omdat zij als cognitief gedragstherapeut had ervaren dat 'traditionele' cognitieve gedragstherapie (CGT) tot veel drop-out leidt bij chronisch suïcidale borderline-cliënten. De oorzaak kon volgens haar gevonden worden in het feit dat CGT zich richt op verandering van en controle op gedrag, maar het lijden van deze cliënten niet valideert. Dus voegde zij validatie als tegenwicht tegen gedragstherapie toe aan de behandeling. Validatie betekent dat het gedrag (inclusief emoties en gedachten) van de cliënt erkend wordt als iets dat een oorzaak heeft en een functie, als iets dat begrepen kan worden vanuit de leergeschiedenis of de biosociale theorie. Door het gedrag begrijpelijk te maken geeft de behandelaar de cliënt de mogelijkheid het te veranderen. Wanneer een cliënt bijvoorbeeld merkt dat door zichzelf te snijden heftige spanning direct afgebouwd wordt, is het verklaarbaar waarom hij het doet; het werkt (en het is dus niet 'gestoord'). Dat validatie een effectief ingrediënt is binnen DGT is inmiddels aangetoond (Linehan et al. 2002).

Dé kernassumptie van DGT is dat de persoonlijkheidsproblematiek terug te voeren is op een allesoverheersende emotiedisregulatie. Deze disregulatie is het gevolg van enerzijds een tekort in het emotieregulatiesysteem (biologische component) en anderzijds een invaliderende omgeving (sociale component). (Voor een uitgebreide beschrijving van de biosociale theorie, het behandelprogramma en de werkwijze, zie Linehan 1996, 2016; Meijer en Van den Bosch 2011). De basis van de biologische component wordt gevormd door de veronderstelling dat de cliënt onvoldoende in staat is om emotionele prikkels te controleren en emotionele spanning in een vroeg stadium te herkennen (bij zichzelf en bij anderen). De cliënt kan daardoor niet vaststellen waar de situatie om vraagt en het eigen gedrag (en de intensiteit ervan) daarop afstemmen. Vanuit de biosociale theorie van DGT wordt de persoonlijkheidsproblematiek, en vooral het impulsieve, zelfdestructieve, suïcidale en agressieve gedrag, gezien als een manier waarop het individu probeert fysiologische of emotionele spanning te reguleren. Deze vorm van reguleren wordt vaak door de omgeving van de cliënt (familie, behandelaren) als ongewenst, ongepast of pathologisch (invalide) benoemd. De omgeving reageert dan ook vaak bestraffend op het individu voor het uiten van deze emoties. Anderzijds worden extreme emotionele uitingen, zoals (dreigen met) suïcidaliteit, automutilatie, agressie, woede en ander levensbedreigend gedrag juist bekrachtigd met hulp en zorg (al dan niet in een gedwongen kader). De oplossing van het regulatieprobleem wordt gesimplificeerd: 'jij moet het gewoon anders doen'. Het individu internaliseert na verloop van tijd deze boodschap en gaat over tot actieve zelfinvalidatie. Zelfinvalidatie is geïnternaliseerde invalidatie. Het individu ziet falen van zichzelf als gevolg van gebrek aan motivatie, zegt tegen zichzelf dat de oplossing van het probleem eenvoudig is, of houdt zichzelf voor dat alles het gevolg is van 'niet de moeite waard zijn'. Dit draagt op zijn beurt bij aan de emotionele disregulatie omdat het tot verhoging van de spanning in de amygdala leidt (onderdeel van het emotiecentrum van het brein), wat op zijn beurt helder denken en een open blik op gebeurtenissen bemoeilijkt. Leren hoe frustraties getolereerd kunnen worden, vindt niet plaats. Het individu gaat onrealistische doelen stellen, leert niet te vertrouwen op de eigen emoties als adequate reactie op gebeurtenissen en wantrouwt het eigen gevoel en emotionele uitingen. Het resultaat is dat de cliënt na verloop van tijd heen en weer zwalkt tussen extreme remming en onderdrukken van emotionele ervaringen aan de ene kant, en extreme uitingen van emoties aan de andere kant.

Het standaard DGT-behandelprogramma (Linehan 2002) is ambulant van aard en gebaseerd op dit biosociaal model. In dit hoofdstuk gaan we uit van een ambulante forensische setting. Vanzelfsprekend vraagt een intramurale setting, zoals een penitentiaire instelling of tbs-kliniek om aanvullingen in het programma (voor een overzicht zie het ASPS-protocol; Van den Bosch 2007). Een standaard DGT-programma duurt een jaar, maar de lengte van het programma kan variëren (zie Linehan 2016 voor verschillende formats).

Het behandelprogramma is gebaseerd op vijf functies:

Vergroten van het gedragsrepertoire van de cliënt; motiveren van de cliënt tot verandering van gedrag en opheffen van blokkades; generaliseren van behandelwinst; in stand houden van de motivatie van behandelaren en trainers en tenslotte het mogelijk maken van het behandelprogramma middels structureren van de behandelomgeving.

Omdat de problematiek gezien kan worden als een tekort aan (niet-destructieve) vaardigheden, neemt de groepsvaardigheidstraining (2 ½ uur per week) een centrale plaats in in het programma. In de training wordt zowel inzicht gegeven in de theoretische basis van de problematiek en in nieuw gedragsrepertoire op het gebied van cognitie, interpersoonlijk gedrag, emoties en frustratietolerantie. Deze theorie wordt gekoppeld aan huiswerkopdrachten die in de tijd tussen de sessies geoefend moeten worden, en waarvan het resultaat in de training besproken wordt. Van iedere cliënt wordt verwacht dat hij de training tweemaal doorloopt, zodat de vaardigheden ook daadwerkelijk tot het repertoire gaan horen. Omdat het toepassen van nieuwe vaardigheden bij ieder individu vaak belemmerd wordt door blokkades op cognitief of emotioneel gebied als gevolg van de eigen leergeschiedenis, maakt individuele therapie of coaching wekelijks deel uit van het programma. Daarbij staat analyseren van gebeurtenissen en gedrag die de vaardigheden in de weg gestaan hebben centraal, gevolgd door actief oplossen van de gevonden blokkade.

Omdat bij iedereen, hoe vaardig ook, situaties kunnen optreden waarin de emotionele spanning toegang tot het geleerde onmogelijk lijkt te maken, is in DGT zo nodig telefonische coaching door de individuele behandelaar (24/7) toegevoegd als derde onderdeel van het programma. Tenslotte wordt in het programma op systematische basis en bij voorkeur wekelijks een plaats ingeruimd voor het gemotiveerd en kundig houden van de behandelaren en trainers: het consultatieteam. In wekelijkse bijeenkomsten staat de vraag centraal wat de impact is van de problematiek van de cliënt op het handelen van de therapeut. Het kan daarbij gaan over emotionele of cognitieve belemmeringen die binnen de therapeut ontstaan. Het team gaat met de behandelaar na hoe die eventuele blokkades opgeheven kunnen worden, zodat voorkomen wordt dat behandelaren het vaardigheidstekort van de cliënt als een motivatieprobleem interpreteren.

Bij alle onderdelen van het programma wordt gestart met mindfulness- of concentratieoefeningen zodat de behandelaar of trainer en cliënt zich kunnen focussen.

10.5 Kenmerkende interventies en strategieën

Kern van het behandelprogramma is de gecombineerde focus op acceptatie- en validatiestrategieën (validatie, mindfulness) en veranderingsgerichte strategieën (onder andere gedragsanalyse, oplossingsanalyse, exposure, cognitieve herstructurering).

In DGT wordt de problematiek als een vorm van coping gezien, maar de cliënt zelf ziet het vaardigheidstekort eerder als falen van de omgeving of van zichzelf, en dus als niet te veranderen. Logisch gevolg is dat de behandeling pas kan starten als de cliënt zich het DGT-gezichtspunt eigengemaakt heeft. DGT start dan ook altijd, na creëren van contact (relatiestrategieën) met verwerven van commitment (één à twee gesprekken, commitmentstrategieën), waarna een pre-behandelperiode doorlopen wordt waarin de cliënt van alle ins en outs van het programma op de hoogte wordt gesteld, zodat hij op basis van informatie kan instemmen met het programma. Pas dan wordt met de cliënt een contract gesloten en start de behandeling. Ditzelfde uitgangspunt, dat de cliënt zoveel mogelijk op de hoogte moet zijn van de behandeling waardoor hij als 'partner' mede sturing aan de behandeling geeft, is ook terug te zien in de handleiding voor de vaardigheidstraining (Linehan 2016). Deze bevat uitleg over tal van thema's die voor de cliënt van belang kunnen zijn. Zo worden gedragsprincipes en validatie uitgelegd, maar wordt bijvoorbeeld ook verteld wat te doen bij nachtmerries of hoe om te gaan met middelenmisbruik.

Individuele psychotherapie en de groepsvaardigheidstraining worden apart aangeboden en dat is van essentieel belang. De individuele therapie besteedt aandacht aan het proces van verandering en acceptatie dat de cliënt doormaakt, waarin ruimte is voor crisishantering, naast bespreken en analyseren van dagelijkse gebeurtenissen en (probleem)gedragingen. Dit maakt het mogelijk dat de vaardigheidstraining zich kan concentreren op het aanleren van vaardigheden. Het toepassen van de vaardigheden wordt vervolgens voortdurend benadrukt door de individuele behandelaar. Het spreekt voor zich dat het als niet wenselijk gezien wordt als de twee functies, vaardigheidstrainer en individuele therapeut, door dezelfde hulpverlener uitgevoerd worden. Belangrijk gevolg van de koppeling tussen vaardigheidstraining en individuele therapie in het programma is dat cliënten niet met een van beide kunnen stoppen. In DGT wordt ten aanzien van dropout maar één regel gehanteerd: de vier-keer-missenregel. Die houdt in dat wanneer een cliënt vier keer achtereenvolgens de vaardigheidstraining of de individuele therapie gemist heeft, het programma beëindigd wordt. Missen van vier sessies, bij een van beide onderdelen, heeft als gevolg dat de cliënt de aansluiting met het programma kwijt is. Hij kan zich uiteraard opnieuw aanmelden, maar pas wanneer het programma opnieuw start en dat is na afloop van het behandelcontract dat tussen behandelaar en cliënt getekend is. Een ander gevolg is dat bij opnieuw aanmelden ook opnieuw gestart wordt met een commitmentfase. Er kan immers in de tussentijd iets veranderd zijn aan de problematiek en klachten of problemen van de cliënt, of de omstandigheden kunnen veranderd zijn (detentie, opgelegde voorwaarden et cetera).

Een ander belangrijk aspect van DGT is de balans van verschillende communicatiestijlen. Wederkerige communicatie wordt gekenmerkt door warmte, empathie en begrip voor de cliënt. Als tegenwicht wordt de dialectische, uit evenwicht brengende communicatiestijl toegepast, met als uiterste voorbeeld hiervan irreverentie. Irreverentie is een vorm van provocerende communicatie die wordt gebruikt om patroonmatige reacties van de cliënt te doorbreken, maar waarbij het van belang is om haar in balans met wederkerige communicatie plaats te laten vinden. Voorbeeld: cliënten met ASPS hebben vaak een aura van mogelijke agressie om zich heen hangen wanneer een behandelaar emotioneel te dichtbij komt. Begrijpelijk, want over het geheel genomen zorgt dreiging ervoor dat de ander je uit de weg gaat. Behandelaren kunnen dan de neiging hebben eerst over koetjes en kalfjes te beginnen. Een dialectische irreverente interventie vanuit DGT zou kunnen zijn dat de behandelaar bij binnenkomst vraagt of het nodig is nu al het alarm in te drukken vanwege de voelbare spanning. En vervolgens aanvult met de opmerking dat zij wel graag met de cliënt in gesprek wil. Meestal reageert de cliënt door de behandelaar gerust te stellen, waarbij de spanning direct daalt. En vanzelfsprekend werkt het beter als behandelaar en cliënt elkaar al enige tijd kennen.

Een ander belangrijk onderdeel van DGT is de nadruk die in elke setting gelegd wordt op het eigen casemanager zijn van de cliënt (het consultatie-aan-de-cliëntprincipe). De behandelaar grijpt niet in voor de cliënt, maar leert hem zelf effectieve methodes aan te wenden. Dit geldt voor omgaan met medisch personeel, psychiaters, groepsgenoten en bijvoorbeeld groepsleiding of sociotherapie. In plaats van te proberen anderen advies te geven hoe om te gaan met de cliënt, ligt de nadruk op de cliënt helpen effectief om te gaan met anderen, in alle situaties. Voorbeeld: een cliënt moet naar de Raad voor de Kinderbescherming en loopt risico dat zijn kinderen uit huis geplaatst worden. De behandelaar gaat mee, gaat achter de cliënt zitten nadat zij de Raadsmedewerkers verteld heeft aanwezig te zijn als ondersteuning van de cliënt. Wanneer de voorzitter van de Raad aan cliënt vertelt dat zijn middelengebruik en grensoverschrijdende gedrag de Raad heeft doen bedenken of zijn kinderen niet beter af zouden zijn bij pleegouders, ontsteekt cliënt in woede en begint de voorzitter uit te schelden. De behandelaar tikt hem op zijn schouder en vraagt om even te overleggen. Cliënt draait zich om, en de behandelaar vraagt hem of hij denkt dat de voorzitter uitschelden helpt om zichzelf te presenteren als een gezonde volwassene. Cliënt reageert ontkennend, waarop de behandelaar hem voorstelt excuus te maken voor zijn uitval, te vragen of hij opnieuw mag beginnen, en aan de Raad uit te leggen dat voor hem de gedachte zijn kinderen kwijt te raken de hele bodem onder zijn bestaan weghaalt. Cliënt draait zich om en maakt excuus.

Uitzonderingen op dit principe zijn mogelijk als deze niet de mogelijkheden bezit de situatie te veranderen en dat wel van groot belang is (bijvoorbeeld: risico op zelfdoding, dreigende psychotische decompensatie, de rechtbank adviseren) en als het zelfsturend vermogen van de cliënt er niet door geschaad wordt (contact opnemen met woningcorporaties et cetera).

10.6 DGT–ASPS: aanpassingen voor behandeling van ASPS

Wanneer de behandeling van ASPS plaatsvindt binnen de context van een forensische, intramurale setting en binnen een gedwongen kader, is nog meer systematisch aandacht besteden aan de behandelaren aan te raden. Van de behandelaren wordt verwacht dat zij direct een sterke positieve relationele band opbouwen met de cliënt, aangezien bij deze (ernstige) problematiek in (gedwongen) behandelsettings de therapeutische relatie vaak de enige bekrachtiger of motivator is die werkt. Om een dergelijke band op te kunnen bouwen is verandering van de attitude van de behandelaren ten opzichte van de cliënten en hun problematiek noodzakelijk. DGT poogt dit tot stand te brengen door middel van casusconsultatie. Casusconsultatie heeft tot doel steun te geven aan het personeel door middel van analyse van het gedrag van cliënt en behandelaar, de impact van de cliënten op de moraal van het personeel te valideren en manieren te ontwikkelen om effectief om te gaan met problemen die zich voordoen in deze moeilijke omgeving. De relatie tussen de leden van het behandelteam onderling is tevens onderdeel van analyse. Een begripvolle en open, zorgende houding van de leden van het behandelteam ten opzichte van elkaar, in het werk en tijdens diensten, is van cruciaal belang voor het kunnen hanteren van de problematische aspecten van de setting, en als zodanig een kritiek onderdeel van het behandelprogramma (zie Blondelle et al. 2007; Evershed et al. 2003; Nee en Farman 2005; Trupin et al. 2002).

In DGT voor ASPS wordt van hetzelfde biosociaal model uitgegaan als bij BPS. Veel van de DGT-vaardigheden zijn dan ook waardevol voor cliënten uit beide populaties, zoals toepassen van zelfcompassie (Linehan 2016). In beide vormen van problematiek is de hypothese dat het individu last heeft van een onvermogen emotionele spanning te reguleren en te weinig controle heeft over gedrag. Bij BPS wordt het onvermogen pijn en lijden adequaat te uiten als basis van het problematische gedrag gezien. Bij ASPS wordt ervan uitgegaan dat de cliënt in zijn geschiedenis geleerd heeft alle gevoelens die met nabijheid, contact en zorg te maken hebben te wantrouwen en actief op afstand te houden. Relaties lijken daardoor instrumenteel omdat (interpersoonlijke) zorg niet adequaat ervaren en geuit kan worden (McCann et al. 2000).

In DGT-ASPS wordt in de behandeling dan ook specifiek aandacht besteed aan (belangeloos) aangaan en onderhouden van contacten, toelaten en leren hechten aan anderen, en aan ontwikkelen van (zelf)compassie, ingrediënten die noodzakelijk zijn voor adequaat kunnen ontvangen en geven van zorg. Een voorbeeld van een voor DGT-ASPS typerende vaardigheid, gericht op hechting is 'willekeurig vriendelijke handelingen'. Mensen met ASPS hebben vaak geleerd dat zorg tonen een teken van zwakte is, en dat relaties er zijn om je iets op te leveren. Cliënten krijgen vervolgens als huiswerkopdracht iedere dag iets voor iemand anders te doen (bijvoorbeeld de deur openhouden, goedemorgen zeggen) zonder de mogelijkheid te hebben er iets voor terug te krijgen. Daarmee wordt de cliënt geleerd ander dan instrumenteel interpersoonlijk ASPS-gedrag te tonen, maar wordt ook bewustzijn vergroot op dit gebied. Een ASPS-cliënt vertelde in een programma dat hij een aantal uren tot niets gekomen was, omdat hij geen actie kon bedenken waarvoor hij niets terug zou kunnen krijgen. Totdat hij bedacht dat wanneer hij iemand goededag zou wensen en direct door zou lopen, hij de reactie niet zou kunnen zien!

10.7 De behandeling

Het volgende verslag geeft het beloop van het behandeljaar van Sjef, een 32-jarige mannelijke cliënt, weer aan de hand van een verbatim verslag. Geprobeerd is de meest illustratieve sessies weer te geven, met daarin voor DGT kenmerkende interventies en strategieën.

Het eerste dilemma dat wordt besproken bestaat eruit dat de behandelaar de cliënt niet alleen moet laten inzien dat zijn probleem niet extern van aard is (detentie en het gedwongen kader), en dat het zijn problematische gedrag is (gokken, drugsgebruik en agressie) waardoor hij in detentie raakt. Zij moet hem ook tot een keuze brengen: behandeling of niet. Het tweede dilemma waarop wordt ingegaan is gebaseerd op het gegeven dat het probleemgedrag van Sjef al jaren bestaat en dat interpersoonlijk problematisch gedrag (dreigen, weglopen) er onderdeel van is. Hoe kan de behandelaar Sjef, ook als het moeilijk wordt, houden aan de afspraak daadwerkelijk te stoppen met het probleemgedrag, en blijven geloven dat Sjef tot verandering kan komen, en hoe bewaakt de behandelaar ondertussen haar eigen grenzen en emoties?

- **Eerste gesprek: Commitment**

> B: Hoi Sjef, wat kan ik voor je doen?
> C: Ik zou het niet weten. Ik heb geen problemen.
> B: Betekent dat dat je hier onvrijwillig bent?
> C: Ik wil naar een gevangenis waar ik buiten kan werken en de reclassering vindt het noodzakelijk dat ik een tijdje bij de hulpverlening loop.
> B: Dat snap ik, maar wat wil je dan van mij als behandelaar?
> C: Ik zou het niet weten. Ik moet me alleen maar hier melden. Dus als je me een handtekening bezorgt ben ik weg. Dan kun jij iemand helpen die het nodig heeft.

10.7 · De behandeling

B: Wat vervelend voor je. Ik snap dat je een handtekening wilt, maar ik geef geen handtekeningen. Misschien kun je er wel een krijgen van een van de anderen hier.
C: Kan dat? (gretig)
B: Ik weet het niet, maar je kunt het proberen. Je loopt dan wel kans dat ze er geld voor vragen.
C: Hoeveel?
B: Geen idee, maar het zou wel een paar honderd euro kunnen zijn. Per handtekening.
C: Zoveel? Maar dan kan ik net zo goed wel hulp krijgen. Dan houd ik er nog iets aan over.

■ **Reflectie**

Het is duidelijk dat bij deze man niet direct sprake is van motivatie voor behandeling. Maar evenzeer is het helder dat hij het liefst zijn problematiek ontkent. In DGT-termen zou dat aangemerkt worden als het copingmechanisme 'schijnbare competentie' (Meijer en Van den Bosch 2011); de cliënt ontkent de werkelijkheid volledig vanuit de overtuiging dat toch niets zal helpen: als ik maar doe of er niets aan de hand is, is er niets aan de hand. De behandelaar voelt de valkuil die gegraven wordt: cliënt afwijzen op basis van zijn houding en ongemotiveerd verklaren. Wanneer dat zou gebeuren kan de cliënt terecht constateren dat inderdaad niets helpt, of dat niemand hem ziet zitten. In plaats van mee te gaan in de onderliggende boodschap van de cliënt en de strijd met hem aan te gaan door bijvoorbeeld zijn motivatie ter discussie te stellen, reageert de behandelaar letterlijk op de woorden die hij gebruikt en brengt hem daardoor uit evenwicht (dialectische strategie: irreverentie). Daardoor wordt ruimte gecreëerd om tot een meer open gesprek te komen en een relatie op te bouwen.

■ **Vervolg gesprek**

» B: Waarom heb je eigenlijk vastgezeten?
C: Ach het viel wel mee. Een beetje gedoe met gokken. Dat is een beetje uit de hand gelopen. En toen dacht ik dat ik wel zou kunnen verdienen aan wat dealen, en dat liep mis.
B: Hoezo mis?
C: Nou er werd wat gevochten en zo, en toen hebben ze mij gepakt. Maar ik ben niet van plan dat nog eens te laten gebeuren.
B: Niet meer dealen of niet meer gepakt worden?
C: Niet meer gokken. Ik heb nu een vriendin en ik kan bij een baas gaan werken. Die kans wil ik niet meer voorbij laten gaan.
B: En hoe denk je dan met gokken te stoppen?
C: Gewoon door het niet meer te doen.
B: Ik denk zo dat je je dat al vaker voorgenomen hebt. Is dat zo?
C: Ja, maar nu is het menens. Ik stop ermee.
B: Ik geloof je direct. Maar vraag me ook af hoe je dat gaat doen als je buiten bent. Nu heb je nog de bescherming van de gevangenis, maar als je straks buiten bent ... Hoe vaak heb je tot nu toe vastgezeten?

- **Reflectie**

De behandelaar vermoedt dat deze cliënt iemand is die steeds weer begint, maar niet kan doorzetten. Misschien ontbreekt het hem aan vaardigheden, of kan hij de problemen die bij stoppen met gokken en ander impulsief gedrag komen kijken, niet overzien. Het zou ook zo kunnen zijn dat hij last heeft van zelfinvalidatie, in die zin dat hij niet gelooft in zijn eigen mogelijkheden, of een onderliggende depressie, iets wat als comorbide problematiek vaker voorkomt bij ASPS. De behandelaar besluit dan ook door te vragen en te onderzoeken wat onder deze uitspraken verborgen ligt.

- **Vervolg gesprek**

» C: Een paar keer.
B: Een paar keer een paar weken of …
C: Nou ja, alles bij elkaar denk ik een jaar of tien.
B: Je hebt dus een derde van je leven achter tralies doorgebracht. Ik snap dat je vastbesloten bent dat niet meer te laten gebeuren.
C: Precies.
B: Lijkt het je dan niet beter om er ook alles voor in te zetten om dat mogelijk te maken?
C: Wat bedoel je?
B: Ik bedoel ervoor te zorgen dat je niet meer gaat gebruiken, niet meer gaat gokken en daardoor niet meer in geweld terechtkomt. Ervoor zorgen dat je je vriendin houdt, en je baan. Ik denk namelijk dat je je werk snel kwijtraakt als zou blijken dat je weer bent gaan gebruiken.

- **Reflectie**

De behandelaar legt de realiteit op tafel (confrontatie). Het heeft geen zin op een betere toekomst te hopen als er niet daadwerkelijk iets in zijn manier van leven verandert.

- **Vervolg gesprek**

» C: (zwijgt even) Ja dat is zo, maar daar wil ik eigenlijk niet aan denken.
B: Dat snap ik. Jij denkt als ik er maar niet aan denk, dan gebeurt het ook niet. Dat zou ik je gunnen, maar het werkt alleen niet.
C: Maar als ik nou toch gewoon ….
B: Hoe vaak heb je dat al gedacht in al die jaren?
C: Hmm, tja.
B: En heeft het geholpen?
C: Nee, het is eerder slechter geworden.
B: Precies. Dus moeten we er dan iets aan gaan doen of niet?

- **Reflectie**

De behandelaar ervaart dat de twijfel dat behandeling toch niet helpt aan het wankelen is gebracht, en introduceert daarom de term 'we', het aanbod dat hij niet alleen staat (relatiestrategie).

10.7 · De behandeling

- **Vervolg gesprek**

> C: Weet jij dan wat er moet gebeuren?
> B: Ik denk dat je erin getraind moet worden anders met je emoties om te gaan. Zo te horen heb je last van gevoelens waarom je middelen gebruikt. Ben je redelijk impulsief, en wil je problemen het liefst in één klap oplossen, maar leidt dat tot nu toe meestal tot meer problemen dan tot minder.
> C: Ja dat is zo. Het wordt alleen maar erger. Nu zien mensen me ook echt als een crimineel en dat ben ik niet.
> B: Precies. Kun je vertellen wat dat is wat je niet kunt verdragen. Wat is er bijvoorbeeld gebeurd bij deze laatste zaak?

Sjef vertelt dat hij in een relatie verzeild was geraakt waarin hij zich uitsloofde om voor zijn vriendin alles op orde te krijgen: huisje, boompje, beestje zogezegd. Maanden is hij bezig geweest, maar keer op keer raakte hij baantjes kwijt. Zijn schoonfamilie keurde hem zichtbaar af. Ook de buurt waar zij woonden keek op hem neer (door hem niet te groeten, bijvoorbeeld). Zijn vriendin verweet hem niet genoeg aandacht aan haar te besteden, terwijl hij voor zijn gevoel altijd voor haar bezig was. Hij moest zich wat minder opgefokt gedragen, minder opmerkingen maken, niet drinken et cetera. De hoeveelheid ruzies namen toe. Sjef ging na een paar maanden zijn oude maten weer opzoeken, gebruikte weer coke en van het een kwam het ander. De druppel die de emmer deed overlopen was toen zijn auto bekrast was; om af te blazen ging hij de stad in en bij terugkomst, niet voor de eerste keer, werd hij verbaal agressief naar zijn vriendin. Zij zette hem vervolgens het huis uit. En toen was hij alles kwijt. Hij heeft vervolgens zijn gram gehaald door te proberen de deur in te trappen en zijn schoonouders en (inmiddels) ex-vriendin te bedreigen.

Wanneer de behandelaar hem vraagt of er zaken in zijn jeugd gebeurd zijn die hem gevoelig hebben gemaakt voor dit soort situaties, vertelt hij dat zijn vader erg dominant was, een man die volledige gehoorzaamheid eiste. Soms was zijn vader uiterst vriendelijk, bijvoorbeeld door hem mee te nemen naar voetbal, en daar dan ten overstaan van vaders' vrienden zijn trots op zijn zoon uit te spreken. Het probleem was dat dit ook gebeurde als hij bijvoorbeeld vlak voor een toets zat. Dan moest hij mee en haalde vervolgens zijn toets niet.

Maar vader kon ook opeens uit het niets uithalen waarbij hij dan in elkaar geramd werd en voor schut werd gezet voor de buurt. Sjef vertelt dat zijn moeder het niet eens was met zijn vader, maar niets durfde te zeggen. Zij stopte hem wel geld toe, maar toen het op zijn zestiende weer eens mis was thuis en zijn vader hem naar buiten gooide, heeft zij niet ingegrepen. Hij heeft vervolgens zijn school niet afgemaakt.

In een schema weergegeven:
De behandelaar tekent samen met Sjef in dit eerste gesprek deze cirkel op het bord (◻fig. 10.1). Startend met de vraag 'waar heb je last van?' brengen ze zijn problemen in kaart, kijken ze naar wat deze spanning en hopeloosheid ooit misschien tot stand gebracht heeft (emotionele kwetsbaarheid), en bekijken ze samen welke van de

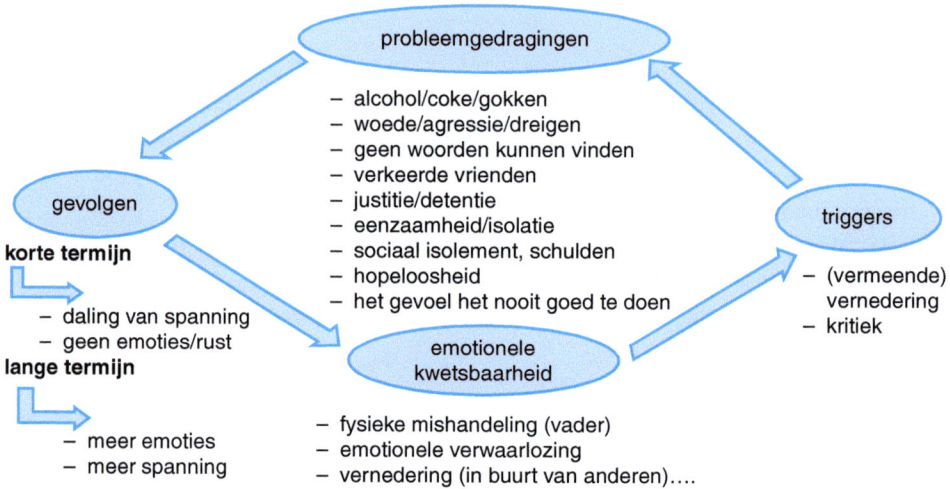

☐ **Figuur 10.1** DGT-casusconceptualisatie

probleemgedragingen het snelst opluchting geeft. Duidelijk komt naar voren dat middelengebruik het meest helpt. Wanneer hij gebruikt, verdwijnen de vervelende gevoelens van nergens toe in staat zijn.

- **Vervolg gesprek**

» B: En wat denk je ervan als je het allemaal zo op het bord ziet staan? Het lijkt wel een cirkel die zichzelf in stand houdt. Door je gedrag ontlaad je je spanning, en dat verhoogt dan weer je kwetsbaarheid. En dat zorgt weer voor hogere gevoeligheid voor bijvoorbeeld kritiek, wat weer leidt tot spanning, enzovoorts. Het is duidelijk dat alcohol en drugs, maar ook gokken je helpen. Je kunt er alles door vergeten en even rust vinden. Maar het werkt maar korte tijd. Op de lange termijn blijf je alleen achter, en waarschijnlijk ook achter de tralies. Vraag is wat je gaat doen. Je kunt besluiten zo door te gaan en hopen dat je zorgen overgaan. Maar ik denk niet dat de kans daarop erg groot is. Je kunt ook besluiten het anders aan te gaan pakken, maar dan moet je die gevoelens aangaan en stoppen met gebruik. Op dit moment. Er is geen garantie dat het dan beter wordt, maar ik denk dat de kans wel groter is. Maar het is jouw leven, dus zeg het maar.
C: Dat is toch geen keuze. Hoe kan ik nou zeggen dat ik ermee door wil gaan. Ik wil niet weer achter de tralies.
B: Dan moet je in behandeling gaan.
C: Dat snap ik ook wel. Mijn vriendin heeft ook al gezegd dat ze wil dat ik stop met gebruiken. Ik weet alleen niet hoe ik dat moet doen. Tot nu toe heeft niets erg lang gewerkt.
B: Nu is alleen maar de vraag wat je besluit. Ga je behandeling aan? Dat zal denk ik heel wat van je vragen. In ieder geval meer dan een handtekening halen. En ik denk dat de behandeling langer duurt dan de periode die de reclassering je opgelegd heeft. Zeker een jaar. Ga je ervoor of niet?

10.7 · De behandeling

C: Moet ik me dan voor de hele periode vastleggen? En hoe weet ik dan dat het werkt?
B: Dat weet ik niet. Wat ik weet is dat het niet helpt zo door te gaan. Maar zoals gezegd, het is jouw leven.
C: Nou OK, doe maar dan.
B: Ik denk dat je erover na moet denken. Als je zo ja zegt, geloof ik dat je iedere achterdeur openhoudt die er is. Dus stopt zodra het reclasseringstoezicht ophoudt, of wanneer je buiten bent.
C: (beetje bozig) Als ik zeg dat ik ervoor ga dan doe ik dat ook.
B: Dus dan zeg je dat je vanaf nu niet meer drinkt, geen coke meer gebruikt, maar ook niet meer gokt?
C: Wat blijft er dan over? Hoe moet ik dan met mijn spanning omgaan?
B: Daar kunnen we het over hebben als je een besluit genomen hebt. Ga je vanaf nu stoppen?
C: Weet je dat ik dat nauwelijks durf te zeggen?
B: Voor hoelang zou je het af kunnen spreken? Twee weken?
C: Eerder vijf dagen.
B: Wanneer gebruik je meestal? Als je thuis bent na je werk? Hoe vaak ben je thuis?
C: Drie dagen door de week.
B: Even kijken, het is nu dinsdag. Welke dagen deze week ben je thuis en zou je anders gaan gebruiken?
C: Donderdag en vrijdag.
B: Kunnen we dan afspreken dat we volgende week maandag contact hebben en dat je tot dat moment niet gebruikt?
C: (gespannen) En dan moet ik weer hier komen?
B: Lijkt me een goed plan. Dinsdag 10.00 uur. Dus wat ga je doen?
C: OK, we gaan ervoor. Ik heb er nou al spijt van.
B: Dan moeten we nu kijken hoe je het vol kunt houden, wat je gaat doen als je last van spanning krijgt. Wat heb je eigenlijk tot nu toe in dit gesprek gedaan? Je zit hier al dertig minuten en ik denk dat je al wel gedacht hebt aan gebruik. Al was het maar omdat we het erover gehad hebben. Hoe heb je dat onderdrukt?
C: Door te denken aan straks.
B: Goed dat je dat zegt. Wat heb je waar liggen en hoe zorg je ervoor dat het weg is als jij in de buurt komt? (Sjef vertelt waar hij zijn coke thuis opgeborgen heeft. Verder heeft hij geen drugs in huis. Contacten met gokkers zal hij uit de weg gaan, en alcohol moet uit huis, wat een afspraak met zijn vriendin noodzakelijk maakt).

■ Reflectie

In de voorgaande dialoog heeft de behandelaar commitmentstrategieën uit DGT toegepast. De voor- en nadelen van doorgaan met probleemgedrag zijn met de cliënt samen in kaart gebracht. Op niet-oordelende wijze liet de behandelaar Sjef zien dat hij een keuze heeft, en wat de gevolgen zijn. Op het moment dat de cliënt wilde vermijden, bracht de behandelaar hem uit evenwicht door hem te confronteren met deze vermijding. Uiteindelijk leidde de behandelaar, toen het erop leek dat hij tot een besluit ging komen, de cliënt stap voor stap naar een afspraak om direct te stoppen

KALM vaardigheden
- **K**oud water gebruiken
- **A**dem langzamer
- **L**oslaten van spieren
- **M**eer intensief bewegen

Figuur 10.2 KALM vaardigheden (© Linehan 2016)

met gebruik. Opmerkelijk daarbij is natuurlijk dat cliënt toegeeft nu wel te gebruiken, iets wat in de ogen van de behandelaar volstrekt logisch is. Het is immers de copingstrategie van de cliënt. Door vervolgens een nieuw contactmoment te plannen wordt de werkrelatie gevestigd. En door aandacht te besteden aan de vraag 'hoe?', wordt cliënt gevalideerd voor de moeilijke taak waar hij toe besloten heeft.

- **Vervolg gesprek**

In het vervolg van dit gesprek doen de behandelaar en cliënt samen een aantal mindfulness-oefeningen, gericht op het kunnen verdragen van spanning. De behandelaar geeft hem een papier mee (fig. 10.2) waarop de KALM-vaardigheden staan (zie Linehan 2016), vaardigheden die zijn hartslag en bloeddruk naar beneden kunnen brengen. Zo leert zij hem gecontroleerd te ademen en laat zij hem ter plekke zijn polsen onder stromend koud water houden, zodat hij het kalmerende effect ervan ervaart.

Maar het meest van belang is dat de behandelaar aandacht besteedt aan de aanpak van de zelfinvalidatie, hopeloosheid en eenzaamheid. De behandelaar en cliënt gaan na van wie hij hulp kan krijgen buiten, zodat hij er niet alleen voor staat.

- **Vervolg gesprek**

» B: Wat echt helpt bij een opdracht die zo moeilijk is, is hulp krijgen van andere mensen. En ik denk dat dat moeilijk voor je is.
C: Ik vraag niet om hulp.
B: Ja dat weet ik nu wel. Maar ik weet ook dat je het alleen tot nu toe niet gered hebt. Dus naar wie kun je toe om duidelijk te maken wat je besloten hebt?
C: Er is niemand in mij geïnteresseerd. En mijn vriendin wil niets van het gebruik weten. Eigenlijk wil de hele klerezooi niets met me. Nu niet en nooit niet.
B: Wil je ophouden met vloeken tijdens onze sessie, ik heb er namelijk last van en het maakt het moeilijk voor mij me te concentreren op de zaken die er werkelijk toe doen.

- **Reflectie**

Het is duidelijk dat cliënt zich begint op te winden. Mogelijk dat cliënt in een negatieve emotionele spiraal van hopeloosheid aan het raken is, die uiteindelijk tot afhaken zal leiden. Het heeft dan immers allemaal geen zin meer. De behandelaar besluit deze escalatie een halt toe te roepen door een grens te stellen, zodat hij ervaart dat hij niet alleen staat en tegelijkertijd de negatieve spiraal gestopt wordt.

10.7 · De behandeling

- **Vervolg gesprek**

> C: (zwijgt)
> B: Dat is anders dan je me verteld hebt. En ik kan me herinneren dat je zei dat je baas je ook wil helpen. Dus hoe kun je dat doen?
> C: Ik zou hem om een gesprek kunnen vragen. Van de week.
> B: Ik denk dat hoe eerder je met hem praat, en met haar, hoe minder je alleen staat. En hoe minder groot het risico is. Dus wat kun je nu doen?
> C: Nu?
> B: Smeed het ijzer en zo.
> C: Dan ga ik haar nu bellen? Maar wat als ze er niet is?
> B: Dan moeten we een plan B bedenken. Maar eerst maar proberen. Wat ga je tegen haar zeggen? En hoe krijg je je baas zover dat je vandaag nog een gesprek krijgt?

Cliënt belt zijn vriendin en vertelt haar wat hij van plan is te gaan doen. Als hij wil ophangen zegt de behandelaar: 'Heb je haar nu om hulp gevraagd?', en de cliënt doet dat alsnog. Daarna volgt de baas met wie hij een afspraak maakt voor die middag. Nadat de behandelaar en de cliënt nog doorgenomen hebben of alles helder is, nemen zij afscheid.

- **Reflectie**

Nu cliënt bereid is de stap te maken is het van belang hem de middelen aan te reiken waarmee dat mogelijk wordt. Maar ook in het bekijken van wat noodzakelijk is, gaat de behandelaar tot confrontatie met de werkelijkheid over als het nodig is (zoals wanneer hij zegt dat hij niet om hulp vraagt). De behandelaar gaat van de hypothese uit dat deze man geleerd heeft alles wat met zorg verkrijgen te maken heeft, te wantrouwen. Maar in dit gesprek zorgt de behandelaar er ook voor dat cliënt buiten de therapeutische setting zijn nieuwe gedrag kan laten zien, en dat hij ervoor beloond wordt (contingentiemanagement). Door hem te stimuleren direct met zijn vriendin (en baas) te bellen, neemt de cliënt zelf de noodzakelijke stap (consultatie-aan-de-cliëntprincipe).

- **Gesprek 2, een week later**

> B: Ha Sjef, hoe is het gegaan? Wat fijn dat je er bent.
> C: Het is niet gelukt. Dit heeft helemaal geen zin. Ik heb toch gedronken. Ik wist het wel.
> B: Heb je ook coke gebruikt? Wanneer heb je gedronken?
> C: Nee geen coke. Zondagavond had een van de jongens …
> B: Zeg je nu dat je het van dinsdag tot zondagavond volgehouden hebt?
> C: Ja maar, het is toch niet helemaal …
> B: Zo kun je het zien ja, maar ik denk dat wat er gebeurd is, is dat je een besluit genomen hebt en dat je dat bijna de hele tijd wel volgehouden hebt. Ondanks het feit dat gebruik je echt helpt als je last van spanning hebt. Wat is er eigenlijk zondagavond gebeurd?

De behandelaar en cliënt brengen in kaart wat er precies gebeurd is. En wat blijkt: vrijdag bij terugkomst in de gevangenis was hij trots. Dat heeft hij aan zijn medegedetineerden verteld die hem vervolgens zijn gaan uitdagen. Uiteindelijk ontstond er ruzie en werd hij zo gespannen dat hij erop wilde slaan. Iemand bood hem op dat moment een borrel aan en hij accepteerde. Daarna kwam de gedachte: zie je wel! Ik kan het niet.

Door deze analyse te maken wordt het de cliënt duidelijk dat hij wel wat gepresteerd heeft. Zijn neiging zichzelf door een negatieve bril te bekijken wordt gecorrigeerd door de feiten na te gaan. Hij heeft zich tot zondagavond aan zijn afspraak gehouden ondanks de moeite die het hem kostte.

- Vervolg gesprek

» B: Dus toch begrijpelijk hè? Ik denk dat je laat zien aan jezelf dat je echt gekozen hebt. Dus gaan we door?
C: OK.

Behandelaar en cliënt gaan nu op weg om zijn doelen meer gedetailleerd in kaart te brengen. Dit zal later resulteren in een dagboekkaart waarop hij gaat monitoren welk probleemgedrag hij heeft gehad en welke vaardigheden hij heeft toegepast. De behandelaar legt hem ook het programma uit, vertelt over de vaardigheidstraining waar hij aan gaat deelnemen in een groep, waarvoor hij huiswerk zal moeten maken. En de behandelaar vertelt over twee belangrijke zaken:
a. het consultatie-aan-de-cliëntprincipe: dat de behandelaar niet over hem, noch voor hem zal praten (Meijer en Van den Bosch 2011);
b. de telefonische consultatie; vooral dit laatste betekent dat hij indien nodig de behandelaar moet bellen om hulp (Van den Bosch 2009). En juist omdat dat zo'n precair punt is, spreken zij af dat ze gaan oefenen. Hij moet in de eerste twee weken de behandelaar drie keer per week bellen, waarvan een keer in de avond en in het weekend.

Na vijf gesprekken tekenen de behandelaar en de cliënt een contract dat beschrijft hoe het programma in elkaar zit, en zo opgesteld is dat hij het aan alle mensen in zijn omgeving (waaronder de reclassering) kan laten lezen. Bij het tekenen heeft hij zijn vriendin meegebracht die dus getuige is van zijn wil om te veranderen. De week erna maakt hij kennis met de vaardigheidstrainers en start de vaardigheidstraining.

- Reflectie

In een tijdsbestek van zes weken zijn de behandelaar en de cliënt erin geslaagd een werkrelatie op te bouwen. De middelen die de behandelaar daarbij toepaste, zijn gebaseerd op de basisstrategieën van DGT: validatie (met name de cliënt laten zien dat zijn probleemgedrag logisch is en te verklaren vanuit zijn leergeschiedenis en spanningsopbouw, (zie Van den Bosch 2007) en gedragstherapie (met name bekrachtiging van doelrelevant gedrag en realiseren van snelle successen, zoals zijn spanning direct verlagen door koud water te gebruiken wanneer de spanning hoog oploopt). Maar ook het aanbieden van hulp indien nodig tussen de sessies door, in combinatie met begrenzen van zijn gedrag, iets wat onder relatiestrategieën kan worden geschaard, heeft bijgedragen aan het resultaat. Ten slotte zijn het de door de behandelaar toegepaste commitmentstrategieën die eraan bijgedragen hebben dat de cliënt zich bewust geworden is van het gegeven dat hij een keuze heeft. Maar behaalde resultaten geven geen garantie voor de toekomst. Dus werken aan de relatie, aan zijn motivatie tot verandering en aan acceptatie van zichzelf is een issue voor de komende maanden. De behandelaar gaat ervan uit dat terugval zal optreden en mogelijk tot wanhoop bij cliënt en de overweging te stoppen met het programma zal leiden.

Tussen sessie 13 en 17 is er tweemaal contact tussen de behandelaar en cliënt wegens dreigende uitval. De eerste keer heeft cliënt telefonisch gemeld dat deze groep niets voor hem is. Nadat de behandelaar hem ertoe bewogen heeft wel op de individuele afspraak te komen, heeft zij hem eraan herinnerd dat als hij niet naar de vaardigheidstraining gaat ook de individuele therapie stopt. Dit heeft de cliënt ertoe gebracht toch maar te gaan. Uiteindelijk bleek dat een kritische opmerking van de vaardigheidstrainer omdat hij geen huiswerk had gemaakt hem zo gekrenkt had, dat hij niet meer wilde. De tweede keer belde hij omdat hij op het punt stond het bijltje erbij neer te gooien.

Telefonische consultatie week 17

Avond, half elf.

» C: Ik wou alleen maar zeggen dat ik ermee ophoud. Dit werkt niet bij mij.
B: En zo wilde je afscheid nemen van mij? Nadat we al vier maanden samenwerken?
C: Nee dat is ook zo. Het is niet jouw schuld. Ik geloof er niet meer in.
B: Dan is er iets gebeurd waardoor je je geloof verloren denkt te hebben. En ik wil heel graag met je verder. Wanneer kunnen we elkaar spreken? Kun je morgenvroeg om tien uur?
C: Dat is een beetje moeilijk.
B: OK, wanneer dan? En trouwens, heb je gebruikt?
C: Nee ik heb nog niet gebruikt, maar …
B: Wat ontzettend goed van je dat je me belt dan!! Hoor ik hier een vraag om hulp? Hoe laat kun je morgen?
C: Half één?
B: Prima, zie ik je dan. Afspraak?
C: OK.

Reflectie

Het is voor de behandelaar duidelijk dat dit telefoontje een manier is voor de cliënt om van de spanning af te komen (mogelijk ten gevolge van toegenomen craving): dan maar helemaal niet meer. De behandelaar kiest ervoor om de cliënt uit de gedachtereeks die richting gebruik zal leiden (dit wordt niets, waarom zou ik dan niet …) te halen door de focus op het verbreken van de relatie te leggen en duidelijk te maken dat zij gelooft dat cliënt echt gecommitteerd is. Eigenlijk reageert de behandelaar alsof deze opmerking van willen stoppen een heel gewone reactie is, die vooral om vertrouwen en analyse vraagt. Door tijd in te ruimen voor de cliënt geeft de behandelaar bovendien aan de relatie wel op prijs te stellen en dus niet in te gaan op de impliciete vraag van de cliënt om hem af te wijzen.

- Sessie 20

De behandelaar en de cliënt zijn inmiddels al geruime tijd samen aan het werk. Sjef bevindt zich bij de vaardigheidstraining net aan het begin van de derde module: emotieregulatie. Dit is een module die vaak spanning teweegbrengt, omdat het over emoties gaat. Tot nu toe is het allemaal eigenlijk verrassend goed gegaan. De cliënt heeft nauwelijks meer geblowd, niet meer gedronken en ruzies met zijn vriendin komen ook maar weinig voor. Inmiddels is hij sinds twee weken uit detentie ontslagen en werkt hij.

> B: Ha Sjef. Goed je te zien. Laten we starten met een mindfulness-oefening.
> C: (nors) Nou dat denk ik niet.
> B: Dat verbaast me. Je weet dat we er altijd mee beginnen. Maar als jij niet mee wil doen prima. Ik heb het wel nodig. Wat ik ga doen is me concentreren op geluid om mij heen, gedurende vijf minuten. Kijk maar wat jij gaat doen.

- Reflectie

Het is duidelijk dat de cliënt hier de behandelaar uitdaagt om af te wijken van de structuur. De behandelaar heeft als hypothese dat het erop gericht is om spanning af te laten vloeien middels een conflict. Niet alleen wil de behandelaar daar niet aan meewerken (het is immers een ineffectieve wijze van ontladen), juist deze uitdaging maakt het noodzakelijk even een pas op de plaats te maken en zonder oordeel de situatie weer onder ogen te zien. Om een spontane reactie op (non)verbale signalen van de cliënt zoveel mogelijk uit te sluiten sluit de behandelaar de ogen tijdens de oefening, na een timer gezet te hebben.

- Vervolg gesprek

> De bel gaat, vijf minuten zijn voorbij.
> B: En wil je iets over de oefening zeggen?
> C: Ik had toch gezegd dat ik niet mee zou doen.
> B: Fijn dat je mij wel de ruimte gegeven hebt.
> C: (mompelt wat …)
> B: Ik kan niet verstaan wat je zegt, maar iets zegt me dat je ergens de pest over in hebt, dat dingen niet lopen zoals je zou willen. Daar moeten we bij stilstaan denk ik. Maar mag ik eerst je dagboekkaart?
> (Cliënt overhandigt de kaart en de behandelaar ziet in een oogopslag dat het weekend een drama geweest is: drank, coke, ruzie, agressie en wanhoop).
> B: Je hebt een zwaar weekend gehad zie ik. Wat was de zwaarste dag?

10.7 · De behandeling

C: Zwaar? Het was klote. Alles is misgegaan. Ik ben de deur uitgezet, en dat alleen maar omdat ik een snuifje genomen heb. Ze stikt er maar in.
B: Alles is misgegaan? Ik zie dat je ook gedronken hebt en coke hebt gebruikt. Heftig. Wat voor agressie heeft plaatsgevonden?

- **Reflectie**

Bij het bespreken van de dagboekkaart start de behandelaar altijd met het meest destructieve gedrag, omdat dat het gedrag is dat het meest bijdraagt aan het in stand houden van de problematiek en meestal ook voor de cliënt het moeilijkst te bespreken is. Uitstellen van de bespreking zorgt vooral voor een toename van spanning.

En dat is in dit geval agressie. Verondersteld kan worden dat het gebruik van middelen in de keten een plek heeft, maar geweld doet hem werkelijk de das om (gerelateerd aan detentie). De eerste taak van de behandelaar is in detail bespreken wat er gebeurd is (waarschijnlijk datgene waar hij zich het meest over schaamt), zodat daarna de hele spanningsopbouw die aan de escalatie voorafgegaan is in kaart gebracht kan worden.

- **Vervolg gesprek**

» C: Nou dat viel wel mee. Ik heb haar een duwtje gegeven. Om daar nou zo'n circus over ...
B: Wat bedoel je met een duwtje?
C: Ik heb haar van me afgeduwd, nou ja misschien ook wel wat hardhandig. Maar ik kon er niet meer tegen. Dat gezeik aan mijn hoofd.
B: Je hebt haar misschien wat hardhandig van je afgeduwd. Hoe laat was dat?
C: Weet ik niet meer. .... Rond tien uur denk ik.
B: En wat heb je precies gedaan? Kun je vertellen waar je was?
C: Moet dat?
B: Als ik wil kunnen begrijpen wat er gebeurd is wel. En we zijn het er toch over eens dat je dit niet meer wilt?
C: Ik zat in de huiskamer en toen begon ze te zeiken ...
B: Je zat in de huiskamer. Waar was je geweest?
C: Ik had die middag met wat vrienden voetbal gekeken. En, nou ja, toen is het wat uitgelopen.
B: Wees eens wat helderder. Wat betekent uitgelopen?
C: Ze zaten daar aan de drank, en toen dacht ik: ik sta al zolang droog, eentje moet toch kunnen. Ik was het zat om de hele tijd spelbreker te zijn.
B: Je wilde erbij horen? En toen dacht je vooruit ... Heb je geen moment getwijfeld?
C: Ja wel, maar ik dacht ik ga jou toch niet op zondagmiddag bellen. Bovendien wist ik wat je zou zeggen, en ik ...
B: Dat ik zou zeggen: niet doen?
C: Precies. Dus toen na het tweede pilsje dacht ik dat het toch niet meer uitmaakte.
B: Je dacht als ik nu over de drempel ben dan maar helemaal.
C: Ja. Nou en toen zijn we de stad ingegaan. En doorgegaan, en toen had iemand coke ...
B: Dat lijkt me ook moeilijk om dan te stoppen. You only live once, toch?

C: Precies. Maar ja. Tegen tienen ging iedereen naar huis, werken de volgende dag, weet je. En ik dus ook. Maar dat was geen succes.
B: Wist je vriendin dat je uit was? Had je iets laten horen?
C: Na vijven niet meer. Dus ze was laaiend.
B: Dat je gebleven bent! Ik kan me voorstellen dat je de neiging had weer weg te gaan.
C: Dat was ook zo, maar ik dacht ook dan hoef ik nooit meer terug te komen.
B: Was je lam?
C: Nee niet, maar wel behoorlijk op weg …
B: En toen, wat gebeurde er toen?
C: Ik heb haar eerst gezegd dat het me speet en zo, maar ze wilde het niet horen. En ze bleef maar zeggen dat ik mijn woord gebroken had, dat ze nu niet meer wist wat ze aan me had. En toen werd ik zo boos …
B: Dat je haar een duw gegeven hebt.
C: Ja, en toen was het natuurlijk helemaal raak. Ze zei dat ik weg moest.
B: En heb je dat gedaan?
C: Weinig keus.
B: Waar ben je eigenlijk naartoe gegaan? En hoe is het nou?
C: Naar mijn moeder. Ik heb haar wel al wat appjes gestuurd, en gebeld. Maar ze wil me nog niet terug. En ik ga niet nog meer op mijn knieën.
B: Vind je dat je op je knieën bent gegaan? Wat heb je tegen haar gezegd?
C: Dat ik het niet meer wou doen, dat ik terug wil. Dat het toch niet zo erg is als je een keer …
B: Dus je hebt jezelf verdedigd. Goed zo. Maar heb je ook bekeken wat het voor haar betekent, hoe zij zich gevoeld heeft? Thuis zittend, niet wetend waar je was, en je dan lam thuiskrijgen?
C: Ik was niet lam.
B: Nee, maar wel ver heen. En het lijkt mij nodig dat je haar kant ook snapt. Wat ga je daaraan doen?
C: Geen idee.
B: Misschien moet je haar nu nog even met rust laten en vragen of ze jou, als zij eraan toe is, wil vertellen wat het met haar gedaan heeft.
C: Dat wil ik wel, maar ik heb daar geen woorden voor. Wil je me helpen?
B: Natuurlijk. Maar dan moet jij een gesprek plannen. Wanneer kunnen we dat doen?
C: Volgende week tijdens onze afspraak?
B: Prima. Maar dan laat je haar tot dat moment met rust! Laten we nu weer teruggaan naar je kaart. Ik zie dat je je nogal wanhopig hebt gevoeld. Heb je aan zelfmoord gedacht?

- **Reflectie**

De behandelaar heeft het probleemgedrag op niet-oordelende, maar ook confronterende wijze geanalyseerd. Gedragsanalyse richt zich op het gedrag, de uitlokker of stimulus van het gedrag en de consequenties van het gedrag. De nadruk ligt op analyse van de gedragspatronen, identificatie van overeenkomstige schakels in de gedragspatronen, vervanging van onbekwame, ineffectieve gedragingen door adaptieve en bekwame reacties. Confrontatietechnieken kunnen zeer effectief zijn bij het aanpakken van niet-realistische emoties (schaamte, schuldgevoelens, gevoel van kwetsbaarheid – maar zich groot moeten houden –, en belemmerende cognities als obsessieve gedachten). Het idee is om door tegengestelde actie de emotie (en cognitie) om te buigen in de gewenste richting. Bijvoorbeeld: als de aan te pakken emotie angst is dat zij hem zal verlaten, doet cliënt datgene waar hij bang voor is, totdat de angst verminderd of weg is.

De keten of spanningsopbouw is in kaart gebracht en samen met cliënt is bekeken waar hij had kunnen ingrijpen en wat hem belemmerd heeft. Het probleem van het ontbreken van empathie (haar gevoel zien) is op tafel. Samen zijn ze tot een oplossing gekomen en hebben ze daarover een afspraak gemaakt.

In het vervolg van het gesprek analyseren behandelaar en cliënt de behoefte aan middelengebruik, de eenzaamheid die hij ervaart omdat hij 'er niet bij hoort', en het gegeven dat hij de veilige en gestructureerde omgeving van de gevangenis kwijt is. Daar komt bij dat de wittebroodsweken van vrij zijn voorbij zijn, en dat het leven toch wel saai is. Behandelaar en cliënt besluiten het belcontact te intensiveren, maar gaan ook op zoek naar manieren waarop hij zijn energie kwijt kan. Hij besluit naar een sportschool te gaan.

▪ Sessie 21

Het gesprek met zijn vriendin vindt de week erop plaats, waarbij de behandelaar de cliënt coacht in het verwoorden van zijn problemen. DGT wijkt in dat opzicht niet af van een gewone systeemaanpak, met uitzondering dan van het gegeven dat de behandelaar alleen de cliënt coacht.

In de eropvolgende weken slaagt hij erin niet te gebruiken. De behandelaar richt de aandacht van cliënt op het vergroten van zijn vermogen binding aan te gaan. Het is van belang dat hij zich bewust wordt van het effect van zijn handelen op anderen, in dit geval zijn vriendin. Om hem vaardiger te maken op dit gebied krijgt hij van de behandelaar huiswerk mee dat gericht is op minimaal driemaal per dag iets vriendelijks te doen voor anderen, zonder dat het hem profijt oplevert. Voorbeelden zijn iemand vriendelijk goedemorgen wensen, de deur voor iemand openhouden, bloemen kopen en die op straat aan een vreemde geven et cetera. Doel is hem bewust te maken van wat dit gedrag in hemzelf teweegbrengt. Zo kan meer wederkerigheid ontstaan in relaties met anderen, en mogelijk compassie.

In aansluiting op het programma neemt cliënt deel aan een netwerktraining. Zijn moeder, zijn vriendin en hij nemen samen deel aan de vaardigheidstraining, waarin naast psycho-educatie ook tijd besteed wordt aan samen huiswerk maken en oefenen in het toepassen van vaardigheden.

▪ Sessie 28

In sessie 28 vindt een evaluatiebijeenkomst plaats. In aanwezigheid van zijn vriendin en zijn moeder bespreekt de cliënt de stand van zaken met de leden van het DGT-team, waarbij zijn behandelaar opnieuw optreedt als coach. Iedereen is het erover eens dat hij niet alleen zijn best doet, maar ook werkelijk ander gedrag laat zien. Maar zij vinden ook dat zij anders naar hem kijken. Minder kritisch misschien.

- **Sessie 42**

Behandelaar en cliënt zijn nu al bijna tien maanden aan het werk. De vaardigheidstraining, die hij nu voor de tweede keer doorloopt, duurt nog maar drie maanden en dat betekent dat het einde van de therapie ook voor de behandelaar en de cliënt in zicht komt.

> B: Er is iets wat ik met je moet bespreken. En wat ik ook echt wil doen omdat ik het anders vermijd.
> C: (terughoudend) Wat?
> B: Over drie maanden stopt onze samenwerking want dan stopt het programma. Ik heb het eens geteld en de vaardigheidstraining duurt nog maar drie maanden. Dus we moeten het erover gaan hebben wat je daarna nog wilt of nodig hebt.
> C: Wil je me kwijt?
> B: Zeker niet, maar ik wil me wel aan het programma houden en aan ons contract. En dat betekent dat wij na een jaar therapie stoppen.
> C: En hoezo moet ik dan iets bedenken?
> B: Het gaat om jouw leven en nu hebben we nog de tijd ernaar te kijken. Ik wil hoe dan ook voorkomen dat het opeens zo is dat we stoppen.
> C: Dan kan ik net zo goed nu stoppen.
> B: Dat snap ik want volgens mij zijn wij allebei niet goed in afscheid nemen. Dan kunnen we het beter ruim van tevoren bespreken.
> C: Hmmmm.
> B: Laten we het in ieder geval op de agenda zetten voor onze volgende sessies. Mag ik je dagboekkaart?

- **Reflectie**

Het is mogelijk dat het probleemgedrag van cliënt een teken is van hechtingsproblemen en van verlatingsangst. Een van de aanwijzingen is zijn reactie waarin hij, in plaats van toe te laten dat afscheid misschien lastig zal zijn, zegt liever direct te willen stoppen. Om deze problematiek op tafel te brengen en samen te kunnen aanpakken, kondigt de behandelaar het nu al als thema aan.

- **Sessie 43**

Cliënt verschijnt niet. Wanneer de behandelaar hem vervolgens belt, zegt de cliënt toe de volgende afspraak alsnog te komen.

- **Sessie 44**

Cliënt verschijnt niet en zegt ook niet af.
Tien minuten na aanvang van de sessie belt de behandelaar cliënt maar krijgt geen gehoor. De behandelaar laat een voicemail bericht achter: ik mis je, bel me.

10.7 · De behandeling

- **Sessie 45**

> (C verschijnt alsof er niets gebeurd is)
> C: Hoi.
> B: Fijn dat je er bent. Laten we een mindfulness-oefening doen.
> (Beiden doen een oefening en bespreken kort na).
> B: Mag ik je dagboekkaart, die van de laatste weken?
> (C geeft de kaarten)
> B: Maar voordat we daar naar gaan kijken, wil ik eerst iets bespreken.
> C: Alweer?
> B: Ik wil je zeggen dat ik me erge zorgen gemaakt heb om je. Je bent de vorige weken niet gekomen, ondanks dat je zei dat je zou komen. Je hebt ook niet gereageerd. Heb je mijn voicemail gekregen?
> C: Ja, maar er was niets aan de hand hoor.
> B: Daar ben ik blij om, maar dat weet ik nu pas. Wil je dat ik niet meer geïnteresseerd ben in je?
> C: (verbaasd) Nee natuurlijk niet.
> B: Dan moet je zoiets niet meer doen. Ik maakte me zorgen, en als je dan niets laat horen, word ik machteloos. Als je vervolgens hier binnenstapt alsof er niets gebeurd is, voelt het alsof ik geen mens ben in jouw ogen. Ik wil dat je me niet meer zo laat zitten.

- **Reflectie**

De behandelaar had eigenlijk al wel verwacht dat cliënt iets zou laten zien van zijn verlatingsangst. In de interventie laat de behandelaar beide kanten van het probleemgedrag zien: het effect op anderen, maar ook de begrijpelijkheid van het gedrag als reactie op de gehoorde boodschap. En de behandelaar maakt duidelijk dat zij dit gedrag niet wil tolereren omdat zij uitspreekt ervoor te passen zo benaderd te worden.

- **Sessie 46**

Cliënt is er opnieuw niet, en zegt niet af en verschijnt weer op sessie 47.

- **Sessie 47**

> B: Ik weet niet meer wat ik moet doen.
> C: Hoezo, ik ben er toch?
> B: Maar je hebt me weer laten zitten. En ik merk dat ik er niet tegen kan. Ik wil heel graag met je samenwerken, maar ik weet niet meer hoe. Ik moet nu op jouw inzicht gaan vertrouwen. Ik denk dat je daar ruimte voor nodig hebt, dus ik wil dat je vakantie neemt van de therapie. Geen gesprekken met mij, geen telefonische consultatie en geen vaardigheidstraining. Neem je tijd om na te denken over hoe je dit gaat oplossen. Laat het me weten als je eruit bent.
> C: (ongelovig) Stuur je me weg?

B: Nee, ik stuur je niet weg, maar weet niet meer wat te doen. Dus het antwoord moet van jou komen. Laat het me weten.
(B staat op, geeft C een hand die verbouwereerd ook opstaat. En leidt hem naar de deur.)
B: Succes.

- Reflectie

De behandelaar ziet duidelijk dat doorgaan op deze weg tot voortijdige beëindiging van het contact zal leiden. De behandelaar besluit een dialectische strategie te gebruiken waarin zij haar onmacht laat zien, maar zonder de discussie erover aan te gaan. Zij maakt zichzelf zo onmachtig dat alleen cliënt nog iets kan doen. Het is zichtbaar dat cliënt oude patronen gebruikt, grenzen test. In DGT kan als laatste middel om voortijdige beëindiging te voorkomen 'therapievakantie' ingezet worden. Dit is risicovol omdat de behandelaar het risico loopt dat de cliënt niet terugkomt. Van de andere kant zal zo doorgaan ook niet tot verandering leiden. Dus zet de behandelaar een strategie in die tot radicale verandering van het evenwicht leidt.

Vier dagen later neemt cliënt contact op. Hij zegt wel een idee te hebben, en in ieder geval een afspraak te willen maken.

- Sessie 48

» B: Wat ben ik blij je te zien. Heb je een oplossing?
C: Dat weet ik niet zeker, want ik snap het niet. Hoe kun jij nou zo ondersteboven zijn van wat ik doe? En hoe zou ik het moeten weten. Jij bent toch behandelaar.
B: Dat ben ik maar dat wil niet zeggen dat ik altijd het antwoord heb. En nu heb ik het niet. Misschien heb je wel pech en ben ik de slechte behandelaar hier. Ik heb geprobeerd je te helpen toen je niet meer kwam opdagen, maar vooral toen je dat deed zonder iets te laten horen. Voor mij was dat bijna de oude Sjef, die zich er niets van aantrok wat anderen voelden. Maar onze analyses hebben niets opgeleverd, en ik kan er niet meer tegen me zo'n zorgen te maken.
C: Ik snap niet dat je dat doet.
B: Me zorgen maken? Ik kon er niet van slapen.
C: Ik heb me dat niet gerealiseerd, dat dat zo'n effect kon hebben op jou. Kijk, van mijn moeder zou ik dat kunnen denken, maar van een …
B: Hulpverlener wil je zeggen? Alsof ik geen mens ben. Nu dat ben ik wel.
C: Het spijt me echt, en ik geloof niet dat ik dat nog zal doen.
B: Je kunt ook voor een andere hulpverlener kiezen.
C: Maar dat wil ik niet. Ik wil de rit met jou afmaken.
B: OK. Maar om even op dat niet komen terug te komen. Ik vraag me af wat ik gedaan heb waardoor je dat deed.
C: Niets.
B: Dat geloof ik niet. Wat heeft ervoor gezorgd dat je liever niet kwam?
C: Nou toen je zei dat we onze samenwerking moeten gaan stoppen. Toen dacht ik dat ik dat wel vaker meegemaakt heb. En dat wil ik niet meer.

10.7 · De behandeling

B: Dus ik heb je met dat gevoel laten zitten?
C: Eigenlijk wel. En het was verdomd moeilijk om niet te gaan drinken.
B: Wat goed dat je dat niet gedaan hebt. We zouden dus kunnen stoppen, want je kunt het ook zonder de behandeling. Geintje. Ik bedoel het positief. Ondanks je angst om weer alleen buiten te staan, heb je niet gedronken. Zullen we naar je kaart kijken?

Reflectie

Door een risico te nemen heeft de behandelaar de cliënt zich ervan bewust gemaakt dat begrenzing noodzakelijk is en dat behandelaren niet alwetend zijn. Tegelijkertijd heeft de behandelaar de cliënt naar het gevoel teruggebracht dat hij eigenlijk had willen vermijden door niet meer te komen: angst voor afscheid.

Sessie 52

(na mindfulnes en het zien van dagboekkaart)
B: Nog maar twee afspraken Sjef. Heb je er een idee van hoe wij afscheid gaan nemen?
C: Als ik zou kunnen kwam ik gewoon niet meer.
B: Moeilijk hè? Vind ik ook. Maar ik vind ook dat we goed uit elkaar moeten gaan. Moet je eens zien wat je allemaal voor elkaar gekregen hebt.
C: Dat had ik nooit gedacht een jaar geleden, dat ik zo met jou hier zou kunnen praten. En dat ik het moeilijk zou vinden om dag te moeten zeggen.
B: Ik ook niet. Dus wat gaan we doen?

Reflectie

De behandelaar blijft het afscheid ter sprake brengen. Exposure dus aan de angst en het verdriet.

Sessie 54: Het afscheid

B: Nou het is zo ver.
C: Ik vind het niks.
B: Ik ook niet, maar ik wil wel zeggen dat ik het erg gewaardeerd heb je te leren kennen.
C: Ik ook. Nooit gedacht dat ik het zo lang met een behandelaar uit zou kunnen houden.
B: En nu alleen verder. Heb je contact kunnen leggen met die EMDR-behandelaar die je op het oog had?
C: Ja, ik heb een afspraak.
B: Rest me je nog een keer te zeggen dat we nu twee maanden lang geen contact meer mogen hebben. Maar als je me over twee maanden wilt spreken, om nog eens terug te kijken of om vragen te bespreken, dan ben je welkom.
C: Geloof me maar dat ik jou bel!
B: Dan moeten we maar hè? Hoe moeilijk ook.
(B staat op. C gooit een bosje bloemen naar B en zegt: doei. En verdwijnt.)

■ Reflectie

In DGT volgt op het jaar behandeling altijd een periode van 'radiostilte' waarin de cliënt zonder steun moet oefenen. Een soort 'proof of the pudding', maar met de zekerheid om na die twee maanden om een nieuw gesprek te kunnen vragen. In dat gesprek wordt bekeken wat de wens is. Als dat nieuwe behandeling is, worden de mogelijkheden bekeken, soms bij de oude behandelaar zelf (als dat kan en wenselijk is), soms door een verwijzing tot stand te brengen. Soms is het gesprek op zich voldoende als evaluatie.

Twee maanden later, op de dag af, belt de cliënt om nog eens te praten. Het gaat goed en de EMDR schiet op. Behandelaar en cliënt nemen hartelijk afscheid, en nu door een hand te geven.

10.8 Conclusie, tips, centrale werkingsmechanismen

Behandeling van ASPS met behulp van DGT is niet gemakkelijk en vraagt van behandelaren naast geloof in de capaciteiten van cliënten om te veranderen, veel vaardigheden in het hanteren van overdrachts- en tegenoverdrachtsfenomenen. Ondersteuning door het consultatieteam, in een organisatieklimaat waarin deze vorm van behandeling gesteund wordt, is daarbij onontbeerlijk. In de behandeling worden veranderingsgerichte interventies voortdurend afgewisseld met op acceptatie gerichte strategieën. Daarbij wordt de cliënt als centraal punt genomen, wat zeker bij mensen met ASPS ertoe leidt dat zij zich minder aan het dragen van verantwoordelijkheid kunnen onttrekken. Er wordt immers niet over de cliënt gepraat en beslist, maar altijd met hem.

Het meest werkzame mechanisme lijkt evenwel niet de therapeutische relatie te zijn. Onderzoek heeft inmiddels uitgewezen bij BPS dat het effect vooral in de vaardigheidstraining ligt (Barnicot et al. 2016; Neacsiu et al. 2010). Het gegeven dat iemand leert zich anders te gedragen, leidt tot verandering. Vanzelfsprekend helpt een goede werkrelatie met de behandelaar, zeker als die de mogelijkheid geeft allerlei blokkades te herleven en te doorwerken. Maar de praktijk wijst uit dat wanneer iemand zich werkelijk committeert, dat wil zeggen bereid is daadwerkelijk ander gedrag in te zetten, een proces op gang kan komen dat tot positieve resultaten leidt.

Dit hoofdstuk heeft laten zien dat bij de behandeling van ASPS een open en op begrip gebaseerde houding verrassend effectief werkt en dat zaken bij de naam genoemd kunnen worden. DGT lijkt te werken. Alleen moet dat nog bewezen worden in wetenschappelijk onderzoek.

Literatuur

Barnicot, K., Gonzalez, R., McCabe, R., & Priebe, S. (2016). Skills use and common treatment processes in dialectical behaviour therapy for borderline personality disorder. *Journal of Behavior Therapy and Experimental Psychiatry, 52,* 147–156.
Blondelle, G. C. J., Williams, G. L., & Van den Bosch, L. M. C. (2007). 'OPERANT MILIEU' in een TBS-kliniek. *MGv, 7/8*(62), 634–639.

Literatuur

Evershed, S., Tennant, A., Boomer, D., Rees, A., Barkham, M., & Watson, A. (2003). Practice-based outcomes of dialectical behaviour therapy (DBT) targeting anger and violence, with male forensic patients: A pragmatic and non-contemporaneous comparison. *Criminal Behaviour and Mental Health, 13*(3), 198–213.

Linehan, M. M. (1996). *Borderline persoonlijkheidsstoornis; handleiding voor training en therapie*. Lisse: Swets & Zeitlinger.

Linehan, M. M. (2002). *Dialectische gedragstherapie bij borderline persoonlijkheidsstoornis: Theorie en behandeling*. Lisse: Swets & Zeitlinger.

Linehan, M. M. (2016). *De DGT-vaardigheden. Handleiding voor de vaardigheidstraining dialectische gedragstherapie*. Amsterdam: Pearson Assessment and Information B.V.

Linehan, M. M., Dimeff, L. A., Reynolds, S. K., Comtois, K. A., Welch, S. S., Heagerty, P., et al. (2002). Dialectical behavior therapy versus comprehensive validation therapy plus 12-step for the treatment of opioid dependent women meeting criteria for borderline personality disorder. *Drug & Alcohol Dependence, 67*(1), 13–26.

McCann, R. A., Ball, E. M., & Ivanoff, A. (2000). DBT with an inpatient forensic population: The CMHIP forensic model. *Cognitive and Behavioral Practice, 7*(4), 447–456. ▶ https://doi.org/10.1016/S1077-7229(00)80056-5.

Meijer, S., & Van den Bosch, W. (2011). *Vademecum dialectische therapie: Blijven zoeken naar balans*. Amsterdam: Pearson.

Multidisciplinaire Richtlijn Persoonlijkheidsstoornissen (2008). *Richtlijn voor de diagnostiek en behandeling van volwassen patiënten met een persoonlijkheidsstoornis*. Utrecht: Trimbos Instituut.

Neacsiu, A. D., Rizvi, S. L., & Linehan, M. M. (2010). Dialectical behavior therapy skills use as a mediator and outcome of treatment for borderline personality disorder. *Behaviour Research and Therapy, 48*(9), 832–839.

Nee, C., & Farman, S. (2005). Female prisoners with borderline personality disorder: Some promising treatment developments. *Criminal Behaviour and Mental Health, 15*(1), 2–16.

Trupin, E. W., Stewart, D. G., Beach, B., & Boesky, L. (2002). Effectiveness of a dialectical behaviour therapy program for incarcerated female juvenile offenders. *Child and Adolescent Mental Health, 7*(3), 121–127.

Van den Bosch, L. M. C. (2007). *Handleiding ASP DGT programma Oldenkotte*. Interne uitgave Dialexis.Nijmegen: Dialexis Avies B.V.

Van den Bosch, L. M. C. (2009). Dialectical behavior therapy (DBT) in forensic psychiatry: Dialectical Milieu, Borderline Personality Disorder (BPD) and Antisocial (ASPD) personality disorder. In A. Nirestean (Ed.), *Personality and personality disorders* (pp. 254–266). Targu Mures: University Press.

Van den Bosch, L. M. C., & Verheul, R. (2007). Patients with addiction and personality disorder: Treatment outcome and clinical implications. *Current Opinions in Psychiatry, 20*, 67–71.

Schemagerichte therapie bij cliënten met antisociaal gedrag en persoonlijkheidsproblematiek; werken met modi

Dr. M.J.N. (Madeleine) Rijckmans

11.1 Samenvatting – 268

11.2 Dilemma – 268

11.3 Inleiding en theoretisch kader – 268
11.3.1 Oude, onaangepaste schema's – 270
11.3.2 Schemamodi – 272

11.4 Behandeling volgens SFT – 273
11.4.1 Schemagerichte casusconceptualisatie – 273
11.4.2 Het modimodel – 274
11.4.3 De therapeutische relatie bij SFT – 280
11.4.4 Experiëntiële technieken en cognitieve en gedragstechnieken – 288

11.5 Conclusie – 292

Literatuur – 293

© Bohn Stafleu van Loghum is een imprint van Springer Media B.V., onderdeel van Springer Nature 2020
M. J. N. (Madeleine) Rijckmans, A. (Arno) van Dam en L. M. C. (Wies) van den Bosch (Red.), *Praktijkboek antisociaal gedrag en persoonlijkheidsproblematiek*, https://doi.org/10.1007/978-90-368-2295-4_11

11.1 Samenvatting

Schema focused therapy (SFT) is een integratieve psychotherapie die met name geschikt is voor cliënten die kampen met aan gehechtheid gerelateerde, chronische psychische stoornissen die tot dusver als moeilijk te behandelen werden beschouwd. Dit hoofdstuk gaat in op de theoretische onderbouwing van SFT, de aanpassingen die zijn gemaakt (Bernstein et al. 2007) om de therapie geschikt te maken voor de behandeling van cliënten met een antisociale persoonlijkheidsstoornis (ASPS) en enkele veelgebruikte technieken. Deze technieken lichten we kort toe en illustreren we via verbatim verslagen van cliëntgesprekken uit de praktijk. Hierbij geven we enkele tips en handvatten voor veelvoorkomende valkuilen in de behandeling van SFT bij cliënten met ASPS problematiek. Het hoofdstuk is bedoeld om een beeld te geven van de mogelijkheden voor behandeling middels SFT in de praktijk.

11.2 Dilemma

Dave is door de huisarts verwezen in verband met angst- en stemmingsklachten en agressieregulatieproblemen. In het verleden heeft Dave hiervoor al behandeling gehad, dit heeft echter slechts gedeeltelijk geholpen. Tijdens de intakefase wordt tevens een chronische PTSS gediagnostiseerd en een antisociale persoonlijkheidsstoornis (ASPS) met enkele borderline trekken. Alhoewel er in de Multidisciplinaire Richtlijn Persoonlijkheidsstoornissen (2008) geen evidence based aanbod is voor behandeling van de ASPS zie je wel dat deze cliënt voortdurend vastloopt in zijn disfunctionele patronen, iets wat je bij een andere persoonlijkheidsstoornis (zoals borderline of ontwijkende persoonlijkheidsstoornis) zou indiceren voor schematherapie. Dave zelf herkent ook dat hij telkens tegen dezelfde dingen aanloopt in contact met anderen, waardoor hij voortdurend aanvaringen heeft met de mensen om hem heen, in conflictsituaties terechtkomt en daardoor steeds meer geïsoleerd raakt. Dave weet ook dat hij het gedrag dat hij zelf laat zien van een ander niet zou tolereren, maar als een ander hem erop aanspreekt 'heeft die ander een heel groot probleem'. Ook is er een dreigende escalatie in het conflict met zijn ex-partner over de omgang met zijn dochter en kan Dave zichzelf nog maar met moeite inhouden in het verkeer, wat hem verder in de problemen zou brengen. Het lukt Dave onvoldoende de aangeleerde vaardigheden in praktijk te brengen, hij heeft te veel wantrouwen om behandelaren dichtbij te laten komen voor traumabehandeling en hij zegt niet meer voor zichzelf in te staan. Wat te doen qua indicatiestelling?

11.3 Inleiding en theoretisch kader

Cliënten met de diagnose ASPS vertonen vaak gedragingen zoals verbale of fysieke agressie en ander grensoverschrijdend gedrag. Meestal start een behandeltraject met de behandeling van deze gedragingen, zoals een agressieregulatietraining of de behandeling van problematisch middelengebruik. Middels vaardigheidstrainingen kan een cliënt emoties leren herkennen, benoemen en leren wat de waarde van emoties is. Daarnaast kan hij leren op een effectievere manier zijn emoties te reguleren waardoor spanning minder ver oploopt en de cliënt zichzelf en zijn gedrag beter kan controleren en onbehagen kan verdragen en accepteren (EFP 2014). Dit helpt om beter om te gaan met crises en agressie te verminderen. Afhankelijk van de problematiek bieden cognitieve gedragstherapie (CGT) of specifieke vaardigheidstrainingen hiertoe effectieve behandeling, waarbij de cliënt leert anders naar situaties te kijken, anders te handelen en daardoor emoties beter te reguleren. Echter, voor cliënten waarbij eerdere behandelingen niet effectief zijn geweest, of waarbij recidiverende klachten voorkomen, speelt vaak de onderliggende persoonlijkheidsproblematiek van de cliënt een grote rol.

Met betrekking tot de behandeling van de antisociale persoonlijkheidsstoornis zelf is er echter nog altijd onduidelijkheid over de effectiviteit van het huidige behandelaanbod (Bosch et al. 2018a, b). Bovendien wordt deze persoonlijkheidsstoornis ook vaak gezien als een 'andere dan gewone' persoonlijkheidsstoornis, een die onbehandelbaar is en waarbij dusdanig therapie verstorend gedrag wordt vertoond dat een andere setting noodzakelijk is. Dit maakt dat cliënten met deze diagnose vaak worden doorverwezen vanuit de reguliere GGZ naar forensische behandelcentra. Dit is een onwenselijke situatie, gezien het feit dat een deel van deze cliënten geen delict heeft gepleegd of een forensisch kader heeft en, afhankelijk van de ernst van de stoornis, ook voor behandeling terecht zou moeten kunnen in de reguliere GGZ, conform het advies van de Gezondheidsraad (Gezondheidsraad 2006). Echter, over de kwaliteit van hulpverlening voor mensen met antisociale persoonlijkheidsproblematiek binnen de reguliere GGZ bestaan terechte zorgen (Crawford et al. 2009).

Cliënten met persoonlijkheidsstoornissen vormen de grootste groep in de meeste forensische instellingen (Hildebrand en De Ruiter 2004). De cluster-B-persoonlijkheidsstoornissen (antisociale-, borderline- en narcistische persoonlijkheidsstoornis) komen vooral veel voor (Bernstein et al. 2007). Hoewel voor de meeste cluster-B-persoonlijkheidsstoornissen een evidence based psychotherapeutisch aanbod is beschreven (Landelijke Stuurgroep Multidisciplinaire Richtlijnontwikkeling in de GGZ 2008), is dit voor de ASPS nog niet het geval.

Er is aanzienlijk wat bewijs voor de effectiviteit van SFT als behandeling voor persoonlijkheidsproblematiek bij volwassenen (Giesen-Bloo et al. 2006; Van Wijk-Herbrink et al. 2017) en ook groeit de populariteit van SFT als behandeling voor kinderen en adolescenten met trekken van een persoonlijkheidsstoornis (Wijk-Herbrink 2018). Sinds 2007 loopt er een multicenter RCT naar de effectiviteit van SFT bij forensische cliënten met een antisociale, borderline, narcistische en paranoïde persoonlijkheidsstoornis (Bernstein et al. 2012). De voorlopige resultaten hiervan laten voorzichtig positieve uitkomsten zien in termen van recidiverisico-vermindering. Ook een Delphi-studie uit 2016 laat zien dat deskundigen vanuit de praktijk het erover eens zijn dat er wel degelijk evidence based behandelingen, waaronder SFT, geschikt worden geacht voor deze doelgroep (Bosch et al. 2018a, b). SFT vindt steeds meer toepassing in forensische instellingen over de hele wereld, zoals in de Verenigde Staten, Canada, het Verenigd Koninkrijk en Nederland (Rijkeboer 2005; Young et al. 2003).

SFT is een integratieve therapie voor persoonlijkheidsstoornissen waarbij een combinatie gemaakt wordt van cognitieve, gedragsmatige, psychodynamische objectrelaties en experiëntiële benaderingen (Rafaeli et al. 2011; Young et al. 2003). Deze therapie is ontwikkeld voor cliënten met langdurige problematische gedragspatronen (schema's). SFT is bedoeld (Young et al. 2005) om de chronische karakterologische aspecten van stoornissen te behandelen, niet de acute psychiatrische symptomen (zoals depressie, impulscontroleproblematiek of paniekaanvallen).

SFT is een 'op behoefte gebaseerde' benadering. Vanuit de opgelopen tekorten in emotionele basisbehoeften tijdens de vroege jeugd ((1) veilige hechting, (2) autonomie, (3) vrijheid om emoties en behoeften te uiten, (4) spontaniteit en plezier en (5) realistische grenzen en zelfbeheersing) ontwikkelen mensen cognitieve schema's die tijdens hun jeugd vooral dienst doen om de benarde situaties waarin zij zich begeven te overleven (Young et al. 2003). Cliënten met een ASPS en cliënten met een borderline persoonlijkheidsstoornis hebben vaak grote tekorten opgelopen (Lobbestael et al. 2005), zij hebben namelijk vaak ernstig fysiek en seksueel misbruik en emotionele verwaarlozing meegemaakt in hun jeugd. Op latere leeftijd, wanneer zij uit de opvoedingssituatie gekomen zijn en in andere omstandigheden in contact komen met anderen, kunnen deze schema's disfunctioneel worden. Zo werkt het op afstand houden van mensen vanwege de angst gekwetst te worden meestal averechts als ze nieuwe intieme relaties willen opbouwen. Cliënten worden door die disfunctionele schema's keer op keer bevestigd in hun overtuiging dat anderen niet te vertrouwen zijn of hen altijd weer pijn doen of hen zullen verlaten.

11.3.1 Oude, onaangepaste schema's

In de jaren negentig ontwikkelde Young (1990, 1999) het SFT-model om cliënten met chronische karakterologische problemen te behandelen die onvoldoende door de traditionele cognitieve gedragstherapie geholpen werden. In de jaren daarna werd het model verfijnd en werden nieuwe schema's toegevoegd (Young et al. 2003), wat resulteerde in het huidige model: een model bestaande uit achttien schema's. Deze schema's delen we in in vijf domeinen waarbinnen de verschillende schema's worden geplaatst. Het eerste domein is het domein van *onverbondenheid en afwijzing*. Dit domein omvat de verwachting dat de eigen behoeften aan veiligheid, zekerheid, verzorging, empathie, gevoelens delen, acceptatie en respect, niet op een voorspelbare manier zullen worden gehonoreerd. Schema's die bij dit domein horen zijn Verlating/instabiliteit, Wantrouwen/misbruik, Emotioneel tekort, Tekortschieten/schaamte en Sociaal isolement/vervreemding. Het tweede domein omvat schema's gericht op *verzwakte autonomie en verzwakt functioneren*. Binnen dit domein bestaan verwachtingen over zichzelf of de omgeving, die het subjectief ervaren vermogen verstoren om zich af te scheiden, te overleven, onafhankelijk te functioneren of goed te presteren. Schema's binnen dit domein zijn Afhankelijkheid/incompetentie, Kwetsbaarheid voor ziekte en gevaar, Kluwen/onderontwikkeld zelf en Mislukken. Binnen het derde domein staan de *afwezigheid of zwakte van grenzen* centraal. Er bestaan te weinig eigen grenzen, er is te weinig verantwoordelijkheid naar anderen of te weinig doelgerichtheid op de lange termijn. Dit leidt tot moeite om de rechten van anderen te respecteren, samen te werken met anderen, bindende afspraken te maken of realistische persoonlijke doelen te stellen en te bereiken. Schema's binnen dit domein zijn Veeleisendheid/grootsheid en Onvoldoende zelfcontrole/zelfdiscipline. Het vierde domein is *gerichtheid op anderen*. Binnen dit domein bestaat een overmatige aandacht voor de verlangens, gevoelens en reacties van anderen ten koste van de eigen behoeften, ten einde liefde en goedkeuring te verwerven, een gevoel van verbondenheid in stand te houden of vergelding te voorkomen. Bijbehorende schema's zijn Onderwerping, Zelfopoffering en Goedkeuring/erkenning zoeken. Ten slotte is bij het vijfde domein sprake van *overmatige waakzaamheid en inhibitie*. Binnen dit domein heerst een overmatige nadruk op het onderdrukken van spontane gevoelens, impulsen en keuzen of op het volgen van starre geïnternaliseerde regels en verwachtingen over functioneren en ethisch gedrag, vaak ten koste van geluk, zelfexpressie, ontspanning, relaties of gezondheid. Bijbehorende schema's zijn Negativisme/pessimisme, Emotionele inhibitie, Strenge normen/overmatig kritisch en Bestraffendheid.

Met de schema's die iemand heeft ontwikkeld kan hij op verschillende manieren omgaan. Hij kan zich overgeven aan het schema (freeze), door toe te geven en mee te gaan in gedragingen passend binnen het schema, hij kan het schema proberen te vermijden (flight) door situaties of personen uit de weg te gaan die het schema triggeren en hij kan proberen het schema te overcompenseren (fight), door het tegenovergestelde te doen van wat het schema aangeeft en als het ware het schema te overschreeuwen. Om dit te illustreren bespreken we hier de verschillende manieren van omgaan met het schema Wantrouwen. Cliënten met ASPS zijn vaak erg wantrouwend en staan sceptisch tegenover psychologische behandeling. Het schema Wantrouwen zorgt voor de verwachting dat anderen je kwetsen, vernederen, misbruiken, manipuleren, beliegen, bedriegen of van je profiteren. Het schema ontstaat doordat iemand in zijn jeugd door een of meerdere gezinsleden mishandeld of misbruikt is, hard gestraft is, gekleineerd of vernederd is, gedwongen is om onder dreiging dingen te doen of doordat gezinsleden het vertrouwen vaak hebben geschonden. Niet gek dus dat cliënten met dit schema erg terughoudend kunnen zijn in het contact met anderen, en dus ook behandelaren.

Iemand met het schema Wantrouwen kan zichzelf als overlevingsmechanisme aangeleerd hebben om ofwel zich over te geven aan het schema en in sociale contacten altijd zeer terughoudend te zijn en niemand te vertrouwen (overgave), ofwel contact met anderen te vermijden om te voorkomen dat het schema getriggerd wordt (vermijding) ofwel overcompensatie in te zetten, waarbij iemand zelf gedrag vertoont dat hem onbetrouwbaar maakt voor anderen. Hij gaat als het ware in de aanval om te voorkomen zelf gekwetst te worden. Hij wordt agressief, misbruikt anderen en is wreed naar mensen die dichtbij hem staan. Wanneer hij deze strategie inzet, gebeurt vaak juist wat de cliënt verwacht: mensen gaan in de tegenaanval en de cliënt wordt bevestigd in zijn verwachting dat mensen niet te vertrouwen zijn.

11.3.2 Schemamodi

De combinatie van de betreffende schema's (traits; persoonlijkheidstrekken) en de copingstrategie die wordt gehanteerd heet een schemamodus (state; emotionele toestand) die op dat moment iemands handelen, denken en voelen domineert. Mensen zijn voortdurend bezig te schakelen tussen deze verschillende emotionele toestanden. Kortom, een modus is een actieve toestand van een schema, inclusief het bijbehorende copinggedrag. De verschillende modi verdelen we onder in disfunctionele kindmodi (Kwetsbaar kind, Impulsief/Ongedisciplineerd kind, Boos/Razend kind), disfunctionele copingmodi, waarbij overmatig gebruik wordt gemaakt van de 'fight'-, 'flight'- of 'freeze'-copingstijlen (Willoze inschikkelijke, Onthechte beschermer, Onthechte zelfsusser, Pest en aanval, Zelfverheerlijker), disfunctionele oudermodi (Veeleisende ouder, Straffende ouder) en gezonde modi (Gezonde volwassene en Blij kind). De modus waarin iemand zich bevindt bepaalt zijn gedrag, gevoelens en gedachten op dat moment. Switchen tussen deze modi kan razendsnel gaan, kan bij wijze van spreken variëren van enkele seconden tot dagenlang.

Werken met het modimodel in plaats van met de oorspronkelijke schema's, maakt deel uit van een ontwikkeling waarin het model werd toegespitst op cliënten met steeds ernstigere persoonlijkheidsproblematiek (Young et al. 2005). Hoe hoger de mate van gedragsbeheersing en het niveau waarop de cliënt functioneert, des te eerder wordt de nadruk gelegd op de standaard schematerminologie. Hoe ernstiger de stoornis van de cliënt, des te eerder moet de nadruk worden gelegd op terminologie en strategieën in termen van modi. Bij cliënten die geregeld een wisseling in affect laten zien of die herhaaldelijk vanuit woede doorschieten naar verdriet, zelfbestraffing of verdoving, is werken met het modimodel een beter passende strategie.

Bernstein en collega's (2007) hebben voor de forensische populatie de SFT van Young (Young et al. 2003) aangepast zodat deze aansluit bij de forensische doelgroep. Het forensische SFT-model richt zich op persoonlijkheidskenmerken die worden gezien als risicofactoren voor geweld en criminaliteit. In dit model worden deze risicofactoren geconceptualiseerd als schemamodi fluctuerende emotionele toestanden ('states') die, eenmaal uitgelokt, de waarschijnlijkheid van agressief, impulsief of ander antisociaal gedrag vergroten (Bernstein et al. 2007). Het doel van de SFT voor deze doelgroep is het verminderen van de ernst van de dysfunctionele modi en het versterken van de Gezondevolwassenemodus, wat zou moeten resulteren in een blijvend verlaagd recidiverisico voor toekomstig antisociaal gedrag (Bernstein et al. 2012). Om dit te bewerkstelligen is het bestaande SFT-model aangevuld met vier modi. Cliënten met ASPS en psychopathische cliënten worden verondersteld veelvuldig gebruik te maken van schemamodi met als kernelementen agressie, macht/dominantie, controle en manipulatie/bedrog. De vier schemamodi zijn: de Boze-beschermermodus, de Bedrog-en-manipulatiemodus, de Paranoïde-overcontroleerdermodus en de Roofdiermodus (Bernstein et al. 2007).

1. Boze-(Angry Protector mode); in deze modus gebruikt de cliënt boosheid om zichzelf te beschermen tegen waargenomen dreiging of gevaar. De bozebeschermermodus heeft als doel om een soort van 'muur van woede' te creëren waarmee de dreiging op een veilige afstand gehouden kan worden.

2. Bedrog-en-manipulatiemodus ('Conning & Manipulative mode'); in deze modus bedriegt, liegt of manipuleert de cliënt om een specifiek doel te bereiken, namelijk anderen tot slachtoffer maken ofwel ontlopen van straf. De cliënt kan een valse identiteit aannemen en toont zichzelf als 'onecht' door te liegen, bedriegen en anderen te manipuleren om een gewenst doel te bereiken.
3. Paranoïde-overcontroleerdermodus ('Paranoid overcontroller mode'); een cliënt in deze modus probeert zichzelf te beschermen tegen vermeende of daadwerkelijke dreiging, door aandacht, gedachten en gedragingen extreem te controleren. Het obsessieve type gebruikt orde, herhaling of rituelen; het paranoïde type probeert verborgen (vermeende) dreiging te lokaliseren en te onthullen. De cliënt is voortdurend op zoek naar verborgen tegenstanders die hem pijn of kwaad willen doen.
4. Roofdiermodus ('Predator mode'); een cliënt in deze modus is gericht op eliminatie van een (vermeende) dreiging, rivaal, obstakel of vijand en doet dit op een kille, gecontroleerde en meedogenloos agressieve manier.

Recente onderzoeken bevestigen de aanwezigheid van de vier extra constructen als clusteringen van gedragingen bij cliënten met antisociale persoonlijkheidsproblematiek (Chakhssi et al. 2009; Lobbestael et al. 2008). In vervolgonderzoek werd tevens in een single case study aangetoond dat therapie op basis van dit uitgebreide forensische SFT-model effectief bleek in de behandeling van een psychopathische cliënt (Chakhssi et al. 2014).

11.4 Behandeling volgens SFT

SFT bij antisociale persoonlijkheidsproblematiek heeft meerdere doelen. Een belangrijk doel is het vertrouwen van de cliënt op zijn dysfunctionele copingmodi terug te dringen en de regie van de Gezonde-volwassenemodus te versterken. Door de Gezonde-volwassenemodus te versterken krijgt de cliënt de mogelijkheid om in plaats van reflexmatig in oude patronen te vervallen, ruimte om hierin een keuze te maken. De cliënt raakt zich langzaam bewust van de dysfunctionaliteit van zijn modi. Bovendien ontstaat, door het doorbreken van de emotionele onthechting, toegang tot de kwetsbare kant van de cliënt, inclusief de wonden die eerder opgedane traumatische ervaringen hebben achtergelaten. Andere doelen zijn aanleren van meer gemoduleerde en constructieve manieren van het uiten van agressie, vergroten van frustratietolerantie en verminderen van impulsiviteit, en het doen groeien van vertrouwen in meer gezonde manieren van coping (zie ◘ fig. 11.1).

11.4.1 Schemagerichte casusconceptualisatie

De eerste fase van SFT bestaat uit het opbouwen van een therapeutische relatie via *limited reparenting* (een toelichting hiervan volgt in ▶ par. 11.4.3). De therapeutische relatie is namelijk een belangrijk ingrediënt in de effectiviteit van SFT (Bernstein et al. 2012).

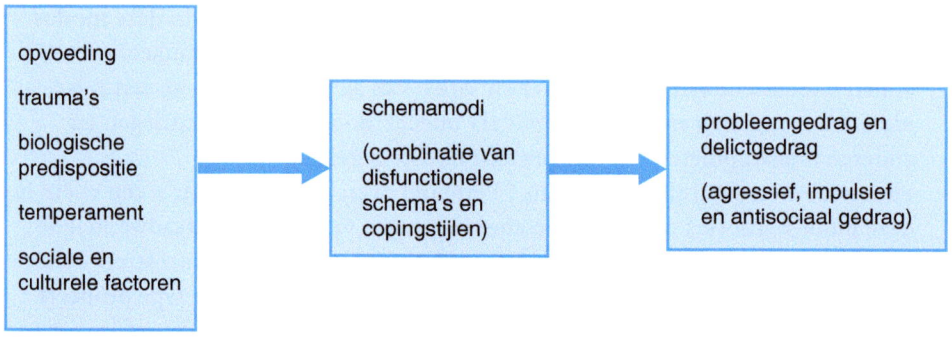

□ **Figuur 11.1** SFT-model voor probleem- en delictgedrag (Keulen-De Vos 2016)

Daarnaast staat het opstellen van een casusconceptualisatie met daarin verwerkt een individueel modimodel centraal. Ten behoeve van het opstellen van een schemagerichte casusconceptualisatie is het belangrijk om met verschillende informatiebronnen te werken. Hiertoe is een aantal vragenlijsten ontwikkeld: De Young Schema Questionnaire (YSQ), de Schema Mode Inventory (SMI) en de Mode Observation Scale (MOS). Naast deze lijsten wordt gebruikgemaakt van het dossier van de cliënt, zijn eventuele delictgeschiedenis, een eventueel afgenomen risicotaxatie-instrument en input vanuit de verwijzing. De schemagerichte casusconceptualisatie ontwikkelt zich in de loop van de gesprekken tot een dynamisch model waarin de cliënt zichzelf herkent en de behandelaar voldoende aanknopingspunten ziet voor behandeling. Middels dit model wordt vervolgens richting gegeven aan de behandeling en worden doelen gesteld. In de schemagerichte casusconceptualisatie is aandacht voor aangeboren eigenschappen (temperament), kenmerken van belangrijke opvoeders en traumatische en betekenisvolle gebeurtenissen in de jeugd. De dysfunctionele schema's die ontwikkeld zijn onder invloed van die verschillende factoren worden vervolgens in kaart gebracht en er worden verbanden gelegd tussen de schema's en de klachten en problemen die de cliënt ervaart.

11.4.2 Het modimodel

Vervolgens wordt een modimodel opgesteld waarmee in de therapie gewerkt wordt bij het benoemen van verschillende kanten (modi) van de cliënt. SFT bij mensen met ASPS richt zich vooral op schemamodi. Keulen-De Vos en collega's (2014) geven aan dat de meeste forensische cliënten in de praktijk het idee van modi snel begrijpen en leren het op zichzelf toe te passen. Wisselen tussen schema's en modi werkt vaak verwarrend. Het spreekt veel meer tot de verbeelding van de cliënt om een modus te benoemen op het moment dat deze zich, ofwel in een recente situatie ofwel bij de behandelaar in de kamer voordoet, dan wanneer je spreekt over een schema van Emotioneel tekort tegen een cliënt die niet heeft ervaren hoe het is om onvoorwaardelijk geliefd te zijn en zich dus vaak ook niet bewust is van de afwezigheid daarvan.

11.4 · Behandeling volgens SFT

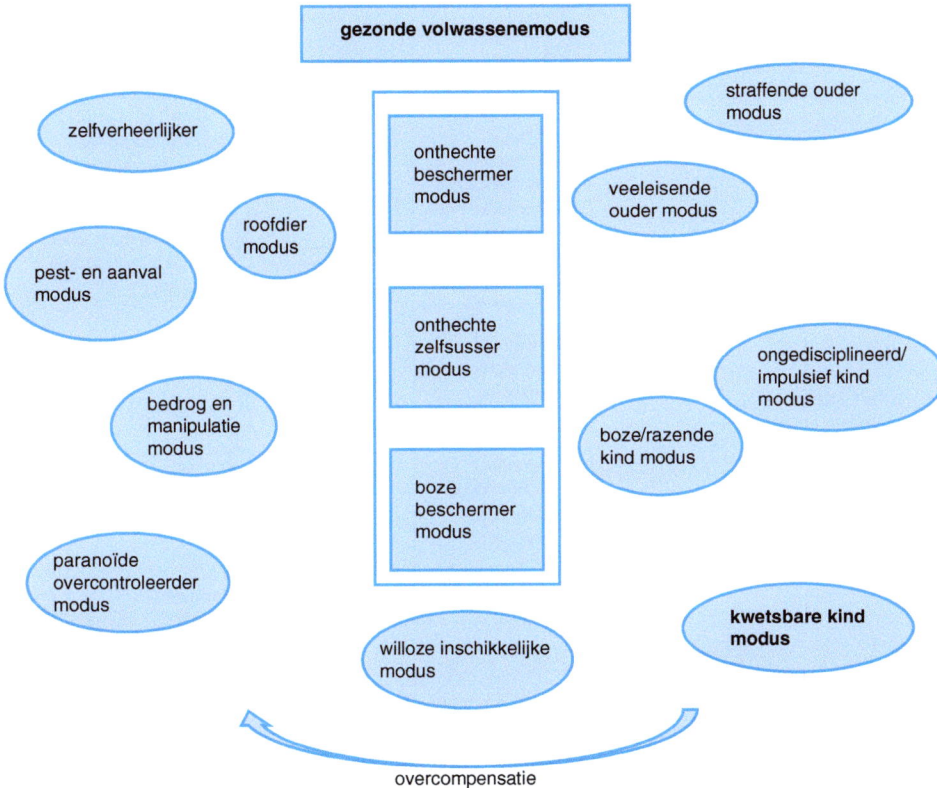

□ **Figuur 11.2** Standaard modimodel inclusief de 4 forensische modi

Bij voorkeur kiest de cliënt zelf namen voor de modi waarmee hij aangesproken kan worden, zodat het zoveel mogelijk een geïndividualiseerd model wordt waarin de cliënt zichzelf duidelijk herkent. In ◘fig. 11.2 staat het standaardmodel van een modimodel. ◘Figuur 11.3 is vervolgens een voorbeeld van een uitwerking van een dergelijk model voor een specifieke cliënt. De Gezonde-volwassenemodus staat altijd bovenaan. Rechtsboven worden de dysfunctionele oudermodi beschreven, rechtsonder de dysfunctionele kindmodi. Als beschermende muur worden de beschermende modi weergegeven en links daarvan staan de overcompensatiemodi zoals in dit geval de Zelfverheerlijker en de Pest-en-aanvalmodus.

Uit onderzoek (Lobbestael et al. 2009) blijkt dat cliënten met ASPS de aanwezigheid van onaangepaste modi zelf aanzienlijk lager inschatten dan hun behandelaren. Hoewel niet helder is wat daaraan ten grondslag ligt (bewust ontkennen als kenmerk van de stoornis zelf, onvoldoende inzicht in eigen functioneren, verschil in opleidingsniveau, et cetera), is het van belang hiermee rekening te houden in de behandeling van mensen met ASPS. Enkel uitgaan van zelfrapportagevragenlijsten schetst een beperkt en vertekend beeld van de mentale toestand van de cliënt. Het is dan ook van belang om naast zelfrapportage-instrumenten aanvullende informatie te verzamelen in de diagnostiekfase. Opvallend is overigens wel dat cliënten met ASPS niet verschillen in hun scores met

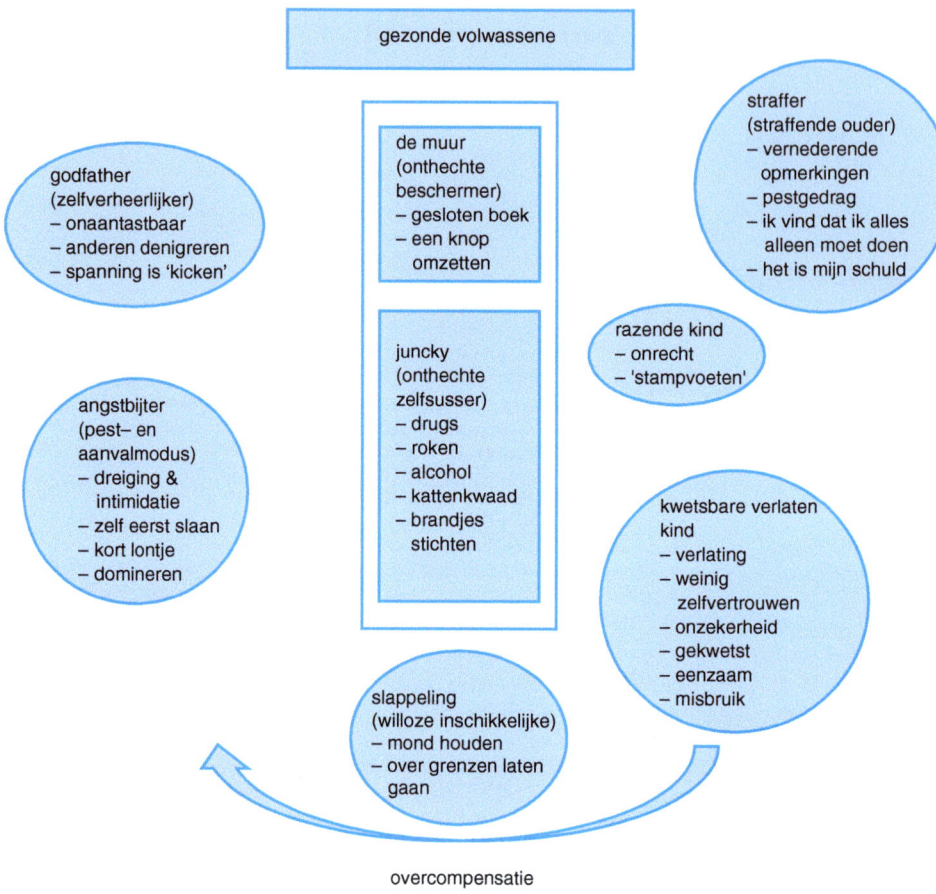

☐ **Figuur 11.3** Uitgewerkt voorbeeld van modimodel

betrekking tot de gezonde modi (Blije-kindmodus en Gezonde-volwassenemodus), wat maakt dat de onderzoekers vermoeden dat cliënten met ASPS voor een groot deel van de tijd zichzelf in aangepaste modi bevinden, en slechts onder bepaalde omstandigheden (zoals uitgedaagd worden) hun onaangepaste modi extreem actief worden en sterk gaan overheersen. Hoewel bewezen is dat cliënten met ASPS zich soms laten leiden door ernstige cognitieve distorsies met betrekking tot geweld en moreel besef (Cima et al. 2007) gebeurt dit slechts op geïsoleerde probleemgebieden en laten zij daarnaast ook goed aangepast functioneren zien op andere gebieden van hun leven (Lobbestael et al. 2009).

Wanneer een concept van een modimodel voor de cliënt is gemaakt met behulp van informatie uit de SMI, dossiergegevens en uit de eerste gesprekken met de cliënt, wordt in de therapie gewerkt met dat wat er op dat moment opkomt. Actuele situaties van de afgelopen week, of situaties 'in de kamer' worden aangegrepen om de modi te benoemen, te leren herkennen, het ontstaan ervan uit te pluizen en aan te vullen met mogelijk nieuwe kanten en inzichten. Vaak worden, zoals eerder gezegd, niet alle modi (met name overcompensatiemodi) direct door cliënten benoemd of herkend, maar tijdens de gesprekken in de eerste fase komen deze vaak vanzelf naar boven (ook in het contact met de behandelaar). Tevens is diagnostische imaginatie een manier waarop het ontstaan van verschillende kanten wordt onderzocht (een toelichting van deze techniek volgt in de volgende paragraaf). Het is beter om deze modi toe te voegen aan het model in de loop van de eerste fase van de behandeling dan deze vooraf in het modimodel te tekenen wanneer cliënt ze zelf (nog) niet herkent. Uiteindelijk moet het model de consensus tussen de cliënt en de behandelaar vertegenwoordigen.

Cliënten met ASPS hebben vaak sterk aanwezige beschermende modi. Dit kunnen de Onthechte beschermer (OB), de Onthechte zelfsusser (OZ) of de Boze beschermer (BB) zijn. Cliënten komen over als emotioneel vlak, ontkennen dat zij (negatieve) emoties ervaren of dat zij klachten en problemen hebben. Meestal is dit niet bewust, zij hebben onbewust geleerd de negatieve emoties weg te houden, door ze ofwel niet te voelen (OB) ofwel te verzachten door middelengebruik, gamen, eten, of een andere vorm van verslavend gedrag (OZ). Ook kunnen zij een muur van woede om zich heen hebben getrokken om anderen op afstand te houden. De focus van de behandeling de eerste één tot twee jaar is vaak op deze beschermende modi. Het langzaam opbouwen van een vertrouwensband middels *limited reparenting* is van wezenlijk belang om de onthechting bij de cliënt te doorbreken, waardoor de behandelaar toegang krijgt tot de kindmodi die vaak diep verscholen zitten.

Een manier om de cliënt zich bewust te maken van deze beschermende modi is via diagnostische imaginatie. Het doel van diagnostische imaginatie is om de schema's van de cliënt vast te stellen en de daaraan gekoppelde modi te activeren, de oorsprong ervan in de kindertijd te begrijpen, de schema's te koppelen aan de actuele problemen en de cliënt de emoties te laten ervaren die met die schema's verband houden.

Diagnostische imaginatie bij Onthechte beschermer

Iwan is een 38-jarige man die in een verplicht kader is aangemeld. Hij heeft in zijn jeugd veel emotioneel belastende gebeurtenissen meegemaakt. Hij is geboren in Indonesië en op zijn derde jaar door zijn biologische vader bij zijn moeder weggehaald, ontvoerd en verkocht. Hij is naar Nederland gehaald en door een Nederlands gezin geadopteerd. Zelf heeft hij het idee dat hij geadopteerd is als kameraadje voor het biologische zoontje van zijn adoptieouders. Wanneer na een jaar het biologische zoontje door ziekte komt te overlijden, heeft cliënt het idee dat het hem kwalijk wordt genomen dat niet hij, maar hun eigen zoon overleden is. Bovendien is hij 'niet meer nodig'. Zijn adoptiezus benoemt dit ook wanneer ze zegt 'was jij maar doodgegaan in plaats van mijn echte broertje'. Er lijkt vanaf dat moment sprake te zijn geweest van affectieve verwaarlozing door de adoptieouders.

Iwan heeft zichzelf voorgenomen zelf wel een goede vader te worden, maar mislukt hierin voor zijn gevoel als hij na de geboorte van zijn kind begint te gokken en verslaafd raakt en zijn partner uiteindelijk bij hem weggaat. Zijn ex-partner krijgt een nieuwe relatie en ze vormen een gezinnetje met zijn kind. De hulpvraag van cliënt is gericht op zijn verslavingsproblematiek (alcohol, cocaïne en cannabis) waardoor hij steeds verder in de problemen raakt, zijn vlakke stemming en het verwerken van trauma's uit zijn verleden.

Cliënt heeft in zijn jeugd geleerd zich niet meer emotioneel te laten raken en hij doet dit door alles wat er gebeurt te relativeren. Dit zorgt ervoor dat hij geen verdriet meer toelaat, maar ook niet meer kan genieten.

Hier volgt een fragment uit een gesprek van Iwan (C) met zijn behandelaar (B).

> C: Mijn zoontje is bij mijn ex. Dat is wel goed, ik heb toch niets te bieden. Het is wel jammer hoor, maar ik heb het er zelf naar gemaakt.
> B: Mis je hem?
> C: Ik mis hem wel maar hij heeft het goed nu.
> B: Denk je dat hij jou mist?
> C: (vlak) Ik weet het niet. Ik denk er ook niet aan. Maar ik denk dat hij het goed heeft, hij heeft een moeder en stiefvader, dus het zal wel goed gaan met hem.
> B: Ik kan me voorstellen dat het pijn doet om je zoontje niet te zien, zeker omdat je me eerder verteld hebt dat jij als kind je vaak hebt afgevraagd waarom je ouders je hebben weggegeven en je je alleen voelde. Denk je er wel eens over na wat er in het hoofdje van je zoontje omgaat?
> C: (stil)
> B: Ik zie dat het je verwart, mijn vragen. Vind je het goed als we een oefening doen?
> C: Is goed hoor …
> B: OK, dan wil ik je vragen je ogen eens dicht te doen en stil te staan bij het gevoel dat je nu hebt als we het over je zoontje hebben. Probeer je eens heel bewust te zijn van wat je denkt, maar vooral van wat je voelt in je lijf…. lukt dat? Wil je me eens zeggen wat je voelt?
> C: Ik voel niks … ik weet het niet … het voelt niet fijn …
> B. (stil)
> C: Ik voel me onrustig, ik krijg een beklemmend gevoel, ik kan het moeilijk beschrijven …
> B: Dat hoeft ook niet, probeer je maar te richten op wat je voelt, als je het niet kunt uitleggen is dat niet erg. Sta er maar gewoon bewust bij stil, wat je voelt, waar in je lichaam je het voelt….
> (stilte)
> B: Richt je nu vooral op het gevoel en ga eens terug in je herinnering wanneer je dit gevoel nog meer zo voelde … probeer het maar te beschrijven alsof je weer daar bent.
> (stilte)
> B: Kun je je een situatie herinneren waar je je ook zo voelde?
> C: Ik moet denken aan die keer dat ik bij mijn adoptievader in de winkel was. Ik was wat aan het spelen en er waren klanten in de winkel.
> B: Dus jij bent in de winkel. Wat zie je?
> C: Er stonden mensen in de winkel.
> B: OK, dus jij bent in de winkel en er staan mensen. Wat ben je aan het doen?
> (stilte)
> C: Ik zit wat te spelen in de hoek achter de toonbank.
> B: Wat gebeurt er?
> C: Een van die klanten had het over mij, ik weet niet meer wat ze vroegen, maar ik weet dat het over mij ging ….

B: OK, jij zit wat te spelen in de hoek en je hoort dat de klanten over jou praten. Hoe zie je dat?
C: Ik zie dat ze naar mij wijzen ...
B: Wat gebeurt er verder?
C: Ik zie dat mijn adoptievader naar me kijkt en zegt: 'Je mag hem kopen, voor 10.000 gulden is hij voor jou. Dat heb ik er ook voor gegeven. Van mij mag je hem hebben hoor.'
B: Wat doe je?
C: Ik blijf zitten en doe alsof ik het niet gehoord heb ... en de mensen lachen en gaan weer weg.
B: Goed gedaan. Laat nu deze situatie maar los en ga naar de veilige plek waar we eerder over hebben gesproken. (stilte)
B: Je bent bij je oma in de keuken, jullie zitten samen aan tafel en jullie zitten wat te praten. Ben je daar?
C: Ja.
B: Concentreer je op hoe je je voelt, veilig, ontspannen, rustig ....
(stilte)
B: Als je dan zover bent, dan mag je je ogen weer opendoen.
(C doet zijn ogen open en komt even bij)
B: Hoe was dat?
C: (zichtbaar aangedaan) Ik vond het heel vervelend, ik kan me nog zo goed herinneren dat dat gebeurde ... Ik moest zo hard mijn best doen om te doen alsof ik het niet had gehoord, maar dat was zo moeilijk ...
B: Dat kan ik me heel erg goed voorstellen, wat vreselijk verdrietig om te horen dat je zo gekwetst wordt ...
(stilte)
B: Ik kan me heel goed voorstellen dat je er alles aan geprobeerd hebt te doen om zoiets niet binnen te laten komen, dat je geprobeerd hebt om jezelf af te sluiten voor die gevoelens ...
C: Ik voelde me zo onbelangrijk, iets wat je weggeeft, zoals al vaker was gedaan ... ook door mijn eigen ouders ....
B: Dat snap ik heel goed. En ik kan me voorstellen dat je door die dingen die je hebt meegemaakt en die je het gevoel hebben gegeven dat jij niet belangrijk bent, een manier hebt ontwikkeld om die gevoelens uit te schakelen omdat ze te veel pijn doen. Je hebt als het ware een knop in jezelf ontwikkeld die pijnlijke emoties kan uitzetten, een kant die zich kan afsluiten zodat nieuwe situaties je niet meer kunnen raken, een kant die je beschermt voor verdriet. Een manier om te overleven.
C: Ja dat herken ik wel, die knop.
B: En die knop zet je nu ook nog in als je in situaties zit die je misschien verdriet kunnen doen. Maar als je je emoties 'uit' kunt zetten, betekent dat ook dat je ook niet meer geniet van de leuke dingen, en dat je misschien ook niet meer stilstaat bij hoe je misschien verandering kunt aanbrengen in de nare situatie. Je legt je als het ware neer bij hoe het is en laat het over je heenkomen. We noemen dat de onthechte beschermer, een kant die jou beschermt tegen pijnlijke emoties.

- **Reflectie**

Het doel van een diagnostische imaginatie is dat de emotionele beleving van de cliënt als klein kind in deze situatie helder wordt, waardoor tevens de onvervulde of gefrustreerde behoeften duidelijk worden. Het is dan ook van belang dat een dergelijke imaginatie-oefening na afloop wordt nabesproken. Het maakt voor zowel de behandelaar als de cliënt duidelijk waaraan het geschort heeft toen de cliënt jong was, met welke nare ervaringen cliënt heeft moeten omgaan en wat ervoor heeft gezorgd dat cliënt de betreffende beschermende modus heeft ontwikkeld.

11.4.3 De therapeutische relatie bij SFT

Het werken binnen de therapeutische relatie bij SFT heeft twee aspecten die kenmerkend zijn, te weten 'limited reparenting' en 'empathische confrontatie' (Young et al. 2005). Bij cliënten met ASPS geldt dat het 'limited reparenting'-aspect de hoeksteen is van de behandelrelatie. Limited reparenting betekent dat de behandelaar, binnen gepaste grenzen, in de therapeutische relatie datgene geeft waar de cliënten behoefte aan hadden in hun jeugd, maar wat zij niet van hun ouders (of andere opvoeders) kregen. Dit geldt voor de algemene SFT (Young et al. 2003) maar voor cliënten met antisociale persoonlijkheidsproblematiek in het bijzonder. Limited reparenting is als het ware een 'tegengif' voor de disfunctionele schema's. Cliënten met ASPS hebben vaak een verleden van traumatisering, belastende ervaringen in criminele activiteiten en veelvuldige afkeuring vanuit de maatschappij. Ook zijn zij het niet gewend om in hun emotionele behoeften tegemoetgekomen te worden. Het is onwennig en daardoor vaak spanning verhogend. Dit meer dan gemiddelde wantrouwen staat in de weg van de behandeling. Cliënten zijn sceptisch en hebben moeite met autoriteit. Dit betekent dat veel aandacht nodig is voor het langzaam opbouwen van een goede therapeutische relatie. Zolang de cliënt geen vertrouwen in zijn behandelaar heeft, heeft verdergaan met therapeutische interventies weinig zin.

Om een goede therapeutische relatie op te bouwen is het voor behandelaren van belang dat zij zich bewust zijn van het belang van hun eigen schema's en eigen vooroordelen, dat ze consistent zijn, beschikbaar zoals met de cliënt is afgesproken en dat er sprake is van openheid en transparantie. Om goede SFT te kunnen geven is het belangrijk om de diagnostiek zo te doen dat de behandelaar de cliënt en diens overtuigingen goed begrijpt en daardoor empathie voor de cliënt kan opbrengen. Oprechte compassie kan alleen maar worden gevoeld als de behandelaar zichzelf voldoende verdiept in de cliënt, hem probeert te begrijpen en daardoor mee kan voelen met het kwetsbare kind dat diep van binnen schuilgaat. Wanneer de behandelaar niet bereid of in staat is die relatie met de cliënt aan te gaan is het beter om weg te blijven van het geven van SFT. Cliënten met ASPS herkennen manipulatie, bedrog en onoprechte interesse bij hun behandelaar goed. Wanneer de behandelaar niet oprecht geïnteresseerd is in de cliënt loopt zij het risico meer schade aan te brengen. De schema's van de cliënt met betrekking tot wantrouwen worden namelijk opnieuw bevestigd. Baat het niet dan schaadt het niet, gaat in dit geval niet op.

Empathische confrontatie

Antisociale cliënten hebben een sterk wantrouwen ten opzichte van anderen ontwikkeld (Chakhssi et al. 2014) en hebben vaak empathische confrontatie en grenzen stellen nodig voor de overcompenserende modi. Deze modi zijn functioneel geweest tijdens het opgroeien van de cliënt om te kunnen overleven in zeer nare omstandigheden. In de ogen van de cliënt zijn deze kanten nog altijd zeer functioneel. Het dysfunctionele karakter van de betreffende kanten laten herkennen en laten inzien is cruciaal. Hieronder volgen twee voorbeelden van een dergelijke empathische confrontatie. Het eerste voorbeeld betreft een empathische confrontatie bij een Zelfverheerlijkermodus aan het begin van de therapie, waarin het modimodel nog in ontwikkeling is en de cliënt de verschillende kanten nog moet leren herkennen. Het tweede voorbeeld is een empathische confrontatie bij een cliënt die vaak terugvalt in zijn Pest-en-aanvalmodus, wat later in de behandeling, waarin de dysfunctionele Straffende-oudermodus onderwerp van gesprek is.

- **Voorbeeld**

Anthony is een man waarbij ASPS is vastgesteld en die inmiddels een jaar in hulpverlening is. Vanwege zijn externaliserende houding is gestart met steunend structurerende gesprekken en praktische ondersteuning met betrekking tot de omgangsregeling met zijn dochter. Vervolgens is een start gemaakt met een meer op de persoonlijkheid gerichte behandeling. Anthony zit nog in de eerste fase van behandeling, waarbij het opbouwen van vertrouwen centraal staat. Er zijn twijfels bij de motivatie van de cliënt om naar zichzelf te kijken; hij lijkt voortdurend niets te doen met wat wordt besproken, de grenzen van zijn behandelaren niet te respecteren en aan de andere kant erg claimend te zijn op momenten dat hij het zelf nodig vindt. Hij wordt dan extreem boos als er niet direct tijd is voor hem. De maatschappelijk werker en de schematherapeut besluiten hem met dit gedrag te confronteren. Cliënt heeft de avond ervoor een gespreksverslag gemaild en komt de therapiekamer binnen.

> C: Dat kutwijf van BJZ komt weer haar afspraken niet na, heb je gelezen wat ik je gestuurd heb?
> B: Ik heb gezien dat je me wat gestuurd hebt maar heb nog niet de kans gehad het door te kijken.
> C: Nee, dat zal wel niet. En met jou heb ik trouwens ook een appeltje te schillen, vrouwke ... ik neem jou mee naar dat gesprek maar wat je dan zegt daar valt me tegen. Het blijft allemaal zo braaf.
> B: Wil je me eens uitleggen wat je daarmee bedoelt?
> C: Nou, jij zou meegaan naar dat gesprek en ik had verwacht dat jij wel wat feller zou zijn tegen die trut. Ik had toch gezegd wat je moest zeggen? Ik heb je alle feiten laten zien, alles voorgekauwd ... Maar goed, ik had het kunnen weten.
> B: Wacht even, volgens mij gaat hier iets niet helemaal goed. Ik heb het gevoel dat ik je op een of andere manier heb teleurgesteld.
> C: Dat klopt. Ik had meer van jou verwacht, maar jullie zijn allemaal hetzelfde. Ik kom hier naar toe in de hoop dat jullie me wel helpen maar niks hoor ...

B: Dus je hebt het gevoel dat wij niets doen, klopt dat?
C: Yep.
B: Want zelf herken ik dat niet. In mijn beleving hebben wij beiden (B wijst naar de maatschappelijk werker en zichzelf) je ondersteund in het gesprek zoals we hadden voorbesproken, we hebben in de afgelopen periode veel suggesties en adviezen aangedragen hoe het gesprek in te gaan, wat jij ter voorbereiding zou kunnen doen ...
C: (onderbreekt B) Ach daar heb ik niks aan, dat had ik zelf ook wel kunnen verzinnen. Stelt toch allemaal niks voor ...
B: Het is jammer dat je dat gevoel hebt. En wat me opvalt is dat je ook meteen anders tegen me praat Anthony. Ik merk dat het me enerzijds raakt dat je vindt dat wij niets voor je doen en aan de andere kant krijg ik ook een wat geïrriteerd of gespannen gevoel. Ik merk dat je mij, misschien onbewust, 'op mijn plek wil zetten' ofzo, ...
(C kijkt weg en gaat tegen maatschappelijk werker praten)
C: Had je al gehoord dat ik was uitgevallen hier bij de receptie?
B: Anthony, luister eens even naar mij.
(C kijkt om)
B: Ik zou graag van je willen horen wat maakt dat je vond dat je het gesprek moest afkappen. Wij waren samen in gesprek en ineens draai je weg en ga je met Mark zitten praten en doe je alsof ik er niet meer ben. Ik weet dat jij het zo niet bedoelt, maar voor mij voelt dat alsof ik er niet toe doe, en alsof wat ik zeg voor jou niet belangrijk is. En dat voelt niet OK.
C: Da's jouw probleem meid.
B: Zo zou je het kunnen zien ja. Maar voor mij is het herkenbaar in de klachten waarmee je bent aangemeld. Het feit dat mensen het gevoel hebben dat je ze niet serieus neemt, kleineert, en daardoor vaak in conflictsituaties terechtkomt. Herken je dat zelf ook?
C: Dat hoor ik wel vaker ja.
B: Kunnen we dan eens kijken naar wat er nu net gebeurde tussen ons wat maakte dat jij je wegdraaide ...

- **Reflectie**

Veel cliënten met antisociale persoonlijkheidsproblematiek hebben een Zelfverheerlijkermodus. Deze modus kan jouw behandeling moeilijk maken, vooral als jouw cliënt jou of de therapie devalueert. Als jij als behandelaar niet reageert op de devaluerende houding is je cliënt snel geneigd jou als zwak te zien en kunnen de devaluaties escaleren. Het is dan ook van belang dat je het ongewenste gedrag benoemt en je cliënt ermee confronteert. Je moet dit alleen wel doen op een manier die niet veroordelend is. Tenslotte wil je dat ook het benoemen en bewust maken van het ongewenste gedrag dat je cliënt laat zien een leerproces is waarin je cliënt met jou kan oefenen.

Een valkuil hier is om te heftig te reageren op het gedrag van je cliënt. Als behandelaar moet je streng maar welwillend zijn, niet bang zijn om het arrogante en devaluerende gedrag van je cliënt te benoemen maar dit wel op een respectvolle, niet emotioneel geladen en niet-bedreigende manier.

Voorbeeld

Dave is inmiddels een jaar in behandeling. Hij is tijdens een black-out ongelukkig gevallen en heeft een pijnlijk onderbeen en opgezwollen voet. Hij heeft hier eerst twee dagen mee rondgelopen en is op aandringen van de behandelaar naar de huisarts gegaan. Dave is hard voor zichzelf, wil geen mietje zijn, vindt dat softe gedoe maar niks. In het verleden heeft Dave zo'n zware fysieke arbeid verricht en is hierin zo grenzeloos geweest dat zijn rug en heupen volledig versleten zijn en de artsen niets meer voor hem kunnen doen. Hij moet hierdoor altijd zware pijnstillers slikken. Zijn enkel blijkt gebroken, en er is een pees afgescheurd. Dave is in het ziekenhuis geweest en heeft vanwege de grote hoeveelheid vocht in zijn voet een drukverband gekregen. Na enkele dagen is de voet wat geslonken en krijgt hij gips. In het ziekenhuis wordt hem op het hart gedrukt dat hij de eerste week rust moet houden en daarna terug moet komen. Dave komt op zijn afspraak bij zijn behandelaar. Hij loopt op de voet, heeft geen krukken en vertelt dat hij het weekend met de honden heeft gewandeld en met houten schuttingen gesjouwd heeft. Voordat hij naar de therapie is gereden, heeft hij zijn honden uitgelaten. Hij heeft een flinke aanvaring gehad met een vrouw die een opmerking maakte over een van zijn honden en heeft zich maar met moeite in kunnen houden. Hij is gespannen en voelt zich 'kut'. De behandelaar hoort zijn verhaal aan en besluit een empathische confrontatie te doen:

> B: Ik begrijp het niet. Ik heb me de afgelopen dagen ernstige zorgen om je gemaakt, we hebben afspraken gemaakt over hoe je met deze situatie om zou gaan en jij gaat gewoon op de oude voet door, alsof er niets aan de hand is.
> (de spanning loopt zichtbaar op bij Dave)
> C: Het liefst zou ik willen zeggen: 'Waar bemoei je je mee trut, ik hou toch rekening met mijn voet? Ik ben geen mietje, al dat softe gedoe!' Maar dat wil ik niet.
> B: Is dat zo? Heb je rust genomen? Wat ik zie is een eigenwijze man die ondanks het advies van het ziekenhuis gewoon zijn voet belast.
> C: (lacht) Dat zeiden ze in het ziekenhuis ook al, en mijn nicht ook, dat ik zo eigenwijs was. Ik was schuttingen aan het afbreken en een andere vent die de nieuwe schuttingen plaatste, echt een beer van een vent, die vond het knap dat ik met die zware betonnen palen rondliep! Dat gaf mij een kick!!
> B: Mij geeft het een heel verdrietig en machteloos gevoel. Ik word er oprecht verdrietig van als ik zie hoe jij je lichaam nog verder de vernieling in helpt. En ik kan het niet voor elkaar krijgen om jou voor jezelf te laten zorgen. Wat ik zie is een man die doorgaat met waar zijn vader lang geleden mee is begonnen, een man die zichzelf mishandelt en zijn lichaam kapotmaakt.
> C: (stilte …)
> B: Dat kleine jongetje dat zo verschrikkelijk werd mishandeld terwijl hij niets fout had gedaan en door niemand werd beschermd moet nu als volwassen man hetzelfde lot ondergaan. Wat maakt toch dat jij jezelf zo moet straffen, dat je niet voor jezelf mag zorgen en niemand de mogelijkheid geeft om dat voor jou te doen?

C: Voor jezelf zorgen, wat is dat? Als ik vroeger thuiskwam en ik huilde omdat ik geslagen was, kreeg ik er van mijn vader nog een paar tikken bij. Hij zei dan: 'ik zal jou eens reden geven om te huilen!'
B: En wat had je toen als klein jongetje nodig gehad?
C: Iemand die voor mij opkwam, die mij in bescherming nam …
B: Dat klopt. Het is verschrikkelijk wat je vader je heeft aangedaan, en het is verschrikkelijk dat je moeder toekeek en niets deed. En nu lijkt het alsof je de mensen die om je heen staan en voor je willen zorgen, afhoudt, wegduwt, en hen niet de mogelijkheid geeft om je te helpen, om jou te beschermen. Je bent enorm uitgevallen tegen je nicht, je wordt boos op mij, en je zit in die kant van jezelf die in de aanval gaat, de kant waardoor je al vaak in problemen bent geraakt.
C: Mijn vader was alleen maar tevreden als ik terug had geslagen, als iedereen bang voor mij was en ik keihard was.
B: Dat klopt, en hij krijgt gelijk. Je doet precies wat je vader je geleerd heeft, je straft jezelf, terwijl je hem nu juist wilt laten zien dat jij anders bent, en dat hij geen gelijk heeft.
C: Maar ik wil juist bewijzen dat ik geen zwakkeling ben, dat hij geen gelijk heeft met zeggen 'jij bent het niet waard om geboren te zijn, je bent zwak, waardeloos, we hadden jou met het vruchtwater weg moeten spoelen in plaats van de placenta'.
B: Maar wat je nu doet is wat hij altijd heeft gedaan, jezelf straffen en je lichaam vernielen. En de mensen die om je geven verdriet doen doordat je ze op afstand houdt en machteloos laat toekijken …
C: (stilte …) Zo heb ik het nooit bekeken … (stilte …) Het is zo verwarrend. Het is niet mijn bedoeling jou of mijn nicht verdriet te doen … Maar het voelt zo slecht als ik zwak ben. Zo waardeloos … Aan de ene kant hoor ik mezelf denken: laat die trut toch met haar gezever, en aan de andere kant voel ik me schuldig dat ik je verdriet doe. Ik heb het zo nooit bekeken. Ik ken het niet dat iemand zich om mij druk maakt, mij wil beschermen … En je hebt gelijk, als ik al die pijnstillers niet zou slikken zou ik door de grond gaan van de pijn. Ik weet dat ik mezelf kapotmaak, maar ik weet niet wat ik moet doen.
B: Kun je mij eens toelaten je te helpen, helpen om te leren hoe je voor jezelf zorgt?
C: Maar wat is dat dan, voor jezelf zorgen … voor mij is dat nog sterker worden, nog meer mijn best doen om zo sterk te zijn dat ik mijn vader aankan.
B: Je hebt jezelf dat al jaren geleden bewezen, en met dat proces heb je je eigen lichaam volledig vernield. Als je zo doorgaat zit je binnen een jaar in een rolstoel. Kunnen we samen niet eens kijken wat je kunt doen om op een gezonde manier een 'sterke' vader te zijn? Zodat jij je dochtertje straks ook kunt leren hoe zij voor zichzelf kan zorgen?
C: Ik vind het zo moeilijk, het is zo verwarrend … het is zo druk in mijn hoofd …
B: Het is ook moeilijk, want je moet iets doen wat tegen alles wat je voelt ingaat. Je moet doen wat je vader zo veroordeeld heeft en er bij jou uitgeslagen heeft. En dat is heel moeilijk. Leren verdragen dat je lichaam grenzen heeft, dat je de stemmetjes in je hoofd moet laten voor wat ze zijn en rust mag nemen om je lijf te laten herstellen. Dat zou ik je zo gunnen …

C: (huilt) … Het voelt zo eng, dat ik erop moet vertrouwen dat je het beste met me voor hebt, want hoe kan ik weten dat ik jou kan vertrouwen? Dat zei ik ook al tegen mijn nicht. Ik maakte haar boos omdat ik zei dat als zij me ooit zou kwetsen, ik mezelf iets aan zou doen …
B: Dat begrijp ik, en dat wantrouwen kan ik niet bij je wegnemen. Ik kan alleen maar laten zien dat ik er ben, en blijf, en dat ik je niet in de steek zal laten zoals jouw moeder dat wel heeft gedaan. En dat kost tijd, maar die tijd die nemen we … Ik heb geen haast, ik ga niet weg.

- Reflectie

Bij cliënten die zijn opgegroeid met seksueel misbruik of, zoals in dit geval, emotionele en fysieke mishandeling leidt dit altijd tot ernstige psychische littekens en een zeer sterke Straffende-oudermodus (Genderen et al. 2012). Cliënten blijven als het ware zichzelf straffen, lang nadat de mishandeling of het misbruik gestopt is. Het tonen van kwetsbaarheid bij deze cliënt is er in zijn jonge jaren door fysieke mishandeling letterlijk uitgeslagen. Veel cliënten, en in het bijzonder cliënten met ASPS, zien het tonen van kwetsbaarheid als een teken van zwakte, toch is het belangrijk dat de behandelaar op gepaste wijze wel blijk geeft van de eigen kwetsbaarheid (Young et al. 2005). Een van de meest effectieve manieren om een cliënt te leren kwetsbaar te mogen zijn, en dit te mogen tonen, is door zelf als behandelaar kwetsbaar te zijn. In plaats van de indruk te wekken als behandelaar volmaakt te zijn, erkent de behandelaar haar eigen kwetsbaarheid en gevoelens van machteloosheid en staat op die manier model voor het tonen ervan. Zeker wanneer de therapie al in een wat verder gevorderd stadium is en cliënt en behandelaar een vertrouwensband hebben opgebouwd, is dit een zeer effectieve manier om een cliënt te leren kwetsbaarheid te mogen tonen. Echter, wanneer een behandelaar zich in een te vroeg stadium in de therapie al te kwetsbaar opstelt, kan de cliënt dit ten onrechte interpreteren als een teken dat de behandelaar te zwak is om met het lastige gedrag van de cliënt om te gaan (Young et al. 2005). De behandelaar moet een positie innemen van waaruit kracht spreekt en de capaciteit om grenzen te stellen. Kortom, een subtiele mengeling van enerzijds kracht en zelfvertrouwen en anderzijds kwetsbaarheid en zorgzaamheid (zie voor een uitgebreide beschrijving van de therapeutische relatie ook ▶ H. 4).

Grenzen stellen (Limit setting)

Wanneer het gedrag van de cliënt beledigend of bedreigend is, de behandeling dreigt te ondermijnen of een gevaar is voor de behandelaar of anderen (wat vaak het geval is bij overcompensatiemodi zoals de Pest-en-aanvalmodus en de Roofdiermodus), is het belangrijk dat de behandelaar hierop direct een interventie pleegt. Dit kan ofwel met behulp van een empathische confrontatie, ofwel door grenzen te stellen (limit setting); de keuze hierin hangt af van de ernst van de agressie. Hoe ernstiger de agressie, hoe eerder er grenzen moeten worden gesteld. Doet de behandelaar dit niet, dan loopt hij het risico op escalatie van het ongewenste gedrag. Bovendien wordt op die manier schemabevestigend gewerkt in plaats van veranderingsgericht: cliënt is eerder tenslotte ook niet begrensd en zijn gedrag wordt voortdurend bekrachtigd. Veel cliënten met ASPS zijn opgegroeid in gezinnen waar onvoldoende grenzen werden gesteld (Kersten 2008). Deze cliënten zijn niet in staat frustratie te tolereren of zich aan de regels te houden, dat hebben ze nooit geleerd. Het aanleren van grenzen tolereren is een cruciaal onderdeel van het proces van reparenting. De cliënt moet leren wat ongewenst gedrag is, op een manier die hem niet veroordeelt maar helpt inzicht te krijgen. Grenzen stellen moet gebeuren op een duidelijke, besliste maar niet bestraffende manier. Het is van belang dat de behandelaar uitlegt wat het verschil is met op een gezonde manier boosheid of irritatie laten zien en wat cliënt doet of oproept met de manier waarop hij boosheid uit. Wanneer de behandelaar duidelijk en beslist genoeg laat zien wat haar grenzen zijn en dat zij hiervoor staat, kalmeren de meeste cliënten snel (Kersten 2008). Het is erg belangrijk om op de situatie in de therapie terug te komen en samen te reconstrueren welke modus opspeelde en waardoor die werd uitgelokt. Door erover te praten kan het gedrag geanalyseerd worden in plaats van over de schuldvraag te spreken.

- **Voorbeeld**

Mitch is opgegroeid in een crimineel milieu en heeft op zeer jonge leeftijd door agressie van zijn vader en de scheiding van zijn ouders, de ouderlijke rol op zich genomen. Mitch heeft zijn gezin daarna altijd beschermd voor dreiging van buiten, en heeft hiermee een kant ontwikkeld die zich onoverwinnelijk waant (Zelfverheerlijkermodus). Daarnaast heeft Mitch een kort lontje, voelt hij zich snel aangevallen en reageert daar dan op met agressie (Pest-en-aanvalmodus). Door deze kant komt Mitch vaak in problemen; hij heeft vaak vechtpartijen en komt mede daardoor frequent met de politie in aanraking. Mitch heeft inmiddels een agressieregulatietraining gevolgd waardoor hij wat meer controle heeft over zijn agressie en iets minder vaak agressieve uitbarstingen heeft. Echter, er is bij Mitch nog onvoldoende inzicht in zijn eigen problematiek en de risico's die hij loopt op recidive. Hoewel hij zelf vindt dat het goed gaat, spreekt de behandelaar de zorg uit over zijn vermeende onschendbaarheid en de risico's die dat met zich meebrengt. Tijdens een gesprek hierover loopt de spanning zichtbaar op, omdat Mitch zich aangevallen voelt door de behandelaar. Mitch wenst hier niet op aangesproken te worden.

> B: Mitch, je zegt dat het je de afgelopen tijd goed is gelukt om je boosheid te controleren en het is ook knap hoe je de afgelopen week rustig bent gebleven toen je je vader op straat tegenkwam. Dat heb je echt goed gedaan. Wat ik je echter ook hoor zeggen over de afgelopen week is dat jij vindt dat je broers, je zus, je vriendin maar ook je begeleiders moeten doen wat jij zegt, zonder daar tegenin te gaan. Ik zou me kunnen voorstellen dat de manier waarop je dat zegt op hen overkomt als dat jij de baas over hen wilt spelen. En dat jouw mening belangrijker is. En ik kan me ook zo voorstellen dat dat irritatie oproept bij hen.
> C: Zo ben ik nou eenmaal, ík bén de baas in het gezin en iedereen moet naar mij luisteren, dat is voor hun eigen bestwil. Ik heb vanaf jongs af aan voor iedereen gezorgd maar zij moeten wel doen wat ik zeg.

11.4 · Behandeling volgens SFT

B: Kun je je voorstellen dat jouw broertjes op een gegeven moment niet meer accepteren dat hun grote broer bepaalt wat zij moeten doen en met wie zij mogen omgaan?
C: Dat móeten ze maar accepteren, ík weet wat het beste is voor hun, en ik wil voorkomen dat ze net als ik ook een hoop gedoe krijgen met de wouten en vast komen te zitten. Beter houd je er nu maar over op!
(C kijkt zichtbaar geïrriteerd naar de klok en de behandelaar besluit een empathische confrontatie te gaan doen)
B: Ik zie dat je naar de klok zit te kijken, en ik heb het gevoel dat je weg wil, klopt dat?
(de opmerking valt helemaal verkeerd bij cliënt en hij ontploft)
C: En wat denk je wel wie je bent, ik kijk gewoon op de klok! Daar moet je eens heel rap mee kappen, zo respectloos met mij omgaan!
B: Sorry Mitch, het was niet mijn bedoeling om je het gevoel te geven dat ik je niet respecteer, ik merkte alleen dat ik er erg onrustig van werd dat je me niet meer wilde aankijken en wilde weten wat ik misschien gezegd had dat verkeerd bij je was gevallen.
C: Als jij zo met al je cliënten omgaat dan zou ik maar uitkijken als ik jou was! En je gezin ook! Want vandaag of morgen gebeurt er iets als je zo met mensen omgaat. Dan krijg je een keer flinke klappen!
(de behandelaar besluit vanwege de dreiging om over te gaan tot limit setting)
B: OK stop, dit loopt uit de hand, ik voel me niet veilig door de manier waarop je me aanspreekt en dat voelt niet goed.
C: Ik zeg niet dat ik jou klappen ga verkopen maar als je zo doorgaat met mij te beledigen dan gebeurt dat wel vandaag of morgen!
B: Mitch, wacht even, op deze manier gaan we niet verder. Ik wil graag met je praten over wat er zojuist gebeurd is en wat ik heb gezegd waardoor je zo boos op me bent, maar niet op deze manier. We gaan nu ofwel het gesprek beëindigen, of we gaan op een rustige manier samen in gesprek om te kijken wat er fout is gegaan.
C: Dan ben ik er vandoor, hier heb ik geen zin in.
B: OK, dat is prima Mitch, dan houden we er voor vandaag mee op. Ik zie dat je nu heel boos op me bent en misschien inderdaad te boos om te praten. En meestal is het dan beter om eerst even tot rust te komen. Laten we er in onze volgende afspraak maar op terugkomen, zodat we samen kunnen kijken wat er is misgegaan.
C: OK, prima, dan ben ik nu weg.

De week erna kwam cliënt terug en kon de trigger die hem gegeven was, het benoemen van de disfunctionaliteit van de Zelfverheerlijkermodus, en de modus die daardoor werd getriggerd (Pest-en-aanvalmodus) besproken worden.

■ Reflectie

Het benoemen van schemamodi kan voor de cliënt stigmatiserend en daardoor spanning verhogend werken of het kan een modus versterken, vooral als het gaat om antisociale schemamodi. Het benoemen van de Zelfverheerlijkermodus triggerde in deze laatste casus de Pest-en-aanvalmodus. Het benoemen van de Roofdiermodus, als de cliënt in die modus verkeert, kan de kille agressie juist versterken en is daarom niet zonder risico (Kersten 2008). Juiste timing en voorzichtigheid (dit laatste met name bij de Roofdiermodus) is dan ook geboden bij het benoemen en bespreken van gedrag in termen van schemamodi.

11.4.4 Experiëntiële technieken en cognitieve en gedragstechnieken

In de schematherapie wordt ingezet op het inzichtelijk maken van de disfunctionele schema's en vervolgens op het doorbreken van deze patronen. Hiervoor zijn meerdere technieken inzetbaar. Naast limited reparenting en empathische confrontaties binnen de therapeutische relatie, worden cognitieve technieken (helpen de cliënt om intellectuele afstand van zijn schema's te nemen), gedragstechnieken (door experimenten oefenen met gezond alternatief gedrag waardoor patronen worden doorbroken) en een ander wezenlijk onderdeel van SFT, experiëntiële technieken (helpen om de emotionele aspecten van een schema te verwerken) gebruikt.

Cognitieve techniek: benoemen van kanten en modi

Cliënten met ASPS hebben vaak veel meer tijd nodig dan andere cliënten om een hechtingsrelatie met de behandelaar op te bouwen. De behandelaar moet geduldig en volhardend zijn en zich blijven richten op de muur van emotionele onthechting, met als doel contact te maken met de Kwetsbare-kindmodus (Bernstein et al. 2015). De behandelaar wordt in deze taak geholpen door het modimodel in het gesprek te betrekken. Dit stelt hem namelijk in staat om aandacht te schenken aan en te praten over de emotionele afstandelijkheid bij de cliënt en andere schemamodi die het therapeutisch proces ondermijnen. Wanneer overeenstemming is over het modimodel en dit uitgebreid besproken is in de eerste fase van de therapie, kan hier vervolgens in de verdere behandeling op worden teruggegrepen en kan gedrag dat de cliënt inzet direct op een manier worden besproken die de noodzakelijke afstand waarborgt. Een voorbeeld hiervan is het bespreekbaar maken van een aanvallende modus die de cliënt in de kamer inzet richting de behandelaar. Vaak worden de modi benoemd als verschillende 'kanten' die iemand heeft, dat is wat concreter dan de term 'modi'.

Hier volgt een voorbeeld:

> B: Hoi Dave, hoe gaat het vandaag met je?
> C: Zwaar klote, dat gaat het. Net onderweg hiernaartoe een aanvaring met een man die me op zat te jagen, ik ben uitgestapt, naar hem toe gelopen en heb hem bijna de auto uitgetrokken: zo gaan we niet met mij om, vuile hufter.
> B: Zo, ik merk dat je er nu nog boos om wordt, wat is er aan de hand?
> C: En jij irriteert me ook, de manier waarop je het zegt, jezus, ik ben er zo klaar mee!
> B: OK …, goed dat je het zegt, wat heb ik gezegd dat je zo boos maakt op mij?
> C: Ach dat zalvende, zo van 'ik merk dat je boos wordt', ik ben toch geen mietje? Ik hoor mijn moeder al zeggen: zo laat je toch zeker niet tegen je praten! Laat haar maar eens voelen wat het is als jij boos bent!!

B: Hmm. goed, wacht even. Ik vind het echt heel vervelend dat ik je het gevoel heb gegeven dat ik je als een mietje behandel. Dat is absoluut niet mijn bedoeling. En dat dat bij jou vervolgens allerlei gevoelens oproept waarvan je boos wordt. Maar nu dit gebeurd is kunnen we misschien deze situatie eens beter bekijken in het licht van wat we een paar weken geleden besproken hebben. Weet je nog dat we het hebben gehad over de verschillende kanten die iemand heeft, de modi? En dat we daar een kant bij jou hadden benoemd die de Pest- en-aanvalkant heette? Ik heb het gevoel dat die kant van jou nu op de voorgrond staat. Jij wordt geraakt door iets wat ik zeg, en vervolgens ga jij, om te voorkomen dat je zelf gekwetst wordt, mij aanvallen en je boosheid op mij richten.

- **Reflectie**

Door de kant of modus te benoemen, haalt de behandelaar de persoonlijke aanval weg waardoor er een niet-veroordelend gesprek gevoerd kan worden over de betreffende modus en wat heeft gemaakt dat deze werd getriggerd. Cliënten herkennen dit vaak wel bij zichzelf, waardoor de spanning meestal snel zakt.

Imaginatie en rescripting

Experiëntiële technieken zijn gericht op het ervaren en uiten van emoties die gekoppeld zijn aan vroegere situaties die op hun beurt tot de ontwikkeling of instandhouding van de schema's en modi hebben geleid (Vreeswijk et al. 2008). Een veelgebruikte experiëntiële techniek is 'imaginatie en rescripting'. Bij imaginatie en rescripting wordt de cliënt op een veilige manier aan de negatieve herinnering blootgesteld (imaginatie) en kan hij een andere betekenis aan deze ervaring verlenen (rescripting), zowel op cognitief als op affectief niveau. De cliënt wordt aan de hand van emoties die worden opgeroepen in een actuele situatie toegeleid naar een herinnering uit de jeugd waarbij vergelijkbare emoties werden opgeroepen. De cliënt bekijkt de oude ervaring alsof hij die op dit moment, in het hier en nu, meemaakt en de behandelaar ondersteunt hem om als Gezonde volwassene te reageren op die situatie. Bij rescripting kan het nodig zijn dat de behandelaar een actieve rol heeft in de imaginatieoefening, vooral in het begin van het therapietraject wanneer de Gezonde-volwassenemodus nog onvoldoende ontwikkeld is. De cliënt kan zichzelf zo beschermen tegen oude traumatische ervaringen. De behandelaar treedt als het ware op als verlengstuk van de Gezonde-volwassenemodus en ondersteunt de cliënt in de imaginaire situatie. Dit is met name het geval als de cliënt wordt overspoeld door de opgeroepen emoties of hij geen adequate manier heeft om te reageren. De behandelaar helpt de cliënt dan om een adequate copingstrategie te ontwikkelen.

De behandelaar vraagt tijdens de imaginatieoefening op het moment dat zij inschat dat de cliënt ondersteuning nodig heeft, of het akkoord is om mee in de situatie te komen. In sommige gevallen, wanneer een cliënt zich tijdens de imaginatie in een zeer onveilige situatie bevindt, moet de behandelaar deze stap overslaan en heel direct en vastbesloten ingrijpen. In plaats van vragen of de cliënt het goed vindt, neemt de behandelaar de leiding en treedt deze op als beschermende ouderfiguur. Later in de therapie kan de cliënt dit mogelijk zelf, maar in het begin is het soms nodig als behandelaar direct op te treden.

▪ Voorbeeld

Dave geeft aan zich extreem onrustig en gespannen te voelen na elke therapiesessie. Het maakt hem boos en hij twijfelt of hij wel door wil gaan met de behandeling. In overleg wordt besloten een imaginatieoefening te doen om te achterhalen waar dit gevoel vandaan komt.

» B: OK Dave, we hebben net afgesproken dat we een oefening gaan doen. Doe je ogen maar eens even dicht en concentreer je eens goed op de situatie die je elke keer ervaart als je hier naar buitengaat. Stel jezelf voor dat je in de auto stapt en net bij mij bent weggegaan. Concentreer je op wat je voelt, heb je dat?
C: (knikt)
B: Goed zo. Laat nu de situatie los van net na de therapiesessie en concentreer je alleen op het gevoel dat je hebt. (stilte) Ga nu terug naar een situatie uit je jeugd waarin je je hetzelfde voelde ….
C: (stilte)
B: Kun je mij eens vertellen wat je ziet? Waar ben je? Hoe oud ben je?
C: Ik zit in de auto met mijn ouders en we komen net van een verjaardagsfeestje af. Ik ben een jaar of zeven en ik heb me goed vermaakt. Ik heb lekker gespeeld met mijn neefjes en nichtjes en ik heb mijn ouders horen zeggen hoe leuk ze dat vonden.
B: Dus je zit in de auto en je hebt het net naar je zin gehad.
C: Ja. En dan hoor ik mijn vader zeggen 'jij hebt straks een probleem jongen, als we thuiskomen dan zul je eens wat beleven'.
B: Weet je wat er aan de hand is?
C: Ik weet dat als mijn vader dát zegt ik thuis helemaal in elkaar geslagen ga worden.
B: Wat gebeurt er nu?
C: Ik hoor mijn vader schreeuwen. Hij zegt 'wat ben je toch een mislukkeling, wie gaat er nou met die rotkinderen van je moeders zus spelen, wat ben je toch een watje! Laat ze toch eens zien dat jij de baas bent, je zet mij helemaal voor gek met je kinderachtige gespeel. Je kunt ook niks, he, wat een mislukkeling! Ik zal wel eens een vent van je maken thuis.'
(Cliënt duikt dieper in zijn stoel en zijn angst is duidelijk zichtbaar)
B: OK, Dave, ik kom nu bij je in de situatie. Ik zit naast je in de auto en ga je vader aanspreken. 'Waar denk je wel niet dat je mee bezig bent? Je maakt die kleine Dave helemaal bang, terwijl hij helemaal niets fout heeft gedaan. Een goede ouder doet zoiets niet! Een goede vader vindt het leuk dat zijn zoon lekker speelt, dat hij geniet en het goed naar zijn zin heeft. In plaats daarvan straf je Dave en maak je hem bang en verdrietig. Op zo'n manier verdien je het niet om zijn vader te zijn! Jij moet juist zorgen voor veiligheid en geborgenheid van je kinderen, maar je maakt hem bang en straft hem terwijl hij niets fout doet.' Wat gebeurt er nu?
C: Mijn vader wordt woest! Hij schreeuwt 'wie denk je wel dat je bent om zo tegen mij te praten!' Hij stopt de auto om mij eruit te trekken.

B: Rustig maar. (Stellig!) 'Ik kan jouw vader aan. We stappen nu uit. Kom maar achter me staan, ik zal je beschermen.' Wat gebeurt er?
C: Mijn vader staat te spugen van kwaadheid en roept dat jij mij mag hebben, 'neem die nietsnut maar mee ja, vuile trut, ik heb er toch niks aan, ik ben blij dat ik er vanaf ben! Ik hoef hem nooit meer te zien, ik ben blij dat ik ervan af ben, daar komt toch nooit iets van terecht!'
B: Kom Dave, geef me je hand, dan gaan we samen weg. Weg van de auto, weg van je vader, weg naar een plek waar jij naar toe wilt. Waar wil je naar toe?
C: Ik wil weglopen, zo ver als maar kan.
B: Dat is goed, dat doen we. (stilte)
C: (wordt zichtbaar rustiger ...)
B: (stilte ....) Heb je verder nog iets nodig?
C: ... Ik wil gewoon even blijven lopen samen ......
B: OK, dan doen we dat, we lopen gewoon een eind weg samen ... Lopen we ergens speciaal naar toe?
C: Nee, gewoon weg van alles ...
B: Prima ...... (stilte) .... Heb je verder nog iets nodig?
C: Nee, het is goed zo ...
B: OK, ga dan nu in gedachten naar je veilige plek ....
(C kalmeert verder)
B: Goed, als je zover bent dan mag je je ogen open doen, neem de tijd ...

- Reflectie

Na afloop van een dergelijke imaginatie evalueer je de situatie. Hoe heeft de cliënt het ervaren, wat zijn de paralellen met de actuele situatie van wegrijden na de behandelsessies, wat heeft het met cliënt gedaan, jouw ingrijpen. Besef dat wat er is gebeurd nieuw is voor je cliënt, en het tijd nodig heeft om te bezinnen. Je cliënt is niet gewend dat er voor hem gezorgd is of dat hij beschermd is, dat is verwarrend, vermoeiend en vaak erg emotioneel. Maar je cliënt heeft ondertussen wel gehoord wat een goede ouder zou moeten doen, dat hij niets fout gedaan heeft en dat het niet zijn schuld is. Ook heeft hij een nieuwe ervaring opgedaan, er is iemand die voor hem is opgekomen, iets wat hij altijd gehoopt heeft, maar dat nooit eerder is gebeurd. Deze positieve ervaring kan hem helpen vertrouwen in andere mensen te herwinnen en inzicht te krijgen in zichzelf. In een later stadium van de therapie kan via imaginatie de cliënt zelf (eventueel ondersteund door de behandelaar) als Gezonde volwassene leren zijn vader te trotseren en daarmee zijn eigen Kwetsbare-kindkant te beschermen.

Tijdens het laatste deel van de therapie leert de cliënt vanuit de therapeutische relatie en imaginatieoefeningen generaliseren naar relaties met belangrijke anderen buiten de therapie. De behandelaar ondersteunt de cliënt in het aangaan van gezonde relaties met geschikte anderen die zelf ook in staat zijn om wederzijdse en zorgzame relaties aan te gaan. Hier stimuleert de behandelaar de cliënt om zijn kwetsbare kant open te stellen en liefde te kunnen geven en ontvangen.

11.5 Conclusie

Samenvattend bestaat een schematherapietraject uit een fase waarin een casusconceptualisatie wordt opgesteld waarin duidelijke verbanden worden gelegd tussen de levensgeschiedenis van de cliënt, zijn schema's, copingstijlen en modi en de huidige klachten en problemen van de cliënt. In de fase erna zijn de onvervulde of gefrustreerde emotionele behoeften de leidraad voor de behandeling, waarbij de insteek van de behandelaar is dat de cliënt correctieve emotionele ervaringen opdoet binnen de therapeutische relatie. Zij doet dit op een vergelijkbare manier als een ouder die haar kind helpt op een gezonde manier volwassen te worden (Genderen et al. 2012). Er wordt aandacht besteed aan het herkennen van de emoties en de behoeften van de cliënt, waardoor hij geleidelijk aan leert deze te reguleren en op een gezonde manier zijn behoeften te vervullen.

Middels enkele verbatim verslagen is een beeld gegeven van enkele van de meest gehanteerde technieken. 'Limited reparenting' is bij SFT van cliënten met ASPS de hoeksteen van de behandeling. De verbatim voorbeelden zijn gericht geweest op specifieke technieken, maar tussen de regels door kan steeds de limited reparenting van de behandelaar richting de cliënten gezien worden. Limited reparenting is de basishouding die altijd aanwezig dient te zijn in de therapeutische relatie en tijdens het inzetten van de diverse technieken. Cliënten hebben vaak een verleden van traumatisering en zijn vaak ernstig onthecht. Dit betekent dat er veel aandacht nodig is voor het langzaam opbouwen van een goede therapeutische relatie. Een behandelaar moet geduldig zijn, optimistisch zijn voor wat betreft de behandelbaarheid en voldoende tijd nemen om een vertrouwensrelatie met de cliënt op te bouwen. Zolang de cliënt geen vertrouwen heeft in zijn behandelaar heeft verdergaan met andere therapeutische interventies weinig zin. De behandelaar moet zich grondig verdiepen in de cliënt, aandachtig en oprecht luisteren naar wat er wordt gezegd en proberen te begrijpen waarom een cliënt handelt zoals hij handelt. Alleen dan kan de behandelaar meevoelen met het kwetsbare kind dat diep vanbinnen schuilgaat, de cliënt steunen en valideren in zijn pijn, angst en verdriet, de cliënt hierin inzicht geven en hem helpen functionelere manieren van coping te ontwikkelen. Enkel als een behandelaar bereid en in staat is een dergelijke relatie met de cliënt aan te gaan is het geven van SFT verantwoord. Is dit niet het geval, dan is het verstandig hiervan weg te blijven.

Omgaan met agressie, liegen, bedriegen en manipulatie van de cliënt is een van de lastigste punten in de behandeling van cliënten met ASPS-problematiek. Een cliënt kan huilen om sympathie op te wekken of omdat hij daadwerkelijk verdriet heeft, of hij kan proberen de behandelaar gunsten te vragen, of de behandelaar aan 'zijn kant' te krijgen wanneer er sprake is van conflicten met andere collega's of instanties. Veel behandelaren hebben de neiging deze cliënten altijd met wantrouwen te benaderen. Echter, bij het geven van schematherapie is het van belang dat de behandelaar de cliënt wél geeft wat hij nodig heeft, waarbij reparenting een wezenlijk onderdeel is van de behandeling. Met andere woorden, de behandelaar moet elke situatie onbevooroordeeld ingaan en de cliënt niet op voorhand al veroordelen. Het onoprechte en manipulerende gedrag, dat wordt gezien als een dysfunctionele schemamodus, kan de behandelaar vervolgens met een empathische confrontatie benoemen en met de cliënt bespreken.

- **Tenslotte**

Werken met cliënten met ASPS met behulp van SFT is in de praktijk effectief gebleken. De ontwikkelingen die rondom deze therapie plaatsvinden om deze ook voor cliënten met ASPS geschikt te maken en het onderzoek naar de effectiviteit dat loopt, stemt hoopvol dat het een aanbod wordt dat steeds breder zal worden ingezet en van practice based uiteindelijk ook evidence based zal blijken.

In dit hoofdstuk is een beeld geschetst van hoe een SFT-behandeling bij cliënten met ASPS-problematiek eruit kan zien. Het spreekt voor zich dat, net als voor de andere psychotherapieën die zijn beschreven in dit boek, een gecertificeerd nascholingstraject is vereist voor behandelaren die deze behandeling zelf in de praktijk uitvoeren. Echter, meer inzicht in de verschillende therapieën die in de praktijk werkzaam zijn gebleken, is voor iedereen die met deze doelgroep werkt van toegevoegde waarde.

Literatuur

Bernstein, D. P., Arntz, A., & Keulen-de Vos, M. (2007). Schemagerichte therapie in de forensische setting: Theoretisch model en richtlijnen voor best clinical practice. *Tijdschrift voor Psychotherapie, 33*(2), 76–86.

Bernstein, D., Kersten, T., & Keulen-De Vos, M. (2015). Schematherapie voor psychopathische en andere antisociale patiënten. In D. Van Beek, L. Claes, L. Gijs, I. Jeandarme, E. Klein Haneveld & W. Canton (Red.), *Handboek psychopathie en de antisociale persoonlijkheidsstoornis*. Utrecht: De Tijdstroom.

Bernstein, D. P., Nijman, H. L. I., Karos, K., Keulen-de Vos, M., De Vogel, V., & Lucker, T. P. (2012). Schema therapy for forensic patients with personality disorders: Design and preliminary findings of a multicenter randomized clinical trial in the Netherlands. *International Journal of Forensic Mental Health, 11,* 312–324.

Chakhssi, F., De Ruiter, C., & Bernstein, D. (2009). Change during forensic treatment in psychopathic versus nonpsychopathic offenders. *Journal of Forensic Psychiatry & Psychology, 21*(5), 660–682.

Chakhssi, F, Kersten, T., De Ruiter, C., & Bernstein, D. P. (2014). Treating the untreatable: A single case study of a psychopathic inpatient treated with schema therapy. *Psychotherapy, 51,* 447–461.

Cima, M., Tonnaer, F., & Lobbestael, J. (2007). Moral emotion in reactive and proactive offenders using implicit measures. *Nederlands Journal of Psychology, 63,* 144–155.

Crawford, M. J., Sahib, L., Bratton, H., Tyler, P., & Davidson, K. (2009). Service provision for men with antisocial personality disorder who make contact with mental health care services. *Personality and Mental Health, 3*(3), 165–171.

Expertisecentrum Forensische Psychiatrie (2014). *Persoonlijkheidsstoornissen; zorgprogramma voor forensisch psychiatrische patiënten met persoonlijkheidsstoornissen* (rapport).

Genderen, H., Jacob, G., & Seebauer, L. (2012). *Patronen doorbreken*. Amsterdam: Uitgeverij Nieuwezijds.

Gezondheidsraad (2006). *Preventie en behandeling van de antisociale persoonlijkheidsstoornis*. Den Haag: Gezondheidsraad; publicatie nr 2006/07.

Giesen-Bloo, J., Van Dyck, R., Spinhoven, P., Van Tilburg, W., Dirksen, C., Van Asselt, T., et al. (2006). Outpatient psychotherapy for borderline personality disorder. Randomized trial of schema-focused therapy versus transference-focused therapy. *Archives of General Psychiatry, 63,* 649–658.

Hildebrand, M., & De Ruiter, C. (2004). PCL-R psychopathy and its relation to DSM-IV Axis I and Axis II disorders in a sample of male forensic psychiatric patients in the Netherlands. *International Journal of Law and Psychiatry, 27,* 233–248.

Kersten, T. (2008). Schematherapie bij persoonlijkheidsproblematiek en verslaving. In M. Vreeswijk, J. Broersen & M. Nadort (Red.), *Handboek schematherapie*. Houten: Bohn Stafleu Loghum.

Keulen-de Vos, M. E., Bernstein, D. P., & Arntz, A. (2014). Schema therapy for offenders with aggressive personality disorders. In R. C. Tafrate & D. Mitchell (Eds.), *Forensic CBT: A practitioners guide*. Chichester: Wiley Blackwell.

Keulen-de Vos, M. E., Bernstein, D. P., Vanstipelen, S., De Vogel, V., Lucker, T. P. C., Slaats, M., et al. (2016). Schema modes in criminal and violent behavior of forensic cluster B PD patients: A retrospective and prospective study. *Legal and Criminological Psychology, 21*(1), 56–76.

Landelijke Stuurgroep Multidisciplinaire Richtlijnontwikkeling in de GGZ (2008). *Multidisciplinaire richtlijn Persoonlijkheidsstoornissen. Richtlijn voor de diagnostiek en behandeling van volwassen patiënten met een persoonlijkheidsstoornis*. Utrecht: Trimbos-instituut.

Lobbestael, J., Arntz, A., & Sieswerda, S. (2005). Schema modes and childhood abuse in borderline and antisocial personality disorders. *Journal of Behavior Therapy and Experimental Psychiatry, 36*, 240–253.

Lobbestael, J., Van Vreeswijk, M. F., & Arntz, A. (2008). An empirical test of schema mode conceptualizations in personality disorders. *Behaviour Research and Therapy, 46*(7), 854–860.

Lobbestael, J., Arntz, A., Lobbes, A., & Cima, M. (2009). A comparative study of patients and therapists' reports of schema modes. *Journal of Behavior Therapy and Experimental Psychiatry, 40*(4), 571–579.

Rafaeli, E., Bernstein, D. P., & Young, J. E. (2011). *Schema therapy: Distinctive features*. New York: Routledge.

Rijkeboer, M. M. (2005). Validatie schemavragenlijst. In M. Vreeswijk, J. Broersen & M. Nadort (Red.), *Handboek schematherapie*. Houten: Bohn Stafleu Loghum.

Van Wijk-Herbrink, M. (2018). *Schematherapy in adolescents with externalizing behavior problems: Bridging theory and practice*. Marjolein van Wijk-Herbrink: Maastricht.

Van Wijk-Herbrink, M. F., Broers, N. J., Roelofs, J., & Bernstein, D. P. (2017). Schema therapy in adolescents with disruptive behavior disorders. *International Journal of Forensic Mental Health, 16*, 261–279.

Van den Bosch, L. M. C., Rijckmans, M. J. N., Decoene, S., & Chapman, A. L. (2018a). Treatment of antisocial personality disorder: Development of a practice focused framework. *International Journal of Law and Psychiatry, 58*, 72–78.

Van den Bosch, L. M. C., Rijckmans, M. J. N., Decoene, S., Kaasenbrood, A., Bunningen, N., & Huijgen, T. (2018b). De antisociale-persoonlijkheidsstoornis en behandeling; De ontwikkeling van een praktijkgericht framework voor de As II-stoornis. *Tijdschrift voor Psychotherapie, 44*(3), 152–166.

Vreeswijk, M. F., Broersen, J., Giesen-Bloo, J., & Haeyen, S. (2008). Technieken in schematherapie. In M. Vreeswijk, J. Broersen, & M. Nadort (Red.), *Handboek schematherapie*. Houten: Bohn Stafleu Loghum.

Young, J. E. (1990). *Cognitive therapy for personality disorders*. Sarasota: Professional Resources Press.

Young, J. E. (1999). *Cognitive therapy for personalitydisorders; a schema-focused approach* (herziene druk). Sarasota: Professiona Resourses Press.

Young, J. E., Klosko, J., & Weishaar, M. E. (2003). *Schematherapy: A practitioner's guide*. New York: Guilford.

Young, J. E., Klosko, J. S., & Weishaar, M. E. (2005). *Schemagerichte therapie; handboek voor therapeuten*. Houten: Bohn Stafleu van Loghum.

Behandeling met psychofarmaca bij cliënten met antisociaal gedrag of een antisociale persoonlijkheidsstoornis

Drs. P.J.S. (Philip) Michielsen

12.1 Samenvatting – 296

12.2 Dilemma – 296

12.3 Inleiding – 297

12.4 ADHD en huiselijk geweld – 299
12.4.1 Compliance en motivatie voor medicatie-inname – 302

12.5 Angststoornissen en antisociaal gedrag – 310

12.6 Depressie en antisociaal gedrag – 312

12.7 Psychotische stoornissen en antisociaal gedrag – 314

12.8 Tot slot – 316

Literatuur – 317

© Bohn Stafleu van Loghum is een imprint van Springer Media B.V., onderdeel van Springer Nature 2020
M. J. N. (Madeleine) Rijckmans, A. (Arno) van Dam en L. M. C. (Wies) van den Bosch (Red.), *Praktijkboek antisociaal gedrag en persoonlijkheidsproblematiek*, https://doi.org/10.1007/978-90-368-2295-4_12

12.1 Samenvatting

Medicatiestrategieën kunnen aanvullend de klachten en symptomen van mensen die antisociaal gedrag vertonen beïnvloeden. Vooral reactieve of impulsieve agressie is een goede indicatie om psychofarmaca in te zetten in de behandeling. In dit hoofdstuk geven we adviezen als aanvulling op bestaande richtlijnen waarin de problematiek van antisociaal gedrag in de reguliere GGZ niet volledig wordt beschreven. We lichten de behandeling van comorbide stoornissen als PTSS, ADHD, stoornissen in gebruik van middelen, angst-, stemmings-, en psychotische stoornissen uit. Verder staan we stil bij de vraag hoe om te gaan met een lage motivatie om medicijnen te nemen voor antisociaal gedrag. Daarnaast dient er aandacht te zijn voor somatische factoren die antisociaal gedrag uitlokken, in stand houden of er het gevolg van zijn. In de praktijk dient de psychiater rekening te houden met mogelijke ongewenste risico's van psychofarmaca, zoals een toename van delictgedrag of misbruik van middelen. Betrekken van het systeem van de cliënt is belangrijk bij het inschatten van dergelijke risico's.

12.2 Dilemma

Hans komt in behandeling wegens huiselijk geweld tegen zijn partner Petra. Hij komt erg sporadisch op de afspraken met de psychiater. Je hebt kunnen vaststellen dat de cliënt lijdt aan ADHD, met een duidelijk beloop vanaf de kindertijd, gekenmerkt door snelle afleidbaarheid, overbeweeglijkheid en prikkelzoekend gedrag. Verder voldoet hij aan de criteria van zowel een borderline als antisociale persoonlijkheidsstoornis. Hoewel de cliënt manipulatief overkomt, zijn er vanuit de gesprekscontacten geen verdere aanwijzingen voor psychopathie. Hans is als enig kind opgevoed in een gezin met een aan alcohol verslaafde vader die hem regelmatig sloeg. Als jongere begon hij zich te bekwamen in gevechtssporten, zoals taekwondo, waarin hij ook een Europese titel haalde. Hij is meermaals wegens vechtpartijen opgepakt en kan zich moeilijk beheersen. Hij heeft in het verleden allerlei drugs gebruikt en is een periode verslaafd geweest aan onder andere amfetamines en cocaïne. Tevens heeft Hans tijdens eerdere gesprekken toegegeven dat hij soms nog cocaïne gebruikt. Zijn motivatie voor behandeling is dat hij de zorg voor zijn gezin niet aankan: hij zit wegens gewrichtsklachten in de ziektewet, er zijn schulden. Hij vraagt of hij stimulantia voorgeschreven kan krijgen, omdat hij gehoord heeft dat die werkzaam kunnen zijn tegen zijn innerlijke onrust en agressie. Enerzijds vind je dit een goed idee omdat stimulantia naast de ADHD-klachten ook de fysieke agressie zouden kunnen beteugelen; anderzijds is gebleken dat Hans niet heel betrouwbaar is in zijn uitspraken over medicatiegebruik en het nakomen van afspraken. Je bent huiverig voor misbruik van de voorgeschreven medicatie, wat zou kunnen leiden tot escalerend verslavingsgedrag en toenemende verstoring van zijn functioneren in het gezin. Schrijf je de medicatie voor of niet?

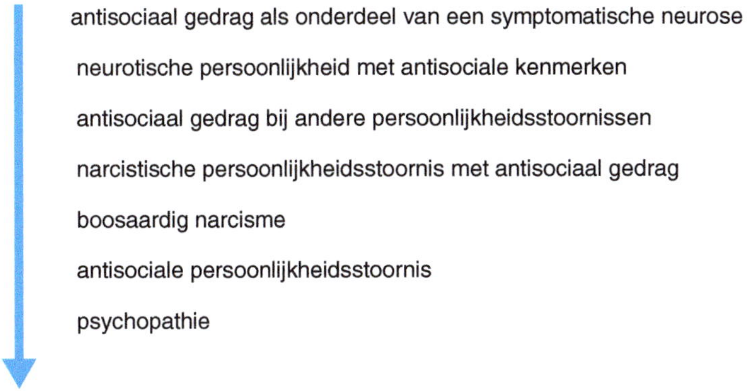

- antisociaal gedrag als onderdeel van een symptomatische neurose
- neurotische persoonlijkheid met antisociale kenmerken
- antisociaal gedrag bij andere persoonlijkheidsstoornissen
- narcistische persoonlijkheidsstoornis met antisociaal gedrag
- boosaardig narcisme
- antisociale persoonlijkheidsstoornis
- psychopathie

Figuur 12.1 Continuüm van antisociaal en psychopathisch gedrag

12.3 Inleiding

In de reguliere GGZ krijgen behandelaren regelmatig te maken met antisociale gedragingen van hun cliënten. Dit kunnen zijn: liegen, diefstal, geweldpleging, bedreigingen tot allerlei vormen van roekeloos of normoverschrijdend gedrag. Actuele psychiatrische toestandsbeelden als middelenmisbruik, een psychose of een manische episode kunnen hieraan ten grondslag liggen of het gedrag kan samenhangen met een persoonlijkheidsstoornis. Vaak betreft het dan een narcistische, borderline of antisociale persoonlijkheidsstoornis. Er kan echter ook een pervasief en repetitief patroon van antisociaal gedrag aanwezig zijn in het kader van bijvoorbeeld ADHD, autisme spectrum stoornis of een parafiele stoornis zonder dat aan de criteria van een persoonlijkheidsstoornis is voldaan. Kernberg beschrijft (fig. 12.1) een continuüm van antisociaal en psychopathisch gedrag, waarbij de mate van behandelbaarheid afneemt met de ernst van de pathologie (Gabbard 2014).

Met de introductie van de DSM-5 zijn enkele belangrijke wijzigingen ingevoerd met betrekking tot de classificatie van persoonlijkheidsstoornissen. Zo is het assenstelsel verlaten en hebben persoonlijkheidsstoornissen binnen deel 2 een evenwaardige plaats gekregen naast andere psychische stoornissen. Dit is een belangrijk signaal ook voor de praktijk, waar behandelaren vroeger snel een pessimistische houding hadden ten aanzien van de behandelbaarheid van persoonlijkheidsstoornissen. Naast tegenoverdrachtsfenomenen speelde hier ook het gebrek aan kennis over effectieve behandelingen, met name bij de antisociale persoonlijkheidsstoornis (ASPS), een rol. Een andere ontwikkeling is dat het begrip 'psychopathie' weer via een zijdeur ingevoerd is, zij het onder de noemer 'beperkte prosociale emoties', wat een specifiek kenmerk is van de normoverschrijdend-gedragsstoornis (met begin voor de leeftijd van vijftien jaar). Het gaat hier om kenmerken als een vlak affect, gebrek aan wroeging, gebrek aan empathie en weinig bezorgd zijn om eigen prestaties (APA 2014).

In dit hoofdstuk bespreken we de behandeling van antisociaal gedrag met psychofarmaca. In de Multidisciplinaire Richtlijn Persoonlijkheidsstoornissen (Trimbos 2008) worden aanbevelingen gedaan voor de farmacotherapie bij borderline persoonlijkheidsstoornis en, in beperkte mate, ook voor de schizotypische persoonlijkheidsstoornis. De werkgroep is verder van mening dat er onvoldoende wetenschappelijke evidentie bestaat die het voorschrijven van psychofarmaca bij andere persoonlijkheidsstoornissen rechtvaardigt. Dit betekent overigens niet dat in de praktijk cliënten met een persoonlijkheidsstoornis als hoofddiagnose nauwelijks psychofarmaca voorgeschreven krijgen. Vooral cliënten met borderline persoonlijkheidsstoornissen blijken vaak meerdere psychofarmaca tegelijk te gebruiken en er is vaak sprake van polyfarmacie (Bridler et al. 2015; Martin-Blanco et al. 2017; Zanarini et al. 2001). In de enige studie die onderzocht of de combinatie van psychofarmaca beter werkte dan één middel tegelijk, werd geen bijkomend voordeel gevonden bij combinatietherapie (Zanarini et al. 2004). Zo weinig mogelijk psychofarmaca gebruiken, voor een zo kort mogelijke duur en in lage doseringen, gecombineerd met evidence based psychotherapie geniet de voorkeur. Als gekeken wordt naar categorieën van psychofarmaca die bij cliënten met BPS voorgeschreven worden, lijkt er wel sprake van een paradigmashift, waarbij tegenwoordig tricyclische antidepressiva en benzodiazepines minder vaak gebruikt worden dan atypische antipsychotica, ten opzichte van vijftien jaar geleden, wat in de lijn ligt van recente wetenschappelijke inzichten (Martin-Blanco et al. 2017).

Specifiek voor de ASPS en psychopathie zijn er nauwelijks evidence based biologische interventies en de schaarse onderzoeken die verricht zijn, vertonen vaak methodologische beperkingen (Audenaart et al. 2015). In dit hoofdstuk gaat het dan ook met name om vormen van impulsieve of reactieve agressie, al dan niet passend bij huiselijk geweld, omdat daar wel enige evidentie bestaat voor de werkzaamheid van psychofarmaca. Proactieve of instrumentele agressie valt buiten beschouwing hier, daar dit past bij personen met kenmerken van psychopathie en hier geen evidence based farmacotherapeutische behandeling bekend is. Het is als behandelaar wel belangrijk om door middel van gerichte vragen het onderscheid tussen deze twee vormen van agressie te maken.

In ❑tab. 12.1 worden de verschillende symptoomclusters beschreven die bij de borderline persoonlijkheidsstoornis een aangrijpingspunt kunnen zijn voor een farmacotherapeutische behandeling. Met name de clusters impulsieve gedragingen, boosheid en affectieve disregulatie zijn in het kader van antisociaal gedrag van belang. Hoewel hier geen wetenschappelijke evidentie voor is, zouden impulsiviteit en boosheid (met name het reactieve agressietype) in het kader van de antisociale persoonlijkheidsstoornis volgens dezelfde beslisboom behandeld kunnen worden als bij de borderline persoonlijkheidsstoornis.

Verder is van belang dat alle psychofarmaca die hier genoemd worden, niet geregistreerd zijn voor de behandeling van persoonlijkheidsstoornissen. In Nederland valt registratie onder de verantwoordelijkheid van het College ter Beoordeling voor Geneesmiddelen (CBG). Voorschrijven van deze psychofarmaca valt onder de regeling off-label voorschrijven (KNMG) en hieraan zijn sinds het invoeren van de

> **Tabel 12.1** Symptoomclusters. (Ingenhoven en Rinne 2011)

impulsieve gedragingen

1. topiramaat of lamotrigine

2. mannelijke patiënt: SSRI

3. mannen en vrouwen: valproïnezuur

4. klassiek of atypisch antipsychoticum (lage dosis[a])

vermijd benzodiazepinen, tricyclische antidepressiva en polyfarmacie

affectieve disregulatie

boosheid, vijandigheid, prikkelbaarheid (zonder verlies van impulscontrole)

1. topiramaat of valproïnezuur

2. SSRI

3. klassiek of atypisch antipsychoticum (lage dosis[a])

[a]Equivalent haloperidol 1–4 mg of olanzapine 2,5–10 mg

Geneesmiddelenwet (2007) voorwaarden verbonden: met name de situatie dat het geneesmiddel wordt voorgeschreven bij een andere cliëntengroep dan waarvoor de indicatie bedoeld is, is hier van toepassing.

12.4 ADHD en huiselijk geweld

De associatie tussen ADHD bij volwassenen en huiselijk geweld is de laatste jaren beter bestudeerd. Op basis van de huidige studies blijken zowel ADHD in de kindertijd als op volwassen leeftijd een risicofactor op het ontstaan van huiselijk geweld (zowel verbaal als fysiek) in de relatie (Buitelaar et al. 2015). Echter niet in elke studie werd gecontroleerd voor het aandeel van een comorbide normoverschrijdend-gedragsstoornis (bij jongeren) of ASPS. Alcoholmisbruik of misbruik van drugs zijn een aparte risicofactor voor het ontstaan van huiselijk geweld (Wilson et al. 2014). De aanwezigheid van ADHD of een stoornis in gebruik van alcohol of drugs zijn aparte risicofactoren voor het ontstaan van huiselijk geweld, er zijn geen aanwijzingen voor een additief effect indien beide factoren een rol spelen (Wymbs et al. 2015). De precieze rol van alcohol in het ontstaan van huiselijk geweld is enigszins bekritiseerd, omdat vele onderzoeken in experimentele condities zijn uitgevoerd, maar het effect van alcohol lijkt wel sterker bij mannen dan bij vrouwen te zijn (White en Chen 2002). Alcohol belemmert bij mannen de executieve functies, het probleemoplossend vermogen, leidt tot een toename van risicovolle beslissingen en vernauwt de aandachtspanne (Wilson et al. 2014). In het geval van ADHD is er reeds sprake van gestoorde aandachtsfuncties, verminderd overzicht in situaties, neiging tot impulsief reageren, waardoor dit in combinatie met alcohol een explosieve cocktail kan vormen.

Mensen met ADHD hebben de neiging om specifieke relatiepatronen te ontwikkelen. Omdat ze snel verveeld zijn en steeds nieuwe prikkels zoeken, kunnen ze snel van de ene relatie in de andere duiken. Doordat ze vaker last hebben van stemmingswisselingen, moeite hebben met luisteren naar de partner, moeite hebben met planning van afspraken, leidt dit vaak tot irritaties of conflicten met de partner. Het hangt dan af van het type partner of dit tot problemen leidt. Wanneer in de jeugd de concentratie en hyperactiviteit of impulsiviteit nog geen aanleiding waren om diagnostiek te verrichten naar ADHD, blijkt in de volwassenheid meestal een andere comorbide stoornis aanleiding om alsnog verwezen te worden naar gespecialiseerde hulpverlening en kan de diagnose gesteld worden. In dit geval gaat het dan om agressie en huiselijk geweld, maar het kan ook gaan om middelenmisbruik, angststoornissen, stemmingsstoornissen en persoonlijkheidsstoornissen. 75 % van de volwassenen met ADHD heeft een andere psychiatrische stoornis en gemiddeld zijn er drie comorbide stoornissen aanwezig bij verwezen volwassenen met ADHD (Kooij 2009).

Hieronder een gespreksverslag van een behandelaar, psychiater, (B) met een cliënt (C) met antisociale persoonlijkheidsproblematiek, ADHD-symptomen en verslavingsgevoeligheid.

> C: Ik heb wat gezocht op internet en vond een website waarin staat dat methylfenidaat een medicijn is dat kan helpen tegen de onrust in mijn hoofd. Tegelijk ben ik er bang voor. Ik weet van mezelf dat ik erg verslavingsgevoelig ben en ik wil niet terugvallen in oud gedrag.
> B: Dat klopt, het is belangrijk dat we hier goed naar kijken als we starten met medicijnen voor jouw ADHD-symptomen. Ik begrijp dat je ook nog steeds bij een hulpverlener komt van de verslavingszorg. Wat is de afgelopen maand nog gebeurd op het vlak van verslaving?
> C: Met de alcohol ben ik nu volledig gestopt, cocaïne snuif ik nog twee keer per week, maar dat is dan hoogstens een halve gram.
> B: OK, belangrijk is dat we hier open over kunnen praten en ook overleg kunnen hebben met jouw behandelaar in de verslavingszorg. Hoe sta je ten opzichte van medicatie voor jouw psychische klachten in het algemeen?
> C: Dat is nogal dubbel; mijn moeder was verslaafd aan pijnstillers en zat regelmatig suf op de bank, mijn vader gebruikte dan weer alcohol als medicijn. Maar ik voel wel dat ik soms iets nodig heb om tot rust te komen, het lukt me niet met praten en afleiding zoeken alleen om mezelf tot rust te brengen. En ik heb van een vriend wel eens een pil methylfenidaat genomen en daar werd ik heel rustig van.
> B: Dat kan inderdaad een aanwijzing zijn dat dit jou gaat helpen op de innerlijke onrust en moeite met plannen. Wel kun je enkele bijwerkingen ervaren zoals minder eetlust, hoofdpijn, versnelde hartslag en inslaapproblemen. Maar we starten met een zo laag mogelijke dosering, bouwen langzaam op tot een werkzame dosering en kijken hoe dat gaat. Van belang is dat je het beste helemaal stopt met het gebruik van alcohol en cocaïne en de tabletten volgens een regelmatig uurschema neemt. Dat kun je bijvoorbeeld op je mobiel met alarmtijden instellen. De bijwerkingen die je de eerste zeven dagen ervaart, kun je hier aanvinken op deze lijst. Zijn er nog andere voordelen die je verwacht van deze medicijnen?

C: Nee.
B: Goed. Het is van belang dat we de komende weken elkaar wekelijks zien om het effect van deze medicatie goed op te volgen. Ook wat betreft het huiselijk geweld wat zich heeft afgespeeld. Ik heb regelmatig overleg met onze therapeut die jullie samen ziet om dit op te volgen. Het is niet heel waarschijnlijk, maar het kan zijn dat de medicatie ook effecten heeft op je impulsiviteit. Als je merkt prikkelbaarder te worden, moet je zeker zo snel mogelijk contact zoeken.
C: Akkoord.
B: Prima. Wil je voordat je start met je medicatie er eerst nog over praten met je partner? Je kunt deze folder ook aan haar geven.

- **Reflectie**

Van belang is om de motivatie voor het starten met psychofarmaca open en eerlijk met de cliënt te bespreken. Als psychiater hoop je dat je naast de problemen met ADHD ook de scherpe kantjes van de agressieproblematiek kunt bijvijlen. Bij een cliënt die niet op alle afspraken komt en niet heel betrouwbaar is in zijn verhaal over nieuwe feiten van huiselijk geweld, is het belangrijk ook de partner bij het gesprek te hebben, dan wel de informatie van andere behandelaren die betrokken zijn, bij elkaar te leggen. Strategisch is het belangrijk de uitleg over de werking van de psychostimulantia te houden binnen het kader van behandeling voor ADHD-klachten. Dit om te voorkomen dat hoge verwachtingen mogelijk niet ingelost worden, waardoor de therapeutische relatie mogelijk onder druk komt te staan. Ook is het lastig om een effect te evalueren op het voorkomen van huiselijk geweld. Dit is niet altijd goed meetbaar en je mist soms belangrijke informatie. Het heeft de voorkeur om hierbij ook de partner of andere betrokkenen te bevragen. Verder moet een voldoende lange periode volgen om te kijken of er een verband in de tijd is tussen de start van de medicatie en mogelijke afname van incidenten. Er is bij volwassenen niet veel onderzoek gedaan naar effecten van stimulantia op comorbide agressie of symptomen van een borderline of antisociale persoonlijkheidsstoornis. In één studie bleek het toevoegen van methylfenidaat aan standaard DGT-behandeling bij cliënten met ADHD en BPS de expressie van boosheid te verbeteren ten opzichte van controlecliënten die geen methylfenidaat naast DGT kregen (Prada et al. 2015). Er is geen reden om aan te nemen dat bij een comorbide persoonlijkheidsstoornis de werkzaamheid van medicatie voor ADHD-klachten afgezwakt zou zijn (Kooij 2009), dus bij cliënten die in behandeling zijn voor een persoonlijkheidsstoornis of agressie, loont het zeker de moeite om differentiaal-diagnostisch aan ADHD te denken en deze ook volgens de richtlijnen te behandelen (Richtlijn ADHD bij volwassenen, NVvP 2015).

In het algemeen kost het niet veel moeite om deze cliënten te overtuigen een proefbehandeling met methylfenidaat te starten. Dit heeft te maken met de positieve nieuwsgierigheid die vele cliënten met ADHD hebben en het typische patroon dat ze relatief gemakkelijk aan nieuwe dingen beginnen. Valkuilen dienen zich hier aan: mensen met ADHD hebben moeite met structuur en planning en bij deze cliënt is ook sprake van lage zelfsturing, passend bij zijn persoonlijkheidsstoornis. Het is dus de vraag of de cliënt zelf in staat zal zijn om de medicatie op de juiste tijden in te nemen. Het is goed om vaardigheden om met ADHD om te gaan door middel van coaching hierbij te bevorderen: leren een vaste agenda gebruiken, leren prioriteiten stellen, taken inplannen of delegeren. Dit is iets wat in ieder gesprek aan bod moet komen. In het geval van kortwerkende methylfenidaat is er bovendien kans op paradoxale toename (zogenaamd 'rebound' fenomeen) van onrust en prikkelbaarheid wanneer het interval tussen innames te lang is. Ook na een laatste inname kan dit gebeuren. Dit probleem kunnen we ondervangen door langwerkende stimulantia voor te schrijven, maar niet elke cliënt heeft de financiële middelen om de eigen bijdrage voor deze medicatie te betalen. Ook bij deze cliënt is dat het geval. Indien een cliënt in de schuldsanering zit, loont het de moeite de vraag voor te leggen aan de bewindvoerder om deze langwerkende medicijnen wel vergoed te krijgen. Een andere valkuil is dat kortwerkende tabletten methylfenidaat of dexamfetamine misbruikt kunnen worden voor intranasale of intraveneuze toediening, dit in tegenstelling tot langwerkende preparaten waar amfetaminezouten in een capsule zitten. Stimulantia kunnen ook in het illegale circuit verhandeld worden en hebben al snel een straatwaarde tussen 5 en 10 euro per tablet, wat aanzienlijk meer is dan de kostprijs bij verstrekking via de apotheek.

Een andere vraag is of de werkzaamheid van ADHD-medicatie anders is bij cliënten die in de voorgeschiedenis middelen misbruikt hebben en dat nu ook nog regelmatig doen. Het is onduidelijk of het starten van stimulantia het risico op middelenmisbruik doet toenemen; in elk geval wordt geadviseerd om dit strikt te monitoren. Over het algemeen wordt aangeraden om andere medicijnen voor ADHD bij verslaving voor te schrijven, zoals atomoxetine of bupropion, maar de effectiviteit van deze middelen op volgehouden aandacht en concentratie is minder dan bij de stimulantia. Bij voorkeur moet het middelengebruik teruggeschroefd zijn, alvorens te starten met stimulantia. Er zijn aanwijzingen dat bij een verslavingsvoorgeschiedenis hogere doseringen (tot 108 mg methylfenidaat per dag) nodig zijn om een goed effect op ADHD-symptomen te krijgen, daarnaast blijkt dan de therapietrouw ook beter te zijn (Skoglund et al. 2016). In de praktijk zullen psychiaters eerder terughoudend zijn met het voorschrijven van hoge doseringen. Bij hen kan het vermoeden rijzen dat de cliënt geneigd is de medicatie te misbruiken of te verhandelen. Dit kan tot onbegrip leiden bij cliënten en de behandelrelatie compliceren. Goede monitoring blijft dus essentieel, geef recepten van korte duur en bij meldingen van recepten die verloren gegaan zijn, moet potentieel misbruik zeker overwogen worden.

12.4.1 Compliance en motivatie voor medicatie-inname

In deze casus speelt nog een ander aspect een belangrijke rol, waarover weinig bekend is vanuit de wetenschappelijke literatuur: hoe kan de therapietrouw en de motivatie voor het innemen van medicatie verbeterd worden bij cliënten met antisociaal gedrag? Gebrekkige therapietrouw kan zich manifesteren op verschillende manieren: afwisselend hogere of lagere doseringen innemen dan is voorgeschreven, medicijnen op onjuiste tijden innemen of de medicatie niet innemen. Bij psychiatrische stoornissen blijkt de therapietrouw opvallend laag bij schizofrenie spectrum stoornissen (cijfers tot slechts 24 %) en bipolaire stoornissen, maar ook voor unipolaire stemmingsstoornissen bedraagt de therapietrouw in sommige studies slechts 50 % (Kane et al. 2013; Sansone en Sansone 2012). Naar de therapietrouw bij persoonlijkheidsstoornissen of reactieve agressie is weinig onderzoek gedaan. Wellicht heeft dit te maken met het feit dat persoonlijkheidsstoornissen de laatste decennia relatief minder aandacht hebben gekregen in wetenschappelijk onderzoek naar farmacotherapie. Een andere mogelijke verklaring is dat medicatie bij persoonlijkheidsstoornissen een andere status heeft dan bij schizofrenie of stemmingsstoornissen, waar het veelal de hoeksteen van de behandeling vormt. Ook leggen verschillende landen andere accenten als het gaat om psychofarmaca bij persoonlijkheidsstoornissen. De Britse NICE guidelines (2015), bijvoorbeeld, pleiten voor grote terughoudendheid: zij stellen dat psychofarmaca in principe niet geschikt zijn bij mensen met een borderline of antisociale persoonlijkheidsstoornis, inclusief symptoomclusters als affectieve dysregulatie, voorbijgaande psychotische belevingen, impulsieve agressie, automutilatie en risicozoekend gedrag. In het kader van een crisissituatie is sederende medicatie gerechtvaardigd voor de maximale duur van één week. In de APA-richtlijnen en de Nederlandse Multidisciplinaire Richtlijn Persoonlijkheidsstoornissen hebben psychofarmaca wel een plaats bij verschillende symptoomclusters (zie tab. 12.1).

Vaak voorkomende oorzaken van medicatieontrouw zijn (Hamrin et al. 2017):
- bijwerkingen;
- gebrekkige voorlichting; voordelen van medicatie niet kunnen inschatten;
- gebrek aan ziekte-inzicht of probleembesef;
- angst om verslaafd te worden;
- kostprijs van de medicijnen;
- geen positieve werkrelatie met arts of hulpverlener;
- stigma;
- middelenmisbruik;
- gebrek aan steun vanuit familie of systeem;
- vergeetachtigheid;
- neurodegeneratieve processen.

Bij deze cliënt is sprake van de angst verslaafd te worden (familiale belasting en zelf fors verslaafd geweest), kostprijs (cliënt heeft schulden), neiging tot middelenmisbruik en vergeetachtigheid (ten gevolge van de ADHD). Dit zijn zaken die in het gesprek aan bod moeten komen. In de keuze voor het middel kunnen we met de kostprijs rekening houden, we kunnen psycho-educatie geven over gebruik van stimulantia en verslaving en tegen de vergeetachtigheid kan de cliënt hulpmiddelen als een timer inzetten. Verder is het niet altijd nodig dat cliënten gedurende een langere periode dagelijks medicatie slikken; wanneer iemand zelf de agressiebuien voelt opkomen of bij voorbaat kan inschatten dat een situatie uit de hand kan lopen, kan het gebruik van zo nodig medicatie (meestal een antipsychoticum in lagere dosering), al dan niet in combinatie met andere technieken, zoals de time-outprocedure, een escalatie voorkomen.

De vraag om toch iets te doen aan het agressieprobleem kan in de praktijk, vergelijkbaar met de behandeling van een psychose of stemmingsstoornis, toch een urgenter of dwingender karakter krijgen als het gaat om agressief gedrag met ernstige gevolgen. Vaak, maar ook niet altijd, komt dan vanuit de sociale omgeving of vanuit andere instanties een vraag om naast gespreksbehandeling ook in te zetten op behandeling met medicatie. In de praktijk blijkt een goede ingang te zijn dat cliënten tijdens een groepssessie of lotgenotencontact ervaringen van anderen horen over de effecten van medicatie op hun woede-uitbarstingen. Ook groepsmedicatieconsulten, zoals die georganiseerd worden voor bijvoorbeeld cliënten met ADHD, kunnen heel nuttig zijn om mensen over te halen, naast de psychotherapeutische gesprekken, te starten met medicatie.

Er bestaan verschillende theorieën die het verbeteren van de motivatie voor het innemen van medicatie als doelstelling hebben.

Volgens het zelfregulatiemodel (Leventhal et al. 1980) zijn mensen geneigd actie te ondernemen om gezondheidsrisico's in te perken wanneer hun gezondheid in het geding is. In het model wordt gewerkt met cognitieve representaties van 'ziekte', wat het goed toepasbaar maakt op psychiatrische stoornissen. Zo kan het ontstaan van een stoornis verweven geraakt zijn met het zelfbeeld. Een voorbeeld is de opvatting dat iemand vaak agressieve uitbarstingen heeft omdat hij nu eenmaal een zwak karakter heeft en weinig kan verdragen. Het voordeel van het hanteren van een stoornismodel is dat dan uitleg gegeven kan worden over de genetica en de neurobiologische processen die betrokken zijn bij agressief gedrag. Hierdoor kan iemand anders gaan kijken naar de schuldvraag of eventueel stigma ten aanzien van zijn agressieproblematiek. Een ander aspect is dat een ziekte of stoornis vaak een chronisch beloop kent, zodat de cliënt ook het risico op terugval voor ogen moet houden. Cliënten met agressief gedrag die goed reageren op medicatie, kunnen de neiging hebben om te denken dat hun probleem opgelost is wanneer ze rust ervaren met behulp van medicijnen. Van belang is te benadrukken dat een periodieke explosieve stoornis, een stoornis gekenmerkt door uitbarstingen van agressieve impulsen (APA 2014), vaak een chronisch beloop kent en dat wonderoplossingen eigenlijk niet bestaan. Zelfs met hulp van medicijnen kunnen cliënten opnieuw overvraagd worden in stressvolle situaties. Cliënten moeten ook leren om medicijnen voor een langere periode te gebruiken wanneer ze werkzaam blijken. Een nadeel van dit model kan zijn dat het minder toepasbaar is op cliënten die blijven volharden in de overtuiging dat de oorzaak voor hun problemen extern ligt.

De zelfdeterminatietheorie (Deci en Ryan 1985) gaat over het belang van autonomie, competentie en verbondenheid als essentiële behoeftes om gemotiveerd te zijn om bepaald gedrag te initiëren. Binnen het domein van de gezondheidszorg zijn verschillende leefstijladviezen mogelijk, maar niet alle leiden ze tot intrinsieke motivatie. Sporten en gezonde eetgewoontes kunnen voor de ene persoon aangename bezigheden zijn en voor iemand anders een uitdaging, maar het innemen van medicatie impliceert voor de meeste mensen niet onmiddellijk een beloning. Daarom is intrinsieke motivatie op zich geen realistische doelstelling als het gaat om medicatietrouw. Geïntegreerde motivatie, waarbij het gedrag wordt afgestemd op bepaalde levensdoelen, is een betere optie, waarbij na verloop van tijd, wanneer cliënten de gunstige effecten van de medicatie merken, de intrinsieke motivatie alsnog kan verbeteren. Om de autonomie van de cliënt te vergroten, kan het handig zijn om gebruik te maken van tussenstappen. Zo kan de psychiater de naam van het medicijn opschrijven, zodat cliënt thuis op internet kan zoeken (vergroten competentie) wat de voor- en nadelen zijn en dit bespreken met naasten (verbondenheid). Of zij geeft het recept al mee, terwijl zij expliciet maakt dat dit een mogelijkheid inhoudt om de medicatie af te halen bij de apotheek, maar geen bindende afspraak. Belangrijk is het benadrukken van het gevoel van keuzevrijheid voor de cliënt (die beslist over staken of voortzetten van de medicatie) en de mogelijkheid tot een tussentijdse consultatie bij nieuwe vragen of problemen na de start van de medicatie. Ook is motiverende gespreksvoering (zie hiervoor ▶ H. 5 van dit boek) een geschikte methode om cliënten te motiveren voor medicatie-inname (Miller en Rollnick 2013).

■ **Vervolg casus**
Na het starten met methylfenidaat 4 × 10 mg ervaart de cliënt al snel verbetering ten aanzien van zijn ADHD-klachten: hij heeft meer rust in zijn hoofd, meer overzicht op dagelijkse afspraken met de hulpverlening, hij komt trouw op afspraken bij de verslavingszorg en zegt de medicatie trouw te kunnen innemen op de voorgeschreven tijden. Hij heeft geen last gehad van bijwerkingen. Hij slaagt er ook in beter aan zijn dagstructuur te werken en gaat dagelijks anderhalf uur sporten. Het contact met Petra en de kinderen verloopt makkelijker. Na twee maanden verschijnt hij echter tweemaal achtereenvolgend niet op afspraken. Via het Veiligheidshuis bereikt ons een melding van een nieuw incident van huiselijk geweld; cliënt heeft gedreigd zijn vriendin te vermoorden, heeft met een keukenmes voor haar gestaan, terwijl de kinderen van twee en vier jaar hier getuige van waren. Hans zegt erg geladen te zijn en heeft de man, van wie hij vermoedt dat hij een affaire heeft met zijn vriendin, bedreigd op straat. Tijdens het gesprek met de psychiater is hij zichtbaar gespannen. De behandelaar vermoedt echter dat hij ook onder invloed van opwekkende middelen is; op de vraag om een urinecontrole te doen reageert hij geprikkeld en weigert hij. Na het gesprek blijkt de cliënt ook niet meer recent bij de verslavingszorg geweest te zijn en belt hij 's nachts naar het avondhoofd van de GGZ-instelling om een herhaalrecept voor methylfenidaat, dat via de fax overdag niet bij zijn apotheek aangekomen zou zijn. Kort hierna kreeg Hans een huisverbod en dreigt zijn vriendin hem te verlaten. Volgens Petra, die ook contacten met de behandelaar heeft, bedreigt Hans haar voortdurend met geweld. Ze mag niet meer alleen naar buiten en hij houdt haar voortdurend in de gaten. Het is onduidelijk of Hans zijn methylfenidaat nog gebruikt, hij lijkt wel teruggevallen te zijn in cocaïnegebruik en het vermoeden is dat hij door tijdelijke dakloosheid en schulden het criminele milieu weer heeft opgezocht.

■ **Reflectie**
Ondanks het feit dat deze cliënt verbetering ervoer op zijn ADHD-klachten met de medicatie en een goede werkrelatie had opgebouwd met zijn therapeuten, is er na enkele maanden een forse terugval. Deze werd ingeluid door het niet verschijnen op afspraken, waarin schaamte een rol leek te spelen. Later wordt ook duidelijk dat Hans als gevolg van mogelijk vreemdgaan van zijn vriendin vervalt in controlerend dominant gedrag. Er is ook sprake van een verhoogde spanningsbehoefte, hij manipuleert

zijn vriendin, hij bedreigt anderen, en hij heeft weinig empathisch vermogen in hoe zijn gedrag op de kinderen overkomt. Er lijken hierbij ook duidelijk elementen van instrumentele of proactieve agressie te zijn. In de praktijk kunnen bij een persoon zowel reactieve als proactieve vormen van agressie voorkomen en deze twee vormen kunnen ook gezamenlijk aanwezig zijn bij één enkel incident. In dit geval lijkt de agressie in eerste instantie reactief van aard, om later over te gaan in proactieve agressie. Het is van belang om hier goed onderscheid in te maken, omdat elk type agressie een andere aanpak vergt. Bovendien is het enkel bij reactieve agressie raadzaam om psychofarmaca voor te schrijven. Een manier om de aard van de agressie en daaraan voorafgaande emotie te peilen is te vragen naar het verlangen om aanvallend gedrag te vertonen. Wraakneming of een langer bestaande wrok kunnen dan aanwezig zijn. De aard van de agressie is eerder beredeneerd en is gericht op het verwerven van iets waardevols, zoals versterking van status, vrijwaren van persoonlijke of financiële belangen of de naam van de familie in ere houden. Neurobiologisch wordt hier ook het mesolimbisch beloningscircuit geactiveerd, wat ook een centrale rol speelt bij verslavingsgedrag. Een belangrijk onderscheid met reactieve agressie is verder dat proactieve agressie over het algemeen als aangenaam wordt beleefd door het individu, terwijl hij reactieve agressie eerder als onprettig ervaart (Panksepp en Zellner 2004). Ook wordt het autonome zenuwstelsel alleen bij reactieve agressie geactiveerd: iemand krijgt zichtbaar een rood hoofd, de wenkbrauwen worden naar beneden getrokken, de hartslag en de bloeddruk stijgen. Bij proactieve agressie gebeurt dat niet. Naast een goede anamnese van klachten, kan het ook helpen te onderzoeken hoe cliënten met stress omgaan. Het is van belang te letten op lichaamsuitdrukkingen wanneer gevraagd wordt om een gedetailleerd relaas te doen van een agressievoorval. Bij een reactieve vorm kunnen dan de autonome verschijnselen gereactiveerd worden. Bij personen die voornamelijk proactieve agressie vertonen, kan het illustratief zijn dat ze, ondanks dat ze vertellen over gewelddadige acties een trage hartslag (< 60 slagen/minuut) blijven houden, een kenmerk dat bij een deel van de adolescenten en volwassenen met antisociale gedragsstoornissen voorkomt. In een zeer grote bevolkingsstudie in Zweden waar ca. 700.000 mannen vanaf de late adolescentie gedurende 35 jaar gevolgd werden, bleek een lage hartslag in rust een belangrijke voorspeller voor zowel gewelddadige als niet-gewelddadige delicten (Latvala et al. 2015). Dit kan een aanwijzing zijn dat iemand fysiologisch gezien geneigd is om prikkels op te zoeken om een onprettige toestand van *underarousal* te vermijden (sensation seeking) en tegelijk zal het angstniveau laag zijn (*fearlessness* theorie, zie Raine 1993) tijdens het tentoonspreiden van agressief gedrag. Tot dusver hebben deze bevindingen nog niet geleid tot het onderzoeken van medicatiestrategieën die deze fysiologische onbalans kunnen opheffen en vervolgens ook bepaalde uitingen van instrumenteel agressief en antisociaal gedrag zouden kunnen voorkomen. Wanneer sprake is van comorbide ADHD zou deze onbalans mogelijk wel aangepakt kunnen worden, aangezien een bekende autonome bijwerking van stimulantia is dat de hartslag gemiddeld enkele slagen per minuut verhoogd wordt en tevens de bloeddruk met een aantal mm Hg stijgt.

12.4 · ADHD en huiselijk geweld

Hans blijkt teruggevallen te zijn in cocaïnegebruik nadat hij een tijd clean geweest was. Rondom de periode van terugval is het huiselijk geweld tegenover zijn partner weer toegenomen. Het is de vraag hoe het verband precies is tussen deze twee gegevens. De vraag is ook of er directe farmacologische gevolgen zijn van middelengebruik op agressie in het algemeen, en huiselijk geweld in het bijzonder. Het meeste onderzoek in dit verband is verricht naar het verband tussen alcoholgebruik en gewelddadig gedrag, wel met de kanttekening dat vele studies in experimentele situaties zijn verricht. Na controle voor andere variabelen zoals persoonlijkheidskenmerken en psychosociale omstandigheden, kunnen we concluderen dat alcoholgebruik een direct effect heeft op de frequentie en de mate van agressief gedrag en dat het effect sterker is naarmate de dosis hoger is (Pedersen et al. 2002). Wat betreft het gebruik van drugs is dit directe verband alleen aangetoond voor het gebruik van cocaïne (Kuhns en Klodfelter 2009), voor andere drugs kon dit verband nog onvoldoende aangetoond worden. In de praktijk worden middelen zoals alcohol en cocaïne ook vaak samen gebruikt, waardoor het effect wellicht nog sterker is. Omgekeerd is het echter ook waarschijnlijk dat spanningen in de relatie geleid kunnen hebben tot een verhoogde stressreactie bij de cliënt, wat ook een trigger kan zijn om terug te vallen in verslavingsgedrag. Een andere mogelijkheid is dat de terugval in huiselijk geweld op zich ook nieuwe gevoelens van schaamte en angst heeft losgemaakt die op zich verder kunnen leiden tot toegenomen middelengebruik.

- **Vervolg casus**

Hans wordt opnieuw gezien na een periode van onregelmatige medicatie-inname, terugval in het plegen van huiselijk geweld en cocaïnegebruik. Hij heeft gedurende een periode negatieve urinescreenings op drugs gehad. Hij klaagt over vermoeidheid, die lijkt te passen bij de recente periode van cocaïnemisbruik. Verder heeft hij al vanaf de vroege volwassenheid last van asthmatiforme bronchitis. Hierop wordt besloten dat psychostimulantia, ook omwille van de effecten op de ademhaling (ademhalingsklachten bij 1–10 %) niet aangewezen zijn. Tevens blijft hij last houden van spanningshoofdpijn. Hij is hiervoor in het verleden verwezen naar fysiotherapie en heeft van de huisarts wel eens een kuur met paracetamol of ontstekingsremmende pijnstillers gekregen, maar dit hielp onvoldoende. Omdat sprake is van regelmatige agressieve uitbarstingen wordt gestart met topiramaat (eerste keuze bij impulsieve gedragingen en affectieve dysregulatie), wat in de loop van vier weken wordt opgehoogd tot een dosering van 150 mg daags. Cliënt ervaart dat hij hierdoor minder geneigd is prikkelbaar te reageren, zijn slaap is ook verbeterd en hij ervaart een verlichting van zijn migraine.

- **Reflectie**

Hoewel cliënten die in behandeling komen wegens agressie-gerelateerde problematiek op het eerste gezicht lichamelijk gezond lijken, is het nuttig om nader onderzoek te doen naar lichamelijke ziektes. Uit onderzoek zijn er diverse aanwijzingen dat regelmatige woede-uitbarstingen geassocieerd zijn met tal van lichamelijke ziektes.

In een cross-sectioneel onderzoek werden 929 mensen met een lifetime diagnose van periodieke explosieve stoornis vergeleken met 9.437 controles (McCloskey et al. 2010). Nadat gecontroleerd was op demografische variabelen (geslacht, relatiestatus, opleidingsniveau, etniciteit) en algemene risicofactoren (roken, lifetime alcohol- en drugsgebruik, Body Mass Index en lifetime depressie) bleken negen van twaalf gezondheidsuitkomsten verhoogd geassocieerd met een periodieke explosieve stoornis (McCloskey et al. 2010):

- coronaire hartziektes;
- hypertensie;
- CVA;
- diabetes;
- artritis;
- nek- en rugpijn;
- maagzweer;
- hoofdpijn;
- andere vormen van chronische pijn.

Alleen kanker, hartaanvallen en longziektes kwamen niet vaker voor, maar de gemiddelde leeftijd (35,67 jaar, $SD = 12,91$) van de onderzochte mannen was mogelijk te laag om voor deze ziektes een verschil aan te tonen. Vooral de associatie tussen diverse, chronische vormen van pijn en agressie bleken sterk. Uit ander onderzoek bleek reeds dat chronische pijn gepaard gaat met een toegenomen expressie van boosheid en minder remming van agressieve impulsen (Bruns en Disorbio 2000). Het lijkt dus zo dat eerder de expressie van boosheid, dan het onderdrukken ervan gepaard gaat met hoofdpijnklachten. Andere factoren die deze associatie verder in de hand kunnen werken zijn een ongeval in de voorgeschiedenis of een comorbide depressie (McCloskey et al. 2010). Ook lijkt bij agressieve patiënten sprake van een ontregeling van het opioïdensysteem en een paradoxale reactie op het toedienen van preparaten met opioïden (Berman et al. 1993; Bruehl et al. 2008). Gericht vragen naar pijnstillende medicatie en eventueel overleg met de huisarts is goed om te kijken naar effecten en bijwerkingen van deze medicatie. Ook in het voorschrijven van psychofarmaca dient hier rekening mee gehouden te worden; in dit concrete geval bleek topiramaat ook een gunstige werking op de migraineklachten van cliënt te hebben.

Een controlerend labonderzoek (metabole screening), recent ECG, meten van hartslag en bloeddruk zijn goed om af te nemen. Risicofactoren voor hart- en vaatziekten en diabetes dienen in kaart gebracht te worden, zoals roken, middelengebruik, overgewicht en familiaal voorkomen van hart- en vaatziekten en diabetes. Leefstijladviezen kunnen in samenwerking met de huisarts opgesteld worden. In het bijzonder dient aandacht besteed te worden aan gebruik van anabole steroïden, die mogelijk de agressiebuien in de hand werken, dan wel reeds geleid hebben tot problemen met het cognitief functioneren en de impulscontrole. Recent zijn vraagtekens geplaatst bij het toenemend gebruik van anabolica door jongeren die een afgetraind lichaam willen en daarom naast het bezoeken van de fitnessschool ook via het internet gemakkelijk toegang tot illegale anabolica kunnen verkrijgen (Joseph en Parr 2015). Door regelmatig gebruik van deze middelen stijgt het testosterongehalte bij mannen. Uitzonderlijk wordt testosteron ook om medische redenen toegediend bij mannen wegens hypogonadisme (bijvoorbeeld bij het Klinefelter syndroom) of in verband met ouderdomsgebonden daling van het testosterongehalte. Hoewel er gevalsbeschrijvingen zijn over testosteronsuppletie en het ontstaan of verergering van reeds bestaande agressieproblemen, is hiernaar nog te weinig onderzoek gedaan, maar is het wel belangrijk om de effecten van hormoonbehandeling op de agressiehuishouding mee te wegen (Michielsen 2015). Afstemming over de juiste dosering en de voor- en nadelen van deze behandeling op lichamelijk vlak kan het best gebeuren in samenspraak met de endocrinoloog die deze behandeling voorschrijft.

Verder is het belangrijk om een goede anamnese te doen van slaapproblemen, daar deze ook vaker geassocieerd zijn met uitingen van agressie overdag. Zowel in dieronderzoek als bij mensen blijkt aanhoudend slaapgebrek een risicofactor voor prikkelbaarheid en impulsief agressief gedrag (Kamphuis et al. 2012; Keller et al. 2017). Het mechanisme dat hieraan ten grondslag ligt, is waarschijnlijk het tekortschieten van de prefrontale controle over emoties. Daarnaast zou een veranderde werking van de hypothalamus-hypofyse-bijnieras hier ook een rol spelen (Kamphuis et al. 2012). Uiteraard zijn sommige mensen gevoeliger voor dit mechanisme, zoals iemand met een neiging tot periodiek explosief gedrag. Ook de rol van circadiane ritmes is hierbij van belang, in het bijzonder bij het verrichten van ploegendiensten. Wat de behandeling betreft is minder duidelijk of bij cliënten met antisociale persoonlijkheidsstoornis de NHG-standaard voor slaapproblemen en slaapmiddelen toereikend is. Deze aanpak bestaat stapsgewijs uit voorlichting (bijvoorbeeld over gebruik van caffeïnehoudende dranken en alcohol, dutjes overdag, de rol van diepe slaap, beperken van gebruik smartphone of tablet die blauw licht afgeven in de avonduren), een gedragsmatige behandeling (bijvoorbeeld minstens vier keer per week een matig-intensieve inspanning, zoals wandelen (5 km/uur) of fietsen (15 km/uur). Gebruik van hypnotica dient zoveel mogelijk vermeden te worden gezien het optreden van tolerantie en afhankelijkheid na twee weken dagelijks gebruik. Aangezien heel wat cliënten met agressieproblemen ook verslavingsgevoelig zijn, geldt dit nog sterker voor deze doelgroep. Primaire slaapstoornissen als obstructief slaapapneusyndroom (OSAS) worden bij voorkeur niet met psychofarmaca behandeld. Verder dienen antidepressiva die de slaap bevorderen enkel te worden ingezet bij mensen met een comorbide angststoornis of depressie. Ten slotte raadt de NHG-standaard antipsychotica af. In aanvulling hierop kan off-label gebruik van een laag gedoseerd antidepressivum (bijvoorbeeld mirtazapine 7,5 mg voor de nacht) of antipsychoticum (bijvoorbeeld quetiapine 12,5–50 mg voor de nacht) een gunstig effect hebben op verlenging van de slaapduur. Het risico op afhankelijkheid treedt dan niet op, al moeten voor- en nadelen van gebruik goed gemonitord worden in de tijd. Er zijn echter nauwelijks gerandomiseerde studies beschikbaar die het gebruik van off-label mirtazapine en quetiapine voor slaapstoornissen onderzocht hebben. In een recente beperkte studie bleek wel dat in een omgeving met achtergrondgeluid met een lage dosis mirtazapine of quetiapine de slaapduur met een half uur verlengd werd en het aantal malen dat mensen wakker werden 's nachts afnam met 35–40 % in vergelijking met placebo (Karsten et al. 2017). Overigens kan een middel als quetiapine ook voor de aanpak van het voorkomen van impulsieve agressie een verantwoorde keuze zijn, op basis van de multidisciplinaire richtlijn voor persoonlijkheidsstoornissen.

12.5 Angststoornissen en antisociaal gedrag

Ahmed is een dertigjarige cliënt die in verband met een angststoornis wordt verwezen door de huisarts. Hij komt nauwelijks nog buiten. Cliënt zegt onrustig te zijn. Hij kan dit niet controleren. Hij heeft enkele paniekaanvallen gekregen toen hij met zijn vrouw een dagje naar de stad ging om te winkelen. Hij wordt dan paniekerig, begint te trillen en te beven. Op zo'n moment kan het tot een woordenwisseling met zijn vrouw komen, hij heeft haar naar eigen zeggen ook al klappen gegeven omdat ze zelf in paniek schoot als reactie op zijn onrust. Daar heeft hij geen spijt van. Cliënt vertelt op zijn zeventiende ook paniekaanvallen en derealisatieklachten gehad te hebben, maar dat was anders. Hij heeft een Wajonguitkering en heeft meerdere periodes in detentie gezeten, onder andere wegens het uiten van doodsbedreigingen naar enkele bekende Nederlandse politici en recenter wegens handel in wiet. Normaal gezien komt hij tot rust in detentie, maar de laatste keer, drie maanden geleden, was dat zonder aanwijsbare oorzaak niet het geval. Cliënt zegt dat hij veel heftige gebeurtenissen heeft meegemaakt: tijdens detentie in de isolatiecel verbleven, een beroving meegemaakt. Hij heeft echter geen herbelevingen of nachtmerries over deze gebeurtenissen en is niet schrikachtig. Hij drinkt nu drie eenheden alcohol per dag, hij gebruikt geen drugs. De slaap is goed (acht uur). Na intake en psychologische diagnostiek wordt de diagnose antisociale persoonlijkheidsstoornis gesteld, evenals een paniekstoornis. Op de PCL-R scoort hij 27 punten. Hoewel er een vermoeden is van eerdere traumatische ervaringen, rapporteert cliënt geen klachten passend bij PTSS. Hij ziet de angstklachten als zijn enige problemen, waarvoor hij het liefst deskundig medicatieadvies wil van de psychiater. Door de huisarts is hij twee weken geleden ingesteld op oxazepam 3 × 10 mg, welke hij dagelijks gebruikt om de klachten te onderdrukken. Toch vindt hij dat het niet voldoende werkt. In het gesprek samen met de partner valt verder de dominante houding van cliënt op tegenover zijn partner: hij laat haar nauwelijks aan het woord en onderbreekt haar, terwijl hij een zeer vriendelijke houding richting de behandelaar heeft. De behandelaar vraagt zich af of de huidige medicatie de klachten verbetert, dan wel onderdrukt en of medicatie gericht op zijn angstklachten de onderhuids voelbare agressie niet tot expressie zal brengen.

Op het eerste gezicht lijkt het onverwacht om bij cliënten die aangemeld worden of behandeld zijn wegens antisociaal gedrag vast te stellen dat ze eveneens aan een angststoornis lijden. Toch blijken angststoornissen, en vooral de sociale-angststoornis, vaker voor te komen bij een diagnose van een antisociale persoonlijkheidsstoornis (Goethals et al. 2015). Het wordt dan ook aanbevolen om personen met een antisociale persoonlijkheidsstoornis of antisociaal gedrag te screenen op angststoornissen. Bij psychopathie komen angststoornissen in mindere mate voor. De affectieve kenmerken lijken zelfs beschermend te werken tegen het ontstaan van PTSS (Goethals et al. 2015). Ook bij individuen die angststoornissen als de sociale-angststoornis en de paniekstoornis hebben, blijken periodieke explosieve stoornissen (PES), vaker voor te komen dan bij personen zonder angststoornis (Keyes et al. 2016). In de literatuur is de precieze samenhang tussen beide stoornisgebieden nog niet goed opgehelderd. Mechanismen die genoemd worden zijn dat mogelijk gelijkaardige neurobiologische circuits betrokken zijn, waarbij de prefrontale cortex een verminderde remmende werking heeft op het limbisch systeem, zoals de amygdala (Keyes et al. 2016). Kinderen met PES vertonen al vanaf hun tiende woedeaanvallen, mogelijk omdat ze een angst ontwikkelen de controle over hun woede te verliezen of omdat ze door hun agressief gedrag in toenemende mate geïsoleerd raken. Ook verslaving aan middelen wordt genoemd als copingstrategie in de vroege adolescentie, die de effecten op zowel angst als antisociaal gedrag op termijn enkel vergroot. Als het gaat om de motivatie voor behandeling is het niet vanzelfsprekend dat bij een comorbide angststoornis sneller hulp gezocht wordt, dit in tegenstelling tot mensen die alleen een angststoornis ontwikkelen. Wel lijkt de groep met comorbide angst gelijkenissen te hebben met secundaire psychopathie (Coid en Ullrich 2010). Het is niet bekend of de behandeling van deze groep moeizamer verloopt dan bij een antisociale persoonlijkheidsstoornis zonder angststoornis.

- **Reflectie**

Dat een cliënt met een uitgebreid justitieel verleden en recent delictgedrag verwezen wordt naar de polikliniek wegens angstklachten kan verschillende reacties bij de psychiater teweegbrengen. Het kan enerzijds irritatie opwekken omdat de belangrijkste focus voor de behandelaar mogelijk elders ligt: er is in deze casus namelijk ook een vermoeden van actueel huiselijk geweld en de cliënt lijkt controle uit te oefenen over zijn vrouw. Ook is het onduidelijk of de cliënt nog steeds opereert in het criminele circuit. Vragen daarover beantwoordt cliënt ontkennend. Anderzijds kan de psychiater het idee krijgen dat de cliënt de klachten simuleert om hier voordeel uit te halen. Zo zou de cliënt in behandeling kunnen komen om zijn uitkering veilig te stellen of om de reclassering te tonen dat hij gemotiveerd is voor therapie, zonder aan zijn belangrijkste problemen te willen werken. Tenslotte zou de psychiater ook kunnen veronderstellen dat behandeling van de angstklachten de kans op delictgedrag juist kan doen toenemen. Naderhand bleek dat deze elementen niet speelden in deze casus. Cliënt was wel gemotiveerd om op afspraken te komen om zijn medicatie te bespreken.

De aanname dat een afname van angstklachten een toename van onderliggende agressie zou veroorzaken is wellicht ten onrechte. Mogelijk heeft dit te maken met oudere psychodynamische theorieën, zoals de conflictdriehoek van Malan, waarbij de angst gezien wordt als een vorm van afweer tegen onderliggende negatieve emoties. Dit behandelmodel bleek alleen te werken bij voldoende cognitief begaafde en goed geïntegreerde persoonlijkheden (Malan 1995), wat wellicht bij onze cliënt niet van toepassing is. In het Pro-Justitiaverslag staat namelijk dat hij een psychotische persoonlijkheidsorganisatie heeft. Het zou goed kunnen dat zowel de ervaren angst als de neiging tot agressie bij de cliënt een uiting zijn van een gemeenschappelijke onderliggende beperking, zoals een emotieregulatiestoornis. Vanuit die optiek zou behandeling van de angst zeker niet ongunstig hoeven te zijn voor de agressiehuishouding en mogelijk zelfs gunstig werken. Angststoornissen en agressieregulatiestoornissen zijn vaker aanwezig bij individuen die neutrale prikkels van buitenaf als negatief of bedreigend ervaren. Siever (2008) beschrijft in dit verband een model waarin een onbalans ontstaat tussen limbische aansturing en controlemechanismen in de prefrontale cortex.

Er werd in het behandelplan gewerkt met geleidelijke afbouw van zijn benzodiazepines tot hij alleen nog zo nodig bij een paniekaanval 5 mg oxazepam kon gebruiken, wat hem een gevoel van controle gaf. Ook kon cliënt gemotiveerd worden om zijn alcoholgebruik terug te dringen tot maximaal één glas per dag. Parallel hieraan werd hij ingesteld op escitalopram, een selectieve serotonine-heropnameremmer, in een dosering van 15 mg daags. De paniekklachten bleven hierdoor goed onder controle en de cliënt ging er uiteindelijk mee akkoord dat zijn vrouw voor zichzelf een behandeltraject inging. De cliënt, noch zijn partner meldden nieuwe incidenten van huiselijk geweld. Door de door de huisarts gestarte benzodiazepines te kunnen staken, werd het risico op paradoxale impulsdoorbraken, zoals beschreven bij personen met een borderline of antisociale persoonlijkheidsstoornis, gradueel verminderd (Jones et al. 2011). Escitalopram als antidepressivum kon bij de cliënt zowel de paniekklachten als de prikkelbaarheid verminderen. Een langdurende opvolging is aangewezen, omdat door veranderende psychosociale factoren of de beperkte prosociale emoties bij cliënt nieuwe incidenten mogelijk zijn. Het feit dat hij echter al een eerste positieve ervaring gehad heeft in de behandeling, zal zeker gunstig zijn voor de motivatie voor verdere behandeling.

12.6 Depressie en antisociaal gedrag

Stefan, een vijftigjarige man, werd een maand eerder aangemeld via de 24-uurs crisisdienst wegens agressie en suïcidaliteit. Hij vertelt 31 jaar bij zijn vrouw te zijn geweest. Het huwelijk was al langere tijd slecht, wat volgens hem kwam doordat zijn vrouw nergens heen wilde en altijd maar thuis wilde blijven.

Uiteindelijk heeft Stefan er een vriendin bij genomen. Het was niet zijn bedoeling zijn huwelijk te beëindigen, maar zijn vrouw kwam erachter en er ontstond een nieuwe situatie. Hij zegt dat zij in eerste instantie akkoord ging met het feit dat hij een vriendin had. Maar hij wilde dan wel ook nog seks met haar. Uiteindelijk kwam er toch de wens tot scheiding. Hij zegt dat ook daarover de gesprekken in eerste instantie rustig verliepen. Hij wilde zijn vrouw goed achterlaten. Na een maand veranderde zijn vrouw echter. Zij ging automutileren en deed vervolgens melding van geweld door hem, aldus de cliënt. Volgens de cliënt was het echter andersom. Zijn partner zou hem met een mes gestoken hebben, met een strijkijzer geslagen, met als gevolg fors fysiek geweld over en weer. De partner deed aangifte, de cliënt kwam vijf dagen vast te zitten en is nu vrij onder strikte beperkingen op verdenking van poging tot doodslag. De partner regelde een contactverbod. Daarbij komt nog dat hij gemerkt heeft dat zijn ex nu ineens wel uitgaat. Volgens hem speelt ze 'de hoer'. Hij kan absoluut niet verdragen dat zijn ex iets met andere mannen heeft. Dit alles tergt hem dusdanig dat hij de vorige dag een suïcidepoging ondernam met pillen: acht tabletten alprazolam, drie tabletten ibuprofen en vier tabletten paracetamol. Tijdens de afgelopen kerstdagen is hij weer in de fout gegaan: hij heeft toen zijn nieuwe vriendin mishandeld. Volgens Stefan omdat zij probeerde in dronken toestand zijn vingertopje eraf te bijten. Hij zou haar alleen geslagen hebben om zijn vinger los te trekken. Zij deed aangifte, waarop Stefan opnieuw is gearresteerd. Cliënt had al een vermoeden dat de politie hem zou komen ophalen en als paniekreactie daarop probeerde hij zijn polsen door te snijden en heeft hij medicatie ingenomen.

Tijdens het gesprek is Stefan ambivalent ten aanzien van zijn doodswens. Hij zegt dat als hij zijn vriendin of zijn ex-vrouw niet terugkrijgt, hij zich zal suïcideren en dan ook anderen mee de dood in zou willen nemen. Zijn vriendin schijnt nu in een safehouse te zitten en houdt iedere vorm van contact met hem af.

Naast de aanwezigheid van periodieke agressie en een antisociale persoonlijkheidsstoornis, voldoet Stefan ook aan de criteria van een depressieve stoornis, gekenmerkt door prikkelbaarheid, lusteloosheid, moeite met in- en doorslapen en concentratieproblemen. De behandelaar twijfelt of ze bij deze man het voorstel zal doen om te starten met antidepressiva, vanwege het risico op toename van suïcidaliteit bij een man met gekende (weliswaar lichte) eerdere pogingen en een hoge mate van impulsiviteit.

Er is nog onderzoek verricht naar het samengaan van antisociale persoonlijkheidsstoornissen met depressie. In de meeste onderzoeken bij volwassenen wordt niet gevonden dat dat vaker voorkomt dan bij mensen zonder ASPS (Goethals et al. 2015). Dat betekent niet dat als iemand met ASPS depressief wordt, de klachten minder ernstig zouden zijn of deze persoon een andere of geen behandeling zou behoeven. Er is echter nauwelijks onderzoek beschikbaar dat de behandeling met antidepressiva bij personen met ASPS heeft vergeleken met personen zonder ASPS. Mogelijk is de prognose bij de combinatie wel gunstiger dan bij ASPS zonder depressie (Shea et al. 1992). Als gekeken wordt naar de subgroep met psychopathie, dan lijkt depressie hier minder vaak voor te komen, met name voor de factor kille-emotieloze trekken (Willemsen et al. 2011). De manifestatie van de depressie kan ook anders zijn dan bij de klassieke depressie: het externaliserende en querulante patroon kan nog versterkt worden, wat kan resulteren in meer dwingend en dominant gedrag.

Een mogelijk onderbelicht aspect bij antisociaal gedrag en ASPS is de inschatting van suïcidaliteit. Als het gaat om periodieke explosieve stoornis tonen verschillende studies aan dat er een verhoogd risico is op zowel toename van suïcidegedachten als pogingen (Jenkins et al. 2015; McCloskey et al. 2008). In de studie van Jenkins ($N = 500$) bleef dit risico bestaan na correctie voor een persoonlijkheidsstoornis. Impulsiviteit had een positief effect op de relatie tussen periodieke explosieve stoornis in combinatie met een persoonlijkheidsstoornis en suïcidepogingen. Naast impulsiviteit blijkt ook de wens om te pijnigen (zichzelf of anderen) een belangrijke rol te spelen bij de bereidheid om suïcide in overweging te nemen.

Het verband tussen ASPS en suïcidaliteit is minder eenduidig dan tussen periodieke explosieve stoornis en suïcidaliteit (zie hiervoor tevens ▶H. 8 van dit boek). ASPS is in verband gebracht met een duidelijk verhoogd risico op suïcidepogingen (Verona et al. 2001) en geslaagde suïcides (Frances et al. 1986). Het is nog niet duidelijk of dit verhoogd voorkomen overeind blijft na controle voor comorbide stoornissen: in een tien jaar follow-uponderzoek bleek er geen significante associatie meer te zijn na correctie voor met name andere persoonlijkheidsstoornissen (Ansell et al. 2015). De mate van agressie blijkt een belangrijke risicofactor in de toename van suïcidaliteit, wat overeenkomt met de bevindingen bij PES. De kille-emotieloze trekken bij psychopathie lijken eerder te beschermen tegen suïciderisico (Anestis et al. 2016).

- **Reflectie**

Terwijl de hulpvraag van Stefan vooral gericht is op omgaan met zijn agressie, zal ook de depressie in de behandeling betrokken moeten worden. Dit niettegenstaande de indruk die gewekt wordt dat cliënt de suïcidaliteit inzet om druk te zetten op zijn omgeving. Hij voldoet aan de criteria voor een depressieve stoornis. De voorkeur is om de depressiebehandeling parallel aan de agressiebehandeling op te starten. Ondanks het gebrek aan effectstudies bij de combinatie ASPS-depressie, kan er vooralsnog van uitgegaan worden dat de depressie lege artis behandeld kan worden. Voor een lichte tot matig ernstige depressie kan hij kiezen tussen CGT en antidepressiva. In het bijzonder zal gemonitord moeten worden of de suïcidaliteit in de eerste weken van de behandeling toeneemt, je moet hem hierover informeren en dit ook bespreken met familie (met zijn partner is nu niet gewenst). In dit geval zijn het zijn periodieke alcoholgebruik, de eerdere impulsieve suïcidepogingen en zijn agressiefactoren die het suïciderisico verhogen. Beschermend zijn de rol van de familie die hem blijft steunen en de hoop die hij heeft dat het met zijn huidige partner nog goedkomt.

12.7 Psychotische stoornissen en antisociaal gedrag

- **Dilemma**

Johan is een 36-jarige man die bij de GGZ bekend is met een persoonlijkheidsstoornis met antisociale trekken, PTSS, een stoornis in gebruik van alcohol en een stoornis in de impulsbeheersing. Hij volgt wekelijkse behandeling bij de psychotherapeut van de GGZ gericht op het verwerken van eerdere traumatische ervaringen en voorkomen van geweldsincidenten. In zijn jeugd werd hij een boefje nadat hij gepest werd en andere jongens ging terugslaan; hij is mishandeld door zijn vader, met wie hij ettelijke keren gevochten heeft. Als volwassene heeft hij traumatische ervaringen opgedaan tijdens werkzaamheden als hondenbegeleider waarbij hij bij diverse invallen politie heeft geassisteerd. De laatste maanden is sprake van slepende relatieproblematiek met zijn jongere vriendin Helena, met wie hij een latrelatie heeft. Zij is op dit moment ook bij de GGZ in behandeling, gericht op verwerking van geweldservaringen in haar eerdere relatie. In het gesprek bij de behandelaar vertelt hij dat ze beiden het gevoel hebben tegen elkaar opgezet te worden. Hij is bang zomaar opgesloten te kunnen worden. Hij heeft het idee dat zijn computer en telefoon afgeluisterd worden. Omdat hij denkt dat leden van een motorbende die bij hem in de buurt wonen hem willen pakken, heeft hij in zijn auto en thuis camera's geïnstalleerd. Volgens de wijkagent zou hij de honden in zijn kennel niet goed verzorgen. Cliënt zelf zegt hierover dat hij zich soms door hen laat bijten en dit prettig vindt. Hij is op dit moment echter niet bereid antipsychotica te gaan gebruiken op voorstel van de psychiater.

12.7 · Psychotische stoornissen en antisociaal gedrag

Je weet als behandelaar dat Johan al langere tijd in onmin leeft met de buren en met de politie, intussen is hij ook gestopt met zijn werk voor de politie. Hij vertrouwt niet snel andere mensen. In de psycholoog en jou als psychiater heeft hij nog wel vertrouwen.

Een week later komt er een melding van het Veiligheidshuis dat Helena aangifte gedaan heeft tegen Johan wegens zware mishandeling. Volgens haar verklaring is Johan al sinds twee maanden afgegleden in achtervolgingswaanzin; hij controleerde voortdurend haar mobiele telefoon en laptop en dacht dat er een programma op gezet was om gegevens op te slaan. Daarop heeft hij haar in het gezicht geslagen, vastgebonden en meermaals geslagen. Uiteindelijk sprong zijn hond tussenbeide, zodat zij los kon komen en vluchten. De officier van justitie is een onderzoek gestart, cliënt is echter niet aangehouden, wel is een beoordeling gevraagd aan de crisisdienst, die onvoldoende redenen zag om hem met een IBS te laten opnemen.

De volgende dag komt Johan op de afspraak bij de GGZ. Hij is erg onrustig en prikkelbaar, heeft slecht geslapen. Hij omschrijft alles als een groot complot tegen hem. Hij laat boekjes zien van de kinderen van zijn vriendin waarin hij bewijzen ontwaart van de grote samenzwering tegen hem. Hij heeft ontdekt dat de medewerkster van Veilig Thuis niet echt bij deze organisatie werkt en is ervan overtuigd dat de secretaresse van de instelling lid is van een motorbende. Er zijn voldoende aanwijzingen voor een psychotische stoornis. Hoe breng je dit in het gesprek en wat betekent dit voor de risicoinschatting en verder beleid?

Comorbiditeit van ASPS met een psychotische stoornis verhoogt de kans op geweld (Goethals et al. 2015; Hodgins en Klein 2017). Er zijn twee types te onderscheiden: degenen met een voorgeschiedenis van antisociaal gedrag en agressie vanaf de kindertijd en degenen die na aanvang van de psychotische klachten agressief gedrag gaan vertonen. Volwassenen met schizofrenie blijken in 20–40 % van de gevallen voor de leeftijd van vijftien jaar een normoverschrijdendegedragsstoornis gehad te hebben (Hodgins et al. 2014). Bij de meeste personen neemt het agressieve gedrag snel af na starten met antipsychotica, bij enkelen hangt dit ook van andere factoren af zoals persoonlijkheid, middelengebruik of de omgeving (Hodgins en Klein 2017). Naast het starten met antipsychotica is het ook aangewezen de behandeling te richten op voorkomen van nieuw geweld en terugdringen van eventueel middelenmisbruik. Waar in het verleden werd gewezen op een verhoogd voorkomen van pogings- en dreigingsdelicten (Van Panhuis 1997), is er intussen voldoende evidentie om het risico op nieuw geweld als ernstig in te schatten (Hodgins en Klein 2017). Er wordt vooral een verhoogd risico op geweld tegen behandelaren gevonden bij psychotische terbeschikkinggestelden (Nijman et al. 2003). Als gekeken wordt naar psychotische belevingen die, onafhankelijk van comorbide stoornissen, agressie voorspellen, dan blijkt een verband te bestaan met paranoïde belevingen, maar niet met symptomen als hallucinaties of gedachteninbrenging (Coid et al. 2016).

- **Reflectie**

Tijdens een behandeling gericht op antisociaal gedrag kan het voorkomen dat cliënten psychotisch worden. In dit geval leidde dit niet tot een (gedwongen) opname en evenmin tot aanhouding, zodat dit probleem bij het ambulante behandelteam bleef liggen.

Deze cliënt bleek tot de groep te behoren met een lange voorgeschiedenis van antisociaal gedrag, vanaf de jeugd. Ook deed hij uitspraken dat hij de afgelopen weken amfetamines gebruikt zou hebben om alert te blijven. Een behandeling gericht op het voorkomen van nieuw agressief gedrag was nodig. Uiteindelijk lukte het om de cliënt te overtuigen antipsychotica te gebruiken om beter te kunnen slapen. Zijn (ex-)vriendin kon met de kinderen onderduiken bij familie, zodat er minder risico was op geweld tegen haar. Omdat de cliënt bleef bellen naar het secretariaat om de waarheid verder te achterhalen, bleven de psychotherapeut en de psychiater hem individueel zien om zijn verhaal aan te horen en te zorgen dat de spanning niet verder opliep. Ook werd het gebruik van middelen tot onderwerp van gesprek gemaakt. In het teamoverleg werd overwogen om een voorwaardelijke machtiging aan te vragen, omdat de zaak van de mishandeling pas na een half jaar voor de rechter zou komen. Omdat de cliënt echter trouw op afspraken bleef komen, zijn medicatie bleef gebruiken en de psychose langzaam verbleekte, kon hiervan afgezien worden. De reeds aanwezige vertrouwensrelatie heeft hieraan bijgedragen.

12.8 Tot slot

Dit hoofdstuk gaat aan de hand van een aantal vignetten in op comorbiditeit die vaak mede aanleiding is om als psychiater in consult gevraagd te worden bij mannen met antisociale persoonlijkheidsstoornis. Hierbij is gekeken naar aspecten als motivatie en compliance, wederzijdse beïnvloeding van comorbide stoornissen en antisociaal gedrag en de behandeling ervan. Hieronder zetten we enkele handvatten en tips die in de casuïstiek naar voor kwamen om cliënten te motiveren, onder andere met betrekking tot compliance, nog eens op een rijtje:

- empathie uitdrukken; door open vragen te stellen en gedrag niet te veroordelen, wordt een sfeer van vrijheid gecreëerd, waardoor de cliënt beter in staat is om na te gaan welke voor- en nadelen aan het gebruik van medicatie verbonden zijn.
- versterken van zelfeffectiviteit; de cliënt heeft via een vriend al geëxperimenteerd met medicatie (zie casus Hans). De behandelaar haalt dit als voorbeeld aan en benoemt dit als uiting van een gezonde zoektocht door de cliënt naar een werkzame oplossing voor zijn klachten.

Andere technieken die gebruikt kunnen worden zijn:
- gebruikmaken van weerstand; herhalen van de standpunten van de cliënt, eventueel met een lichte overdrijving. Door de andere kant op te bewegen, wordt het gras voor de voeten weggemaaid, waardoor de onderliggende kracht van de weerstand juist in de richting van een gewenste verandering kan worden ingezet.
- cognitieve dissonantie oproepen; bijvoorbeeld door de cliënt de nadelen van zijn huidige probleemgedrag te laten benoemen en de verschillen tussen de huidige leefstijl en de voor cliënt belangrijke levensdoelen expliciet te maken.

– directieve technieken; provoceren en bekrachtigen. Bijvoorbeeld in de positie gaan zitten dat er eigenlijk helemaal niets aan de hand is, waardoor de cliënt automatisch opschuift in de richting van de negatieve aspecten van zijn gedrag (advocaat van de duivel spelen). Een provocerende techniek kan ook zijn om 'gas terug te nemen' wanneer de cliënt een aanzet geeft om een gewenste gedragsverandering in te zetten, door hem een pas op de plaats te laten maken en te vragen of hij wel zeker weet dat dit nu al een goed idee is.

De behandelaar kan bij cliënten met een antisociale persoonlijkheidsstoornis een breed scala aan psychiatrische comorbiditeit aantreffen. Een atypische presentatie van bijvoorbeeld stemmingsklachten is mogelijk. Diagnostiek vanuit een breed biopsychosociaal model kan extra aanknopingspunten bieden voor contact met de cliënt en inhoudelijk opzetten van de behandeling. Een snelle interventie met psychofarmaca kan betekenen dat de cliënt vertrouwen krijgt in de behandelaar en de behandeling. De behandelaar neemt bij voorkeur een niet-oordelende houding aan met respect voor autonomie en keuzevrijheid van de cliënt. Tegelijk is realisme nodig: psychofarmaca kunnen zorgen voor een belangrijke doorbraak in de behandeling, maar zijn in het beste geval slechts een van de ingrediënten van een succesvolle behandeling.

Literatuur

American Psychiatric Association (2014). *Handboek voor de classificatie van psychische stoornissen. DSM-5.* Nederlandse vertaling van Diagnostic and statistical manual of mental disorders. Fifth edition. Amsterdam: Uitgeverij Boom.

Anestis, J. C., Anestis, M. D., Rufino, K. A., Cramer, R. J., Miller, H., Khazem, L. R., et al. (2016). Understanding the relationship between suicidality and psychopathy: An examination of the interpersonal-psychological theory of planned behavior. *Archives of Suicide Research, 20,* 349–368. ▸ https://doi.org/10.1080/13811118.2015.1048399.

Ansell, E. B., Wright, A. G., Markowitz, J. C., Sanislow, C. A., Hopwood, C. J., Zanarini, M. C., et al. (2015). Personality disorder risk factors for suicide attempts over 10 years of follow-up. *Journal of Personality Disorders, 6*(2), 161–167. ▸ https://doi.org/10.1037/per0000089.

Audenaart, K., Wittouck, C., & Berckmoes, A. (2015). Farmacologische en andere medische interventies bij de antisociale persoonlijkheidsstoornis en psychopathie. In W. Canton, D. Van Beek, L. Claes, L. Gijs, I. Jeandarme & E. Klein Haneveld (Red.), *Handboek psychopathie en de antisociale persoonlijkheidsstoornis* (pag. 481–500). Utrecht: De Tijdstroom.

Berman, M., Taylor, S., & Marged, B. (1993). Morphine and human aggression. *Addictive Behaviors, 18,* 263–268.

Bridler, R., Häberle, A., Müller, S. T., Cattapan, K., Grohmann, R., Toto, S., et al. (2015). Psychopharmacological treatment of 2195 in-patients with borderline personality disorder: A comparison with other psychiatric disorders. *European Neuropsychopharmacology, 25*(6), 763–772. ▸ https://doi.org/10.1016/j.euroneuro.2015.03.017.

Bruehl, S., Burns, J. W., Chung, O. Y., & Quartana, P. (2008). Anger management style and emotional reactivity to noxious stimuli among chronic pain patients and healthy controls: The role of endogenous opioids. *Health Psychology, 27,* 204–214. ▸ https://doi.org/10.1037/0278-6133.27.2.204.

Bruns, D., & Disorbio, J. M. (2000). Hostility and violent ideation: Physical rehabilitation patient and community samples. *Pain Medicine, 1,* 131–139.

Buitelaar, N. J., Posthumus, J. A., & Buitelaar, J. K. (2015). ADHD in childhood and/or adulthood as a risk factor for domestic violence or intimate partner violence: A systematic review. *Journal of Attention Disorders.* 2015 May 20. ▸ https://doi.org/10.1177/1087054715587099.

Coid, J., & Ullrich, S. (2010). Antisocial personality disorder and anxiety disorder: A diagnostic variant? *Journal of Anxiety Disorders, 24,* 452–460. ▸ https://doi.org/10.1016/j.janxdis.2010.03.001.

Coid, J. W., Ullrich, S., Bebbington, P., Fazel, S., & Keers, R. (2016). Paranoid ideation and violence: Meta-analysis of individual subject data of 7 population surveys. *Schizophrenia Bulletin, 42*(4), 907–915. ▶ https://doi.org/10.1093/schbul/sbw006.

Deci, E. L., & Ryan, R. M. (1985). *Intrinsic motivation and self-determination in human behavior*. New York: Plenum.

Frances, A. J., Fyer, M. R., & Clarkin, J. (1986). Personality and suicide. In J. J. Mann & M. Stanley (Eds.), Psychobiology of suicidal behavior. *Annual of the New York academy of Sciences, 487*, pp. 281–293.

Gabbard, G. O. (2014). *Psychodynamic psychiatry in clinical practice* (5th ed., p. 526). Washington DC: American Psychiatric Publishing.

Goethals, K., De Groot, A., Dhoore, T., Jeandarme, I., Keulen- de Vos, M., Pouls, C., et al. (2015). Differentiële diagnostiek en comorbiditeit bij psychopathie en de antisociale-persoonlijkheidsstoornis. In W. Canton, D. Van Beek, L. Claes, L. Gijs, I. Jeandarme & E. Klein Haneveld (Red.), *Handboek psychopathie en de antisociale persoonlijkheidsstoornis* (pag. 315–358). Utrecht: De Tijdstroom.

Hamrin, V., Sinclair, V. G., & Gardner, V. (2017) Theoretical approaches to enhancing motivation for adherence to antidepressant medications. *Archives of Psychiatric Nursing, 31*(2), 223–230. ▶ https://doi.org/10.1016/j.apnu.2016.09.004.

Hodgins, S., & Klein, S. (2017). New clinically relevant findings about violence by people with Schizophrenia. *Canadian Journal of Psychiatry, 62*(2), 86–93. ▶ https://doi.org/10.1177/0706743716648300.

Hodgins, S., Piatosa, M. J., & Schiffer, B. (2014). Violence among people with schizophrenia: Phenotypes and neurobiology. *Current Topics in Behavioral Neurosciences, 17*, 329–368. ▶ https://doi.org/10.1007/7854_2013_259.

Ingenhoven, T., & Rinne, T. (2011). Farmacotherapeutische interventies. In T. Ingenhoven, A. Van Reekum, B. Van Luyn & P. Luyten (Red.), *Handboek borderline persoonlijkheidsstoornis* (pag. 253–274). Utrecht: De Tijdstroom.

Jenkins, A. L., McCloskey, M. S., Kulper, D., Berman, M. E., & Coccaro, E. F. (2015). Self-harm behavior among individuals with intermittent explosive disorder and personality disorders. *Journal of Psychiatric Research, 60*, 577–588. ▶ https://doi.org/10.1016/j.jpsychires.2014.08.013.

Jones, K. A., Nielsen, S., Bruno, R., Frei, M., & Lubman, D. I. (2011). Benzodiazepines- their role in aggression and why GP's should prescribe with caution. *Australian Family Physician, 40*(11), 862–865.

Joseph, J. K., & Parr, M. K. (2015). Synthetic androgens as designer supplements. *Current Neuropharmacology, 13*(1), 89–100. ▶ https://doi.org/10.2174/1570159X13666141210224756.

Kamphuis, J., Meerlo, P., Koolhaas, J. M., & Lancel, M. (2012). Poor sleep as a potential causal factor in aggression and violence. *Sleep Medicine, 13*(4), 327–334. ▶ https://doi.org/10.1016/j.sleep.2011.12.006.

Kane, J. M., Kishimoto, T., & Correll, C. U. (2013). Non-adherence to medication in patients with psychotic disorders: Epidemiology, contributing factors and management strategies. *World Psychiatry, 12*(3), 216–226. ▶ https://doi.org/10.1002/wps.20060.

Karsten, J., Hagenauw, L. A., Kamphuis, J., & Lancel, M. (2017). Low doses of mirtazapine or quetiapine for transient insomnia: A randomised, double-blind, cross-over, placebo-controlled trial. *Journal of Psychopharmacology, 31*(3), 327–337. ▶ https://doi.org/10.1177/0269881116681399.

Keller, P. S., Haak, E. C., DeWall, N., & Renzetti, C. (2017). Poor sleep is associated with greater marital aggression: The role of self control. *Behavioral Sleep Medicine, 17*(2), 174–180. ▶ https://doi.org/10.1080/15402002.2017.1312404.

Keyes, K. M., McLaughlin, K. A., Vo, T., Galbraith, T., & Heimberg, R. G. (2016). Anxious and aggressive: The co-occurrence of IED with anxiety disorders. *Depression and Anxiety, 33*(2), 101–111. ▶ https://doi.org/10.1002/da.22428.

Kooij, J. J. S. (2009). *ADHD bij volwassenen. Diagnostiek en behandeling*. Amsterdam: Pearson Benelux BV.

Kuhns, J. B., & Clodfelter, T. A. (2009). Illicit drug-related psychopharmacological violence: The current understanding within a causal context. *Aggression and Violent Behavior, 14*(1), 69–78. ▶ https://doi.org/10.1016/j.avb.2008.11.001.

Landelijke Stuurgroep Multidisciplinaire Richtlijnontwikkeling in de GGZ (2008). *Multidisciplinaire richtlijn persoonlijkheidsstoornissen. Richtlijn voor de diagnostiek en behandeling van volwassen patiënten met een persoonlijkheidsstoornis*. Utrecht: Uitgever Trimbos-instituut.

Latvala, A., Kuja-Halkola, R., Almqvist, C., Larsson, H., & Lichtenstein, P. (2015). A longitudinal study of resting heart rate and violent criminality in more than 700 000 men. *JAMA Psychiatry, 72*(10), 971–978. ▶ https://doi.org/10.1001/jamapsychiatry.2015.1165.

Leventhal, H., Meyer, D., & Nerenz, D. (1980). The common sense representation of illness danger. In S. Rachman (Ed.), *Contributions to medical psychology* (vol. 2, pp. 17–30). New York: Pergamon.

Malan, D. (1995). *Individual psychotherapy and the science of psychodynamics* (2nd ed.). Oxford: Butterworth-Heinemann.

Martín-Blanco, A., Ancochea, A., Soler, J., Elices, M., Carmona, C., & Pascual, J. C. (2017). Changes over the last 15 years in the psychopharmacological management of persons with borderline personality disorder. *Acta Psychiatrica Scandinavica, 136*(3), 323–331. ▶ https://doi.org/10.1111/acps.12767.

McCloskey, M. S., Ben-Zeev, D., Lee, R., & Coccaro, E. F. (2008). Prevalence of suicidal and self-injurious behavior among subjects with intermittent explosive disorder. *Psychiatry Research, 158*(2), 248–250. ▶ https://doi.org/10.1016/j.psychres.2007.09.011.

McCloskey, M. S., Kleabir, K., Berman, M. E., Chen, E. Y., & Coccaro, E. F. (2010). Unhealthy aggression: Intermittent explosive disorder and adverse physical health outcomes. *Health Psychology, 29*(3), 324–332. ▶ https://doi.org/10.1037/a0019072.

Michielsen, P. (2015). Klinefelter syndrome and testosterone substitution therapy; the need for psychiatric evaluation. *Psychotherapy and Psychosomatics, 84*(Suppl 1), 48.

Miller, W. R., & Rollnick, S. (2013). *Motivational interviewing: Helping people change*. New York NY: Guildford.

▶ www.nhg.org/standaarden/volledig/nhg-standaard-slaapproblemen-en-slaapmiddelen#note-42.

Nijman, H., Cima, M., & Merkelbach, H. (2003). Nature and antecedents of psychotic patients'crimes. *International Journal of Forensic Psychiatry and Psychology, 14,* 1–13. ▶ https://doi.org/10.1080/1478994031000152754.

▶ https://pathways.nice.org.uk/pathways/personality-disorders#path=view%3A/pathways/personality-disorders/borderline-personality-disorder.xml&content=view-index.

Panksepp, J., & Zellner, M. R. (2004). Towards a neurobiologically based unified theory of aggression. *Revue Internationale de Psychologie Sociale/International Review of Social Psychology, 17*(2), 37–61.

Pedersen, W. C., Aviles, F. E., Ito, T. A., Miller, N., & Pollock, V. E. (2002). Psychological experimentation on alcohol-induced human aggression. *Aggression and Violent Behavior, 7*(3), 293–312. ▶ https://doi.org/10.1016/S1359-1789(01)00044-1.

Prada, P., Nicastro, R., Zimmermann, J., Hasler, R., Aubry, J. M., & Perroud, N. (2015). Addition of methylphenidate to intensive dialectical behaviour therapy for patients suffering from comorbid borderline personality disorder and ADHD: A naturalistic study. *Attention Deficit and Hyperactivity Disorder, 7*(3), 199–209. ▶ https://doi.org/10.1007/s12402-015-0165-2.

Raine, A. (1993). *The psychopathology of crime: Criminal behavior as a clinical disorder*. San Diego: Calif Academic Press.

Richtlijn ADHD bij volwassenen (2015). *Fase I – Diagnostiek en medicamenteuze behandeling*. Utrecht: Nederlandse Vereniging voor Psychiatrie.

Sansone, R. A., & Sansone, L. A. (2012). Antidepressant adherence: Are patients taking their medications? *Innovations in Clinical Neuroscience, 9*(5–6), 41–46. Retrieved from ▶ http://europepmc.org/abstract/MED/22808448.

Shea, M. T., Widiger, T. A., & Klein, M. H. (1992). Comorbidity of personality disorders and depression: Implications for treatment. *Journal of Consulting Clinical Psychology, 60*(6), 857–868.

Siever, L. J. (2008). Neurobiology of aggression and violence. *American Journal of Psychiatry, 165*(4), 429–442. ▶ https://doi.org/10.1176/appi.ajp.2008.07111774.

Skoglund, C., Brandt, L., Almqvist, C., D'Onofrio, B. M., Konstenius, M., & Larsson, H. (2016). Factors associated with adherence to methylphenidate treatment in adult patients with attention-deficit/hyperactivity disorder and substance use disorders. *Journal of Clinical Psychopharmacology, 36*(3), 222–228. ▶ https://doi.org/10.1097/JCP.0000000000000501.

Van Panhuis, P. J. A. (1997). *De psychotische patiënt in de TBS: Van kwaad tot erger*. Dissertatie: Universiteit Leiden.

Verona, E., Patrick, C. J., & Joiner, T. E. (2001). Psychopathy, antisocial personality, and suicide risk. *Journal of Abnormal Psychology, 110*(3), 462–470.

White, H. R., & Chen, P. H. (2002). Problem drinking and intimate partner violence. *Journal of Studies on Alcohol and Drugs, 63*(2), 205–214.

Willemsen, J., Vanheule, S., & Verhaeghe, P. (2011). Psychopathy and lifetime experiences of depression. *Criminal Behaviour and Mental Health, 21,* 279–294. ▶ https://doi.org/10.1002/cbm.812.

Wilson, I. M., Graham, K., & Taft, A. (2014). Alcohol interventions, alcohol policy and intimate partner violence: A systematic review. *BMC Public Health, 14,* 881. ▶ https://doi.org/10.1186/1471-2458-14-881.

Wymbs, B. T., Dawson, A. E., Suhr, J. A., Bunford, N., & Gidycz, C. A. (2015). ADHD symptoms as risk factors for intimate partner violence perpetration and victimization. *Journal of Interpersonal Violence*. 2015 May 28. ▶ https://doi.org/10.1177/0886260515586371.

Zanarini, M. C., Frankenburg, F. R., Khera, G. S., & Bleichmar, J. (2001). Treatment histories of borderline inpatients. *Comprehensive Psychiatry, 42*(2), 144–150. ▶ https://doi.org/10.1053/comp.2001.19749.

Zanarini, M. C., Frankenburg, F. R., & Parachini, E. A. (2004). A preliminary, randomized trial of fluoxetine, olanzapine, and the olanzapine-fluoxetine combination in women with borderline personality disorder. *Journal of Clinical Psychiatry, 65*(7), 903–907. ▶ https://doi.org/10.4088/JCP.v65n0704.

▶ www.knmg.nl/advies-richtlijnen/dossiers/off-label-voorschrijven.htm.

Geraadpleegde literatuur

Van de Glind, G., Kooij, S., Van Duin, D., & Carpentier, P. J. (2004). *Protocol ADHD bij verslaving*. Utrecht: Trimbos.

Systemische behandeling van geweld in intieme partnerrelaties bij cliënten met antisociaal gedrag en persoonlijkheidsproblematiek

Dr. A. (Arno) van Dam

13.1 Samenvatting – 322

13.2 Dilemma – 322

13.3 Huiselijk geweld en verschillende relatiedynamieken – 323
13.3.1 Een man met antisociale gedragsstijl met een partner zonder psychopathologie – 326
13.3.2 Een man met een antisociale persoonlijkheidsstoornis (type GVA/LLA) met een ernstig getraumatiseerde vrouw – 329
13.3.3 Een man met antisociale en borderline kenmerken in de persoonlijkheid (type DB) met een borderline vrouw – 331

13.4 Conclusie – 340

Literatuur – 341

© Bohn Stafleu van Loghum is een imprint van Springer Media B.V., onderdeel van Springer Nature 2020
M. J. N. (Madeleine) Rijckmans, A. (Arno) van Dam en L. M. C. (Wies) van den Bosch (Red.), *Praktijkboek antisociaal gedrag en persoonlijkheidsproblematiek*, https://doi.org/10.1007/978-90-368-2295-4_13

13.1 Samenvatting

In relaties van mensen met een antisociale gedragsstijl komt relatief vaak huiselijk geweld en ander grensoverschrijdend gedrag voor. Huiselijk geweld kan deel uitmaken van verschillende relatiedynamieken. De relatiedynamiek wordt bepaald door de specifieke kenmerken van beide partners. Belangrijke kenmerken waarop mensen met antisociaal gedrag van elkaar kunnen verschillen zijn de ernst van het geweld dat ze gebruiken, de mate waarin het geweld gegeneraliseerd is en de ernst van psychiatrische en verslavingsproblematiek. Bij partners is het van belang of sprake is van psychische problematiek en de aard ervan. Er kan een duidelijke slachtoffer-daderrolverdeling zijn, maar het kan zijn dat beide partners dader en slachtoffer tegelijk zijn. De verschillende relatiedynamieken die uit deze combinaties voortkomen, brengen ieder hun specifieke problemen, risico's en dilemma's met zich mee. Ze vragen daarom ieder om hun eigen benadering. Aan de hand van voorbeelden demonstreren we deze benaderingen en bijbehorende interventies.

13.2 Dilemma

Cor heeft zijn vriendin meegenomen naar het gesprek. Er zijn spanningen in de relatie door de jaloezie van Cor. Zijn vriendin Petra weet niet of zij het nog langer volhoudt om in de relatie te blijven. Petra komt over als een redelijk evenwichtige vrouw die op zoek is naar een stabiele relatie. Ze heeft er last van dat Cor haar niet toestaat om met andere mannen te praten. Als ze dat wel doet, wordt hij boos en ondervraagt hij haar de hele avond over wat dat te betekenen had. Tijdens een vakantie is de boosheid zo hoog opgelopen dat hij haar een klap gegeven heeft. Petra is hier erg van geschrokken en vraagt zich af of dit gedrag te verbeteren is. Cor wil door haar mee te nemen naar de psycholoog laten zien dat hij aan zichzelf werkt en dat het goed gaat komen. Cor is al vaker bij je in behandeling geweest en je weet daarom dat tot nu toe al zijn relaties zijn geëindigd vanwege huiselijk geweld. Je weet ook dat hij soms vreemd gaat en dat Petra dat niet weet. Ook weet zij niet dat de inkomsten van Cor deels afkomstig zijn uit diefstal. Tijdens het gesprek richt Petra het woord tot jou. Ze vraagt of jij denkt dat Cor ooit tot een normale relatie in staat zal zijn. Cor kijkt je hoopvol aan. Wat zul je zeggen?

Het dilemma voor een behandelaar in deze situatie is dat de behandelaar in het belang van de cliënt moet handelen en zich aan het beroepsgeheim moet houden. De behandelaar mag dus niet zonder de toestemming van de cliënt informatie naar buiten brengen, ook niet tegen zijn partner. Anderzijds heeft de behandelaar ook een verantwoordelijkheid voor de veiligheid van de partner van een cliënt. Die kan betere keuzes maken ten aanzien van de relatie en zichzelf als zij een reëel beeld heeft van de problematiek van de cliënt. Een dilemma voor de behandelaar is daarom hoeveel en welke informatie zij aan de partner verstrekt.

13.3 Huiselijk geweld en verschillende relatiedynamieken

Ruim negen procent van de Nederlandse bevolking blijkt in de voorgaande vijf jaar slachtoffer te zijn geweest van een vorm van huiselijk geweld. Ruim 60 % van het huiselijk geweld betreft (ex-)partnergeweld, geweld dat wordt gepleegd binnen intieme (ex-)partnerrelaties (Veen en Bogaerts 2010). Het is bij de behandeling van cliënten in gezinnen waar huiselijk geweld speelt van groot belang om aandacht te besteden aan de diverse leden van het gezin, zeker als er ook kinderen bij betrokken zijn. Huiselijk geweld en verwaarlozing hebben een zeer negatief effect op de gezondheid en ontwikkeling van kinderen, bovendien hebben kinderen die geweld meemaken een grotere kans later zelf ook geweld te gaan gebruiken (Ehrensaft et al. 2006: Meloy en Yakeley 2014). Huiselijk geweld en ander grensoverschrijdend gedrag komen in relaties met mensen met een antisociale gedragsstijl relatief vaak voor.

Huiselijk geweld kan deel uitmaken van verschillende soorten relatiedynamieken. De dynamiek van huiselijk geweld is afhankelijk van de persoonlijkheid van beide partners. Het is belangrijk om deze verschillende relatiedynamieken te herkennen omdat dit andersoortige interventies vraagt. Eerst bespreken we verschillende typen plegers van huiselijk geweld, vervolgens verschillende typen partners en vervolgens de verschillende dynamieken die daaruit volgen.

Er is veel onderzoek gedaan naar de vraag of er verschillende typen plegers van huiselijk geweld zijn te onderscheiden. Eén van de meest gebruikte typologieën is die van Holtzworth-Munroe en Stuart (1994), waarin drie typen daders werden onderscheiden. Later is deze typologie uitgebreid met een vierde type (Holtzworth-Munroe et al. 2000). Deze typologie is in verschillende empirische onderzoeken teruggevonden, zowel in de forensische als in de reguliere GGZ-populatie (Serie et. al. 2017; Thijssen en Ruiter 2011). De typologie wordt gemaakt door plegers van huiselijk geweld op een aantal dimensies in te delen, namelijk: de ernst van het geweld, de mate waarin het geweld gegeneraliseerd is over meerdere levensterreinen of beperkt is tot alleen huiselijk geweld, en de aanwezigheid van psychopathologie (zie ◘ tab. 13.1). Op grond van deze dimensies zijn de volgende typen daders te onderscheiden:

- **Family-Only (FO)**

Dit type dader gebruikt alleen geweld in huiselijke kring en is over het algemeen ook op andere terreinen niet crimineel. Het geweld is meestal niet al te ernstig. Er is weinig tot geen psychopathologie en ook geen overmatig middelengebruik. Dit type dader valt dan ook niet onder de doelgroep die in dit boek wordt beschreven, namelijk mensen met een antisociale gedragsstijl.

- **Dysphoric/Borderline (DB)**

Deze groep gebruikt in de relatie matig tot ernstig fysiek geweld, en kan ook psychologisch en seksueel gewelddadig zijn. Het geweld vindt vooral plaats binnen de relatie maar kan ook in enige mate in andere situaties voorkomen. Ook kan sprake zijn van enige criminaliteit. Er is persoonlijkheidsproblematiek, meestal een borderline persoonlijkheidsstoornis of een schizoïde persoonlijkheidsstoornis.

■ **Tabel 13.1** Typologie van plegers van interpersoonlijk geweld volgens Holtzworth-Munroe et al. (2000)

Descriptieve dimensie	Family-Only (FO)	Dysphoric/ Borderline (DB)	Generally violent/ antisocial (GVA)	Low Level antisocial (LLA)
ernst van het interpersoonlijke geweld	laag	matig-hoog	matig-hoog	matig
psychologisch en seksueel geweld	laag	matig-hoog	matig-hoog	matig
generalisatie van het geweld				
geweld ook buiten familie	laag	laag-matig	hoog	matig
crimineel gedrag	laag	laag-matig	hoog	matig
psychopathologie	laag	hoog	laag-matig	matig
persoonlijkheidsstoornis	afhankelijk	borderline-schizoïde	antisociaal/ psychopathie	antisociale trekken
alcohol- en drugsmisbruik	laag-matig	matig	hoog	matig

Deze persoonlijkheidsproblematiek wordt gekenmerkt door emotionele labiliteit, gebrekkige gedragsbeheersing en impulsiviteit. De relaties waar mensen met deze persoonlijkheidsproblematiek in zitten, worden gekenmerkt door sterke emoties (zowel positief als negatief) en instabiliteit. Vaak is er een patroon van relatiebreuken. Bij deze groep komt ook middelengebruik vaker voor. De triggers voor agressie zijn meestal angst voor verlating, jaloezie en vernedering. De agressie is meestal reactief maar kan soms ook instrumenteel zijn. Deze groep valt deels onder de definitie van antisociale gedragsstijl, met name wanneer er ook ander crimineel gedrag en geweld buiten de relatie is.

- **Generally violent/antisocial (GVA)**

Deze groep kenmerkt zich door een gewelddadige en criminele levensstijl. Vaak is er een uitgebreide geschiedenis van crimineel gedrag en problemen met justitie. Binnen de relatie gebruikt deze groep matig tot ernstig fysiek geweld evenals psychisch en seksueel geweld. De psychische problematiek bestaat meestal uit een antisociale persoonlijkheidsstoornis en ook psychopathie komt in deze groep voor. De agressie is vaak instrumenteel maar kan ook reactief zijn. Middelengebruik komt veel voor in deze groep. Deze groep valt in zijn geheel onder de doelgroep antisociale gedragsstijl.

- **Low Level antisocial (LLA)**

Deze groep lijkt op de GVA-groep maar onderscheidt zich daarvan doordat het geweld en de criminaliteit minder ernstig is. Deze groep weet dan ook vaak buiten het bereik van justitie te blijven. Het geweld daarentegen is ook vaak instrumenteel. Het huiselijk geweld komt bij deze groep en de bovengenoemde GVA-groep nogal eens overeen met de door Johnson (2008) geïntroduceerde term 'intiem terrorisme'. Intiem terrorisme is een sterk controlerende vorm van partnergeweld, waarbij het geweld eenzijdig is. Macht en controle spelen hierbij een belangrijke rol. Vaak ontzegt de man zijn partner contacten met haar familie of sociale omgeving. Deze groep valt grotendeels onder de doelgroep antisociale gedragsstijl.

Het is belangrijk om een onderscheid tussen dadertypes te maken omdat de verschillende types ieder een andere aanpak vragen als het om relatieproblemen gaat. Bij het GVA-type is relationeel geweld slechts een onderdeel van een levensstijl waarin geweld en criminaliteit aan de orde van de dag zijn. Voor het DB-type zijn de relatieproblemen echter het grootste probleem dat hij heeft. Verlatingsangst en jaloezie veroorzaken veel lijdensdruk. Door deze lijdensdruk is er ook veel motivatie om aan de relatieproblematiek te werken. Het LLA-type zal proberen controle te houden door niet te veel informatie te geven en proberen ook zijn partner hiervan te weerhouden.

Naast typologieën voor plegers van relationeel geweld zijn er ook pogingen gedaan om de slachtoffers van huiselijk geweld te classificeren (Outsem 2001; Sijbrandij et al. 2008). De meeste classificaties betreffen vrouwelijke slachtoffers. Onderstaande typologie is een globaal overzicht van groepen vrouwelijke slachtoffers die in de GGZ worden gezien. Andere typen slachtoffers, zoals slachtoffers van eerwraak of slachtoffers waarbij bij beide partners geen psychiatrische problematiek speelt, worden in dit overzicht buiten beschouwing gelaten.

- **Eenmalig zonder psychopathologie**

Er zijn vrouwen die de pech hebben in een relatie te zijn beland met iemand met antisociaal gedrag die in de relatie agressief is. Mannen met antisociaal gedrag kunnen in eerste instantie heel charmant overkomen, waardoor het in het begin van de relatie niet zichtbaar is wat de risico's van deze relatie zijn. Bepaald gedrag van relationeel geweldplegers, zoals overdreven attent zijn en in hoog tempo samen willen wonen, trouwen, enzovoort, kan gezien worden als een signaal van (ongezonde) afhankelijkheid van de man (Mastenbroek 1995). Vrouwen interpreteren dit gedrag soms ten onrechte als liefde en aandacht. Meestal ontstaan na enige maanden de nodige problemen en kan er geweld ontstaan. De vrouwen uit deze categorie staan meestal redelijk gezond en evenwichtig in het leven. Geweld wordt door hen dan ook niet geaccepteerd. Vaak is dat een reden waarom ze willen dat hun partner in behandeling gaat of dat ze met hun partner meekomen als hij al in behandeling is. Er is enige variatie in de duur van de periode waarin deze categorie vrouwen in de relatie blijft. Sommigen stoppen er al snel mee als incidenten zich opstapelen, anderen blijven langer omdat ze hopen dat het in de toekomst beter zal gaan als er problemen zijn opgelost, trauma's verwerkt of de partner gestopt is met drinken.

- **Ernstig getraumatiseerde partners**

Er is ook een groep partners die al geruime tijd in een relatie zitten waarin zij mishandeld worden. Deze vrouwen hebben vaak last van psychische klachten, zoals angst, depressie en PTSS, en zitten meestal in een overlevingsmodus. Ze zijn hyperalert op het gedrag van hun partner en doen er alles aan om een uitbarsting te voorkomen. Dit uit zich ook in de spreekkamer bij de GGZ. Deze vrouwen zijn vaak stil, reageren ontkennend op vragen naar problemen en houden ook tijdens het gesprek hun partner voortdurend in de gaten. Deze vrouwen durven vaak niet uit de relatie weg te gaan uit angst voor nog meer geweld. Ook komt het vaak voor dat ze zo moe en gedesillusioneerd zijn dat ze het niet meer op kunnen brengen om over hun situatie na te denken (Mastenbroek 1995). Hierdoor kunnen zij de indruk wekken dat ze passief en onverantwoordelijk zijn naar zichzelf en hun kinderen. Meestal is dit niet zozeer een persoonlijkheidskenmerk als wel een toestandsbeeld dat is ontstaan na jaren van mishandeling.

- Borderline

Een grote groep van partners van mannen met een antisociale gedragsstijl die bij de GGZ in behandeling zijn, behoort tot deze categorie. Deze partners lijken wat betreft persoonlijkheidsproblematiek op de dysphoric-borderline daders zoals hierboven beschreven. Ook zij worden gekenmerkt door emotionele labiliteit en impulsiviteit. Angst voor verlating en jaloezie zijn sterke emoties bij deze vrouwen. Maar ook boosheid speelt een belangrijke rol. Agressie komt in relaties met deze categorie partners van beide kanten. De agressie van de borderline partner kan bestaan uit verbale agressie, zoals vernederen, dreigen en kleineren maar ook uit fysiek geweld of het vernielen van spullen. Middelengebruik kan ook bij deze partners een rol spelen bij het ontstaan van geweld. Onderzoek naar het risico om opnieuw slachtoffer te worden, bij vrouwen die al eerder slachtoffer waren van huiselijk geweld, laat zien dat afwijzend en boos gedrag, voortkomend uit een ontwijkende gehechtheid en borderlinekenmerken, belangrijke voorspellers voor herhaald slachtofferschap zijn (Kuijpers et al. 2011, 2012). Deze partners zijn in de meeste gevallen tegelijkertijd zowel dader als slachtoffer.

Hieronder beschrijven we drie verschillende combinaties van mannen met een antisociale gedragsstijl en hun partner. Daarbij geven we aan wat de verwachte relatiedynamiek is en welke interventies zijn aangewezen. De dynamiek en aanpak van andere mogelijke combinaties kunnen van deze voorbeelden worden afgeleid.

13.3.1 Een man met antisociale gedragsstijl met een partner zonder psychopathologie

Een vrouw die tot dan toe weinig problemen in haar leven heeft gehad is in een relatie terechtgekomen met een man die grensoverschrijdend is. Het maakt wat betreft aanpak niet zoveel uit of het een man uit de GVA-, LLA- of DB-groep is. Na een eerste periode in de relatie die vaak hartstochtelijk verloopt, ontstaan meestal na een paar maanden problemen. De man blijkt buitensporig bezitterig, jaloers en soms ook al gewelddadig te zijn. Voor sommige vrouwen is dit reden om direct de relatie te beëindigen. Anderen willen eerst onderzoeken of er iets aan te doen is. De eerste maanden van de relatie waren immers heel prettig en dat willen ze niet zomaar loslaten. Dat is meestal de aanleiding waardoor ze zich bij de GGZ aanmelden. Het dilemma dat aan het begin van dit hoofdstuk is beschreven is zo'n situatie. Hieronder beschrijven we hoe de behandelaar (B) het gesprek met de cliënt (C) en zijn partner (P) verder voert.

> P: Denk je dat Cor ooit tot een normale relatie in staat is?
> B: Wat bedoel je met een normale relatie?
> P: Nou ja, dat ik gewoon met vrienden kan praten of met een mannelijke vriend op facebook kan zitten zonder dat ik daarna verhoord wordt en er naar me geschreeuwd wordt dat ik me zeker door die vent wil laten neuken. En als ik dan zeg dat hij normaal moet doen, kan ik nog een klap krijgen ook. Dat wil ik niet.
> C: Ja maar ik had je toch verteld dat ik er niet van houd als je met andere mannen aanpapt.
> P: Ik mag op het strand niet eens om me heen kijken omdat je dan denkt dat ik naar andere kerels kijk!
> B: Heeft Cor je verteld waarom hij bij de GGZ komt?
> P: Ja, dat hij problemen heeft, maar eigenlijk weet ik er niet zoveel van.
> B: Wil jij er iets over vertellen, Cor?
> C: Nou ja, ik heb natuurlijk veel meegemaakt in mijn vorige relaties. Daardoor vertrouw ik niemand meer.
> B: Dat klopt. Maar het heeft ook een naam waarvoor je hier in behandeling bent. Heb je daar weleens iets over verteld tegen Petra?
> C: Ja, dat ik een moeilijk persoon ben enzovoort. Heette dat niet borderline?
> B: Dat klopt. Wil jij daar iets over vertellen of heb je liever dat ik het doe?
> C: Doe jij het maar.
> B: Cor, je bent hier in behandeling vanwege persoonlijkheidsproblematiek. Persoonlijkheidsproblematiek is een probleem dat er al vanaf de jonge volwassenheid is en vrij lang duurt, zeker als je er geen behandeling voor krijgt. Er zijn verschillende soorten persoonlijkheidsstoornissen. Jij hebt last van borderline kenmerken en antisociale kenmerken in je persoonlijkheid. Borderline kenmerken houdt in dat je een intense angst hebt om verlaten te worden en er van alles aan doet om dat te voorkomen, alhoewel dat vaak juist averechts werkt. Daarnaast heb je last van stemmingswisselingen. Je kunt in een goede stemming zijn, maar door een klein voorval kan je stemming helemaal omslaan. Dan word je heel somber maar ook vaak heel boos. Dan heb je ook nog wat kenmerken van de antisociale persoonlijkheidsstoornis. Dat houdt in dat je je moeilijk in kan leven in de gevoelens van anderen en dat je je ook niet snel aanpast aan anderen. Dat zorgt ervoor dat je vaak problemen met anderen hebt, maar dat je je daar niet zoveel van aantrekt. Daarbij heb je ook de neiging om nogal impulsief te handelen. Eerst doen en dan pas denken.
> B: Herken je dat Cor?
> C: Ja dat herken ik wel. Maar ik kom hier om eraan te werken, toch?
> B: Herken jij dat Petra?
> P: Ja, dat herken ik wel. Maar ik schrik er ook van. Gaat dat ooit over zo'n persoonlijkheidsstoornis?

B: Een persoonlijkheidsstoornis is per definitie een langdurig probleem. Dat gaat niet zomaar vanzelf over. We weten wel dat bepaalde therapieën de ernst van de problematiek kunnen verminderen. Bij veel mensen werkt dat, maar ook niet bij iedereen.
P: Wat is de kans dat dat bij Cor zal helpen?
B: Daar kan ik niets met zekerheid over vertellen. Wat ik wel zie is dat Cor hier naar de afspraken komt en echt zijn best doet.
P: Jeetje. Ik vraag me af of ik dat wel op kan brengen, om nog langer met die verschrikkelijke jaloezie om te gaan.
C: Maar als je dit soort dingen zegt, dan raak ik natuurlijk alleen nog maar meer gestrest. Je hoort toch dat ik aan mezelf werk. Dan moet je niet meteen weer gaan dreigen met weggaan. Als jij bij me weggaat, dan maak ik er een eind aan.

- Reflectie

Met toestemming van Cor heeft de behandelaar Petra uitleg gegeven over de problematiek van Cor en wat de prognose is. Cor heeft dit al eens gehoord, maar ook voor hem kan het goed zijn om het nog eens te horen. Deze boodschap is op zich voor beiden niet prettig. Het is daarom verstandig om Cor wel te steunen als dat mogelijk is. In dit geval is het zo dat Cor naar de afspraken komt en zich inzet voor de behandeling. Cor zal zich enigszins door de behandelaar gesteund voelen als dit expliciet in aanwezigheid van Petra genoemd wordt. Of dit genoeg is voor Petra om de relatie te continueren is de vraag. De beslissing om bij elkaar te blijven of niet ligt uiteraard bij de partners zelf. Het enige dat je hierin als behandelaar kunt doen is als het nodig is informatie geven en de standpunten van beide partners naar elkaar toe verduidelijken.

» P: Maar dit is juist waar ik op afknap. Als het niet zo gaat als jij wilt, dan moet er meteen iets dramatisch gebeuren. Ik voel me onder druk gezet terwijl ik echt niet weet of ik met deze relatie verder wil.
C: Maar als je gaat dreigen met de relatie te stoppen dan ga ik me alleen maar ellendig voelen en dan zie ik het niet meer zitten.

- Reflectie

Cor en Petra willen iets van elkaar wat ze allebei niet kunnen geven. Cor wil van Petra dat ze niet meer aan de relatie twijfelt en Petra wil dat Cor niet meer zo wanhopig reageert. Beiden kunnen hun gevoelens niet veranderen en ook als behandelaar kun je dat niet. Wat je wel kunt doen is beide posities verhelderen en vervolgens kijken hoe ze de situatie ondanks de verschillen in behoeften wat draaglijker voor elkaar kunnen maken (o.a. Keijsers 2016).

» B: Dit is een lastige situatie voor jullie allebei. Je hebt allebei gevoelens die je niet zomaar kunt veranderen. Die gevoelens zijn er nu eenmaal. Petra, jij twijfelt eraan of je met deze relatie verder wilt gaan. Dat is een beslissing die alleen jijzelf kunt nemen en waar je waarschijnlijk ook wat tijd voor nodig hebt. Cor, ik snap dat jij door je angst voor verlating dit een heel lastige situatie vindt, die je erg onrustig maakt. Het heeft geen zin om hier met elkaar over te blijven strijden. Jullie gevoelens zijn nu eenmaal hoe ze nu zijn. Jullie zouden wel kunnen kijken hoe jullie de komende tijd wat dragelijker voor elkaar kunnen maken, door het bijvoorbeeld de komende twee weken niet meer over dit onderwerp te hebben en mocht dat niet lukken elkaar wat minder vaak te zien.

- **Conclusie**

In dit type relatiedynamiek kun je als behandelaar een dilemma voelen. Enerzijds wil je de partner van je cliënt beschermen tegen diens destructieve gedrag, anderzijds dien je te handelen in het belang van je cliënt, die bovendien als doel heeft om adequater in relaties te functioneren en die je dus niet helpt door zijn huidige relatie negatief te beïnvloeden. Je kunt als behandelaar het beste zo neutraal mogelijk zijn en beiden informatie geven over de stoornis en de behandeling. Verschillen in standpunten, behoeften en gevoelens tussen de partners kun je verhelderen. De keuze hoe hiermee om te gaan ligt bij hen. Het is van belang om het risico op geweld te blijven monitoren en hier actie op te ondernemen als dat nodig is. Het kan dan gaan om het aanleren van de-escalatiemethoden (zie verderop in het hoofdstuk) of de partner een hulpverleningstraject bij een collega aanbieden, waarin zij leert grenzen te bepalen of een veiligheids- of vluchtplan te maken.

13.3.2 Een man met een antisociale persoonlijkheidsstoornis (type GVA/LLA) met een ernstig getraumatiseerde vrouw

Ron (C) is een man met een behoorlijk strafblad met daarop ernstige mishandeling, openbare geweldpleging, diefstal, afpersing en rijden onder invloed. Hij heeft zich bij de GGZ gemeld omdat dat een van de eisen is van Bureau Jeugdzorg, dat momenteel onderzoekt of de kinderen van Ron en zijn vriendin Priscilla (P) wel veilig zijn in de thuissituatie. Bureau Jeugdzorg vermoedt huiselijk geweld, maar kan het niet hard maken. Afspraken met Ron komen moeilijk tot stand. Hij komt een aantal keer zelf niet op de afspraak om vervolgens met een hoop stampij aan de afsprakenbalie te verschijnen en een afspraak te eisen. In het gesprek stelt Ron zich nogal stuurs en verongelijkt op. De beschuldigingen zijn onzin en hij zegt dat ook zijn veroordelingen onterecht waren. Het viel wel mee en hij kon ook niet anders in die situaties dan met geweld reageren. Op het verzoek om zijn partner een keer mee te nemen naar het gesprek, reageert hij eerst afwijzend. Als hij erop gewezen wordt dat dat onderdeel van de behandeling is en dat als hij weigert we dit moeten melden bij Bureau Jeugdzorg, gaat hij uiteindelijk toch akkoord. Vervolgens blijkt er op vervolgafspraken steeds weer een reden te zijn waarom Priscilla toch niet mee kan komen. Na enige druk van Bureau Jeugdzorg komt ze toch een keer mee. Priscilla komt vlak en timide over. Ze maakt weinig oogcontact en praat zacht. Tijdens het gesprek houdt ze Ron nauwlettend in de gaten. Op vragen naar problemen en conflicten reageert ze vaag en ontkennend.

Alhoewel Priscilla ontkent dat er problemen zijn, geeft ze met haar gedrag signalen af dat we hier vermoedelijk te maken hebben met ernstig geweld. Ze is duidelijk erg op haar hoede, durft geen problemen aan te kaarten en maakt een vermoeide indruk. Van Bureau Jeugdzorg horen we ook dat Priscilla nauwelijks een sociaal netwerk heeft waarop ze terug kan vallen. Deze situatie doet denken aan de door Johnson (2008) geïntroduceerde term 'intiem terrorisme'. Intiem terrorisme is een sterk controlerende vorm van partnergeweld, waarbij het geweld eenzijdig is. Macht en controle spelen hierbij een belangrijke rol. Het sociaal isoleren door contact met vrienden of familie te verbieden of te verhinderen is vaak een strategie om afhankelijkheid en daarmee controle te verhogen.

Bij deze groep is het van belang om de vrouw veiligheid te bieden door haar niet te forceren om informatie te onthullen in het bijzijn van haar man, omdat dat later thuis represailles van zijn kant tot gevolg kan hebben. De vermijding van deze vrouwen is meestal gebaseerd op eerdere ervaringen met bestraffing door haar man vanwege kritische uitingen. Het vermijden is dan een begrijpelijke manier van coping met deze dreigende situatie. Het is dan aan te bevelen om te proberen de vrouw eerst apart te spreken te krijgen, bij voorkeur in een gesprek met een andere behandelaar (om te voorkomen dat de behandelaar van de man informatie heeft die hij niet met hem kan delen), om de ernst van de problematiek goed in te schatten. Om geen argwaan bij de man te wekken is het verstandig om als reden niet het huiselijk geweld maar bijvoorbeeld de angst-, slaap- of depressieve klachten van de partner te benoemen (Dam et al. 2009).

Hieronder volgt een fragment aan het einde van het gesprek met Ron en Priscilla om te illustreren hoe je kunt proberen toestemming te krijgen van een gewelddadige man om zijn getraumatiseerde partner naar een andere behandelaar te verwijzen:

> B: Ik heb nu een aantal keer met Ron gesproken en stel het erg op prijs, Priscilla, dat jij vandaag bent meegekomen en je verhaal hebt gedaan. Ik begrijp dat jullie grootste zorg de bemoeienis van Bureau Jeugdzorg met jullie gezin is. Zij vinden dat jij, Ron, mogelijk te hardhandig omgaat met de kinderen. Jij vindt dat onzin en ook van Priscilla hoor ik dat er geen problemen zijn. Ik denk dat het verstandig is om de komende tijd wel afspraken te maken om verschillende opvoedingssituaties die jullie tegenkomen met elkaar te bespreken. Dan laat je aan Bureau Jeugdzorg zien dat je hun adviezen serieus neemt en misschien zijn er ook nog wel tips te geven waar jullie iets aan hebben. Verder maak ik me wat zorgen over Priscilla. Ik zie dat je er erg moe uitziet en hoor ook van je dat je slecht slaapt en je vaak gespannen voelt. Het zou je kunnen helpen om daar wat medicatie voor te krijgen en misschien wat ontspanningsoefeningen. Dat zou je kunnen helpen om wat beter door deze zware tijd heen te komen. Wat vind je daarvan?
> C: Is dat echt nodig?
> B: Ik denk dat het Priscilla zou kunnen helpen om wat beter in haar vel te zitten. Ik denk dat dat voor jou, Ron, ook prettiger is als Priscilla wat beter in haar vel zit.
> C: OK.
> B: Wat vind jij ervan Priscilla?
> P: Als jullie zeggen dat dat goed voor me is …
> B: Ik zal dan een afspraak voor je maken bij een collega die medicatie voor kan schrijven.

- **Reflectie:**

Het doel van deze interventie was ervoor te zorgen dat Priscilla een vertrouwenspersoon heeft met wie ze haar problemen en dilemma's zou kunnen bespreken. De ervaring leert dat het enige tijd kost voordat deze zwaar getraumatiseerde vrouwen aan de vertrouwenspersoon iets los durven laten over de situatie thuis. Angst voor dat het uitkomt dat ze gepraat hebben of dat ze de kinderen zullen verliezen kunnen een rol spelen. Het is belangrijk dat de behandelaar die Priscilla begeleidt ervaring heeft met het begeleiden van vrouwen die moeten vluchten uit een gevaarlijke situatie. Om te beoordelen of er daadwerkelijk naar een geheime locatie gevlucht moet worden is het verstandig om gebruik te maken van een gestructureerd risicotaxatie-instrument, zoals de Brief Spousal Assault Form for the Evaluation of Risk (B-Safer; Kropp et al. 2004; Ruiter 2009). Bij veel mannen met het GVA-profiel zal vluchten naar de vrouwenopvang noodzakelijk zijn, maar ook partners van het LLA- en BD-type kunnen gevaar lopen. Deze vlucht moet heel zorgvuldig worden voorbereid. Het risico op (dodelijk) geweld neemt in eerste instantie toe als de vrouw weggegaan is (Johnson et al. 2019). Dit risico kan overigens geruime tijd verhoogd zijn (Campbell et al. 2007; Sheehan et al. 2015). Er moet dus voorkomen worden dat de man haar in deze periode kan vinden.

Het is belangrijk om het hulpverleningstraject van Priscilla vanaf nu strikt gescheiden te houden van dat van Ron. Zo kunnen beide behandelaren zich volledig richten op het belang van hun eigen cliënt en wordt voorkomen dat je als behandelaar medeplichtig wordt aan een beslissing die tegen het belang van je cliënt ingaat.

13.3.3 Een man met antisociale en borderline kenmerken in de persoonlijkheid (type DB) met een borderline vrouw

Richard (C) en Rebecca (P) zijn een stel van halverwege de dertig met twee kinderen in de kleuterleeftijd. Richard heeft zich aangemeld nadat hij een nacht op het politiebureau heeft doorgebracht omdat hij thuis de deur had ingetrapt en Rebecca voor de ogen van de kinderen een aantal klappen had gegeven. De buren hadden de politie gebeld. Tijdens het eerste gesprek bij de GGZ stelt Richard zich joviaal op. Hij praat makkelijk, is vriendelijk in het contact en maakt veel grapjes. Hij zegt erg gemotiveerd te zijn voor behandeling. Hij wil er werkelijk alles aan doen om te voorkomen dat het weer uit de hand loopt. Richard vertelt dat hij heel veel van Rebecca houdt maar dat ze soms ook heftige ruzies kunnen hebben. Volgens Richard komt dat omdat Rebecca bij hem soms het bloed onder de nagels vandaan haalt. Hij vindt het erg als ze gaat zeuren over alles wat hij niet goed doet en vooral over het feit dat hij geen werk heeft. Volgens Richard schreeuwt ze ook heel vaak tegen hem en krijgt hij van haar ook weleens een klap. Over zijn eigen aandeel vertelt hij dat hij er niet tegen kan als ze koel tegen hem doet of hem kleineert. Als ze koel en afstandelijk doet dan is hij al snel bang dat ze hem in de steek gaat laten. Hij wil dan gerustgesteld worden en als dat niet gebeurt, gaat hij schelden en soms ook slaan. Na twee gesprekken met Richard vraagt de behandelaar of Rebecca een keer mee wil komen om te horen hoe zij tegen de situatie aankijkt. Als de behandelaar ze de week erna uit de wachtkamer haalt, zitten Richard en Rebecca geanimeerd met elkaar te praten. Rebecca blijkt een goed verzorgde, wat uitdagend geklede vrouw te zijn. Op weg naar de spreekkamer maakt Richard grapjes waar Rebecca erg om moet lachen.

> B: Fijn, Rebecca, dat je er ook een keer bij kunt zijn. Ik heb nu twee keer met Richard gesproken over zijn woede-uitbarstingen. Hij heeft zich hier aangemeld omdat hij daar graag iets aan wil doen. De reden waarom ik jou hier uitnodig is om te horen hoe jij tegen de situatie aankijkt. Hoe jij denkt dat de ruzies en agressie-uitbarstingen ontstaan. En ik kan jou dan meteen iets vertellen over hoe de behandeling van Richard eruitziet. Dat lijkt me handig voor je om te weten en wie weet heb jij ook wel vragen of behoefte aan tips over hoe met de situatie om te gaan.
> P: Ik weet niet wat hij je allemaal verteld heeft, maar het is echt niet normaal wat hij doet. Hij doet de hele dag geen reet, ligt op de bank tv te kijken, terwijl ik voor de kinderen zorg en ik ook nog eens de enige in huis ben die geld verdient. En als je daar dan wat van zegt, dan begint meneer te schelden en kan je voor de ogen van je kinderen nog eens een klap op je bek krijgen ook!
> C: (kijkt strak voor zich uit, lichaam gespannen)
> P: (schreeuwend met tranen in haar ogen) Want zo is het natuurlijk wel! Meneer doet geen reet. Ik mag alles opknappen en als ik dan aan het einde van de dag te moe ben om nog iets te doen, dan wil meneer ook nog eens een keer seks. En als ik dan niet wil dan moet hij weer de hele boel op stelten zetten! Omdat hij dan denkt dat ik een ander heb!
> C: (schreeuwend) Maar ik doe hartstikke veel in huis! Ik doe het alleen niet op commando. Ik doe vaak dingen in huis als jij er niet bent.
> P: Geloof je het zelf! Je bent lui! Wat ben je nu voor een vent! Je verdient niet eens geld om je gezin te onderhouden! Dat mag ik ook nog eens doen!
> C: (staat op en schreeuwt) Nu moet je godverdomme je bek houden!
> B: STOP! Stop! Ga allebei weer zitten en kom even tot rust.
> C: Ja maar!
> B: Nee, het heeft geen zin om zo verder te praten. Ga weer rustig zitten. (ze zijn allebei weer gaan zitten en kijken elkaar boos aan) Is dit de manier waarop bij jullie ruzies ontstaan? Gaat het thuis ook zo?
> P: (lacht) Ja, zo gaat het! Gaat er lekker heftig aan toe, hè?
> C: (hoofdschuddend) Dat is toch niet normaal.
> P: En thuis wordt het dan nog heftiger.
> C: En dan wil ik dat het stopt en dan geef ik soms een klap.
> B: Ik had de indruk dat jullie het zo net in de wachtkamer nog heel gezellig hadden met elkaar. Klopt dat? (beiden knikken bevestigend) Het kan bij jullie dus blijkbaar heel snel omslaan?
> C: Ja dat kan heel snel gaan. Dan hebben we het ene moment nog veel plezier. En dan gebeurt er iets en dan slaat het helemaal om.
> P: Soms zijn het irritaties die opstapelen, maar vaak gaat het ook heel snel. Dan zitten we in heel korte tijd in een enorme ruzie.
> B: Is dat altijd al zo geweest?

P: Ja, zolang we elkaar kennen.
B: Hebben jullie er ooit aan gedacht om uit elkaar te gaan?
P: Ja heel vaak. Dan denk ik: nu ga ik echt weg! Ik ben al wel eens weggegaan, maar dan ben ik meestal dezelfde dag alweer terug.
B: Hoe komt dat?
P: Ik kan ook niet zonder hem. Ik kan sowieso niet alleen zijn. Ik hou toch van hem. Hij kan ook heel leuk zijn. We kunnen het ook heel goed samen hebben.

■ Reflectie

In het gesprek met Richard en Rebecca valt een aantal dingen op. Ten eerste zien we bij beiden snelle stemmingswisselingen. Het ene moment hebben ze het gezellig met elkaar, het moment daarop is er hoogoplopende ruzie. Blijkbaar kunnen ze ondanks de ruzies ook niet goed zonder elkaar. Er is al eens geprobeerd om de relatie te verbreken maar dat houden ze niet lang vol. Ook zien we dat beiden agressief gedrag vertonen. Er wordt tegen elkaar geschreeuwd en er wordt gekleineerd en beiden lijken het agressieve gedrag te kunnen initiëren. De agressie van Richard springt het meest in het oog doordat het vaker fysiek is en ernstiger, maar beiden vertonen zowel slachtoffer- als daderkenmerken. Er is dus niet een duidelijke dader-slachtoffer rolverdeling. Deze observaties zijn kenmerkend voor de relatiedynamiek tussen partners die beiden borderline persoonlijkheidskenmerken hebben. In de voorgeschiedenis van mensen met borderline persoonlijkheidskenmerken speelt vaak een onveilige gehechtheid, trauma en emotionele verwaarlozing (Zanarini 2000). Dutton en Golant (2000) rapporteren dat een dergelijke voorgeschiedenis ook vaak voorkomt bij mannen die huiselijk geweld plegen. Zij noemen dit type dader de cyclische dader. Het betreft mannen met een traumatische voorgeschiedenis, die een steeds terugkerende cyclus van positieve emoties naar de partner afgewisseld met geweld doormaken. De cyclus begint met een gebeurtenis die hem verdrietig of angstig maakt, zoals een vermeende bedreiging van zijn gevoel van eigenwaarde of angst voor verlating of afwijzing. Meestal zal hij zich eerst emotioneel terugtrekken, loopt de spanning nog verder op en gebruikt hij vervolgens agressie om weer controle over de situatie te krijgen en zijn zelfbeeld te herstellen. De korte periode van herstelde zelfwaarde en machtsgevoel die hierop volgt, maakt al snel plaats voor spijt en berouw. In deze fase is de pleger aardig en zorgzaam voor zijn vrouw. Hij is vol goede voornemens. Tot de cyclus bij een volgende frustrerende gebeurtenis weer van voor af aan begint. De eigen verantwoordelijkheid voor het geweld wordt door deze mannen vaak weggerationaliseerd. Vaak voelen ze zichzelf slachtoffer en was het in hun beleving onmogelijk om het geweld te voorkomen.

Volgens Dutton en Golant (2000) bepalen drie cruciale gebeurtenissen in de jeugd van een man of hij later risico loopt om zijn partner te mishandelen. Dat zijn vernedering door zijn vader, een onveilige gehechtheid aan zijn moeder en ten slotte getuige zijn van huiselijk geweld of zelf mishandeld worden. Een vergelijkbare voorgeschiedenis speelt ook bij vrouwen met borderline kenmerken. Ook zij hebben vaak te maken met een jeugd waarin trauma's, emotionele verwaarlozing en een onveilige gehechtheid een rol spelen. Angst voor afwijzing, impulsiviteit en zwart-wit denken leiden ertoe dat de partner de ene keer geïdealiseerd kan worden en daarna weer gedevalueerd.

Beide partners triggeren door hun grillige gedrag bij de ander gevoelens van onveiligheid, die vervolgens weer tot agressie kunnen leiden. Kuijpers et al. (2011, 2012) toonden aan dat dit type gedrag de kans vergroot om slachtoffer te worden van agressie. Aangezien de partners in dit type relatie er ondanks heftige problemen en tijdelijke relatiebreuken toch vaak voor kiezen om bij elkaar te blijven, zijn interventies gericht op het voorkomen van escalaties dan wel op het de-escaleren van conflicten door beide partners, het meest aangewezen. Onder dit type interventies vallen de time-outprocedure, het signaleren van hoogrisicosituaties, inzicht krijgen in en rekening leren houden met elkaars zwakke plekken, en verbeteren van communicatievaardigheden.

De time-outprocedure

De time-outprocedure (Groen en Lawick 2003; Kik en Baars 2000) is een techniek die is bedoeld om geweld tussen partners te voorkomen door tijdelijk uit de situatie weg te gaan. De time-outprocedure kan ook in andere situaties toegepast worden, zoals in werksituaties of bij familiekwesties. Het nemen van een time-out lijkt eenvoudiger dan het is. Daarom is het belangrijk om de time-outprocedure tijdens een relatiegesprek gedetailleerd door te spreken. De kans op een succesvolle time-out is het grootst als is doorgesproken welke activiteiten ze doen tijdens de time-out, wie het initiatief neemt voor herstel van het contact, hoelang de time-out duurt et cetera. Pas als beide partners het over dergelijke afspraken met elkaar eens zijn, kunnen ze op een effectieve manier een time-out nemen. Omdat het in de praktijk niet zo eenvoudig is een time-out te nemen, is het belangrijk om regelmatig met de partners te evalueren of het lukt. Om te voorkomen dat misverstanden ontstaan, is het belangrijk om de afspraken over de time-out op papier te zetten en aan de partners mee te geven.

Voorbeeld van regels voor hoe je een goede time-out kunt nemen:
- Beide partners kunnen een time-out aanvragen.
- Aarzel niet te lang voordat je een time-out aanvraagt. Een time-out kun je beter te vroeg dan te laat aanvragen. Bedenk dat een time-out aanvragen niet hetzelfde is als bakzeil halen, verliezen of weglopen. Het is een adempauze voor jezelf en de ander.
- Maak van tevoren een lijst met activiteiten die je kunt ondernemen tijdens het eerste deel van een time-out (bijvoorbeeld fietsen, wandelen, de hond uitlaten, computeren). Het moet ook een activiteit zijn die jouzelf en anderen niet in gevaar brengt (zoals autorijden) of die negatieve reacties oproept bij je partner (zoals naar het café gaan).
- Als één partij een time-out aanvraagt, moet de andere partij dat respecteren.
- Een time-out wordt aangevraagd als de emoties of de spanning te hoog oplopen.
- Een time-out wordt aangevraagd door de woorden 'time-out' te zeggen, eventueel begeleid door een van tevoren vastgesteld gebaar of teken.
- Een time-out duurt minimaal dertig minuten, langer wanneer dat nodig is (ook maximale tijdsduur afspreken!).
- Als de time-out ingaat, nemen beide partners fysiek afstand van elkaar en houden beiden op met praten. Degene die de time-out vraagt, gaat als eerste weg. Spreek af waar jij en je partner zullen zijn gedurende de time-out.
- Zoek tijdens de time-out geen enkel contact met je partner.

- Beide partners zoeken afleiding die de spanning vermindert.
- Beide partners denken na over een constructieve manier om het gesprek te hervatten en schrijven hun gedachten daarover op.
- De aanvrager van de time-out is verantwoordelijk voor herstel van het contact.
- Je komt niet direct terug op het conflict. Dat doe je later en zo nodig in een gesprek met een hulpverlener.
- Mocht er tijdens het bepreken van het conflict weer spanning ontstaan, dan neem je weer een time-out.

Er kan sprake zijn van specifieke gevoeligheden die kunnen maken dat een time-out niet tot rust leidt. Voorbeelden hiervan zijn dat iemand niet goed alleen kan zijn, of dat het verbreken van het contact al een trigger op zich is of dat iemand de onzekerheid van of het nog wel goedkomt, niet kan verdragen. Het is dan van belang om de regels van de time-out daarop aan te passen. Wanneer een van de partners niet goed alleen kan zijn, kan afgesproken worden dat de time-out wel in hetzelfde huis, maar in verschillende ruimtes wordt genomen. Dit werkt uiteraard alleen als de partners elkaar gedurende de time-out niet opzoeken. Voor andere mensen kan het lastig zijn om zich aan de time-outprocedure te houden omdat ze het moeilijk kunnen verdragen als de partner het initiatief tot een time-out neemt. Dit kan te maken hebben met het gevoel dat de ander te dominant is en de regels bepaalt of met het gevoel dat de ander geen verantwoordelijkheid neemt en de time-out misbruikt als hij onder een situatie uit wil komen. In het eerste geval kan het uitmaken hoe de time-out aangekondigd wordt. Woordkeuze en nonverbaal gedrag moeten zorgvuldig gekozen worden, zodat de ander die niet als beschuldigend of neerbuigend kan opvatten. Bijvoorbeeld: in plaats van op stellige toon 'je gaat nu een time-out nemen!' zou je op een vragende toon kunnen zeggen: 'zullen we er even over nadenken of dit een goed moment is voor een time-out?' In het tweede geval kan het helpen als er vaste afspraken worden gemaakt over wanneer na de time-out wel over het onderwerp gesproken zal worden. In het geval iemand de spanning niet kan verdragen dat het niet meer goed zal komen, zou de andere partner iedere keer bij het nemen van een time-out kunnen zeggen: 'Ik ga nu weg. Ik neem een time-out, maar ik kom weer terug en dan gaan we er na een tijdje rustig over praten.' Een time-out kan ook misgaan als een van beide partners zich niet aan de afspraken houdt, zoals niet aankondigen dat hij een time-out neemt of wanneer de vertrekkende partner nog iets naroept of een activiteit onderneemt waar de ander het niet mee eens is. Als behandelaar neem je dan opnieuw de afspraken door en check je of er onduidelijkheden zijn. Een andere valkuil is dat de time-out te laat wordt genomen, waardoor de agressie al te hoog is opgelopen. Dit kan worden beschouwd als een leermoment. Op grond van deze ervaring kan opnieuw afgesproken worden bij welke signalen (lichamelijke sensaties, gedrag, gedachten) de time-out de volgende keer het beste genomen kan worden. Soms zullen cliënten of hun partner opmerken dat door de time-outs de problemen niet opgelost worden. Dit kan het best worden bevestigd door duidelijk te maken dat de time-out alleen bedoeld is om agressie te voorkomen. Als het lukt om een time-out te nemen, kan vervolgens gewerkt worden aan andere problemen, zoals conflicthantering door communicatievaardigheden aan te leren.

> B: Time-out is een techniek die je kunt gebruiken als je in een contact merkt dat de spanning oploopt. Je voelt bijvoorbeeld dat je lichaam zich steeds meer gaat aanspannen, dat je agressieve gedachten krijgt, dat je met stemverheffing gaat praten of dat je zo boos wordt dat je niet meer hoort wat de ander tegen je zegt. In zo'n situatie neemt het risico op een uitbarsting toe. Het beste is tijdelijk uit de situatie weg te gaan en pas weer terug te komen als de spanning gezakt is. Je kunt dan weer op normale toon met elkaar praten en je kunt naar de ander luisteren. Richard, wat zijn bij jou de signalen dat je de controle over jezelf gaat verliezen?
> C: Het begint met dat ik sneller ga ademen. Daarna krijg ik het warm, maar het wordt pas echt link als ik begin te trillen.
> P: Maar daarvoor begin je ook al met harder praten. En je gaat druk gebaren. En je luistert niet meer.
> B: Tot wanneer heb je nog controle over jezelf?
> C: Het gaat eigenlijk mis als ik niet meer kan luisteren. Dan blijf ik maar doorgaan en word ik steeds drukker in mijn hoofd.
> B: Dan moet je voordat dat gebeurt een time-out nemen. Bijvoorbeeld als je het warm begint te krijgen. Je kunt voor alle zekerheid liever iets te vroeg een time-out nemen dan te laat.
> C: OK, dat lijkt me dan nog wel te doen. En dan moet ik weggaan? Eigenlijk zie ik dat niet gebeuren. Rebecca wordt helemaal gek.
> P: Ja, daar kan ik niet tegen dat hij me dan alleen laat zitten. Dan ben ik bang dat het niet meer goedkomt.
> C: We hebben het al eens geprobeerd om dan een time-out te nemen maar dan gaat ze voor de deur staan om me tegen te houden. Nou, dan gaat het juist mis.
> B: Het doel van de time-out is om ervoor te zorgen dat iedereen weer tot rust komt. Ik begrijp dat je als Richard weggaat, bang wordt en dat je daardoor helemaal niet tot rust komt, maar juist meer gespannen wordt.
> P: Ja, ik ben dan bang dat hij niet meer terugkomt en me in de steek laat.
> B: Zou het voor jou uitmaken als Richard als hij een time-out neemt erbij zegt dat hij na een uur weer terugkomt?
> P: Op zo'n moment raak ik zo in paniek dat ik hem toch niet meer geloof.
> B: Als hij in huis blijft, maar naar een andere kamer gaat? Zou het je dan wel lukken om hem dan met rust te laten?
> P: Ja, dat denk ik wel.
> B: Het is belangrijk dat we dat zeker weten. Want als jullie elkaar in die situatie toch weer opzoeken is de kans groot dat het conflict verder oploopt en kan er weer agressie ontstaan.
> C: Ik kan me terugtrekken in de schuur.
> P: Dan moet het wel lukken, denk ik.

- Reflectie

Omdat alleen zijn voor Rebecca veel stress oproept, is de kans groot dat het niet lukt om in die situatie een time-out te nemen of in de time-out tot rust te komen. Je kunt in zo'n situatie met de cliënten onderhandelen over hoe ze dan wel een time-out kunnen nemen die tot rust leidt. Het is belangrijk om de afspraken zo gedetailleerd mogelijk te maken en deze op te schrijven. Vervolgens blijf je monitoren of het ze lukt om de time-out te nemen. In het geval dat het niet lukt onderhandel je opnieuw met de cliënten over op welke manier zij wel in staat zijn om een time-out te nemen. Pas als het lukt om succesvol een time-out te nemen en dus agressie te voorkomen, kan een vervolgstap gezet worden in de behandeling.

> B: Is het de afgelopen week gelukt om een time-out te nemen?
> C: Nee, het is toch weer misgegaan.
> B: Wat is er precies gebeurd?
> C: We hadden ruzie over iets kleins. Ik had het gevoel dat ik mezelf nog goed in de hand had, toen Rebecca tegen me zei: ik zie het alweer! Meneertje heeft zichzelf weer eens niet in de hand. Neem maar gauw een time-out. En dan op zo'n irritant toontje. Toen ging het heel snel, en heb ik haar een tik gegeven.
> P: Ik had dus wel gelijk.
> C: Als jij niet op zo'n irritante manier tegen me had gepraat, had het helemaal niet misgegaan.
> B: Blijkbaar ben je er gevoelig voor als er op zo'n manier tegen je gesproken wordt. Hoe had Rebecca haar vermoeden dat het uit de hand ging lopen beter kunnen verwoorden?
> C: Ze moet niet doen alsof ze alles beter weet. Ze had het ook even kunnen checken.
> P: Ik had gewoon gelijk!
> C: Je zit me expres zo te sarren!
> B: Het gaat er nu niet om wie gelijk heeft. We proberen erachter te komen hoe we de kans op geweld zoveel mogelijk kunnen beperken. Als ik het goed begrijp is Richard er gevoelig voor als hij voor zijn gevoel op een betweterige manier wordt toegesproken. We kunnen eens bespreken hoe Rebecca het anders zou kunnen zeggen, zodat het voor Richard geen trigger is.
> C: Je zou bijvoorbeeld kunnen zeggen: Gaat het nog? Of is het beter een time-out te nemen?

- **Reflectie**

De behandelaar stelt zich neutraal op en probeert de time-outprocedure aan te passen aan de specifieke gevoeligheden en mogelijkheden van Richard en Rebecca. Het heeft niet zoveel zin om in te gaan op de vraag of Rebecca expres Richard probeert te triggeren. Het doel is om tot alternatief gedrag te komen waarmee de kans op escalaties afneemt.

Communicatietraining

Als het lukt om geweld te voorkomen met behulp van de time-out, kan de volgende stap genomen worden, namelijk de communicatie verbeteren. De communicatie binnen dit type relaties wordt gekenmerkt door het uiten van heftige emoties en slecht naar elkaar luisteren. Vaak wordt gereageerd op wat iemand denkt dat de ander bedoelt, zonder na te vragen of deze aanname klopt. Een methode om de communicatie tussen echtparen te verbeteren is de Goldstein Methode Interpersoonlijke vaardigheden (Goldstein 1981). Met deze methode wordt door oefening adequaat sociaal gedrag aangeleerd. De methode gaat uit van een aantal gedragsinstructies over hoe een gesprek te voeren en lijkt daardoor eenvoudig. Voor veel cliënten blijkt het echter helemaal niet zo eenvoudig om deze methode toe te passen. Het is daarom belangrijk het nieuwe gedrag te oefenen in aanwezigheid van de behandelaar. Nieuw gedrag aanleren is moeilijk. Zeker als dat gedrag aangeleerd moet worden in een situatie waarin emoties hoog oplopen. Cliënten kunnen dan niet goed reflecteren over hun gedrag. Daarom is het belangrijk dat je als behandelaar snel intervenieert als iemand het niet goed doet. Je kunt interveniëren door een instructie te geven, bijvoorbeeld door te zeggen: 'Je moet nu eerst samenvatten.' Formuleer de instructie kort en duidelijk. Gebruik ook als behandelaar, om te voorkomen dat de boodschap onduidelijk wordt, niet te veel woorden wanneer je instructies geeft. Als het iemand niet lukt om de juiste instructie goed uit te voeren, kun je als behandelaar het gedrag voordoen. Vraag direct daarna of de cliënt het na wil doen. Vooral belangrijk is om goed gedrag van de cliënt te bekrachtigen door steeds te laten weten wat hij precies goed doet.

> B: Ik merk dat de communicatie tussen jullie heel erg snel gaat. Jullie hebben allebei de neiging om te praten en minder om te luisteren. Op die manier praten jullie vaak langs elkaar heen en begrijpen jullie elkaar niet. We gaan nu een oefening doen die jullie leert elkaar weer beter te begrijpen. We spreken een aantal regels af over hoe jullie met elkaar gaan praten. In het begin kan dat een beetje onecht overkomen of zelfs kinderachtig met al die regels, maar uiteindelijk helpt het jullie om elkaar beter te begrijpen. De regels zijn als volgt: degene die iets wil zeggen, laat eerst merken dat hij iets wil bespreken en vraagt aan de ander of dat goed is. Als dat zo is, zeg je wat je kwijt wilt. Doe dat namens jezelf. Begin dus met 'ik'. Verder is het ook belangrijk te vertellen wat je wilt van de ander. Als je alleen verwijten maakt, weet de ander nog steeds niet hoe hij je tegemoet kan komen. Denk dus van tevoren ook na over waar je behoefte aan hebt. Voor degene die luistert is het belangrijk om eerst te luisteren en dat ook aandachtig te doen. Dus de ander rustig aankijken, uit laten praten en met een rustige lichaamshouding. Als de ander uitgesproken is, vat je samen wat je van de ander begrepen hebt. Als je het samenvat wil dat niet zeggen dat je het ermee eens bent. Het is alleen maar om te checken of je het goed begrepen hebt. Dat is belangrijk omdat de ander dan ook weet of de boodschap goed is overgekomen. Als mensen het idee hebben dat hun boodschap niet goed is overgekomen, blijven ze meestal de boodschap herhalen en dan kom je beiden niet verder. Natuurlijk kan het zijn dat je het niet meteen goed samenvat. Dat geeft niet. Dan kan de ander de boodschap weer herhalen, misschien in iets andere woorden, net zolang tot de boodschap goed is overgekomen. Als je samenvat kun je op twee dingen letten. Het eerste is wat iemand letterlijk gezegd heeft, het tweede is het gevoel dat iemand heeft. Beide zijn belangrijk. Als de ander heeft gezegd dat je het goed hebt begrepen, is het tijd om je eigen mening te geven. Doe dat dan ook zonder verwijten te maken en namens jezelf. Het is dan aan de ander om jouw boodschap samen te vatten, net zolang tot die begrepen is. Als je uitgesproken bent, vraag dan ook naar wat de ander ervan vindt. Op die manier laat je merken dat je de mening van de ander belangrijk vindt.

13.3 · Huiselijk geweld en verschillende relatiedynamieken

Tabel 13.2 Instructies voor communicatieoefeningen

Praten	Luisteren
– Zeg dat je iets wilt bespreken en vraag of dat uitkomt. – Spreek namens jezelf in de ik-vorm. – Spreek uit wat je graag zou willen, concreet en zonder verwijten. – Vraag wat de ander ervan vindt.	– Luister aandachtig naar de ander met een open houding. – Vat samen wat je van de boodschap van de ander begrepen hebt en vraag naar de dingen die je niet begrijpt. – Ga hiermee door totdat de ander vindt dat je het goed begrepen hebt. – Geef daarna je eigen mening. – Vraag wat de ander daarvan vindt.

(De behandelaar schrijft de afspraken op het bord, zie tab. 13.2)

» B: Wie wil er beginnen met iets te bespreken?
P: Ik heb wel iets.
B: Ga je gang.
P: Ik wil iets met je bespreken, Richard. Is dat OK?
C: Ja dat is goed.
P: Ik erger me er rot aan dat als ik thuiskom dat dan het hele huis nog een puinhoop is. Dan ben je de hele dag thuis geweest en blijkbaar te beroerd geweest om.
B: Stop Rebecca. Ik merk dat je begint met verwijten te maken. Doe dat niet want dan hebben jullie zo weer ruzie. Probeer te zeggen wat je wel wilt.
P: Ik zou het heel fijn vinden als je wat meer in het huishouden zou doen. Als ik van mijn werk kom, dan ben ik heel moe. Als ik dan allemaal rommel in huis zie, dan vliegt me dat aan. Dan kan ik me niet ontspannen. Dan ben ik al zo moe en dan denk ik: nou moet ik dat ook nog allemaal doen. En als ik jou dan op de bank zie liggen, dan word ik boos. Dan heb ik het gevoel dat ik er helemaal alleen voor sta.
B: OK, vat maar samen Richard.
C: Ja, maar ik doe echt wel wat, alleen.
B: Stop! Je moet nu eerst samenvatten Wat je ervan vindt, komt later.
C: OK, ik begrijp dat je wilt dat ik wat meer doe in het huishouden ….
B: Probeer ook samen te vatten hoe Rebecca zich voelt.
C: Het vliegt je aan als je thuiskomt en er is nog rommel.
P: Ik heb dan het gevoel dat ik er helemaal alleen voor sta.
C: Je voelt je dan in de steek gelaten?
P: Ja (begint te huilen).
B: OK, je hebt het blijkbaar goed samengevat. Mijn complimenten, dat heb je echt goed gedaan. Rebecca, heb jij het gevoel dat je boodschap goed is overgekomen?
P: Ja.
B: OK, Richard, nu is het jouw beurt om te reageren. Om te zeggen hoe jij erover denkt.

C: Ik vind het vervelend dat je je zo voelt, maar ik voel me ook vaak niet gewaardeerd. Als ik wat doe, zie je het meestal niet of je vindt dat ik het niet goed genoeg heb gedaan. Ik heb vaak het gevoel dat het toch geen zin heeft om iets te doen. Het is toch nooit goed.
P: Ja, maar.
B: Stop. Rebecca, je moet eerst samenvatten.
P: Jij denkt dat ik het niet zie als je wel wat doet.
C: Ja.
B: Rebecca, zou je ook nog het gevoel van Richard kunnen samenvatten?
P: Ik snap niet wat je bedoelt …
B: Ik hoor Richard zeggen dat hij het gevoel heeft dat het toch geen zin heeft om iets te doen, omdat het toch nooit goed is. Je zou tegen hem kunnen zeggen (richt zich tot Richard). Ik begrijp dat je je moedeloos voelt, omdat het toch nooit goed is als je wat doet en dat je het daarom maar opgegeven hebt om je best te doen. Klopt dat?
C: Ja inderdaad!
P: Rebecca, nu jij. Herhaal in je eigen woorden wat ik net tegen Richard zei.

- **Reflectie**

In de bovenstaande passage zien we dat de behandelaar Richard en Rebecca direct onderbreekt als ze de communicatieoefening niet juist uitvoeren. Door dit direct volgend op het gedrag te doen, is het voor iedereen duidelijk om welk gedrag het precies gaat. Als je het te lang door laat gaan kost het meer tijd om terug te halen om welke passage het precies ging en is er meer kans op misverstanden. In het laatste stuk van de oefening zien we dat het Rebecca niet lukt om een goede gevoelssamenvatting te geven. De behandelaar doet het dan voor en vraagt haar om dit na te doen. Vervolgens is het belangrijk om gewenst gedrag zoveel mogelijk te bekrachtigen door complimenten te geven. Het tempo in de sessie is hoog. Er wordt niet te lang gepraat maar vooral geoefend.

13.4 Conclusie

In dit hoofdstuk hebben we gezien dat het belangrijk is om bij relatieproblematiek bij mensen met antisociaal gedrag eerst te onderzoeken wat de dynamiek daarachter is. Tot welk type dader en slachtoffer behoren de partners en welke relatiedynamiek kan daarbij worden verwacht. Dit is belangrijk omdat deze verschillende dynamieken ook een andere aanpak vragen. Een punt van aandacht blijft om gedurende de behandeling risicoanalyses (zie ▶par. 13.3.2) te blijven maken. Als het risico op ernstig geweld te groot wordt, moeten soms ingrijpende maatregelen genomen worden, zoals tijdelijk gaan wonen in een veilige locatie door een van de partners. Omdat de belangen van beide partners in deze hoogrisicosituaties sterk uiteen kunnen lopen, is het beter als beide partners een eigen behandelaar hebben. Bijzondere aandacht is nodig voor de kinderen. De veiligheid van de kinderen moet steeds de aandacht van de behandelaar hebben en gegarandeerd kunnen worden. Vragen over of de kinderen ook direct slachtoffer zijn van geweld, of getuige, en in hoeverre de cliënt en eventuele partner in hun rol als ouder functioneren, moeten bij de afwegingen van behandelaren steeds een rol spelen. Huiselijk geweld en verwaarlozing hebben een zeer negatief effect op de gezondheid en ontwikkeling van kinderen, bovendien hebben kinderen die geweld meemaken een grotere kans later zelf ook geweld te gaan gebruiken (Ehrensaft et al. 2006). Vanwege de nieuwe Meldcode huiselijk geweld en kindermishandeling is het ook niet meer vrijblijvend melding te maken van en op te treden tegen kindermishandeling (Ministerie van Veiligheid en Justitie & Ministerie van VWS 2017).

Literatuur

Campbell, J. C., Glass, N., Sharps, P., Laughon, P., & Bloom, T. (2007). Intimate partner homicide. *Trauma, Violence, & Abuse, 8,* 246–269.
De Ruiter, C. (2009). *B-SAFER: Gestructureerde beoordeling van het risico van relationeel geweld.* Maastricht University. Zie: ▶ www.corinederuiter.eu.
Dutton, D. G., & Golant, S. K. (2000). *De partnermishandelaar, een psychologisch profiel.* Houten: Bohn Stafleu Van Loghum.
Ehrensaft, M. K., Cohen, P., & Johnson, J. G. (2006). Development of personality disorder symptoms and the risk for partner violence. *Journal of Abnormal Psychology, 115,* 474–483.
Goldstein, A. P. (1981). Social skills training. In A. P. Goldstein, E. G. Carr, W. S. Davidson, & P. Wehr (Eds.), *In response to aggression: Methods of control and prosocial alternatives* (pp. 159–218). New York: Pergamon Press.
Groen, M., & Van Lawick, J. (2003). *Intieme oorlog; over de kwetsbaarheid van familierelaties.* Amsterdam: van Gennep.
Holtzworth-Munroe, A., & Stuart, G. L. (1994). Typologies of male batterers: Three subtypes and the differences among them. *Psychological Bulletin, 116,* 476–497.
Holtzworth-Munroe, A., Meehan, J. C., Herron, K., Rehman, E., & Stuart, G. L. (2000). Testing the Holtzworth-Munroe and Stuart (1994) batterer typology. *Journal of Consulting and Clinical Psychology, 68,* 1000–1019.
Johnson, M. (2008). *A typology of domestic violence: Intimate terrorism, violence, resistance, and situational couple violence.* Lebanon, NH: Northeastern University Press.
Johnson, H., Eriksson, L., Mazerolle, P., & Wortley, R. (2019). Intimate femicide: The role of coercive control. *Feminist Criminology, 14*(1), 3–23.
Keijsers, L. H. A. (2016). *Protocol voor relatietherapie: gebaseerd op EFT en CBCT.* Amsterdam: Brave New Books.
Kik, H., & Baars, J. (2000). Systeemtherapeutisch behandelen van fysiek geweld in partnerrelaties. *Tijdschrift voor Systeemtherapie, 12*(2), 162–179.
Kropp, P. R., Hart, S. D., & Belfrage, H. (2004). *The brief spousal assault form for the evaluation of risk: B-SAFER.* Vancouver: Proactive Resolutions.
Kuijpers, K. F., Van der Knaap, L. M., & Winkel, F. W. (2012). Risk of revictimization of intimate partner violence: The role of attachment, anger and violent behavior of the victim. *Journal of Family Violence, 27*(1), 33–44.
Kuijpers, K. F., Van der Knaap, L. M., Winkel, F. W., Pemberton, A., & Baldry, A. C. (2011). Borderline traits and symptoms of post-traumatic stress in a sample of female victims of intimate partner violence. *Stress and Health, 27*(3), 206–215.
Mastenbroek, S. (1995). *De illusie van veiligheid.* Utrecht: Uitgeverij Jan van Arkel.
Meloy, J. R., & Yakeley, J. (2014). Antisocial personality disorder. In G. O. Gabbard (Ed.), *Treatments of psychiatric disorders* (5th ed.). Washington, DC: American Psychiatric Publishing.
Ministerie van Veiligheid en Justitie & Ministerie van VWS (2017). *Het afwegingskader in de Meldcode huiselijk geweld en kindermishandeling. Basisdocument.* Opgesteld door Augeo Foundation, Movisie en het Nederlands Jeugdinstituut. Den Haag: Ministerie van Veiligheid en Justitie/Ministerie van VWS.
Serie, C. M., Van Tilburg, C. A., Van Dam, A., & De Ruiter, C. (2017). Spousal assaulters in outpatient mental health care: The relevance of structured risk assessment. *Journal of Interpersonal Violence, 32*(11), 1658–1677.

Sheehan, B. E., Murphy, S. B., Moynihan, M. M., Dudley-Fennessey, E., & Stapleton, J. G. (2015). Intimate partner homicide: New insights for understanding lethality and risks. *Violence Against Women, 21*(2), 269–288.

Sijbrandij, M., Jonker, I., & Wolf, J. (2008). *Cliëntprofielen van vrouwen met geweldservaringen in de vrouwenopvang.* Nijmegen: UMC.

Thijssen, J., & De Ruiter, C. (2011). Identifying subtypes of spousal assaulters using the B-SAFER. *Journal of Interpersonal Violence, 26,* 1307–1321.

Van Dam, A., Van Tilburg, C. A., Steenkist, P., & Buisman, M. (2009). *Niet meer door het lint, handleiding.* Houten: Bohn Stafleu van Loghum.

Van Outsem, R. (2001). *De aanpak: Systeemgerichte hulp bij geweld in relaties.* Utrecht: Transact.

Van der Veen, H. C. J., & Bogaerts, S. (2010). *Huiselijk geweld in Nederland. Overkoepelend syntheserapport van het vangst-, hervangst-, slachtoffer- en daderonderzoek 2007–2010.* Den Haag: Boom Juridische Uitgevers.

Zanarini, M. C. (2000). Childhood experiences associated with the development of borderline personality disorder. *Psychiatric Clinics of North America, 23*(1), 89–101.

Outreachende en extern structurerende behandeling bij cliënten met antisociaal gedrag

Dr. A. (Arno) van Dam en E.R.C. (Esther) Martens

14.1 Samenvatting – 344

14.2 Dilemma – 344

14.3 Cliënten bij wie de behandeling niet op gang komt – 344
14.3.1 De relatie met de reguliere hulpverlening wringt – 345
14.3.2 Cliënten met een beperkt zelfregulerend vermogen – 346

14.4 Extern structurerende behandeling – 349

14.5 Casuïstiek – 350
14.5.1 Een cliënt met een beperkt zelfregulerend vermogen – 350
14.5.2 Een cliënt bij wie de relatie met de reguliere hulpverlening wringt, het belang van een huisbezoek – 352
14.5.3 Een cliënt bij wie de relatie met de reguliere hulpverlening wringt, het belang van flexibiliteit – 356

14.6 Conclusie – 362

Literatuur – 363

© Bohn Stafleu van Loghum is een imprint van Springer Media B.V., onderdeel van Springer Nature 2020
M. J. N. (Madeleine) Rijckmans, A. (Arno) van Dam en L. M. C. (Wies) van den Bosch (Red.), *Praktijkboek antisociaal gedrag en persoonlijkheidsproblematiek*, https://doi.org/10.1007/978-90-368-2295-4_14

14.1 Samenvatting

Reguliere ambulante behandeling werkt bij een deel van de cliënten met antisociale persoonlijkheidsproblematiek niet, vanwege de beperkte zelfregulerende vermogens van de cliënt of omdat de relatie met de hulpverlening wringt. In deze gevallen kan outreachende hulpverlening tot betere resultaten leiden. Outreachende hulpverlening is hulp waarbij de behandelaar zich aanpast aan de leefwereld van de cliënt door hem thuis of op een door de cliënt gewenste locatie op te zoeken. Om cliënten te bewegen mee te werken aan behandeling past de behandelaar zich aan aan de leefwereld, wensen en kenmerken van de cliënt. Het hoofddoel is een samenwerkingsrelatie opbouwen, de regels van de instelling zijn secundair. Voor sommige cliënten zal een gedeelte van de behandeling (meestal de start) bestaan uit outreachende hulpververlening en kan de behandeling verder regulier vervolgd worden. Bij anderen zal het gehele traject outreachend zijn.

14.2 Dilemma

John is een 35-jarige man die aangemeld wordt met agressieproblemen. Vooral in het gezin heeft hij een kort lontje en kan hij agressief zijn naar zijn vrouw en zes kinderen in de leeftijd tussen vier en veertien jaar. Tijdens het intakegesprek maakt John een vriendelijke en coöperatieve indruk. Hij kan echter weinig vertellen over hoe de agressie naar zijn vrouw en kinderen precies ontstaat. Hij heeft in het verleden medicatie voor ADHD gebruikt en zou daar wel weer mee willen beginnen. Met John wordt afgesproken dat bij het volgende gesprek ook zijn vrouw aanwezig is, om een beter beeld te krijgen over hoe de agressie ontstaat en er wordt een afspraak ingepland bij de psychiater om de ADHD-medicatie op te starten. Twee weken later is John weer op de afspraak, maar zonder zijn vrouw. Hij was vergeten dat zij mee zou komen en ook de afspraak met de psychiater was hij vergeten. Na een aantal gemiste afspraken bij jou is hij inmiddels wel zijn afspraak met de psychiater nagekomen, maar hij heeft er niet meer aan gedacht om de medicatie bij de apotheek op te halen. De behandeling van John lijkt dus niet echt op gang te komen. Het lukt John niet om trouw op afspraken te komen, in de behandelkamer opgedane kennis en vaardigheden toe te passen in het dagelijkse leven en een langetermijnplanning te overzien. Wat kun je als behandelaar doen? John uitschrijven omdat de behandeling op deze manier niet van de grond komt? Of er toch weer energie in stoppen?

14.3 Cliënten bij wie de behandeling niet op gang komt

Sommige cliënten met antisociale persoonlijkheidstrekken passen niet zo gemakkelijk in de reguliere ambulante behandeling. Het lijkt of ze niet zoveel met de behandeladviezen kunnen, er blijft onduidelijkheid over wat er nu precies aan de hand is (je hebt bijvoorbeeld het idee dat je als behandelaar niet op de hoogte wordt gebracht van alles wat speelt), er is wantrouwen naar de hulpverlening of er is steeds strijd over hoe de behandeling eruit moet zien. Reguliere ambulante behandeling werkt dan niet vanwege de beperkte mogelijkheden van de cliënt of omdat de relatie met de hulpverlening wringt. In deze gevallen kan outreachende hulpverlening tot betere resultaten leiden. Outreachende hulpverlening is hulp waarbij de behandelaar zich aanpast aan de leefwereld van de cliënt door hem thuis of op een door de cliënt gewenste locatie op te zoeken en de regels en procedures van de instelling secundair zijn. Deze werkwijze vinden we ook terug bij andere doelgroepen in de GGZ, zoals bij cliënten met ernstige psychiatrische aandoeningen (EPA), zorgwekkende zorgmijders en cliënten in crisis (Prinsen et al. 2016; Veldhuizen et al. 2008). Ook bij cliënten met antisociaal gedrag is deze werkwijze relatief vaak aangewezen.

In dit hoofdstuk beschrijven we twee groepen cliënten met antisociaal gedrag waarbij outreachende hulpverlening is aangewezen: cliënten bij wie de relatie met de hulpverlening wringt en cliënten die onvoldoende zelfregulerend vermogen hebben om van reguliere hulpverlening te profiteren.

14.3.1 De relatie met de reguliere hulpverlening wringt

Er zijn cliënten die moeite hebben om zich aan te passen aan het systeem van reguliere hulpverlening. Uitgangspunt bij reguliere ambulante behandeling is dat cliënten volgens afspraak naar de instelling komen voor een afspraak van een bepaalde tijd in de werkkamer van de behandelaar. Voor sommige cliënten kan dit voelen als ongelijkheid. Zeker bij cliënten met ASPS kunnen thema's als autoriteit en gelijkwaardigheid een rol spelen in het aangaan van contacten. Een contact waarin de cliënt steeds degene is die zich aanpast aan de behandelaar kan dan wrevel en weerstand oproepen. Zich niet aan willen passen aan de werkwijze van de reguliere GGZ is een reden dat veel cliënten met antisociaal gedrag vroegtijdig behandelingen stoppen. Ze doen dit door niet meer op afspraken te verschijnen en geen contact meer op te nemen met hun behandelaar (Djadoenath en Decoene 2015). Een ander thema dat kan spelen is gebrek aan vertrouwen. De cliënt kan het gevoel hebben dat de behandelaar zich vanuit zijn werkkamer niet kan voorstellen hoe het leven van de cliënt eruitziet waardoor behandeladviezen niet aansluiten. De cliënt is daarom mogelijk geneigd om niet alle informatie met de behandelaar te delen omdat hij denkt dat de behandelaar het niet begrijpt of het zal veroordelen.

Door je als behandelaar aan te passen aan de cliënt en af te spreken op een locatie en een tijdstip dat hem uitkomt, definieer je de relatie als meer gelijkwaardig. Bovendien maak je gebruik van het mechanisme van wederkerigheid. De sociaal psycholoog Cialdini (2006) heeft onderzoek gedaan naar hoe je mensen zover kunt krijgen om iets voor jou te doen. Een van de belangrijkste mechanismen is eerst wat doen voor de ander. Als iemand iets voor je gedaan heeft, sta je gevoelsmatig bij iemand in het krijt en ben je eerder geneigd om ook iets voor de ander te doen. Outreachende hulpverlening maakt gebruik van dit reciprociteitsprincipe. Door je enigszins aan te passen aan de cliënt, roep je meer medewerking op. Bovendien kan het meer informatie geven wanneer je de leefomstandigheden en eventueel belangrijke anderen in het leven van de cliënt met eigen ogen ziet en daarmee een completer beeld geven van de problematiek en de mogelijkheden van de cliënt. Het hoofddoel is een samenwerkingsrelatie opbouwen, de regels van de instelling zijn secundair. Ook wordt vanuit ditzelfde principe gewerkt aan problemen die de cliënt het belangrijkst vindt. Zo kan het zijn dat je als behandelaar de cliënt eerst actief helpt met een praktisch probleem, zoals huisvesting of financiën. Voor sommige cliënten zal een gedeelte van de behandeling (meestal de start) bestaan uit outreachende hulpverlening en kan de behandeling verder regulier vervolgd worden. Bij anderen zal het gehele traject outreachend zijn.

Een huisbezoek is in de outreachende hulpverlening een belangrijke interventie. Tijdens een huisbezoek kan de behandelaar beter aansluiten bij de belevingswereld van de cliënt. Deels komt dit doordat de leefomgeving direct zichtbaar wordt (in wat voor omgeving woont de cliënt en hoe liggen de verhoudingen binnen het systeem?), hetgeen invoegen vergemakkelijkt. Verder start de behandelaar het bezoek als gast, wat een andere dynamiek geeft aan het contact. Bij een huisbezoek moet een behandelaar in korte tijd een rolverandering doormaken: van gast tot onderzoeker, en de regie van het consult verkrijgen door in te voegen, zonder voorbij te gaan aan de eigen normen en waarden (Feltz-Cornelis en Mulder 2014).

Tijdens een huisbezoek kun je echter ook te maken krijgen met onvoorspelbare factoren die van invloed zijn op je veiligheid. Je hebt niet alleen te maken met je cliënt, maar ook met zijn persoonlijke omgeving en naasten. Het is dus belangrijk dat je voordat je op huisbezoek gaat al een inschatting maakt van de eventuele risico's die je loopt en dat je de juiste voorzorgsmaatregelen treft. De mobiele app 'Veilig Huisbezoek' kan helpen om vooraf de risico's in te schatten en de juiste maatregelen te nemen (▶https://www.jeugdzorg-werkt.nl/checklist-agressie-risico-inschatting-huisbezoek). Verder is het belangrijk je collega's en/of het secretariaat altijd te laten weten waar je bent en ervoor te zorgen dat je telefoon is opgeladen. Bij twijfel over jouw veiligheid ga je altijd samen met een collega op huisbezoek.

14.3.2 Cliënten met een beperkt zelfregulerend vermogen

Een deel van de GGZ-cliënten is moeilijk behandelbaar omdat ze weinig zelfregulerend vermogen hebben. Dit geldt ook voor een deel van de cliënten met antisociaal gedrag. Zelfregulerend vermogen houdt in dat mensen in staat zijn om doelen te bepalen, een plan te maken hoe dit doel te bereiken, acties te ondernemen om deze doelen te behalen en deze acties bij te stellen als de situatie dat vereist en zich daarbij niet af te laten leiden door bijzaken. Het betreft dus vooral de mogelijkheid van iemand om te kunnen plannen en organiseren. Dit wordt ook wel aangeduid met de term executieve functies van het cognitief functioneren. De mate waarin iemand over deze executieve functies kan beschikken verschilt per persoon. Voor de meeste psychotherapeutische behandelingen is enige mate van zelfregulerend vermogen noodzakelijk. Er moeten bijvoorbeeld opdrachten die zijn besproken in de behandelkamer buiten de behandelkamer worden uitgevoerd. Ervaringen die zijn opgedaan in de behandelkamer moeten gegeneraliseerd kunnen worden naar situaties in het dagelijks leven van de cliënt. Er is dus een ondergrens aan het zelfregulerend vermogen dat vereist is om van gesprekken met een behandelaar te kunnen profiteren.

Er zijn verschillende factoren die dit zelfregulerend vermogen beïnvloeden. Sommige factoren zijn onveranderbaar, zoals intelligentie, andere factoren zijn wel veranderbaar, zoals psychiatrische symptomen en sociale problemen. Het is belangrijk om een onderscheid tussen veranderbare en onveranderbare factoren te maken om af te wegen of de keuze voor outreachende behandeling van tijdelijke aard kan zijn of gedurende de hele behandeling aangehouden moet worden. Hieronder volgt een overzicht van factoren die van invloed zijn op het zelfregulerend vermogen.

Verstandelijke beperking

Intelligentie heeft een grote invloed op het zelfregulerend vermogen. In de GGZ wordt zwakbegaafdheid in de helft van de gevallen niet herkend (Wieland et al. 2017). Ook bij cliënten met antisociaal gedrag kan zwakbegaafdheid voorkomen. Dit kan grote gevolgen hebben voor de behandeling. Cliënten met een verstandelijke beperking ervaren de volgende problemen met het generaliseren en transformeren van in de behandelkamer opgedane kennis en vaardigheden naar het dagelijkse leven (Wieland et al. 2017).

- de overeenkomsten of het achterliggende idee tussen verschillende voorbeelden niet kunnen zien;
- moeite met zelfreflectie en emotionele terminologie;
- moeite met plannen en tijdsbesef;
- niet goed kunnen overzien van langetermijnplannen en de tussenstappen die daarvoor nodig zijn;
- motivatieproblemen; omdat cliënten langetermijnplannen niet goed kunnen overzien en vanwege eerdere faalervaringen is het moeilijk om motivatie op te brengen en vast te houden.

Psychiatrische problematiek

Psychiatrische problemen kunnen invloed hebben op het zelfregulerend vermogen van mensen. Deze invloed kan tijdelijk zijn en opgeheven worden door behandeling van deze problematiek, maar het effect op het zelfregulerend vermogen kan ook langduriger of zelfs chronisch zijn. Hieronder wordt een aantal voorbeelden gegeven van psychiatrische problematiek die het zelfregulerend vermogen negatief kunnen beïnvloeden.

- *impulsiviteit*; impulsiviteit kan samenhangen met een psychiatrische stoornis zoals ADHD of hypomanie, maar kan ook samenhangen met persoonlijkheidsproblematiek. Met name bij de ASPS spelen impulsiviteit, de sterke behoefte aan nieuwe prikkels en ongewenst gedrag moeilijk af kunnen remmen een rol (Basoglu et al. 2011; Becker et al. 2005; Fallon 2014). Impulsiviteit kan ertoe bijdragen dat het moeilijk is om voorgenomen acties uit te voeren of een langetermijnplanning vast te houden.
- *verslaving*; het gebruik van middelen heeft ook invloed op het zelfregulerend vermogen van mensen. Bij mensen die verslaafd zijn functioneert de neocortex minder goed. Daar zitten de executieve functies die onder andere gedrag kunnen afremmen. Door het voortdurend gebruik van verslavende middelen functioneert dit deel van de hersenen steeds minder goed en is het voor mensen steeds moeilijker om weerstand te bieden aan verlangens en impulsen (Kalivas en Volkow 2005; Hyman 2005). Verslaving kan daarom leiden tot sociale problemen, zoals verstoring van sociale relaties, schooluitval, dakloosheid, schulden en huiselijk geweld (Hammink et al. 2012).

- *fragmentatie*; bij een aantal psychiatrische stoornissen, zoals dissociatieve stoornissen, psychoses en ernstige persoonlijkheidsstoornissen, met name de borderline persoonlijkheidstoornis, kan fragmentatie voorkomen. Fragmentatie betekent dat er een gebrek is aan innerlijke samenhang. Er is een vaag of tegenstrijdig zelfbeeld en psychische belevingen worden niet met elkaar in verband gebracht. Gedrag kenmerkt zich door een gebrek aan innerlijke samenhang en door frequente wisselingen in zelfgekozen doelen. Dit kan ook zijn weerslag hebben op het behandelproces. De probleemkeuze voor de behandeling en de manier waarop daaraan gewerkt wordt, verandert voortdurend.
- *ernst van de klachten*; ernstige depressieve klachten of stress hebben een sterk negatief effect op de cognitieve vermogens (Arnsten 2015; Rock et al. 2014).

Sociale problematiek

Sociale problemen, zoals schulden, werkeloosheid, problemen met huisvesting of heftige conflicten met de sociale omgeving kunnen leiden tot hevige (chronische) stress. Deze stress heeft vervolgens weer een negatief effect op het zelfregulerend vermogen van mensen. Mensen die lijden onder chronische stress ten gevolge van sociale problemen, zoals schulden, worden minder goed in plannen, gaan bij de dag leven en worden impulsiever (Shafir en Mullainathan 2013). Onderzoek van Mani en collega's (2013) laat zien dat armoede en de zorgen die dat met zich meebrengt een negatief effect heeft op de cognitieve functies en het zelfsturend vermogen van mensen. Sociale problemen kunnen daarom ook een belemmering vormen om te kunnen profiteren van therapie. Chronische stress en een afgenomen vermogen om te plannen en te organiseren, maken het ook moeilijker om motivatie voor gedragsverandering vast te houden en om te werken aan (langetermijn)doelen in het kader van een psychologische behandeling.

Veelal is het gebrek aan zelfregulerend vermogen bij bepaalde groepen cliënten met antisociale problematiek het gevolg van een combinatie van verschillende factoren die elkaar ook weer beïnvloeden. Stress vanwege schulden en conflicten bij een verslaafde man met een licht verstandelijke beperking kan bijvoorbeeld leiden tot ogenschijnlijk weinig behandelmotivatie, zich onder andere uitend in het niet nakomen van afspraken, een beperkte mate van ziekte-inzicht en allerlei problemen met instanties. Het is moeilijk om een ondergrens voor zelfsturend vermogen voor psychologische behandeling aan te geven. Naarmate meer van onderstaande vragen met nee worden beantwoord, ligt het meer voor de hand om als behandelaar meer structuur aan te brengen en waar nodig praktische zaken voor de cliënt te regelen.
- Is cliënt in staat om een behandeldoel te formuleren?
- Blijft dit behandeldoel constant over de sessies?
- Komt cliënt trouw op afspraken?
- Lukt het om in de behandelkamer opgedane kennis en vaardigheden toe te passen in het dagelijkse leven?
- Is cliënt in staat om nadelige impulsen te onderdrukken?
- Lukt het om een langetermijnplanning te overzien en de tussenstappen die daarvoor nodig zijn?
- Lukt het cliënt om de overeenkomsten of het achterliggende idee tussen verschillende voorbeelden te zien?

Omdat sommige factoren die het zelfregulerend vermogen beïnvloeden veranderbaar zijn, zoals psychiatrische symptomen en sociale problemen, is het belangrijk om regelmatig af te wegen of de keuze voor extern structurerende behandeling van tijdelijke aard kan zijn of gedurende de hele behandeling aangehouden moet worden. Als bijvoorbeeld iemands impulsiviteit door middel van medicamenteuze behandeling van ADHD sterk is afgenomen of als meer rust is ontstaan door minder onzekerheid over financiële problemen, zou het kunnen zijn dat hij beter in staat is om aan zichzelf te werken door middel van psychologische behandeling en kan dan ook voor intern structurerende technieken gekozen worden.

14.4 Extern structurerende behandeling

Afhankelijk van de mate waarin de zelfregulerende functies van mensen ontwikkeld zijn, zijn verschillende typen interventies nodig. Abraham (1997) beschrijft vier categorieën van interventies die kunnen worden toegepast afhankelijk van de kenmerken van de cliënt. Interventies kunnen zich richten op de belevingswereld van de cliënt, zogenaamde intern structurerende interventies of meer op het gedrag van de cliënt (extern structurerende interventies). Daarnaast kunnen we een onderscheid maken in de mate waarin de interventies zich richten op het doelgedrag zelf dan wel wat meer via een omweg proberen het gedrag of de beleving van cliënten te beïnvloeden. Indelen van interventies aan de hand van deze criteria levert het volgende op.

Indirecte extern structurerende interventies. Dit zijn interventies die als doel hebben het gedrag van de cliënt te veranderen, en zich niet richten op de cliënt zelf maar op de omgeving van de cliënt, zoals het leefmilieu op een afdeling, instructies aan familieleden of andere leden van het sociale systeem van de cliënt, veranderingen van dagstructuur en in de leefomgeving.

Directe extern structurerende interventies. Dit zijn interventies die als doel hebben het gedrag van de cliënt te veranderen door zich rechtstreeks te richten op het gedrag van de cliënt zelf. Het kan gaan om duidelijke gedragsinstructies of het begrenzen of corrigeren van gedrag.

Directe intern structurerende interventies. Dit zijn interventies die direct het gedrag van de cliënt proberen te beïnvloeden door zich te richten op de beleving van de cliënt, zoals psycho-educatie, training in probleemoplossingsvaardigheden en cognitieve therapie. Doordat cliënten anders over een situatie nadenken of deze beter kunnen begrijpen kunnen de aard en intensiteit van de emoties die de situatie oproept veranderen.

Indirecte intern structurerende interventies. Dit zijn interventies die indirect, door middel van zelfreflectie, het gedrag van de cliënt proberen te beïnvloeden door zich te richten op de beleving van de cliënt, zoals bij inzichtgevende vormen van psychotherapie.

Naarmate cliënten minder zelfstructurerend vermogen hebben, kun je minder gebruikmaken van intern structurerende interventies. Het zal cliënten dan immers niet lukken om inzicht te krijgen in interne drijfveren om deze inzichten vervolgens om te zetten in ander gedrag. Afhankelijk van factoren, zoals motivatie tot gedragsverandering, het cognitief functioneren en de beschikbaarheid van een steunend systeem kun je dan kiezen voor meer direct extern structurerende interventies dan wel meer indirect extern structurerende interventies.

Bij cliënten met een lage mate van zelfregulerend vermogen zijn de extern structurerende interventies, zowel direct als indirect, het meest aangewezen. Dat betekent dat de behandeling zich niet mag beperken tot gesprekken tussen cliënt en behandelaar in de behandelkamer, maar dat ook de omgeving bij de behandeling betrokken dient te worden en er duidelijke instructies moeten zijn om nieuw gedrag aan te leren. Om een goed beeld van de sociale omgeving van de cliënt te krijgen, is het voor de behandelaar noodzakelijk om de cliënt thuis te bezoeken, zodat zij zich een reëel beeld van de leefomstandigheden kan vormen en kennis kan maken met belangrijke personen in het sociale systeem van de cliënt. Deze aanpak vraagt van de behandelaar initiatief en een directieve opstelling. In plaats van de cliënt na te laten denken over zijn situatie geeft de behandelaar actief instructies of helpt de cliënt door zaken te regelen of mee te gaan naar instanties. Een ander belangrijk aspect bij deze aanpak is dat er een grote mate van continuïteit en vaart in de behandeling moet zitten. Voor deze groep cliënten, die er al veel moeite mee hebben overzicht te houden over de behandeling, over het doel ervan en alle tussenstappen die daarbij nodig zijn, wordt de verwarring alleen maar groter als er veel tijd tussen afspraken zit. Om het praktisch mogelijk te maken deze continuïteit en snelheid te bieden, is het raadzaam om de behandeling met een klein team van behandelaren aan te bieden, zodat de vakantie of ziekte van één behandelaar niet meteen de vaart uit het behandelproces haalt. Het team moet ook niet te groot zijn, omdat dit weer tot verwarring bij de cliënt kan leiden.

Voor de extern structurerende behandeling van mensen met antisociaal gedrag kan gekozen worden voor onderwerpen waarvan bekend is dat ze een beschermende werking hebben ten aanzien van psychopathologie en antisociaal gedrag, zoals een stabiel en prosociaal netwerk, een stabiele intieme relatie, werk, vrijetijdsbesteding, financieel beheer en levensdoelen (Vogel et al. 2012). De factoren werk, vrijetijdsbesteding, financieel beheer en levensdoelen zeggen iets over de zin van het leven. Bij een deel van de cliënten met antisociaal gedrag speelt het probleem dat door het ontbreken van waardevolle elementen in hun leven, ze voor hun gevoel niets te verliezen hebben en daardoor ook geen motivatie om hun antisociale gedrag te veranderen. De hier genoemde beschermende factoren zouden bij kunnen dragen aan het gevoel dat het leven wel waardevol is. Hiermee kan ook de motivatie toenemen om door middel van behandeling te voorkomen dit waardevolle weer te verliezen.

14.5 Casuïstiek

14.5.1 Een cliënt met een beperkt zelfregulerend vermogen

De casus van John beschreven in het dilemma aan het begin van het hoofdstuk is een voorbeeld van een man met antisociaal gedrag en een beperkt zelfregulerend vermogen. De behandeling van John lijkt niet echt op gang te komen. Het lukt hem niet om trouw op afspraken te komen, in de behandelkamer opgedane kennis en vaardigheden toe te passen in het dagelijks leven, en een langetermijnplanning te overzien. Momenteel heeft John geen werk. Daarvoor heeft hij verschillende banen gehad in de bouw en bij koeriersdiensten. Op het werk heeft hij vaak conflicten omdat hij zich niet aan afspraken houdt. Cliënt heeft na de lagere school geen opleiding afgerond. Hij spijbelde veel en kon moeilijk meekomen. Op advies van Bureau Jeugdzorg heeft cliënt zich aangemeld bij de GGZ. Bureau Jeugdzorg doet nu onderzoek of het wel verantwoord is dat de zes kinderen van John en zijn vrouw thuis blijven wonen, gezien mogelijke onveiligheid.

Er worden verschillende nieuwe afspraken met John gemaakt waarop hij vervolgens niet verschijnt. Een maand daarna staat John vervolgens onverwacht samen met zijn vrouw aan de balie omdat er een crisis is. De woningbouwvereniging heeft laten weten dat John en zijn gezin uit het huis worden gezet wegens burenoverlast en een betaalachterstand. Er wordt op korte termijn een afspraak gemaakt met John en zijn vrouw om te bespreken wat zij aan deze situatie kunnen doen. Sylvia, de vrouw van John, blijkt een dominante vrouw te zijn die veel praat en bij wie de emoties hoog zijn opgelopen. Ze verwijt John dat hij verantwoordelijk is voor deze situatie en laat weten dat als hij zijn leven niet verbetert, hij zal moeten vertrekken. Er wordt met beiden afgesproken dat ze wat betreft de problemen met de woningbouwvereniging naar de stichting maatschappelijk werk gaan voor advies. Verder wordt met beiden onderzocht hoe de agressieincidenten in het gezin ontstaan. Sylvia vertelt dat dat vooral te maken heeft met de taakverdeling in huis. Als bijvoorbeeld 's ochtends de kinderen naar school toe moeten, komt het regelmatig voor dat John op het balkon gaat roken en Sylvia alle schooltassen klaar laat maken. John zegt dat hij het toch nooit goed kan doen volgens zijn vrouw en dat hij zich daarom maar terugtrekt. Er worden afspraken gemaakt over de taakverdeling 's ochtends en ook dat ze diezelfde ochtend geen commentaar geven op hoe de ander het heeft gedaan. Dat zullen ze later bespreken. De volgende afspraak blijkt John vergeten te zijn. De week erna komt hij wel op de afspraak maar blijken hij en Sylvia nog niet bij het maatschappelijk werk geweest te zijn en van de afspraken over hoe 's ochtends de taken te verdelen is niets terechtgekomen. Over waarom dat niet gelukt is, kan John niet zoveel vertellen. De afspraak bij de psychiater is hij inmiddels wel nagekomen, maar hij heeft er niet meer aan gedacht om de medicatie bij de apotheek op te halen. Gezien deze zorgen en de beperkte mogelijkheden die reguliere ambulante behandeling lijkt te bieden, is een outreachende behandeling aangewezen.

De behandelaar belt John en Sylvia met de vraag of het goed is dat hij langskomt met een collega om te bespreken hoe de GGZ wat meer praktisch kan helpen bij de problemen met de woningbouwvereniging en de ruzies. Dit stellen John en Sylvia erg op prijs, omdat oppas regelen voor als ze samen naar de GGZ moeten komen, altijd al een hele opgave is. Niet op afspraken verschijnen is dus niet louter een motivatieprobleem, maar ook een organisatieprobleem.

Samen met een verpleegkundige bezoekt de behandelaar John en Sylvia thuis. Het valt ze dan meteen op dat het in een kleine ruimte met zes kinderen en twee honden een enorme drukte is en dat dat voor John met zijn ADHD moeilijk is om te hanteren. Ze bespreken wat John en Sylvia nu de grootste problemen vinden en hoe ze daaraan kunnen werken. Voor John en Sylvia is het probleem met de woningbouwvereniging het belangrijkste en daarna de ruzies. De verpleegkundige merkt op dat het ook wel erg druk is in huis en dat dat zeker voor iemand met ADHD erg stressvol kan zijn. Ze stelt voor om eens te kijken hoe ze ervoor kunnen zorgen dat John zijn medicatie weer gaat gebruiken en hoe ieder van hen wat rustige momenten kan krijgen in deze drukte. John en Sylvia zijn het ermee eens. Er wordt afgesproken dat de verpleegkundige eerst samen met John en Sylvia naar de woningbouwvereniging gaat om te overleggen hoe uit de huidige impasse te komen. Daarnaast komt de verpleegkundige meerdere keren per week op bezoek, vooral in de ochtend, om te zien hoe de ruzies voorkomen kunnen worden.

Het overleg met de woningbouwvereniging levert op dat John en zijn gezin op termijn kunnen verhuizen naar een woning die beter bij de gezinssamenstelling past. De verpleegkundige installeert samen met John een app op zijn telefoon waardoor hij zijn medicatie minder makkelijk vergeet. In de ochtenduren leert de verpleegkundige John en Sylvia hoe ze de taken beter kunnen verdelen en ook om zich dan minder met elkaar te bemoeien. Hierdoor nemen de ruzies af. Samen met John en Sylvia gaat ze ook op zoek naar wat extra opvangmogelijkheden voor de kinderen. Hierdoor zijn er meer rustige momenten thuis en komt Sylvia ook wat meer aan zichzelf toe en zij kan bijvoorbeeld weer eens met een vriendin afspreken. Met John gaat ze naar het UWV om te onderzoeken of hij weer ergens zou kunnen gaan werken.

- Reflectie

Uit bovenstaand voorbeeld wordt duidelijk dat een outreachende, extern structurerende benadering meer resultaat oplevert dan reguliere ambulante behandeling. John en Sylvia hadden zelf niet het overzicht over welke stappen ze kunnen nemen om hun situatie te verbeteren. Adviezen van de behandelaar konden ze niet zelfstandig omzetten naar ander gedrag. Door met John en Sylvia mee te gaan naar een aantal instanties (indirect extern structurerende behandeling) werd een aantal beschermende factoren geïnstalleerd (huisvesting, financiën, vrijetijdsbesteding en werk). Door gedragsinstructies (directe extern structurerende interventies) tijdens de conflictgevoelige ochtenden werd geleerd ruzie te voorkomen en is tevens de medicatietrouw vergroot, hetgeen ook weer een beschermende factor is. Bovendien leverde de outreachende benadering ook meer informatie op over risico's en mogelijkheden, zoals de combinatie van ADHD en de aanwezigheid van acht mensen en twee honden in een kleine woning.

De interventies van de verpleegkundige hebben ertoe geleid dat het aantal agressie-incidenten in de huiselijke sfeer sterk is afgenomen. De frequentie van de huisbezoeken is teruggebracht, maar er is nog steeds een laag frequent contact met de mogelijkheid op te schalen in het geval de problemen weer toenemen.

14.5.2 Een cliënt bij wie de relatie met de reguliere hulpverlening wringt, het belang van een huisbezoek

Gesprek bij de GGZ

Koos is een 35-jarige man die door de huisarts wordt aangemeld vanwege dreigen met suïcide en agressie. De gesprekken bij de praktijkondersteuner van de huisarts

(POH-GGZ) leverden Koos niets op. Hij raakte steeds gefrustreerder en heeft uiteindelijk gezegd dat als er geen oplossingen komen, hij er een einde aan zou maken. In de verwijsbrief staat dat Koos bekend is met impulscontroleproblematiek en zeven jaar geleden veroordeeld is geweest wegens huiselijk geweld. Ook is hij al meerdere keren zijn baan kwijtgeraakt, omdat hij zijn agressie niet onder controle had.

Sinds een aantal weken zit Koos in de ziektewet. Hij is voorman bij een glazenwasserij en ervaart te veel druk op het werk. Hij heeft veel moeite met het personeel dat volgens hem niet hard genoeg werkt en geen respect toont. Ze lopen er de kantjes vanaf en zijn niet klantgericht. Zijn werkgever vindt dat Koos zich niet zo druk moet maken. Koos voelt zich hierdoor gekwetst. Koos heeft zich ziek gemeld omdat hij bang is dat er ongelukken gaan gebeuren door zijn agressie. Hij is verbaal agressief naar het personeel en voelt steeds vaker de neiging iemand bij zijn strot te pakken. Zijn werkgever kan hij niet zien zonder van binnen te koken van woede.

Koos woont samen met Anja, twee dochters van elf en acht jaar uit een eerdere relatie van Anja en een driejarig zoontje van hen samen. Thuis ontstaan problemen tussen hem en zijn partner omdat zij hem op zijn huid zit dat hij weer moet gaan werken en vindt dat hij wat meer moet doen in het huishouden. Koos vindt dat hij juist meer rust nodig heeft en Anja niet zo moet zeuren.

Tijdens het intakegesprek maakt Koos een geagiteerde indruk. Hij wil snelle oplossingen voor problemen die hij vooral als door anderen veroorzaakt ziet. Hij weet niet hoe hij weer terug aan het werk zou kunnen als daar niets verandert. Hij probeert met zijn partner hierover te praten maar zij heeft daar weinig zin in. Zij is vooral bezig hem meer in te zetten voor huishoudelijke klussen. Over zijn werk zegt ze, net als zijn baas, dat hij zich gewoon niet zo druk moet maken. Dergelijke opmerkingen maken hem woest. Hij vindt dat zij makkelijk praten heeft. Zij hoeft alleen maar het geld op te maken, terwijl hij het binnen moet halen. Tijdens dergelijke gesprekken met zijn partner kan Koos verbaal behoorlijk te keer gaan. Fysieke agressie komt volgens Koos niet voor.

Koos vertelt dat hij in toenemende mate last heeft van somberheid: 'Ik vecht zo hard, maar niemand helpt me.' Op momenten dat hij zich heel slecht voelt, pakt hij zijn auto en gaat hij met grote snelheid over de snelweg rijden. Ondertussen gaan er dan allerlei agressieve scenario's door zijn hoofd. Hij vertelt onder andere wat hij zijn baas aan zal doen als de situatie op het werk niet verandert; hij zal hem dan gaan bedreigen en chanteren. Hij zegt dat het hem niet interesseert dat hij het risico loopt betrapt te worden. 'Ik ga wel een paar jaar zitten. Lekker rustig. En dan zoeken ze het thuis ook maar uit.'

Het doorlopen van de intakeprocedure blijkt lastig te zijn. Cliënt (C) vindt al die vragen niet relevant en hij heeft moeite met zijn concentratie tijdens het gesprek met de behandelaar (B).

» C: Waarom wil je zoveel van me weten? Ik vertel je toch waar het om gaat? Ik heb nu al weer spijt dat ik gekomen ben!
B: Ik begrijp dat het lastig voor je is. We willen graag een zo compleet mogelijk beeld krijgen van de situatie. Dat wil zeggen, van de klachten en je problemen maar ook van de achtergrond van je problemen. Dat gaat niet vanzelf, ik zal daar vragen voor moeten stellen.

C: Ik begrijp het, ik begrijp het! Wat een gekut! Jij begrijpt helemaal niets! Jullie behandelaars doen altijd zo begripvol. Maar wat weet jij van mijn leven?!
B: Dat klopt, ik weet daar maar een heel klein stukje van. Dat wat je me nu vertelt. Ik denk dat ik je beter kan helpen als ik daarover meer weet en begrijp.
C: Weet je, zoek jij het lekker uit! Ik raak hier nog meer opgefokt dan ik al was. Toedeledokie! (en loopt de deur uit)
De behandelaar belt Koos de volgende dag. Hij is dan wat gekalmeerd en wil de behandelaar nog een kans geven. Bij dit tweede gesprek komt Koos tien minuten te laat en wil hij na twintig minuten weer weg. Hij wil dat ze snel met hem aan de slag gaat zodat hij weer aan het werk kan. Zijn werkgever en zijn vrouw zijn het probleem. Zelf ziet hij zich als slachtoffer. En als wij hem niet kunnen helpen, dan lost hij het zelf wel op, zo zegt hij.
C: Dacht jij soms dat ik geen andere manieren had om dit probleem op te lossen? Ik ben naar jullie gekomen omdat ik het netjes wil houden. Maar door jullie ga ik dadelijk toch mijn eigen oplossingen gebruiken! Ik laat me niet langer aan de kant zetten, door niemand!
B: Kun je uitleggen wat je daar precies mee bedoelt, Koos?
C: Ja, dat ga ik natuurlijk niet aan jouw lange neus hangen! Maar geloof me maar dat ik een aantal zaakjes snel geregeld kan hebben, alleen piepen een aantal mensen dan wel anders!
Hierop doet behandelaar het voorstel om de volgende afspraak bij cliënt thuis plaats te laten vinden.
B: Ik merk dat de gesprekken hier veel van je geduld vragen. Wat vind je ervan als ik voor ons volgende gesprek naar jou toe kom? Misschien voel je je dan beter op je gemak en kunnen we snel een aantal zaken duidelijk krijgen zodat we aan de slag kunnen.
Koos gaat daarmee akkoord en er wordt een afspraak gemaakt voor twee dagen later.

- **Reflectie**

Vanaf het eerste contact met Koos is duidelijk dat er wel een grote lijdensdruk is, maar nauwelijks zelfreflectie en motivatie om naar zijn eigen aandeel in de problematiek te kijken. Koos heeft geen duidelijke hulpvraag. Hij wil dat bepaalde problemen in zijn leven opgelost worden en hij had bij aanmelding de verwachting dat behandeling hem daarbij (snel) zou kunnen helpen, al is niet duidelijk hoe hij zich dat voorstelt. Koos lijkt af te haken wanneer niet meteen aan zijn verwachtingen voldaan wordt.

Vanwege het risico op agressie is het van belang dat Koos nu niet afhaakt. Op dit moment staat de deur voor de hulpverlening nog op een kier, maar het risico op definitief afhaken is groot. De behandelaar kiest er daarom voor om het vaste protocol rondom de intake los te laten en een huisbezoek af te leggen. Wanneer de hulpverlening zich enkel afspeelt binnen de muren van de instelling, ervaart deze groep cliënten vaak (te) weinig aansluiting bij hun eigen belevingswereld. Ze ervaren soms moeite met regels als niet roken, op tijd komen, geen telefoon aan tijdens het gesprek en dat het gesprek niet kan uitlopen. Daarnaast is het huisbezoek hét middel om meer zicht te krijgen op de woonsituatie van de cliënt. Hier hoort kennismaking met het systeem bij en observaties zoals verzorging, interieur en hoe de cliënt in zijn eigen omgeving reageert op het systeem.

Het huisbezoek

Wanneer de behandelaar twee dagen later op huisbezoek gaat, valt op dat de woning een matig verzorgde indruk maakt. Er staan volle asbakken in de woonkamer, de kamerdeur is beschadigd en het interieur oogt onverzorgd. In de thuissituatie praat Koos gemakkelijker. Hij vertelt over zijn klusbedrijf dat failliet is gegaan door nalatigheid van zijn ex-vrouw die de administratie deed. Koos heeft haar dat nooit vergeven. Hij ging drinken en er waren veel ruzies tussen hem en zijn toenmalige partner. Tijdens een van die ruzies heeft hij haar nogal fors toegetakeld. Hij zegt daar weinig meer van te weten, het ging in een roes. Het was voor hem niet gemakkelijk om opnieuw zijn leven op te bouwen. Hij is er trots op dat hij zelfstandig uit de schuldsanering is gekomen. Zoals het er nu voorstaat, verwacht Koos zijn baan kwijt te raken en wil hij ook niet verder met Anja als zij niet verandert. Maar weer helemaal opnieuw beginnen ziet hij ook niet zitten, dan maakt hij er liever een einde aan.

Na enige tijd komt Anja thuis met hun zoon. Zij zegt naar boven te zullen gaan met hem. De behandelaar vraagt of Koos het goed vindt als Anja er even bij komt zitten en de behandelaar ook aan haar wat vragen stelt. Even is er een aarzeling, maar dan gaat Koos akkoord. Anja vindt het duidelijk prettig dat zij ook haar verhaal kan doen. Tijdens het gesprek valt op dat het zoontje de aandacht van zijn vader trekt en dat Koos op ontspannen, positieve wijze op hem reageert.

Anja vertelt dat zij de eerste dagen dat Koos thuis kwam te zitten begrip kon opbrengen voor zijn slechte stemming. Ze merkt echter dat er niets verandert en ze baalt ervan dat Koos alleen maar chagrijnig rondloopt en verder niets doet. Ze begint zich overbelast te voelen. Anja vertelt dat Koos snel geprikkeld is. Het begint meestal met slaan met de deuren, vloeken en gooien met spullen zoals de afstandsbediening of gewoon iets wat hij op dat moment in zijn handen heeft. Ze zegt bang te zijn dat het uit de hand gaat lopen. Koos moet zich zichtbaar inhouden om Anja uit te laten spreken.

Als de behandelaar vraagt hoe het gat in de kamerdeur is ontstaan, geeft Koos toe dat hij dat gat erin heeft geslagen. Hierna kan de behandelaar haar zorgen uitspreken over de veiligheid in huis en benoemen dat een dergelijk incident laat zien dat het niet goed gaat met Koos en het belangrijk is dat de hulpverlening wordt voortgezet. Een andere observatie zet zij in om Koos erkenning te geven en ervoor te zorgen dat hij zich niet alleen maar bekritiseerd voelt:

> B: Je zit ook in een heel vervelende situatie, Koos. Maar ik merk wel dat Anja graag mee wil denken hoe het beter kan gaan en volgens mij ben jij een heel lieve vader! Ik zie dat jouw zoontje dol op je is. Ik denk dat jij ook helemaal niet blij bent dat jouw boosheid zo zichtbaar is voor de kinderen. Zullen we een vervolgafspraak maken waarin we bespreken hoe jullie het thuis wat veiliger kunnen maken?

Anja is blij dat er wat gebeurt en Koos accepteert dat er eerst aan veiligheid in huis gewerkt wordt, zij stemmen beiden in met het volgende gesprek op kantoor.

- **Reflectie**

Het huisbezoek heeft een hoop informatie opgeleverd die bij een gesprek op kantoor waarschijnlijk niet boven water was gekomen, zoals het verwaarloosde interieur met sporen van geweld. De observaties doen sterk vermoeden dat er sprake is van geweld in de woning. Dit betekent dat de eerste interventies zich zullen moeten richten op de veiligheid thuis. Als Koos agressie ontkent kan de behandelaar hem nu confronteren met wat ze in de woning heeft geobserveerd. Het valt op dat Koos in de thuissituatie relatief meer ontspannen is en zich vrijer voelt om te spreken.

Verder roept het verwaarloosde interieur vragen op. Hebben Koos en Anja zelf in de gaten dat de leefomgeving niet hygiënisch is? En waarom lukt het Koos en Anja niet om de leefomgeving op orde te houden? Een andere belangrijke observatie is het contact tussen Koos en zijn zoontje. In gezinnen waar geweld speelt, is het van groot belang om snel in kaart te krijgen hoe het met de kinderen gaat. Dergelijke informatie is eigenlijk alleen betrouwbaar te verkrijgen via meerdere directe observaties.

14.5.3 Een cliënt bij wie de relatie met de reguliere hulpverlening wringt, het belang van flexibiliteit

Tarik is de negentienjarige zoon van Turkse ouders die al lang in Nederland wonen maar slechts in beperkte mate geïntegreerd zijn in de Nederlandse samenleving. Hij wordt door zijn huisarts in crisis aangemeld, omdat hij al jaren een grote woede in zich voelt en vreest dat hij deze niet meer de baas kan blijven. Deze gevoelens zijn de laatste weken sterk toegenomen en hij is bang om zichzelf of anderen iets aan te doen. Tarik heeft daarnaast grote moeite om mensen te vertrouwen en laat bij aanmelding weten dat hij de behandelaren maar één kans zal geven, waarmee hij bedoelt dat hij meteen stopt met de hulpverlening als er één verkeerde opmerking wordt gemaakt.

Tarik is de oudste in een gezin met twee kinderen, hij heeft een jongere zus. Agressieproblemen zijn er vanaf ongeveer zijn achtste levensjaar. Inmiddels heeft hij ook een strafblad vanwege mishandeling van zijn vriendin en bedreiging van haar familie.

Hij zegt dat hij zijn agressie onder controle wil krijgen. Ook ervaart hij het als een probleem dat hij overal zijn zin wil krijgen en dat hij geen autoriteit kan verdragen. Verder heeft hij slaap- en concentratieproblemen. Hij zegt altijd een vol hoofd te hebben en het moeilijk te vinden om zich ergens op te focussen. 's Nachts wordt hij vaak wakker door terugkerende dromen die hem bang maken. Daardoor voelt hij zich overdag nooit uitgerust. Al deze klachten maken dat hij opleidingen niet af kan maken en het tot op heden nog niet langer dan een maand bij een werkgever heeft kunnen volhouden. Tarik begint zich zorgen te maken over hoe dat in de toekomst verder moet.

Tarik vertelt ook dat hij gepest werd op de lagere school en het voortgezet onderwijs. Hij is van vwo afgezakt naar vmbo-basis. Op het vmbo werd hij bedreigd door medeleerlingen en dagelijks in elkaar geslagen, maar niet geloofd door zijn leerkrachten. Tarik spreekt met veel emotie over zijn pestverleden en uit dreigementen naar de leerkrachten die hem destijds niet geloofden.

14.5 · Casuïstiek

Op zestienjarige leeftijd stuurden zijn ouders hem naar Turkije om een carrière als profvoetballer op te starten. Dit mislukte doordat hij een trainer in elkaar sloeg die kritiek had op zijn spel. Terug in Nederland lieten zijn ouders weten dat ze niets meer met hem konden beginnen; zij noemden hem zowel mislukt op school als in zijn sportieve carrière. Ze wilden niet meer in hem investeren, besteedden nauwelijks aandacht meer aan hem en er waren veel ruzies. Dit was een grote omslag voor Tarik: hij was zijn positie binnen het gezin kwijt.

Tarik is zich toen op vechtsport gaan toeleggen en kwam in contact met het criminele circuit. Tarik woont nog steeds bij zijn ouders, maar er zijn grote problemen tussen hen. Hij wil daar verder niet over uitweiden, maar zegt wel dat hij graag een betere relatie met zijn ouders wil. Hij benoemt dat hij als kleine jongen op handen werd gedragen door zijn ouders. Het ging mis in de puberteit, zijn ouders noemen hem nu 'mislukt'. Tarik heeft behoefte aan erkenning en wil graag dat zijn ouders weer trots op hem zijn.

Tijdens het gesprek verliest hij gemakkelijk de draad van zijn verhaal, dwaalt af en weet vervolgens niet meer waar hij was begonnen. Hij spreekt over forse agressie-incidenten waarbij hij weinig schuldgevoel lijkt te voelen. Hij slaat mensen in zijn omgeving, zoals zijn ouders en zijn ex-vriendin met enige regelmaat omdat hij snel boos kan worden over opmerkingen die zij maken. Toen zijn chef hem bij zijn laatste baan als productiemedewerker aansprak op zijn werktempo, saboteerde hij de machine waaraan hij werkte en bekraste hij de auto van de chef. Tarik doet lacherig over zijn klachten. Onderliggend lijkt er meer lijdensdruk dan hij zelf toegeeft; hij maakt een gespannen indruk en heeft een onrustige motoriek.

Een fragment uit het eerste gesprek tussen Tarik (C) en de behandelaar (B):

» C: Mijn moeder moet gewoon niet zo zeuren. Ze weet dat ik daar niet tegen kan. En toch komt ze dan weer mijn kamer binnen en begint te zeuren dat ik mijn bed uit moet en dat ik een nietsnut ben. Nou, niemand hoeft zoiets tegen mij te zeggen. Ook mijn moeder niet. Dan krijgt ze gewoon klappen.
B: Ik vind het wel heftig om te horen dat je je moeder slaat.
C: Ik geef altijd eerst een waarschuwing. En dat zeg ik echt niet zachtjes. Dus ze weet het heel goed dat ze dan moet stoppen. Ik word gewoon woest wanneer ze zo mijn kamer binnenkomt en blijft zeuren! Ik houd het nog netjes bij haar hoor, ze is wel mijn moeder. Ik sla haar gewoon met de vlakke hand.
B. Sla je wel eens vaker een iemand?
C: Mijn ex die loog tegen mij. Ze ging de hele tijd met haar vriendinnen de stad in. Dat kan gewoon niet!! Ze zei een keer dat ze naar haar zus ging, maar ik kon haar volgen via haar telefoon en wist daardoor dat ze in de stad was. Toen ze thuiskwam heb ik haar helemaal bont en blauw geslagen.
B: Waarom sla je je vriendin als ze naar de stad gaat?
C: Dat is nergens voor nodig. Die meiden maken zich helemaal op als ze naar de stad gaan. Waar denk je dat ze dat voor doen? En dan ook nog liegen tegen mij. Ze maakte het ernaar. Ze bleef volhouden dat ze bij haar zus was geweest.
B: Wat vond je ervan om te zien dat je vriendin blauwe plekken had of andere verwondingen doordat je haar geslagen had?

C: Het is een harde hoor, mijn ex. Al sloeg ik nog zo hard, ze bleef haar verhaal volhouden. Ik denk dat ze een heel hoge pijngrens heeft.
B: Je chef heb je niet geslagen.
C: Nee, dat zou heel stom zijn. Ik moest me wel vreselijk inhouden, maar ik ben niet gek natuurlijk. Ik heb die auto door een junkie laten bekrassen en ervoor gezorgd dat je mij bij een heel andere locatie op beveiligingscamera's ziet. Waterdicht alibi! En hier heeft die vent veel meer last van.

- Reflectie

Uit bovenstaande blijkt dat Tarik kenmerken vertoont van een ASPS. Er is sprake van een verhoogde prikkelbaarheid en agressiviteit, hij zet geweld instrumenteel in en maakt een inschatting wanneer hij wel of juist niet fysiek geweld kan inzetten en ook hoe (moeder met vlakke hand, ex met vuisten). Er is weinig empathie ten opzichte van zijn slachtoffers en hij heeft geen berouw. Hij vindt dat anderen zich aan zijn normen moeten aanpassen. Tarik toont zich aan de buitenwereld als onaantastbare, sterke man en wil dit beeld in stand houden. Hulp vragen past niet bij dit beeld, anderzijds wil hij wel dat zijn klachten verminderen. Van belang is in het contact het beeld van sterke man niet te ontkrachten omdat dit het voor hem moeilijker zal maken om ook iets van zijn klachten en kwetsbaarheid te laten zien. Verder is het goed je te realiseren dat de lijdensdruk bij types als Tarik onderschat kan worden. In deze fase van het contact zal de cliënt met antisociaal gedrag meestal zijn kwetsbaarheid verbergen.

Diagnostisch zijn er ook aanwijzingen voor een posttraumatische stressstoornis (PTSS). Als Tarik over zijn pesterervaringen begint te praten, lijkt het alsof dit alles gisteren is gebeurd. In de nacht heeft hij last van zich opdringende onaangename herinneringen aan de gebeurtenissen. Wanneer hij hierover spreekt, gaat hij zweten en de onrust neemt toe. Tevens zien we kenmerken van ADHD: hij kan zijn aandacht moeilijk vasthouden, is snel afgeleid, motorisch onrustig en impulsief. Mogelijk kon hij op het vwo niet goed meekomen vanwege deze concentratieproblemen.

- Na het intakegesprek

Tarik zegt na het intakegesprek dat hij een goed gevoel had bij de behandelaar. Zij vraagt aan hem hoe hij het gesprek vond gaan, waarop hij antwoordt dat hij haar 'OK' vindt en dat het uur veel sneller voorbij is gegaan dan hij had gedacht. 'Bij jou wil ik nog wel een keer terugkomen.'

Toch verschijnt hij hierna niet meer op vervolgafspraken en ook niet op het gesprek met de psychiater dat ingepland was. De behandelaar belt hem diverse malen, maar hij neemt niet op. Daarom kiest ze er vervolgens voor om in plaats van met de vaste telefoon van de GGZ-instelling, met haar werkmobiel dat geen afgeschermd nummer heeft naar hem te bellen. Tarik neemt bij de eerste poging direct op. Tarik vertelt in het telefoongesprek dat hij de afspraak was vergeten en vervolgens de moeite niet nam om een volgende afspraak te plannen. Bij doorvragen zegt hij dat hij er ook moeite mee heeft dat ze een afspraak bij de psychiater voorstelde. Hij zegt: 'Ik ben niet gek in mijn hoofd!' Hij vindt het wel prettig om nog eens met de behandelaar te praten. Meteen geeft ze hem een datum voor een afspraak door, waarop hij lachend zegt dat hij het toch wel weer zal vergeten. Zij spreekt met hem af dat ze een WhatsApp-bericht naar hem zal sturen om hem aan de afspraak te herinneren. Dat vindt hij een goed idee.

- **Reflectie**

Als cliënten niet op vervolgafspraken verschijnen, is het belangrijk dat de behandelaar een actieve houding aanneemt om de cliënt in zorg te houden. Vaak zien we bij cliënten met wantrouwen dat ze anonieme nummers niet opnemen omdat ze deze niet kunnen herleiden. Ook kan meespelen dat zij juist niet in contact willen komen met bepaalde instanties die anoniem bellen, zoals de gemeente, reclassering en dergelijke. Er is dan meer kans op contact als met een werktelefoon met een herkenbaar nummer wordt gebeld. Naast de snelheid van interveniëren is het ook van belang dat de continuïteit van de behandeling hoog is. Wisselingen van behandelaren en soorten behandelingen moeten zo beperkt mogelijk worden gehouden, omdat iedere wisseling een potentieel afbreukmoment is in de behandeling. Er moet dus met zo min mogelijk behandelaren gewerkt worden, waarbij het laten uitvoeren van intake en behandeling door dezelfde mensen de voorkeur heeft (Dam et al. 2009).

Tarik bleek zich niet te kunnen vinden in het voorgestelde beleid om naar de psychiater te gaan voor een medicatieconsult. Er wordt daarom niet aangedrongen om daar toch naartoe te gaan. Het voornaamste doel in deze fase van de behandeling is namelijk het opbouwen van een samenwerkingsrelatie, de regels van de instelling zijn secundair. Vanuit dit principe wordt de wens van Tarik gevolgd, namelijk louter nog vervolgafspraken met de behandelaar en (nog) geen contact met de psychiater. Wat in de afweging wel meegenomen moet worden is de urgentie van het contact met een psychiater. In de casus van Tarik is de noodzaak minder urgent: er is geen acuut gevaar. In het geval er een acute en reële bedreiging is wat betreft de veiligheid van de cliënt of anderen zal toch op een consult moeten worden aangedrongen of de crisisdienst moeten worden ingeschakeld. Regie over het behandelproces behoud je door steeds te blijven benoemen welke adviezen je zinvol voor de cliënt vindt en waarom. Bijvoorbeeld: 'Ik vind het wel belangrijk dat je een keer gezien wordt door onze psychiater, maar het kan wachten. Als jij het heel vervelend vindt dan zetten we dit even in de ijskast.' 'Wanneer er iets verandert en ik toch vind dat het contact met onze psychiater niet kan wachten, dan zal ik het opnieuw met je bespreken. Kunnen we het zo met elkaar afspreken?'

In het kader van het in zorg proberen te houden van deze cliënten, wordt ook voorbijgegaan aan regels van wachtlijsten en toewijzing aan een behandelaar. Dergelijke uitzonderingen roepen verschillende dilemma's op: hoe ver moet je meegaan in de wens van de cliënt, hoe behoud je toch de regie, hoe verantwoord je dat deze cliënten 'voorrang' hebben op anderen? Van belang is bij elke afweging kritisch te blijven en je doelen voor ogen te houden. We weten dat voor verschillende groepen cliënten met psychische problemen, waaronder deze doelgroep geldt: het is nu handelen of de cliënt voorlopig niet of mogelijk nooit in behandeling krijgen. Het in zorg krijgen en behouden heeft een beschermende werking voor zowel de cliënt als zijn omgeving.

Deze manier van werken vraagt flexibiliteit van behandelaren. Er moet altijd de mogelijkheid zijn om ruimte te creëren in je agenda. Voor teams die deze doelgroep behandelen, is flexibiliteit een van de organisatorische randvoorwaarden.
Ook het sturen van een bericht om de cliënt te helpen herinneren aan de afspraak, past in het plan de cliënt in zorg te krijgen en te behouden. Daarnaast maakt de behandelaar met deze acties gebruik van het principe van wederkerigheid: zij doet moeite voor Tarik, waarmee hij eerder geneigd zal zijn om aan te haken.

- **Vervolg behandeling**

Tijdens het vervolg van de behandeling wordt Tarik steeds opener over zijn klachten en de onderliggende problematiek. Hij heeft een duidelijke behoefte om hierover te praten, maar het vertrouwen blijft kwetsbaar, wat blijkt uit opmerkingen die hij maakt. 'Ga jij dit nu allemaal doorbrieven? Hoe weet ik nou zeker dat jij je mond houdt?' Ook toetst Tarik voortdurend bij de behandelaar wat zij van hem vindt. Bijvoorbeeld: vindt zij hem een 'watje' omdat hij bang was toen hij werd gepest?

Er is een groeiend vertrouwen, maar toch blijft het voorkomen dat Tarik niet op afspraken verschijnt. Hierdoor is er weinig continuïteit in de behandeling De behandelaar stelt voor om bij Tarik op huisbezoek te komen om het voor hem gemakkelijker te maken om de afspraken te laten plaatsvinden.

Een huisbezoek houdt Tarik echter af. Hij wil niet dat de behandelaar zijn ouders leert kennen, hij wil deze werelden gescheiden houden. Ondanks het moeizame verloop in de contacten blijft de behandelaar Tarik volgen, soms ziet ze hem weken niet, en dan weer komt hij een paar keer achterelkaar netjes op de afspraken. Tarik neemt haar met kleine stappen steeds meer in vertrouwen, waarbij er een duidelijk beeld komt van onderliggende trauma's die zijn oorsprong hebben in het gezin van herkomst en het pestverleden op school. Ook neemt het aantal agressieve incidenten af. Tarik laat zijn ex-vriendin nu met rust.

Op een dag staat Tarik plots hevig geëmotioneerd aan de balie en eist hij zijn behandelaar te spreken. Zij is aanwezig maar zit in een overleg. Zij verlaat dit overleg meteen en gaat met Tarik in gesprek. Tarik laat in de spreekkamer verwondingen zien en vertelt dat hij door een familielid geslagen is. Tarik heeft teruggeslagen en zegt niet meer voor zichzelf in te staan. Hij trilt van woede en zegt dit familielid te willen vermoorden. Hij is toch uit de situatie gestapt en naar zijn behandelaar gegaan. Zij complimenteert hem met deze stappen en gaat verder met hem in gesprek. Er wordt een plan gemaakt om op korte termijn veiligheid te creëren. Afspraken zijn dat hij niet terugkeert naar huis, geen contact heeft met zijn familie en voorlopig dagelijks contact houdt met de behandelaar. Er wordt gezocht naar onderdak, wat vrij gemakkelijk gaat doordat Tarik over voldoende geld beschikt om dit te bekostigen, De behandelaar spreekt uit dat het haar voorkeur heeft dat hij buiten de regio gaat wonen, maar dit is voor Tarik niet bespreekbaar. Verblijven aan de rand van de stad is het compromis waarop ze gezamenlijk uitkomen. Verder worden afspraken gemaakt hoe ze contact houden. Tarik gaat mee in alle voorstellen die zijn behandelaar doet en accepteert ook rustgevende medicatie. Voor dit laatste werd een consult met de dienstdoende psychiater van de crisisdienst geregeld.

14.5 · Casuïstiek

▪ Reflectie

Opvallend is dat Tarik nu meegaat in voorstellen, zoals het gebruiken van medicatie, die hij eerder geweigerd heeft. Dit heeft waarschijnlijk te maken met het reciprociteitsprincipe dat met name in crisissituaties waarbij de nood van de cliënt hoog is, een grote rol kan spelen. Als een cliënt het gevoel heeft dat een behandelaar iets voor hem gedaan heeft, is deze eerder geneigd om ook iets voor de behandelaar te doen. In dit geval heeft de behandelaar haar werkzaamheden onderbroken en direct tijd voor Tarik gemaakt. Waarschijnlijk wil Tarik daarom nu de behandelaar tegemoetkomen door in te stemmen met een afspraak met de psychiater. In het algemeen kunnen we stellen dat crisismomenten geschikt zijn om vertrouwen te winnen en later in het traject meer medewerking van de cliënt te krijgen. Ook hier geldt weer: wil je kunnen werken met deze groep cliënten, dan heeft dit gevolgen voor je agenda. Snel kunnen anticiperen kan alleen als er enige ruimte in je agenda bestaat of als je prioriteiten kunt stellen door vergaderingen af te zeggen of andere cliënten te verzetten.

▪ Vervolg behandeling

Na dit incident houdt de behandelaar nauw contact met Tarik. Dit gebeurt telefonisch, via WhatsApp en de behandelaar spreekt regelmatig met Tarik af buiten de polikliniek. Tarik verblijft, volgens het veiligheidsplan dat hij met zijn behandelaar opstelde, tijdelijk op een ander adres. Hier wil hij wel huisbezoeken ontvangen. Omdat Tarik onregelmatig werkt, lukt het meestal niet om tijdens kantoortijden af te spreken. De behandelaar spreekt bezoeken na 17 uur af. Tijdens de bezoeken buiten de instelling valt op dat Tarik veel meer ontspannen in het gesprek is. Hij vertelt dat hij niet graag naar kantoor komt omdat hij zich schaamt daar gezien te worden. Tijdens de contacten in deze periode wordt gesproken over de familieverhoudingen en hoe Tarik zijn toekomst vorm wil geven. Na enkele weken kiest Tarik om verschillende redenen voor contactherstel met zijn ouders. De belangrijkste reden om naar hen terug te keren is dat hij in de toekomst vanuit het ouderlijk huis wil kunnen trouwen. Het zou een schande zijn als dit niet gebeurt. Ook de ouders staan open voor contactherstel. Zij willen graag weer rust in de familie.

Wat later in het traject, wanneer Tarik weer is teruggekeerd naar zijn ouders, stelt hij zelf voor om een bezoek af te spreken in zijn ouderlijke woning. Hij wil dat zijn behandelaar kennismaakt met zijn moeder en andersom. Over zijn relatie met moeder zegt Tarik dat deze er altijd één van uitersten is geweest. Ze droeg hem als kind op handen. Toen haar verwachtingen niet uitkwamen kon zij dit nauwelijks accepteren en waren er veel ruzies. Echter, na zijn tijdelijk vertrek heeft ze duidelijk gemaakt dat haar zoon belangrijk voor haar is en dat ze wil dat de verhoudingen hersteld worden. Nu Tarik duidelijk, en zonder geweld van zijn kant, een grens heeft aangegeven toont zij meer respect voor hem. Ze laat haar broers weten dat zij geen geweld meer tegen Tarik mogen gebruiken. Tarik wil deze verandering in de relatie met zijn moeder graag tonen, hij is er trots op dat hij dit heeft bereikt. Moeder van haar kant heeft laten blijken dat zij benieuwd is naar de persoon die invloed heeft op haar zoon.

Het huisbezoek verloopt ontspannen en informatief, zowel voor moeder als voor de behandelaar. De familie bewoont een smaakvol ingerichte woning met uitgebouwde serre waar Tarik zijn waterpijp rookt. Tarik toont deze plek met trots, hij kan laten zien dat hij nu weer een belangrijke positie in het gezin heeft. Moeder serveert fruit en koekjes. Het valt de behandelaar op dat moeder een betrokken indruk maakt en dat Tarik de nieuwsgierigheid van moeder vrij goed weet te verdragen. Het bezoek levert informatie op over de relatie tussen Tarik en zijn ouders, de doorgemaakte ontwikkeling in hun relatie en de omgeving waarin hij is opgegroeid.

Na dit bezoek stelt zijn behandelaar voor dat ze starten met traumabehandeling. De gesprekken hiervoor worden op kantoor gepland en Tarik verschijnt tot op heden op alle afspraken. Het lijkt erop dat de indirecte goedkeuring die moeder bij het huisbezoek liet blijken een positief effect had op het vervolgen van de behandeling.

- Reflectie

Uit het verloop van deze casus blijkt dat de outreachende benadering waarbij de behandelaar zich aanpast aan de cliënt, een benadering die flexibel en creatief is en gebruikmaakt van het reciprociteitsprincipe, ertoe bijdraagt dat de cliënt aanhaakt en er na verloop van tijd gestart kan worden met behandelen. Ook met behandelvormen waar de cliënt in eerste instantie niet voor gemotiveerd was, zoals medicamenteuze behandeling en een huisbezoek. Informatie die de cliënt in eerste instantie weghield (de complexe systeemproblematiek met geweld door verschillende ooms), wordt uiteindelijk wel door hem gedeeld, omdat het vertrouwen in de behandelaar is gegroeid. De uiteindelijke kans van slagen van de behandeling is hierdoor vergroot. Het aantal agressie-incidenten waarin deze cliënt betrokken raakte, bleek gedurende de behandeling sterk te zijn afgenomen.

14.6 Conclusie

Als een cliënt niet in het reguliere systeem van de GGZ past, zal de GGZ zich moeten aanpassen aan de beperkingen of de persoonlijke stijl van de cliënt, anders blijven grote groepen cliënten met ernstige problematiek en grote lijdensdruk voor henzelf of juist voor hun omgeving, buiten het bereik van de hulpverlening. Voor deze vorm van hulpverlening zijn diverse outreachende behandelmethodieken ontwikkeld, zoals FACT (Veldhuizen et al. 2008) en IHT (Prinsen et al. 2016). Ook voor een deel van de cliënten met antisociaal gedrag zijn deze vormen van hulpverlening aangewezen. Een groot deel van de cliënten met antisociaal gedrag kan echter ook profiteren van meer reguliere behandelingen zoals cognitieve gedragstherapie, schematherapie, dialectische gedragstherapie en EMDR. Echter, het zal voor een deel van hen moeilijk zijn om direct binnen de structuur van de ambulante reguliere GGZ te functioneren en dit vol te houden. Het kan dan zinvol zijn om methodieken uit outreachende behandelmethoden eerst in te zetten, eventueel in aanloop naar de reguliere behandeling.

Literatuur

Abraham, R. E. (1997). *Het ontwikkelingsprofiel. Een psychodynamische diagnose van de persoonlijkheid.* Assen: Van Gorcum.
Arnsten, A. F. (2015). Stress weakens prefrontal networks: Molecular insults to higher cognition. *Nature Neuroscience, 18*(10), 1376.
Basoglu, C., Oner, O., Ates, A., Algul, A., Bez, Y., Cetin, M., et al. (2011). Synaptosomal-associated protein 25 gene polymorphisms and antisocial personality disorder: Association with temperament and psychopathy. *The Canadian Journal of Psychiatry, 56*(6), 341–347.
Becker, K., Laucht, M., El-Faddagh, M., & Schmidt, M. H. (2005). The dopamine D4 receptor gene exon III polymorphism is associated with novelty seeking in 15-year-old males from a high-risk community sample. *Journal of Neural Transmission, 112*(6), 847–858.
Cialdini, R. (2006). *Influence: The power of persuasion.* New York: Harper Business.
De Vogel, V., De Ruiter, C., Bouman, Y., & De Vries Robbé, M. (2012). *SAPROF. Richtlijnen voor het beoordelen van beschermende factoren voor gewelddadig gedrag. Nederlandse versie 2e Editie.* Utrecht: De Forensische Zorgspecialisten.
Djadoenath, A., & Decoene, S. (2015). Antisociale persoonlijkheidsstoornis en psychopathie in de reguliere ambulante geestelijke gezondheidszorg. In D. Van Beek, W. Canton, L. Claes, I. Jeandarme & E. Klein Haneveld (Red.), *Handboek antisociale persoonlijkheidsstoornis en psychopathie.* Utrecht: De Tijdstroom.
Fallon, J. (2014). *De psychopaat in mij. De persoonlijke reis van een neurowetenschapper door de donkere kant van het brein.* Amsterdam: Uitgeverij Nieuwezijds.
Hammink, A., Altenburg, M., & Schrijvers, C. (2012). *De sociale gevolgen van verslaving. Een state of the art studie naar verstoring van sociale relaties, schooluitval, dakloosheid, schulden en huiselijk geweld als gevolg van alcohol-of drugsverslaving.* Rotterdam: Instituut voor Onderzoek naar Leefwijzen en Verslaving.
Hyman, S. E. (2005). Addiction: A disease of learning and memory. *American Journal of Psychiatry, 162*(8), 1414–1422.
Kalivas, P. W., & Volkow, N. D. (2005). The neural basis of addiction: A pathology of motivation and choice. *American Journal of Psychiatry, 162*(8), 1403–1413.
Mani, A., Mullainathan, S., Shafir, E., & Zhao, J. (2013). Poverty impedes cognitive function. *Science, 341*(6149), 976–980.
Prinsen, E., Wel, B., Mulder, N., & De Koning, N. (2016). *Handbook intensive home treatment.* Utrecht: de Tijdstroom.
Rock, P. L., Roiser, J. P., Riedel, W. J., & Blackwell, A. D. (2014). Cognitive impairment in depression: A systematic review and meta-analysis. *Psychological Medicine, 44*(10), 2029–2040.
Shafir, E., & Mullainathan, S. (2013). *Scarcity: Why having too little means so much.* New York: Times Books.
Van Dam, A., Van Tilburg, C. A., Steenkist, P., & Buisman, M. (2009). *Niet meer door het lint, handleiding.* Houten: Bohn Stafleu van Loghum.
Van Veldhuizen, R., Bähler, M., Polhuis, D., & Van Os, J. (2008). *Handboek FACT.* Utrecht: De Tijdstroom.
Van der Feltz-Cornelis, C., & Mulder, N. (2014). *Handboek sociale psychiatrie.* Utrecht: De Tijdstroom.
Wieland, J., Aldenkamp, E., & Van den Brink, A. (2017). Behandeling. In J. Wieland, E. Aldenkamp & A. Van den Brink (Red.), *Behandeling van patiënten met een laag IQ in de GGZ* (pag. 65–97). Houten: Bohn Stafleu van Loghum.

Bijlage

Register – 366

© Bohn Stafleu van Loghum is een imprint van Springer Media B.V., onderdeel van Springer Nature 2020
M. J. N. (Madeleine) Rijckmans, A. (Arno) van Dam en L. M. C. (Wies) van den Bosch (Red.), *Praktijkboek antisociaal gedrag en persoonlijkheidsproblematiek*, https://doi.org/10.1007/978-90-368-2295-4

Register

A

agressie 124
- instrumentele agressie 124
- interpersoonlijke agressie 125
- reactieve agressie 124

agressiecirkel 137
agressieketen 137
agressieproblemen 14
ambulantisering 55
anatomie van geweld 9
angststoornis 310
antisociaal gedrag 4, 14, 158
antisociale persoonlijkheidsstoornis (ASPS) 4, 14, 36, 68, 99, 158, 182, 206, 240, 268, 297, 324
antisociale problematiek. *Zie ook* antisociale persoonlijkheidsproblematiek
arousal 208
ASPS. *Zie* antisociale persoonlijkheidsstoornis
authentieke betrokkenheid 81
autonomie 78

B

behoefteprincipe 41
beschermende factoren 25
bewustwording 137
biologische defecten 87
biologische factoren 9
borderline persoonlijkheidsstoornis (BPS) 19, 186, 241, 270
BPS. *Zie* borderline persoonlijkheidsstoornis

C

casusconsultatie 245
central eight. *Zie ook* criminogene risicofactoren
CGT. *Zie* cognitieve gedragstherapie
CI. *Zie* cognitive interweaves
cluster-b-persoonlijkheidsstoornissen 41
cognitieve gedragstherapie (CGT) 6, 126, 211
cognitieve schema's 270
cognitieve technieken 5
cognitive interweaves (CI) 224

commitment 190
commitmentstrategieën 255
comorbiditeit 16, 161
confrontatietechnieken 259
constructieve zelfconfrontatie 104
consultatie-aan-de-cliëntprincipe 253
contingentiemanagement 201
contraconditionering 222
contra-indicatie 6
criminogene risicofactoren. *Zie ook* central eight
cyclische dader 333

D

DB. *Zie* dysphoric borderline
delictgedrag 51
depressieve stoornis 313
DGT. *Zie* dialectische gedragstherapie
diagnostische criteria 15
diagnostische imaginatie 277, 280
dialectische gedragstherapie (DGT) 5, 211, 240
DSM-5 4
Duluth-methode 127
dynamische risicofactoren 40
dysfunctionele copingmodi 273
dysphoric borderline (DB) 323

E

EMDR. *Zie* eye movement desensitization and reprocessing
emotionele basisbehoeften 270
emotionele hyporesponsiviteit 226
emotionele verwaarlozing 333
empathische confrontatie 280
entrapmentmodel 183
ervaringsdeskundigheid 116
evidence based 4
evolutie 9
evolutionaire biologie 9
excluderen 5
exclusiecriterium 5
experiëntiële technieken 289
exposure 5
extern structurerende interventies 349
externaliserende problematiek 10
extrinsieke motivatie 102
eye movement desensitization and reprocessing (EMDR) 221

F

family-only 323
FARE. *Zie* forensisch ambulante risico evaluatie
farmacotherapie 6
feministische psycho-educatie 126
flexibiliteit 356, 360
focale traumabehandeling 221
forensisch ambulante risico evaluatie (FARE) 36
forensische behandelcentra 7
functieanalyse 174
fysiologische arousal 208

G

gebrekkige impulsbeheersing 51
gedachtenschema 142
gedragskenmerken 37
gehechtheidsproblemen 71
gehechtheidstheorie 71
gelijkwaardigheid 79
genderbias 18
generally violent antisocial 324
genetische aanleg 9
gevoeligheid voor afwijzing 73
grenzen stellen 285
groepstherapie 148
groepsvaardigheidstraining 242
GVA. *Zie* generally violent antisocial

H

hechtingsproblemen 260
hoogrisicogroep 40
huiselijk geweld 323

I

IM. *Zie* integraal model voor behandelmotivatie
imaginaire exposure 222
imaginatie en rescripting 289
imaginatieoefening 289
impulscontroleproblematiek 353
impulsiviteit 99
inclusie 4
individuele psychotherapie 243
instrumentele agressie 108

Register

integraal model voor behandelmotivatie (IM) 100
intern structurerende interventies 349
internaliserende problematiek 10
internaliserende stoornis 99
interpersoonlijk wantrouwen (IW) 221
intiem terrorisme 325, 330
intimiteit 70
intrinsieke motivatie 102
IW. *Zie* interpersoonlijk wantrouwen

K

kosten-batenanalyse 130
kwetsbaarheid tonen 285

L

laagrisicogroep 40
lage frustratietolerantie 99
lijdensdruk 5
lijdenslast 5
limited reparenting 226, 280
LLA. *Zie* low level antisocial
low level antisocial (LLA) 324

M

manipulatie 6
MBT. *Zie* mentalisation based therapy
mentalisation based therapy (MBT) 211
motivatietheorieën 100
motiverende gespreksvoering 104
motiverende groepsprocessen 116

N

narcistische persoonlijkheidsstoornis 19
narratieve therapie 222
negatief zelfbeeld (NZ) 221
neurobiologische afwijkingen 16
normoverschrijdende gedragsstoornis 18
NZ. *Zie* negatief zelfbeeld

O

objectrelaties 270
omgevingsfactoren 9
onbevooroordeelde houding 76
ontwikkelingsstoornis 19
onveilige gehechtheid 333

outreachende hulpverlening 345
overlevingsmechanisme 271

P

paradoxale reactie 308
paranoïde persoonlijkheidsstoornis 19
partnermishandeling 159
periodieke explosieve stoornissen (PES) 311
persoonlijkheidsdiagnostiek 22
PES. *Zie* periodieke explosieve stoornissen
POH-GGZ. *Zie* praktijkondersteuner van de huisarts
polyfarmacie 298
posttraumatische stressstoornis (PTSS) 99, 206
praktijkondersteuner van de huisarts (POH-GGZ) 352
prevalentie 37
primaire psychopaten 87
principe van wederkerigheid 360
problematisch middelengebruik 158
procriminele attitude 51
psychiatrische problematiek 347
psychische toestandsbeelden 20
psycho-educatie 217
psychofarmaca 298
psychopaat 6
psychopathie 6, 16, 297
psychostimulantia 301
psychotische stoornis 315
psychotrauma 206
PTSS. *Zie* posttraumatische stressstoornis

R

RDI. *Zie* resource development and installation
reactieve agressie 108
recidiverisico 39, 168
reciprociteitsprincipe 345, 361
relatie opbouwen 85
relatiedynamieken 322
resource development and installation (RDI) 222
responsiviteitsprincipe 43
risicoclassificatie 40
risicofactoren 18, 175
– externe risicofactoren 175
– interne risicofactoren 175
risicoprincipe 39
risicosituaties 174
risicotaxatie 21

risicotaxatie-instrumenten 23
risicotaxatieprocedure 49
risk-need-responsivity-model (RNR-model) 38
RNR-model. *Zie* risk-need-responsivity-model

S

S. *Zie* schuld
SC. *Zie* stages of change-model
schemagerichte casusconceptualisatie 274
schemagerichte therapie (SFT) 5, 211, 268
schemamodus 272
schipper-dilemma 87
schuld (S) 221
secundaire psychopaten 87
SFT. *Zie* schema focused therapy; schemagerichte therapie
sociaalpsychologische factoren 87
sociale angststoornis 99
sociale problematiek 348
spanningsopbouw 140
stages of change-model (SC) 101
statische risicofactoren 41
stevigheid 82
stresskwetsbaarheidsmodel 183
suïcidaliteit 182, 313
– acute suïcidaliteit 188
– chronische suïcidaliteit 188
suïcidepreventieplan 190
suïciderisico beschermend 187
suïciderisico verhogend 186

T

terugvalpreventieplan 151
therapietrouw 302
therapievakantie 262
time-outprocedure 334
trauma 87
traumatisering 207
triage-instrumenten 57
tweefactorenmodel 17
typologieën 325

V

verhoogde prikkelbaarheid 358
verlatingsangst 260
verstandelijke beperking 347
verward gedrag 36, 54
vierfacettenmodel 17
vroegsignalering 54

W

wantrouwen 74
wet forensische zorg 7
wet verplichte geestelijke
   gezondheidszorg 7
window of tolerance 212

Z

ZDT. *Zie* zelfdeterminatietheorie van
   motivatie
zelfcontrolemaatregelen 171
– responsconsequentiemaatregelen
   171
– stimuluscontrolemaatregelen 171
– stimulusresponsmaatregelen 171
zelfcontroleplan 172
zelfdestructief gedrag 186
zelfdeterminatietheorie van motivatie
   (ZDT) 102, 304
zelfregulatiemodel 304
zelfregulerend vermogen 346
ziektewinst 31
zorgstandaard 5

MIX
Papier aus verantwortungsvollen Quellen
Paper from responsible sources
FSC® C105338

If you have any concerns about our products,
you can contact us on
ProductSafety@springernature.com

In case Publisher is established outside the EU,
the EU authorized representative is:
**Springer Nature Customer Service Center GmbH
Europaplatz 3, 69115 Heidelberg, Germany**

Printed by Libri Plureos GmbH
in Hamburg, Germany